COURS

DE

PHARMACIE

PAR

Edmond DUPUY

PROFESSEUR DE PHARMACIE A L'UNIVERSITÉ DE TOULOUSE
MEMBRE CORRESPONDANT DE L'ACADÉMIE DE MÉDECINE

DEUXIÈME ÉDITION

Revue, corrigée et augmentée avec la collaboration

de Henri RIBAUT

AGRÉGÉ A LA FACULTÉ DE MÉDECINE ET DE PHARMACIE
LAURÉAT DE L'INSTITUT

TOME II

PHARMACIE GALÉNIQUE (FIN)

AVEC 42 FIGURES INTERCALÉES DANS LE TEXTE

PARIS

A. MALOINE, ÉDITEUR

23-25, RUE DE L'ÉCOLE DE MÉDECINE, 23-25

1902

COURS DE PHARMACIE

COURS

DE

PHARMACIE

PAR

Edmond DUPUY

PROFESSEUR DE PHARMACIE A L'UNIVERSITÉ DE TOULOUSE
MEMBRE CORRESPONDANT DE L'ACADÉMIE DE MÉDECINE

DEUXIÈME ÉDITION

Revue, corrigée et augmentée avec la collaboration

de Henri RIBAUT

AGRÉGÉ A LA FACULTÉ DE MÉDECINE ET DE PHARMACIE
LAURÉAT DE L'INSTITUT

TOME II

PHARMACIE GALÉNIQUE (FIN).

AVEC 42 FIGURES INTERCALÉES DANS LE TEXTE

PARIS

A. MALOINE, Éditeur

23-25, RUE DE L'ÉCOLE DE MÉDECINE, 23-25

1902

COURS DE PHARMACIE

DEUXIÈME PARTIE

PHARMACOTECHNIE (PHARMACIE GALÉNIQUE) GÉNÉRALE

LIVRE II

DES FORMES PHARMACEUTIQUES

CHAPITRE IV

QUATRIÈME GROUPE DES FORMES PHARMACEUTIQUES

SOMMAIRE. — Caractères et division du groupe. — Des extraits. — Définition. — Historique. — Préparation : obtention de la liqueur devant fournir l'extrait. — Choix des substances. — Choix du véhicule. — Choix des modes de dissolution. — Concentration de la liqueur (par congélation ; par évaporation au bain-marie ; à feu nu, à l'étuve, dans le vide ; appareils employés). — Consistance des extraits (mous, fermes, secs, fluides). — Caractères. — Rendement des plantes en extraits. — Altérations. — Conservation (étude des procédés de conservation avec ou sans addition de substances étrangères). — Altération des extraits par le cuivre. — Falsifications. —Usages. — Classifications anciennes. — Classification adoptée. — Des extraits aqueux. — Des extraits alcooliques. — Des extraits éthérés. — Préparation, caractères, nomenclature. — Tableaux résumant l'étude des principaux extraits. — Caractère d'identité, de contrôle. — Méthode alcaloïmétrique pour l'essai des extraits. — Travaux à consulter sur la question. — Résines. — Gommes-résines. — Baumes.

1

Le 4ᵉ groupe des formes pharmaceutiques comprend des formes obtenues par évaporation. A ce groupe appartiennent :

1° Les extraits. — 2° Les résines. — 3° Les gommes-résines. — 4° Les baumes.

§ 1.— Des extraits.

Définition. — On appelle *extraits*, des formes pharmaceutiques résultant de l'évaporation jusqu'en consistance molle, ferme ou sèche d'un suc ou d'un liquide, chargé de principes médicamenteux.

Historique. — L'origine de la préparation des extraits, ou autrement dit, l'idée de concentrer sous un petit volume le principe actif des substances médicamenteuses, semble remonter à une époque fort reculée.

D'après Petitot (1), Chin-Nong empereur de Chine, le plus ancien des apothicaires, serait le premier qui aurait donné cette forme à des médicaments. D'après Adrian (2), Dioscoride, sans mentionner les extraits, les avait en quelque sorte pressentis. Les Arabes sont, d'après Gay (3), les premiers pharmacologistes qui se soient occupés intelligemment de la préparation des extraits.

Ces formes pharmaceutiques sont mentionnées dans un grand nombre d'ouvrages, dont j'emprunte la nomenclature à l'étude historique très complète de M. Adrian (4).

---

(1) Thèse de Montpellier, 1873, *Considérations sur les extraits employés en pharmacie.*

(2) *Etude historique sur les extraits pharmaceutiques.*

(3) Pharmacopée de Montpellier, 1845.

(4) 1° Dans le dispensarium de Nicolaus Propositus, 1528. 2° Dans le guidon des apothicaires, 1578. 3° Dans le thesaurus pharmaceuticus de Caspar Schvenckfeldt, 1587. 4° Dans la pharmacopée de Valerius Cordus, 1592. 5° Dans la pharmacopée de Brice Bauderon, 1595. 6° Dans le grand thrésor ou dispensaire et antidotaire de Wecker de Bâle, 1610. 7° Dans les éléments de chymie de Jean Béguin, 1624. 8° Dans les œuvres pharmaceutiques de Jean de Renou, 1626. 9° Dans la pharmacopée de Bauderon, revue et corrigée par Sauvageon, 1643. 10° Dans la pharmacopée médico-chimique de Jean Schrœder, 1649. 11° Dans l'ars pharmaceutica de Primrose, 1651. 12° Dans la pharmacopée augustana de Zwelfer, 1653. 13° Dans la pharmacie théorique de Chesneau, 1660. 14° Dans la pharmacopée royale galénique et chimique de Moyse Charas, 1676. 15° Dans le traité de chymie de Nicolas Lemery, 1675. 16° Dans la pharmacopée officinale de Quincy, 1724. 17° Dans la même pharmacopée de Quincy augmentée et corrigée par Clausier, 1749. 18° Dans la chimie hydraulique de la Garaye, 1745. 19° Dans les Codex medicamentarius publiés par le Collège des médecins de Paris, 1638, 1732, 1748, 1758. 20° Dans les pharmacopées publiées par les diverses Facultés de province : Lyon, 1627 ; — Blois, 1634 ; — Lille, 1640 ; — Bordeaux, 1643 ; — Toulouse, 1648. 21° Dans la pharmacopée de Baumé, 1762.

Pendant toute la période que nous venons d'examiner, on se faisait sur la nature chimique des extraits des idées spéciales.

Ces idées furent complètement modifiées quand Lavoisier démontra, en 1775, la composition de l'air et indiqua le rôle que devait jouer l'oxygène pendant l'évaporation des solutions végétales à l'air libre. C'est à Fourcroy et à Vauquelin, en 1790, qu'est due la première observation touchant l'action de ce gaz sur les médicaments, et en particulier sur l'extrait des végétaux.

A partir de cette époque les extraits sont définis de la manière suivante : on appelle extraits de l'*extractif* amené à un grand état de concentration.

Sous le nom d'*extractif*, on désignait une substance très répandue dans les diverses parties des plantes. D'après Vauquelin et Fourcroy, l'extractif est un principe spécial, un principe simple, se distinguant par sa couleur plus ou moins foncée, son état amorphe, sa saveur marquée et variable, sa solubilité dans l'eau, son insolubilité dans l'alcool et l'éther. L'extractif de Vauquelin et de Fourcroy fut admis par tous les chimistes de cette époque, Parmentier, Deyeux, etc.

Mais en 1815, les expériences de Th. Saussure vinrent modifier les idées adoptées, et Berzélius proposa de changer le nom d'extractif pour celui d'*apothème* (dépôt).

Aujourd'hui, grâce aux expériences faites par de nombreux savants, on sait que l'extractif ou l'apothème des anciens chimistes, loin d'être un principe simple, est au contraire un mélange variable de plusieurs principes immédiats, comme l'albumine végétale, le tannin, les matières colorantes, différents glucosides etc., etc., accompagnés de substances plus ou moins altérées par l'action de l'air et de la lumière.

Les mots extractif (de Vauquelin et Fourcroy), apothème (de Berzélius), sont donc des mots impropres, qui doivent être rayés du langage de la science pharmaceutique. Nous abandonnerons donc la définition ancienne des extraits pour ne conserver que la nouvelle définition que nous avons donnée.

Préparation. — La préparation d'un extrait se compose de deux opérations distinctes :

1º Obtention de la liqueur qui doit fournir l'extrait ;

2º Concentration de cette liqueur.

Obtention de la liqueur. — Cette première opération comprend plusieurs parties : 1º choix des substances ; 2º choix du véhicule destiné à la préparation des liqueurs ; 3º choix des moyens propres à faciliter l'action dissolvante du véhicule sur la substance médicamenteuse.

Choix des substances. — Les substances, destinées à la préparation des extraits, doivent-elles être employées à l'état frais ou à l'état sec ? Telle est la première question qu'il faut se poser dans le choix des substances, devant servir à la préparation de ces médicaments.

Il n'est pas facile, dans l'état actuel de nos connaissances, de résoudre catégoriquement cette question.

La dessiccation, que l'on fait subir aux végétaux pour les conserver, détermine toujours des modifications plus ou moins profondes dans leur composition chimique. Bien que nos connaissances sur la nature de ces changements soient fort restreintes, il est démontré que ces changements existent ; on sait, par exemple, que l'ipécacuanha est beaucoup plus émétique au moment où il sort de terre qu'en l'état où il arrive en Europe ; que les végétaux aromatiques, notamment les crucifères, ne fournissent d'huiles volatiles que lorsqu'ils sont verts ; que d'autres desséchés ont une énergie plus faible, ciguë, aconit, etc., ou sont même tout à fait inertes, comme l'anémone et le rhus radicans..... Il semble donc, *a priori*, qu'il faut préférer les plantes fraîches pour la préparation des extraits.

Si on érigeait ce principe en règle invariable, on serait obligé de renoncer aux extraits précieux que fournissent les produits exotiques (opium, rhubarbe, quinquina, etc...). On renoncerait également à certains extraits fournis par nos plantes indigènes, alors qu'il est démontré que beaucoup de ces plantes n'éprouvent pas d'altérations sérieuses pendant la dessiccation ; que quelques-unes même, comme le mélilot et la valériane, éprouvent par la dessiccation, des propriétés qu'elles ne possédaient pas au moment où elles viennent d'être cueillies.

On ne peut donc pas poser de règle absolue relativement à l'état sous lequel on doit prendre les végétaux destinés à la préparation des extraits. On choisira, par conséquent, suivant les nécessités et les notions acquises sur leur composition chimique, les plantes tantôt fraîches, tantôt sèches ; mais dans tous les cas, on les choisira de très bonne qualité, parce qu'elles fournissent un extrait plus abondant et plus actif.

Choix du véhicule. — Le véhicule, destiné à la préparation des liqueurs, varie, suivant que l'on opère sur des plantes fraîches ou des plantes sèches :

Pour les plantes fraîches le véhicule employé est l'eau ; et cette eau sera l'eau de végétation, qui tient en solution tous les principes solubles contenus dans le suc des fruits ou dans le suc des plantes.

Pour les plantes sèches les véhicules employés peuvent être : *l'eau distillée* (1) ; l'alcool à divers degrés de concentration ; l'éther ; le vin et le vinaigre, inusités aujourd'hui.

Choix des moyens propres à faciliter l'action dissolvante du véhicule. — Pour faciliter l'action dissolvante des véhicules sur la substance médicamenteuse, on emploie un des modes de dissolution déjà décrits.

Si le véhicule est l'eau... On emploie, suivant les substances : l'infusion, la décoction, la macération ordinaire ou la macération opérée par la méthode de *Cadet,* qui n'est qu'une macération fractionnée. Pour la mettre en pratique, on fait macérer la substance médicamenteuse avec le double de son poids de liquide pendant 24 heures, et on exprime. On fait avec le résidu et une nouvelle quantité d'eau, une seconde macération, on exprime de nouveau et l'on recommence une troisième fois, s'il est nécessaire.

Si le véhicule est l'alcool, on emploie, suivant les substances, la macération ou la lixiviation.

Si le véhicule est l'éther, on emploie la lixiviation.

Quels que soient les véhicules et les modes de dissolution employés, le point essentiel à observer, dans la préparation des liqueurs, est d'obtenir *des liqueurs aussi concentrées que possible* ; de cette manière, l'évaporation des liqueurs se fera plus rapidement, puisqu'il y aura moins de liquide à évaporer, et l'on évitera ainsi, dans une certaine mesure, les altérations qui se produisent dans l'évaporation des liqueurs chargées de principes médicamenteux, altérations sur lesquelles nous reviendrons plus loin (2).

Concentration de la liqueur. — La liqueur, devant fournir l'extrait, étant obtenue, il faut la concentrer, dans le but d'enlever le véhicule qui n'a été employé que pour dissoudre les principes actifs de la substance médicamenteuse.

Cette concentration peut s'opérer par deux méthodes générales : 1° par congélation ; 2° par évaporation.

1° Procédé de concentration par congélation. — Ce procédé,

(1) Il importe d'employer de l'*eau distillée* pour la préparation des extraits ; l'eau ordinaire renfermant des sels qui resteraient dans l'extrait, lorsqu'on évaporerait les liqueurs.

(2) Voir l'étude historique sur les extraits d'Adrian (1889) pour les méthodes et appareils usités pour la préparation des liqueurs destinées à fournir les extraits.

proposé par M. Herrera en 1877, consiste à soumettre la liqueur à l'action du froid. Une partie se congèle et l'autre reste liquide ; la partie congelée est à peu près dépourvue de principes solubles et actifs ; ces principes restent dans la partie liquide. A l'aide d'une forte pression, on sépare la partie liquide de la partie congelée, et on soumet cette partie liquide, qui contient les principes solubles et actifs, à la chaleur du soleil ou d'une étuve, après l'avoir distribuée dans des vases à large surface.

« Le procédé de congélation, dit M. Herrera, conserve aux extraits les principes volatils ou altérables des végétaux, et cela beaucoup mieux que ne peuvent le faire les procédés d'évaporation ; de plus, il laisse à l'albumine sa solubilité primitive. L'extrait de ciguë, obtenu avec le suc, est remarquable par son odeur ; celui de rathania est complètement soluble, et généralement tous ceux qui contiennent des tannins, sont de qualité supérieure. »

« La préparation des extraits par voie de congélation, dit M. Schmitt, lorsqu'elle sera devenue plus pratique, sera la préparation la plus rationnelle, parce que tous les principes qui représentent le suc de la plante y seront certainement le moins altérés ; le froid étant une condition de conservation, et la chaleur une cause de destruction. »

Plus récemment, en 1888, dans une note sur le quinquina et les extraits de quinquina, M. Carles s'exprimait ainsi : « L'idéal, dans la préparation des extraits, serait de ne faire intervenir, pour enlever le dissolvant, ni air, ni chaleur, et si jamais on pouvait y arriver, on aurait un véritable extrait pris sur le vif. »

Convaincu des avantages que présenterait la préparation des extraits, faits dans les conditions indiquées par MM. Schmitt et Carles, M. Adrian a repris les essais tentés par Herrera et a cherché à éviter tous les inconvénients de la méthode qui avait été employée par ce chimiste.

Les inconvénients de cette méthode sont les suivants d'après M. Adrian : La quantité d'eau enlevée par trois congélations successives ne dépasse pas 6 0/0 ; il en reste encore beaucoup à évaporer, la glace séparée contient dans ses interstices des quantités de liquide médicamenteux non congelé variant de 10 à 20 0/0, suivant la grosseur des cristaux, et malgré l'emploi d'une presse puissante ; la dessiccation, soit à l'air libre, soit à la chaleur solaire, soit dans une étuve chauffée à 30°, n'est pas sans inconvénients, il y a là une source féconde d'altérations ultérieures des extraits, qui peuvent être contaminés par les poussières organisées de l'atmosphère.

M. Adrian effectue la congélation des liqueurs dans des conditions plus favorables ; il opère la séparation de la glace par des procédés plus énergiques ; enfin, il termine l'évaporation dans le vide à une basse température à l'aide d'appareils spéciaux (1).

2° Procédé de concentration par évaporation. — Le procédé de concentration des liqueurs le plus suivi est le procédé par évaporation.

Pendant l'évaporation des liqueurs chargées de principes médicamenteux, ceux-ci absorbent de l'oxygène et dégagent de l'acide carbonique, ainsi que le démontrent les anciennes observations de Théodore de Saussure ; il y a en outre formation d'eau et on obtient, en dernière analyse, malgré la perte d'une petite quantité de carbone, un mélange plus carboné que le mélange primitif, une partie de l'oxygène de ce mélange ayant concouru directement à la formation de l'eau et de l'acide carbonique.

Ces altérations sont d'autant plus grandes que la température est plus élevée et que le contact de l'air est plus prolongé, d'où il suit, par conséquent, que pour obtenir une bonne évaporation, il faut remplir la condition suivante : *opérer à une basse température, rapidement, et à l'abri de l'air.*

Pour les liqueurs alcooliques et éthérées, qui ainsi que nous le dirons plus loin, doivent être distillées au bain-marie, cette condition est suffisamment remplie. Pour les liqueurs aqueuses, la théorie indique d'opérer cette évaporation dans le vide ; mais ce procédé étant coûteux, et ne pouvant pas être utilisé par tous les pharmaciens, il a fallu nécessairement employer des procédés d'évaporation plus simples, procédés que nous allons examiner.

La concentration des liqueurs, par évaporation, peut se faire par quatre procédés généraux : 1° évaporation au bain-marie ; 2° à feu nu par la méthode de Storck ; 3° à l'étuve ; 4° dans le vide.

Méthode d'évaporation des liqueurs au bain-marie. — Pour faire l'évaporation des liqueurs par cette méthode, on emploie une bassine en cuivre dans laquelle entre exactement une autre bassine en étain ou en cuivre étamé. La première bassine contient de l'eau ; la deuxième, qui reçoit le liquide à évaporer, porte sur le côté une petite ouverture qui livre passage à la vapeur d'eau.

On porte à l'ébullition l'eau contenue dans la première bassine ; la

(1) Voir les procédés employés par M. Adrian décrits pages 257, 258, 259 dans son ouvrage sur les extraits.

liqueur à évaporer s'échauffe, le liquide se vaporise et pour hâter sa vaporisation, et par suite la concentration de la liqueur, on agite constamment le liquide.

Ce procédé, qui est excellent, lorsqu'on opère sur de petites quantités de liquide, serait d'une application difficile, si l'opérateur était obligé d'agiter lui-même le liquide à évaporer pendant plusieurs heures. Pour lui éviter cette peine, on peut employer deux moyens :

Placer dans le liquide des palettes en bois, mises en mouvement par un petit manège ou par une machine à ressorts, et qui entretiennent une agitation continuelle ; produire l'agitation en injectant dans le liquide de petits jets d'air, dirigés obliquement sur la surface du liquide à évaporer. Le courant d'air peut être obtenu par des souffleries à courant continu ou par des ventilateurs.

La méthode d'évaporation des extraits au bain-marie n'est pas irréprochable ; elle semble, *à priori*, offrir un inconvénient grave : celui de mettre en contact avec l'extrait une forte proportion d'oxygène ; cependant l'expérience a démontré que, même dans ces conditions, les substances n'éprouvent que de faibles modifications.

Cette méthode n'empêche pas absolument la formation de matières insolubles. Ces matières insolubles sont souvent d'ailleurs, non le résultat des altérations des liqueurs, mais sont dues à la soustraction du liquide, qui oblige certaines matières à se déposer, parce qu'elles ne trouvent plus assez de liquide pour rester en dissolution, ou qui rapproche ou augmente la cohésion d'autres principes qui n'étaient en quelque sorte que suspendus.

Habituellement, on sépare ces dépôts par décantation ou par filtration, quand les liqueurs sont concentrées aux 4/5 environ, et l'on achève l'opération. Cette pratique ne doit pas cependant être toujours généralisée, car certains de ces dépôts ont une efficacité prononcée. Ainsi, par exemple, le dépôt qui se fait dans l'extrait de gayac est presque complètement formé de résine active.

L'oxydation des extraits par le contact de l'air étant la principale cause de l'altération de ces produits pendant leur préparation, Virey et Berzélius ont conseillé de faire l'évaporation dans le bain-marie d'un alambic muni de son réfrigérant, comme pour une distillation ; de cette manière, l'extrait est complètement à l'abri de l'air. Cette méthode, beaucoup plus longue que le procédé ordinaire, n'est pas généralement adoptée. Elle est cependant prescrite par quelques pharmacopées, notamment par celle de Lisbonne.

Méthode d'évaporation des liqueurs à feu nu. — Un procédé, quelquefois employé, mais beaucoup moins sûr que le précédent, à cause de l'extrême attention qu'il exige pour être bien exécuté, consiste à mettre dans une bassine, sur un feu doux, le liquide que l'on veut évaporer et à le remuer continuellement avec une spatule de bois. Ce procédé n'exige aucun appareil, mais il est difficile à bien exécuter. La difficulté est de conduire le feu de manière que la liqueur n'arrive pas à l'ébullition et que l'extrait ne puisse brûler au fond des vases.

Pour faciliter l'exécution pratique de cette méthode, Storck a proposé de faire l'évaporation à feu nu, dans une grande bassine, placée sur un petit fourneau. Malgré cette double précaution (grande bassine, petit fourneau) qui a pour but de ménager la température et d'éviter l'ébullition, le procédé d'évaporation au bain-marie est beaucoup plus certain et doit être préféré.

Méthode d'évaporation des liqueurs à l'étuve. — L'évaporation des liqueurs à l'étuve se fait en exposant le liquide en couches minces sur des assiettes peu profondes placées dans une étuve. La température de l'étuve, dont l'air doit se renouveler constamment, doit être portée entre 36° et 40°, de manière à terminer l'opération en 24 ou 36 heures au maximum.

Ce procédé d'évaporation est surtout appliqué à la préparation des extraits de sucs de plantes, non dépurés et à celle des extraits secs.

Pour les premiers (extraits de sucs de plantes non dépurés), l'évaporation doit être menée presque à siccité ; on sort les assiettes de l'étuve, et bientôt l'extrait a repris à l'air assez de mollesse pour être détaché.

Pour les seconds (extraits secs) après avoir évaporé les liqueurs par les méthodes ordinaires, en consistance sirupeuse, on les étend en couches minces et uniformes sur des assiettes de faïence et on achève la dessiccation à l'étuve.

Enfin, dans l'étuve, ou tout au moins dans un endroit sec, on détache l'extrait sous forme d'écailles, au moyen d'un couteau plat et tranchant à son extrémité, et en frappant à petits coups secs. Comme les écailles sautent souvent loin, il faut prendre la précaution de placer tout autour de soi du papier sur lequel on puisse les recueillir. On enferme les extraits obtenus dans des flacons bien secs.

Un moyen commode consiste à remplacer les assiettes par des plaques en fer blanc ; on étend l'extrait très concentré sur ces plaques, que l'on porte à l'étuve ; quand l'extrait est très sec, on le détache en tordant légèrement les plaques.

Méthode d'évaporation des liqueurs dans le vide. — L'évaporation dans le vide peut se faire dans deux sortes d'appareils :

1° Appareils à concentrer dans le vide fonctionnant à l'aide d'une pompe pneumatique ;

2° Appareils à concentrer dans le vide pouvant fonctionner sans l'aide d'une pompe pneumatique.

1° *Appareils à concentrer dans le vide, fonctionnant à l'aide d'une pompe pneumatique.* — Un appareil de ce genre sera constitué, par exemple, par un alambic ordinaire, pourvu de son bain-marie et de son réfrigérant et une pompe pneumatique adaptée à l'extrémité du réfrigérant. On fait préalablement le vide dans l'appareil au moyen de la pompe et après avoir introduit dans la cucurbite le liquide à

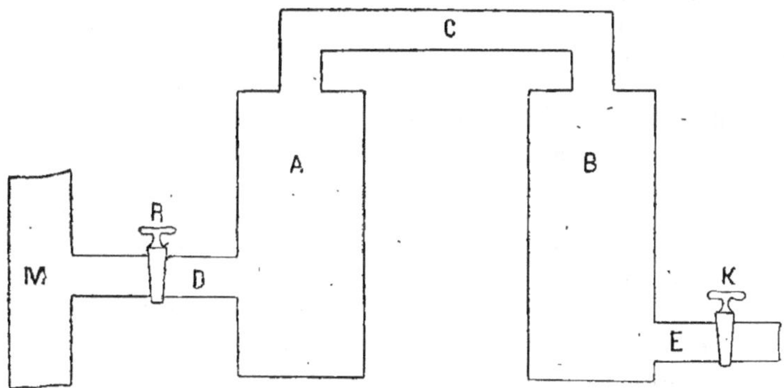

Fig. 36. — Appareils du 2° genre. — Appareils à concentrer dans le vide, pouvant fonctionner sans l'aide d'une pompe pneumatique.

évaporer (en évitant la rentrée de l'air) on chauffe cette partie de l'appareil jusqu'à ce qu'une quantité suffisante de liquide ait passé par évaporation dans le serpentin refroidi.

2° *Appareils à concentrer dans le vide pouvant fonctionner sans l'aide d'une pompe pneumatique.* — Le principe sur lequel repose la construction de ces appareils est aussi très simple :

Supposons deux vases A et B, mis en communication par un tube C. Dans le vase A, on met le liquide à évaporer. Dans le vase B, que l'on peut refroidir à volonté en le plongeant dans l'eau froide, comme un réfrigérant ordinaire d'un alambic, on reçoit le liquide produit par l'évaporation.

Le vase A est mis en communication par le tuyau D, portant un robinet R, avec une chaudière M contenant de l'eau que l'on peut porter à l'ébullition. Le vase B, porte à sa partie inférieure un tube E par lequel peut s'écouler le liquide évaporé, et qu'on peut fermer ou ouvrir à volonté à l'aide d'un robinet K.

Les choses étant ainsi disposées, on chauffe l'eau contenue dans la chaudière M ; quand cette eau est bouillante et que la vapeur d'eau se produit, on ouvre le robinet R ; la vapeur passe dans le vase A ; de là, par le tube C dans le vase B, pour sortir par le robinet K que l'on maintient ouvert.

Quand la vapeur d'eau a circulé quelque temps dans tout l'appareil et que l'on juge que l'air est complètement chassé, on ferme le robinet K, puis le robinet R.

On plonge le vase B dans l'eau froide ; la vapeur d'eau se condense et le vide se produit alors dans l'appareil. A l'aide d'un entonnoir et d'un tuyau quelconque on verse ou on aspire dans le vase A le liquide à évaporer ; on chauffe ce vase à l'eau ou à la vapeur, et le liquide qu'il contient se vaporise et vient se condenser dans le vase B, pour sortir ensuite par le robinet K.

Les appareils à concentrer dans le vide, pouvant fonctionner sans l'aide d'une machine pneumatique, sont très nombreux. Nous citerons notamment ceux de Grandval, Berjot, Soubeiran et Gobley, Huraut, Egrot, Deroy (1).

A cause de leur prix élevé, les appareils à concentrer dans le vide sont peu employés dans les pharmacies, on les emploie surtout dans la fabrication en grand. Ils présentent de nombreux avantages, en ce sens qu'ils réunissent les conditions les plus convenables pour éviter toute décomposition : *Evaporation rapide, à basse température, et en dehors du contact de l'air.*

Ils donnent de plus des extraits qui présentent les propriétés suivantes : ils sont plus actifs que ceux obtenus au contact de l'air (Grandval) ; ils ont une composition constante et par suite une action physiologique également constante (Grandval) ; ils sont plus hygrométriques, plus solubles et moins colorés que les extraits préparés au bain-marie (Dorvault).

Consistance des extraits. — Jusqu'à quel point faut-il pousser la concentration de la liqueur obtenue ? Cela dépend évidemment du degré de consistance que l'on désire donner à l'extrait que l'on

(1) On trouvera la description de tous ces appareils dans l'étude de M. Adrian sur les extraits.

prépare. Or, d'après le Codex, les extraits présentent trois sortes de consistance : molle, ferme, sèche.

Extraits à consistance molle. — Les extraits à consistance molle, appelés *extraits mous*, coulent comme du miel épais. Ayant subi, moins longtemps que les autres, la double influence de la chaleur et de l'oxygène de l'air, ils sont moins altérés, plus sapides, plus odorants et plus actifs. Ç'est ce que démontrent les expériences de MM. Duroy, Schaeuffele, etc. Il faut toutefois se garder d'exagérer leur fluidité, surtout lorsqu'ils sont hygrométriques, car la présence d'une trop grande quantité d'eau favoriserait, à leur surface, le développement des mucédinées, et par suite, la décomposition graduelle du médicament.

On prépare en consistance molle les extraits des plantes dont les principes sont facilement altérables ; extraits d'aconit, de belladone, de ciguë, de jusquiame, de stramoine, de valériane, de digitale, de rhubarbe. La consistance molle est du reste la forme la plus fréquemment prescrite par le Codex.

Extraits à consistance ferme. — Les extraits à consistance ferme ou pilulaire ont pour caractère de ne pas adhérer aux doigts ; ils se rapprochent des extraits mous par leur solubilité, leurs caractères organoleptiques et l'intégrité des principes constituants. On prépare en consistance ferme ou pilulaire les extraits de quinquina jaune, de gayac, d'opium, de réglisse, de fiel de bœuf, etc., etc.

Extraits à consistance sèche. — Les extraits à consistance sèche appelés *extraits secs*, nommés autrefois *sels essentiels*, sont des extraits dans lesquels le dissolvant a été complètement éliminé.

On a cherché à généraliser cette forme sèche des extraits qui, d'après Dausse, présente l'avantage de donner des produits plus faciles à conserver et à doser. Mais disent MM. Soubeiran, Bourgoin, Andouard et Dorvault, si l'on excepte les extraits faits dans le vide, les extraits secs sont inférieurs aux extraits à consistance molle ou ferme. S'ils offrent, en apparence, un dosage plus facile et plus exact, ils sont beaucoup moins solubles, parce que, ainsi que l'expérience le démontre, ils renferment parfois beaucoup de matières insolubles qui se sont produites pendant les dernières périodes de l'évaporation, par suite des réactions qui s'opèrent entre les principes qui composent l'extrait, pendant le passage de l'état mou à l'état sec.

Malgré cet inconvénient, l'usage est d'attribuer la consistance sèche aux extraits d'aloès, de cachou, et à un extrait de quinquina gris, que l'on appelle sel essentiel de la Garaye.

Extraits à consistance fluide. — Depuis quelques années, on a cherché à vulgariser l'emploi d'extraits présentant une consistance fluide et que l'on désigne sous le nom d'*extraits fluides* et qu'il ne faut pas confondre avec les extraits fluides américains. Quelle est la valeur de ces préparations ? C'est là une question controversée entre les pharmacologistes.

Pour les uns, ces préparations doivent être complètement rejetées. Voici en effet ce que dit M. Bourgoin (1) : « Quant aux extraits fluides, je n'en dirai rien, si ce n'est qu'ils doivent être proscrits des officines. »

D'autres pensent, au contraire, que ces préparations peuvent rendre de grands services et qu'il y a lieu d'en recommander l'emploi.

Où est la vérité entre ces deux opinions contradictoires ?

Sans nous prononcer d'une manière absolue, il nous semble cependant, en se plaçant au point de vue purement théorique, que les extraits fluides ne sauraient être condamnés d'une manière rigoureuse, et voici pourquoi :

Ils représentent des produits moins altérés, et par suite des produits complètement solubles et plus actifs que leurs similaires, si l'on considère comme vraie l'opinion universellement admise de la supériorité des extraits mous sur les extraits secs. Ils renferment, comme les autres extraits, les principes extractifs ou solubles des substances. Les extraits fluides ne sont, en effet, autre chose que des préparations contenant les principes extractifs ou solubles des substances, préparations qui ont été amenées à un certain état de concentration par l'application d'une température modérée, moins longtemps continuée que pour obtenir les extraits en consistance ordinaire, puisqu'il n'y a pas besoin, la plupart du temps, de concentrer les liqueurs jusqu'à un degré aussi avancé.

Avec M. Andouard, nous serions disposés à admettre l'emploi en pharmacie des extraits fluides, mais sous les réserves suivantes :

1° N'employer ces extraits qu'après avoir déterminé rigoureusement la quantité d'extrait ferme ou sec qu'ils contiennent ; cela est d'autant plus nécessaire que les extraits fluides, tirés du commerce, ont une fluidité très variable, et qu'il est impossible, *à priori*, de dire à quelle quantité d'extrait sec correspond un extrait fluide quelconque ;

(1) V. Bourgoin, *Traité de pharmacie*, page 444.

2° Considérer ces extraits fluides, dont le dosage en extrait sec aura été opéré, comme des solutions tirées d'extraits légaux, pouvant être utilisées, à la place de ces derniers, pour la préparation de certains sirops que le Codex prescrit de préparer avec ces médicaments, comme les sirops diacode, d'ipécacuanha, d'opium, de pavot blanc, de ratanhia, de cachou, de valériane ;

3° Ne point les faire servir à la préparation des vins ou des sirops dont les principes médicamenteux doivent être traités directement par une quantité de liquide déterminé par le Codex, car l'expérience a démontré, qu'en employant des extraits fluides pour la préparation de ces médicaments, on obtient des produits plus foncés en couleur, moins aromatiques et différant sensiblement de ceux qui sont préparés en suivant les formules du Codex. Ajoutons que le pharmacien, qui emploierait les extraits fluides à la préparation des médicaments dont nous venons de parler, serait blâmable et même punissable, car il doit, pour la confection de tous les produits, se conformer rigoureusement aux prescriptions du Codex.

Caractères des extraits. — Un extrait, bien préparé, doit avoir une couleur plus ou moins foncée, qui ne doit jamais être noire ; il doit posséder l'odeur et la saveur de la substance qui l'a fourni et donner, en général, une solution aqueuse transparente.

Rendement des plantes en extraits. — Les quantités d'extraits, fournies par les végétaux, sont très variables. En effet, en moyenne : 1 kilogramme de sucs retirés des plantes fraîches donne 20 à 40 grammes d'extrait ; 1 kilogramme de plantes sèches donne de 140 à 200 grammes d'extrait :

Cependant, quelques substances donnent un rendement supérieur. Exemples :

Baies de genièvre sèches.	852 grammes
Digitale (alcool à 60°)	300 —
Bardane	350 —
Rhubarbe.	400 —
Opium	490 —
Safran	500 —
Scammonée (alcool à 90°)	750 —

Ces quantités varient aussi pour une même plante, suivant la nature du véhicule employé pour la préparation de l'extrait. — Exemples : 1 kilogramme de digitale (feuilles sèches), traité par l'eau bouillante, donne 250 grammes d'extrait ; 1 kilogramme de digitale (feuilles sèches), traité par l'alcool à 60°, donne 300 grammes d'extrait.

Nous aurons soin, du reste, d'indiquer les quantités moyennes d'extrait produites par un kilogramme de substance, suivant les véhicules, lorsque nous étudierons spécialement les extraits aqueux, alcooliques et éthérés.

Altérations. — Les extraits peuvent subir les altérations suivantes : quelques-uns se dessèchent, lorsqu'ils sont conservés dans une atmosphère sèche (Extrait d'opium) ; d'autres, au contraire, absorbent l'humidité de l'air et tombent en deliquium (Extraits de belladone, de jusquiame, de ciguë) ; d'autres subissent des altérations produites sous l'influence de végétations parasitaires qui s'y développent, ou des fermentations qui, après avoir commencé à leur surface, envahissent souvent leur masse entière.

Il est important de préserver les extraits de ces altérations par des moyens de conservation convenablement choisis.

Conservation. — La conservation des extraits a toujours, et à juste titre, préoccupé les pharmaciens ; cette question présentant, au point de vue de la posologie en particulier, une importance capitale. En effet, si l'extrait se dessèche ou s'il se liquéfie, son dosage est évidemment faussé, tantôt par augmentation, tantôt par diminution de la quantité réelle prescrite.

On a proposé, pour la conservation des extraits, de nombreux procédés que l'on peut diviser en deux classes :

1ʳᵉ Classe : *Procédés de conservation comportant l'addition de substances étrangères à l'extrait.*

2ᵉ Classe : *Procédés de conservation ne comportant pas l'addition de substances étrangères à l'extrait.*

1ʳᵒ Classe des procédés de conservation. — La première classe des procédés de conservation des extraits comprend, comme nous venons de le dire, *les procédés qui comportent l'addition de substances étrangères à l'extrait.*

M. Demachy (1798) a proposé d'ajouter aux extraits, à la fin de leur évaporation, une certaine quantité d'alcool (1). Ce moyen adopté par Parmentier, est recommandé par Soubeiran qui dit que « grâce à cette addition, le produit devient plus homogène et se conserve mieux ».

En Allemagne, où les extraits secs sont fréquemment prescrits pour

____

(1) *Journal des pharmaciens de Paris*, 1797-1798, p. 121.

former, par leur mélange avec d'autres substances médicamenteuses, des poudres composées, on emploie, pour empêcher ceux de ces extraits qui sont hygrométriques de s'agglomérer et de devenir d'un maniement difficile, différentes substances : Mélange de sucre de lait et de poudre de réglisse, proposé par Geiseler en 1850 ; poudre de réglisse, employée en quantité double du poids de l'extrait (2 p. poudre de réglisse, 1 p. extrait) proposée par Morh en 1850 : ce moyen a été adopté par la pharmacopée allemande ; sucre ordinaire, proposé en 1872, par Stromayer et déjà indiqué en 1847 par Guibourt ; sucre de lait, proposé en 1881, par Hallberg, pharmacien américain, pour la préparation des extraits pulvérisés (powdered extracts) ; sulfate de soude desséché proposé par Kirchmann, 1881.

En 1868, M. Perron, pharmacien militaire, a conseillé d'ajouter aux extraits un peu de glycérine, qui aurait l'avantage de conserver aux extraits leur mollesse et de les rendre plus solubles. M. Duquesnel a confirmé cette opinion, et il a même proposé de remplacer les extraits purement aqueux par d'autres contenant la moitié de leur poids de glycérine et auxquels il a donné le nom de *glycéro-extraits*. L'addition de la glycérine aux extraits a été préconisée également par M. Guichard, dans le but d'établir entre chacune de ces préparations et la substance qui la fournit, un rapport invariable, qui serait aujourd'hui le chiffre de rendement que l'on inscrirait au Codex pour les diverses plantes médicinales.

Cette uniformisation des extraits, qui préoccupe depuis longtemps les pharmacologistes, ne paraît pas pratiquement réalisable : car le rendement des végétaux n'est pas constant dans un même lieu ; il en est de même de leurs éléments actifs. Dans tous les cas, les extraits contenant de la glycérine, ne pourraient pas être substitués aux extraits du Codex ; la présence de la glycérine modifiant, d'une manière notable, la proportion et quelquefois le nombre de leurs principes constituants.

Quoi qu'il en soit, l'opinion de Perron, de Duquesnel et de Guichard a été jusqu'à présent peu goûtée en France. Elle a été admise en Amérique et en Allemagne, et nous voyons figurer dans les pharmacopées officielles de ces deux pays, un grand nombre d'extraits mous additionnés de glycérine dans la proportion de 5 0/0.

2° **Classe des procédés de conservation.** — La deuxième classe des procédés de conservation des extraits comprend les *procédés qui ne comportent pas l'addition de substances étrangères à l'extrait.* Elle peut être divisée en trois ordres :

1° Procédés employés pour empêcher les extraits d'absorber l'humidité de l'air et par suite de les préserver de l'altération qu'ils éprouvent à la suite de cette absorption ;

2° Procédés employés pour empêcher les extraits de se dessécher et par suite pour les conserver dans leur état primitif ;

3° Procédés employés pour prévenir le développement des moisissures qui se manifestent dans les extraits sous l'influence des végétations parasitaires ou des fermentations.

1ᵉʳ ORDRE. — *Procédés employés pour empêcher les extraits d'absorber l'humidité de l'air.* — En 1811, Brugnatelli a indiqué, pour préserver certains extraits de l'humidité atmosphérique, de les recouvrir d'une couche de poudre de la plante ayant servi à les préparer. A la même époque (1811) Planche indique dans le même but la poudre de lycopode.

En 1860, Enz a proposé de recouvrir les extraits de sucre additionné d'alcool (1) ; mais il reconnaissait que ce moyen était peu efficace et préférait recourir à la méthode d'Appert pour obtenir une conservation indéfinie. A cet effet, voici ce qu'il recommandait : l'extrait, aussitôt terminé, était divisé dans des flacons de petite capacité qui étaient ensuite bouchés avec soin et soumis à la température de l'eau bouillante.

M. Berjot de Caen a indiqué, en 1856, l'emploi de flacons analogues aux flacons de Cornélis. Ce sont des flacons à l'émeri dont le bouchon creux est garni de chaux.

En 1859, M. Lachambre, reprenant l'idée de Berjot, a proposé une disposition beaucoup moins coûteuse qui consiste à faire faire une boîte de fer-blanc un peu plus grande que le pot contenant l'extrait ; mettre dans le fond de la boîte quelques morceaux de chaux vive, placer le pot dessus, puis le couvercle de fer-blanc. Ce moyen très simple a permis à M. Lachambre de garder intacts, pendant plus de six mois, les extraits les plus hygrométriques (jusquiame, thridace, etc.) sans avoir besoin de renouveler la provision de chaux.

Grandval, en 1862, a conseillé deux moyens de conservation : appliquer sur le goulot des flacons une capsule de caoutchouc vulcanisé qui, par sa propre élasticité, assure une herméticité parfaite ; placer une feuille mince de caoutchouc entre le bouchon et la partie interne du flacon.

En 1879, M. Barnouvin (mémoire pour le prix Gobley) a proposé l'emploi de vases à orifice étroit, fermés par un bouchon de liège

____

(1) *American Journal of pharmacy*, t. XXXII, page 553 (1860).

trempé dans de la cire ; d'après M. Adrian, il vaut mieux tremper les bouchons dans la paraffine.

M. Schaeuffele a préconisé l'usage de flacons dont le col est coiffé d'une capsule de verre analogue à celle des lampes à alcool.

2ᵉ ORDRE. — *Procédés employés pour empêcher les extraits de se dessécher.* — La majorité des extraits s'altère par suite de l'absorption de l'humidité de l'air ; mais cependant, il en est qui, au lieu d'absorber l'humidité se dessèchent peu à peu, surtout lorsqu'ils ne sont pas renfermés dans des vases hermétiquement clos. Parmi ces extraits, nous citerons : les extraits de quinquina, d'opium, de noix vomique, etc., etc.

Pour obvier à cet inconvénient, M. Martin, pharmacien à Frameries, a proposé en 1879, le moyen suivant : placer le vase contenant l'extrait, dans un autre plus grand et couvert ; combler l'espace libre entre les deux par du sulfate de soude cristallisé. Le sulfate de soude, qui contient 10 molécules d'eau de cristallisation, eau pour laquelle il a une très faible affinité puisqu'il tend sans cesse à s'effleurir, maintiendra, en s'effleurissant, une certaine humidité à l'atmosphère intérieure et empêchera cette atmosphère de porter son action desséchante sur l'extrait à conserver.

3ᵉ ORDRE. — *Procédés employés pour prévenir le développement des moisissures qui se forment dans les extraits.* — D'après M. Barnouvin, il convient, pour prévenir le développement de ces moisissures, d'employer un papier salicylé que l'on prépare de la manière suivante : enduire d'une solution de gomme du papier à filtre ordinaire ; saupoudrer ce papier d'acide salicylique et le laisser sécher. On applique ce papier directement sur l'extrait à conserver.

En résumé, nous recommandons surtout les procédés compris dans la deuxième classe, c'est-à-dire ceux qui ne comportent pas l'addition de substances étrangères à l'extrait. On peut encore employer un procédé indiqué récemment par M. le Professeur Huguet, de Clermont, qui n'est peut-être pas d'une application très pratique, mais qui est ingénieux. Il consiste à renfermer les extraits mous dans de petits étuis en étain analogues à ceux dans lesquels les peintres renferment leurs couleurs ; l'extrait, dit M. Huguet, ne verrait ainsi le jour qu'à mesure de son emploi.

Renouvellement des extraits. — Malgré toutes les précautions que l'on peut prendre, les extraits, en raison de leur nature complexe, sont d'une conservation très difficile ; aussi faut-il les renouveler assez fréquemment.

A cet égard, il est essentiel de faire les remarques suivantes : certains extraits doivent être renouvelés tous les ans, comme ceux de ciguë, de belladone, de jusquiame et de digitale ; d'autres se conservent plus longtemps ; tels sont les extraits amers et résineux, notamment ceux de gentiane, d'ipécacuanha, de rhubarbe, de valériane ; d'autres enfin, notamment ceux qui doivent leur activité à des alcaloïdes fixes et peu altérables, sont très stables ; nous citerons comme exemples, les extraits d'opium, de quinquina, de quassia-amara. Il faut cependant remarquer que ces extraits s'altèrent plus ou moins rapidement, quand ils sont exposés à l'humidité dans des vases mal bouchés ; il s'y développe des moisissures, des végétaux cryptogamiques qui peuvent donner lieu à de véritables fermentations.

Altération spéciale. — Avant de terminer ce qui a rapport aux altérations des extraits, signalons une altération spéciale assez fréquente. Quelques extraits contiennent souvent du cuivre provenant des appareils dans lesquels l'évaporation a été faite. M. Galippe a constaté, dans un très grand nombre d'extraits, la présence de ce métal et il a pu vérifier que la proportion varie de 0 gr. 034 à 0 gr. 310 par kilogramme d'extrait.

Mais il faut remarquer que la présence du cuivre dans les extraits n'indique pas forcément ce genre d'altération. Ce métal se rencontre dans un grand nombre d'extraits, alors que tout contact avec lui a été soigneusement évité dans la préparation.

D'après les recherches faites par la maison Hell et Cᵢₑ, cette quantité normale de cuivre varie de 4 milligrammes par kilogr. (extrait de racine d'aconit) à 33 mgr. (extrait de rhizome de fougère mâle) ; la proportion la plus fréquente est 15 mgr. par kilogr. d'extrait.

Ce n'est donc que par l'appréciation de la quantité de cuivre que l'on peut conclure à une altération.

Falsifications. — Les extraits sont très souvent falsifiés. Les principales fraudes qu'on leur fait subir sont les suivantes :

1° Remplacement complet ou partiel d'un extrait par un autre. C'est ainsi, par exemple, qu'on remplace l'extrait de quinquina, très cher, par l'extrait de gentiane, qui est d'un prix moins élevé ; c'est ainsi qu'on emploie l'extrait de chiendent, qui est inactif, pour le mélanger avec d'autres extraits ;

2° Emploi de la fécule ou de la gomme arabique pour augmenter le poids de l'extrait et pour obtenir des extraits secs, en belles écailles ;

3° Emploi de la dextrine. « Cette substance, dit M. Pannetier, ajoutée à l'extrait, avant évaporation complète, lui donne une bonne consistance, qui permet d'arrêter plus tôt l'opération, tout en augmentant le rendement » ;

4° Remplacement des extraits aqueux par des extraits alcooliques et réciproquement.

Essai. — Le problème de l'essai d'un extrait peut se résoudre en général dans l'examen des points suivants :

1° Nature du véhicule qui a servi à sa préparation ; 2° nature de la drogue ; 3° valeur thérapeutique de l'extrait.

1° Nature du véhicule qui a servi à sa préparation. — Pour une même drogue l'extrait obtenu présentera, suivant que le véhicule dont on s'est servi, aura été de l'eau, de l'alcool, un mélange d'eau et d'alcool, ou de l'éther, des caractères différents, dont le plus facile à apprécier est la solubilité.

Extraits aqueux. — Ils sont à peu près complètement solubles dans l'eau. La solution aqueuse filtrée est précipitée par addition d'alcool. Ce sont ceux qui contiennent le plus de matières minérales, dont la quantité est facilement appréciable par incinération.

Extraits alcooliques. — Ils sont solubles dans l'alcool ayant sensiblement le degré de celui qui a servi à leur préparation. La solution alcoolique est troublée par addition d'eau.

Extraits hydro-alcooliques. — Ils sont solubles dans l'eau et dans l'alcool. La solution alcoolique ne précipite pas par l'eau.

Extraits éthérés. — Ils ne sont solubles que dans l'éther ou un mélange d'alcool et d'éther. En raison de leur composition, ils donnent une tache grasse, généralement vert foncé, lorsqu'on les étale sur du papier buvard. Ils ne contiennent que des traces de matières minérales.

2° Nature de la drogue. — Chaque drogue peut être identifiée par sa composition chimique et l'extrait qui en résulte possède aussi une composition chimique caractéristique. On comprend que chaque extrait demandera un procédé spécial d'identification, approprié à sa nature chimique. C'est donc chaque extrait en particulier qu'il faudrait étudier à ce point de vue. Mais ce n'est point ici le lieu d'une telle étude (1) et nous nous contenterons d'en signaler un point général.

Lorsqu'il s'agit d'un extrait qui doit provenir d'une drogue renfermant des alcaloïdes, le meilleur moyen d'identification de cet extrait sera : 1° de reconnaître la présence d'un alcaloïde ; 2° de caractériser

(1) Cette étude particulière sera faite dans la partie du cours réservée à la pharmacie galénique spéciale.

cet alcaloïde qui, sauf de rares exceptions, caractérise lui-même la drogue.

1° *Méthode pour déceler la présence des alcaloïdes.* — Pour déceler la présence des alcaloïdes dans les extraits, on peut opérer de la manière suivante :

Dissoudre 1 gramme de cet extrait dans 20 grammes d'eau distillée légèrement acidifiée par l'acide chlorhydrique et ajouter quelques gouttes soit d'une solution d'iodure cadmi-potassique (eau distillée 50, iodure de potassium 2,50, iodure de cadmium, 2,60); soit du réactif de Mayer (iodure double de mercure et de potassium : dissoudre 13, 55 de chlorure mercurique et 49, 80 d'iodure de potassium dans de l'eau distillée de manière à faire 1000). Il se produira avec ces deux réactifs, un trouble manifeste et même un précipité, indiquant la présence d'un alcaloïde.

2° *Méthode pour caractériser la nature des alcaloïdes.*— Pour caractériser les alcaloïdes dans les extraits, on peut suivre le procédé suivant indiqué par Baudrimont : délayer 1 gramme d'extrait dans 2 grammes d'eau contenant 1/10 de soude caustique ; agiter le mélange avec 4 grammes de chloroforme dans un flacon à l'émeri. Laisser déposer 24 heures. Si, au bout de ce temps, le chloroforme n'est pas rassemblé nettement au fond du vase, on chauffe légèrement au bain-marie pour faciliter ce rassemblement. On décante ensuite le chloroforme. On traite le résidu de la même manière, par une nouvelle quantité de chloroforme, 4 grammes. On décante à nouveau ce chloroforme. Les liqueurs chloroformiques sont évaporées.

On traite le résidu laissé par les liqueurs chloroformiques par l'acide sulfurique dilué ; on précipite la solution par l'ammoniaque, puis on filtre et on reprend le précipité par l'alcool fort et bouillant qui donne par refroidissement l'alcaloïde à l'état de pureté.

L'alcaloïde, ainsi mis en liberté, est caractérisé à l'aide des caractères spécifiques qui lui sont propres.

3° **Valeur thérapeutique de l'extrait.** — Le meilleur moyen de s'en rendre compte consiste dans le dosage du principe actif, et ici, encore, devront-ils être appropriés à la nature de ce principe.

On peut cependant mentionner quelques méthodes générales, applicables aux extraits, lorsque ce principe actif est formé par un alcaloïde.

1° Extraction de l'alcaloïde à l'état de *pureté* et dosage par pesée ;

2° Extraction de l'alcaloïde à l'état plus ou moins *impur* et dosage :

a) Par pesée de sa combinaison avec l'iodure double de mercure et de potassium ;

b) Volumétriquement :

α) au moyen d'une liqueur titrée d'iodure double de mercure et de potassium ;

β) au moyen d'une liqueur titrée d'acide, avec des réactifs indicateurs spéciaux.

Usages. — Les extraits sont très employés en pharmacie, et cela pour plusieurs raisons : parce que, sous un petit volume, ils contiennent les principes actifs d'une grande quantité de substance médicamenteuse ; parce qu'ils facilitent l'administration de certaines substances à saveur désagréable.

Classifications anciennes. — Le nombre des extraits, employés en pharmacie, étant très considérable, on a cherché, à différentes époques, à classer ces médicaments d'une manière méthodique. Parmi les classifications proposées, nous citerons : celles de Rouelle, de Baumé et Vauquelin, de Parmentier, de Carbonnel, de Deyeux, de Braconnot, enfin celle de Recluz qui avait la prétention d'être une classification chimique.

Il est impossible d'accepter ces prétendues classifications chimiques, par la raison que les extraits sont des mélanges de plusieurs principes immédiats, et que par suite, un même extrait peut indifféremment faire partie de tel ou tel groupe, en admettant, ce qui est difficile, que ces groupes puissent être limités.

Classification actuelle. — La classification, adoptée aujourd'hui par tous les pharmacologistes, est *basée sur la nature du véhicule employé pour la préparation des extraits*.

Les extraits préparés, avec le vin et le vinaigre, étant à peu près inusités, on divise les extraits en trois grandes classes : 1° extraits aqueux ; 2° extraits alcooliques ; 3° extraits éthérés.

1re classe. — Des extraits aqueux.

Les extraits aqueux comprennent trois ordres.

1° Extraits préparés avec le suc des fruits ; 2° extraits préparés avec le suc des plantes ; 3° extraits préparés par l'intermède de l'eau.

Il n'est pas nécessaire d'insister pour faire comprendre pourquoi on a placé, dans une même catégorie, ces trois sortes d'extraits. Les sucs de fruits, les sucs de plantes sont des sucs aqueux, caractérisés par la présence d'une grande quantité d'eau tenant en dissolution tous les principes qui constituent les sucs : ils sont donc absolument comparables aux solutions aqueuses obtenues par l'intermède de l'eau agissant sur des substances médicamenteuses ; dès lors, les extraits, obtenus par l'évaporation de ces solutions aqueuses, sont comparables dans une certaine mesure.

1ᵉʳ Ordre. — **Extraits préparés avec le suc des fruits.** — Les extraits de sucs de fruits, appelés autrefois *Robs, Sapa*, etc., et qu'on employait très fréquemment, sont presque abandonnés aujourd'hui.

Préparation. — Ils se préparent de deux manières différentes :

1ʳᵉ *Méthode*. — On extrait les sucs des fruits, par les moyens indiqués à l'article des sucs ; on passe ces sucs à travers un linge et on les évapore en consistance de miel épais. C'est ainsi que l'on peut préparer les robs de groseilles, de belladone, d'élatérium, de sureau, de brou de noix et celui de raisin, appelé vulgairement raisiné.

2ᵉ *Méthode*. — D'autres fois, on laisse fermenter le suc du fruit avec ses enveloppes avant de l'extraire. C'est ce qu'on fait pour la préparation du rob de nerprun. Quand le suc a fermenté, on l'exprime, on décante et on évapore en consistance d'extrait.

Plusieurs pharmacopées prescrivent d'ajouter du sucre à ces extraits de fruits ; cette pratique n'est pas suivie en France, à moins que ces robs, comme ceux de groseilles, de berberis ou de raisins, ne soient destinés à servir d'aliments.

Les extraits de sucs de fruits ou robs ne figurent pas au Codex de 1884.

2ᵉ Ordre. — **Extraits préparés avec le suc des plantes.** — Les extraits, préparés avec les sucs des tiges ou des feuilles des végétaux, sont, à juste titre, très recommandés. L'extraction des sucs, qui s'opère par des moyens mécaniques, ne cause aucun changement dans leur composition ; et quand l'évaporation a été bien ménagée, ces extraits représentent, avec exactitude, les sucs mêmes des plantes dans un grand état de concentration.

Division. — On distingue deux sortes d'extraits faits avec le suc des plantes (*sucs aqueux herbacés retirés des parties vertes des végétaux, feuilles et tiges herbacées*) : 1° extraits de sucs non dépurés ; 2° extraits de sucs dépurés.

1° Extraits de sucs non dépurés. — Les extraits, préparés avec le suc non dépuré des plantes, ne figuraient point au Codex de 1866 et ne figurent pas davantage au Codex de 1884. Préconisés par Storck, ces extraits n'offrent plus aujourd'hui qu'un intérêt historique.

Préparation. — Storck les préparait de la manière suivante : il pilait les plantes et après les avoir exprimées, pour en obtenir le suc, il évaporait ce suc à feu nu, à une chaleur douce, et en agitant continuellement.

Henry et Soubeiran conseillent de préparer ces extraits comme il suit : Extraire le suc par contusion et expression, le passer à travers un linge pour séparer les portions les plus grossières du tissu végétal avec lesquelles il est mélangé ; enfin étendre ce suc sur des assiettes et l'évaporer à l'étuve à une chaleur de 36° à 40°.

Ces extraits sont très peu employés ; ils sont même inusités aujourd'hui, car la présence de la chlorophylle et de l'albumine non coagulée, qu'ils contiennent, n'ajoute rien à leurs propriétés.

2° **Extraits de sucs dépurés.** — On appelle extraits de sucs dépurés, ceux que l'on obtient en faisant évaporer au bain-marie et en consistance d'extrait, les sucs végétaux clarifiés à l'aide de la chaleur.

Préparation. — On les prépare de la manière suivante : piler les plantes dans un mortier de marbre, exprimer le suc à la presse ; soumettre ce suc à l'action de la chaleur, pour séparer l'albumine qui entraîne la chlorophylle en se coagulant ; passer et évaporer au bain-marie le suc ainsi clarifié.

Composition. — La clarification des sucs par la chaleur, enlevant aux sucs l'albumine et la chlorophylle qu'ils contiennent, il en résulte que les extraits préparés avec le suc dépuré des plantes ne renferment ni *chlorophylle, ni albumine végétale* ; mais c'est là un avantage, car ces deux substances (albumine et chlorophylle), inactives et altérables toutes les deux, augmentent inutilement la masse du médicament et facilitent sa fermentation.

On a dit, il est vrai, que la clarification des sucs offrait certains inconvénients. En se coagulant par la chaleur, l'albumine entraîne, dit-on, certains principes actifs. Mais, le fait est-il certain ? Cela est douteux ; en tout cas, on a singulièrement exagéré son importance.

Nomenclature. — Les extraits, préparés avec le suc dépuré des plantes, mentionnés au Codex sont :

Extraits de suc dépuré de belladone			préparé avec les feuilles
»	»	de ciguë	» les feuilles
»	»	de laitue vireuse	» la tige
»	»	de jusquiame	» les feuilles
»	»	de stramonium	» les feuilles
»	»	de laitue cultivée (thridace) »	la tige
»	»	de muguet préparé avec les tiges, fleurs, feuil-	

les et racines ensemble.

3ᵉ ORDRE. — **Extraits préparés par l'intermède de l'eau.** — Bien qu'il soit parfaitement démontré que les sucs naturels sont les seules liqueurs aqueuses qui représentent fidèlement, et d'une manière constante, toutes les propriétés des plantes ou de leurs parties, il n'est pas toujours facile d'employer ces sucs à la préparation des extraits, et cela pour plusieurs raisons : parce qu'il n'est pas possible de se procurer des végétaux frais en toute saison ; parce que beaucoup d'entre eux tirent leur origine des pays étrangers et nous sont livrés par le commerce à l'état sec ; enfin parce que les plantes ne sont pas toujours suffisamment succulentes pour en extraire le suc. On est donc obligé d'employer, dans ce cas, les substances sèches et l'on sépare les parties solubles, en les traitant directement par *l'eau distillée*, soit par macération, infusion ou décoction.

Division. — D'après le mode de dissolution employé, on divise les extraits, préparés par l'intermède de l'eau, en trois groupes :

EXTRAITS PRÉPARÉS par MACÉRATION	EXTRAITS PRÉPARÉS par INFUSION	EXTRAITS PRÉPARÉS par DÉCOCTION
Aunée (racine).	Absinthe (feuilles)	Gaïac (bois)
Bardane (racine)	Aconit (feuilles)	
Bistorte (racine)	Armoise (feuilles)	
Chiendent (rhizôme)	Bourrache (feuilles)	
Douce-amère (tige)	Camomille (fleurs)	
Genièvre (baies)	Centaurée petite (sommités fleuries)	
Gentiane (racine)		
Patience (racine)	Chamædrys (sommités fleuries)	
Quassia-amara (bois râpé)	Chardon bénit (feuilles)	
Opium (suc épaissi)	Chicorée (feuilles)	
Ratanhia (racine)	Digitale (feuilles)	
Réglisse (racine)	Fumeterre (feuilles)	
Rhubarbe (racine)	Pissenlit (feuilles)	
Saponaire (racine)	Séné (feuilles)	
	Trèfle d'eau (feuilles)	
	Quinquina gris (écorce)	
	Muguet (tiges, fleurs, feuilles et racines)	

Tableau des quantités d'extraits fournies en moyenne pour un kilogramme de suc aqueux ou un kilogramme de substances traitées par l'intermède de l'eau (*principales substances*).

UN KILOGRAMME DE SUC AQUEUX DONNE EN EXTRAIT	QUANTITÉ D'EXTRAIT FOURNIE	UN KILOGRAMME DE PLANTE TRAITÉ PAR L'EAU DONNE EN EXTRAIT	QUANTITÉ D'EXTRAIT FOURNIE
	GRAMMES		GRAMMES
Belladone.	20	Absinthe.	190
Ciguë.	30	Armoise.	200
Laitue vireuse.	18	Aunée.	213
Laitue cultivée.	16	Bistorte.	175
Jusquiame.	24	Bourrache.	95
Stramonium.	20	Camomille.	225
		Centaurée.	200
		Chamædrys.	200
		Chardon bénit.	90
		Chiendent.	92
		Digitale.	230
		Douce-amère.	160
		Gaïac.	32
		Gentiane.	216
		Patience.	196
		Quassia.	25
		Quinquina gris.	180
		Ratanhia.	125
		Réglisse.	200
		Saponaire.	300
		Séné.	250

Extrait de fiel de bœuf. — A côté des extraits aqueux, on peut placer l'*extrait de fiel de bœuf*, quelquefois employé, et qui est remarquable par sa composition.

Préparation. — Pour le préparer, on prend des vésicules biliaires de bœuf très récentes Q. V. On fait une ouverture aux vésicules, on laisse tomber la bile qu'elles contiennent sur une étoffe de laine, on recueille le liquide qui passe et on le fait évaporer au bain-marie, en consistance d'extrait ferme.

Usages. — Cet extrait est employé dans la cirrhose du foie, acholie ou absence de bile, dans la constipation opiniâtre, comme sédatif du cœur.

Composition. — Il contient :

De l'acide glycocholique;
De l'acide taurocholique;

} Combinés à la soude et qui forment les deux principes constitutifs de la bile.

Des matières grasses;
Des matières colorantes;
De la cholestérine.

Essai. — Pour déceler la présence des acides glycocholique et taurocholique dans l'extrait de fiel de bœuf, on peut employer la réaction de Pettenkofer qui se produit de la manière suivante : dissoudre dans un peu d'eau de l'extrait de fiel de bœuf, ajouter quelques gouttes de sirop de sucre, puis quelques gouttes d'acide sulfurique concentré, et chauffer. Vers 60° à 70°, il se manifeste une magnifique couleur d'un violet pourpre intense.

Pour déceler les matières colorantes dans l'extrait de fiel de bœuf, matières peu connues encore, mais qui donnent à l'extrait sa couleur caractéristique, on emploie le réactif de Gmelin (acide nitrique contenant des vapeurs nitreuses) : verser dans un tube un peu d'acide et ajouter avec précaution la solution d'extrait. On observe alors une série de couches colorées en vert, bleu, violet, rouge, qui disparaissent ensuite pour faire place à une teinte uniforme d'un jaune orangé. Les couches vertes et violettes sont surtout caractéristiques.

2ᵉ classe. — Des extraits alcooliques.

Cas dans lesquels on emploie l'alcool. — L'alcool est très souvent employé comme véhicule, dans la préparation des extraits, et il est surtout indiqué dans les cas suivants : pour le traitement de certaines substances dont les parties actives sont insolubles dans l'eau, mais sont solubles dans l'alcool ; pour le traitement de certaines matières, contenant des principes solubles à la fois dans l'alcool et l'eau, principes accompagnés souvent de matières inertes insolubles dans l'alcool (matières extractives, gommeuses, amylacées) qu'il importe d'éliminer de l'extrait.

Propriétés et avantages. — Les extraits alcooliques possèdent les propriétés suivantes :

1° Ordinairement ils sont plus actifs que les extraits aqueux correspondants. Il est donc nécessaire, lorsqu'on prépare avec une même substance un extrait aqueux et un extrait alcoolique et que le médecin ne désigne pas celui qu'il entend prescrire, de délivrer toujours l'extrait aqueux ;

2° Comme l'évaporation de l'extrait se fait nécessairement à une basse température et en partie à l'abri du contact de l'air, ces extraits sont moins altérés que les extraits aqueux ;

3° Ils sont en général insolubles dans l'eau et presque entièrement solubles dans l'alcool à 60° ;

4° Ils se conservent plus facilement que les extraits aqueux, par suite de l'absence de l'albumine végétale, des matières sucrées, gommeuses et mucilagineuses, très sujettes à fermenter.

Composition. — Leur composition diffère de celle des extraits aqueux. Ils renferment des alcaloïdes en plus grande quantité, des résines, des essences, des corps gras ; ils contiennent une plus faible proportion de principes extractifs, surtout lorsqu'ils sont préparés avec de l'alcool à 80°.

Préparation. — La préparation des extraits alcooliques comprend trois opérations : 1° traitement des matières par l'alcool ; 2° distillation de la liqueur alcoolique ; 3° concentration du résidu.

Traitement par l'alcool. — L'alcool employé est à un degré différent, suivant les cas : si les substances à épuiser sont riches en principes actifs (comme la digitale, l'ipéca, le quinquina, la salsepareille, etc.), on emploie de l'alcool à 60° ; si les matières à traiter renferment surtout des alcaloïdes, des résines, des essences (comme la noix vomique, la fève de Calabar, etc.) on emploie de l'alcool à 80°.

L'épuisement des matières se fait par macération ou lixiviation.

Distillation de la liqueur alcoolique. — Lorsqu'on a obtenu la liqueur alcoolique, on la distille au bain-marie, pour éviter la perte du dissolvant que l'on a soin de recueillir ; pour concentrer le liquide partiellement à l'abri de l'air, ce qui diminue les chances d'altération de l'extrait.

Concentration du résidu. — La concentration du résidu se fait par évaporation en observant les précautions ordinaires indiquées.

Extraits hydro-alcooliques. — A côté des extraits alcooliques se trouvent les extraits *hydro-alcooliques.* On appelle ainsi des extraits obtenus en reprenant un extrait alcoolique par de l'eau, ou en traitant par l'alcool un extrait aqueux.

Pour reprendre un extrait alcoolique par de l'eau, on opère de la manière suivante : on dissout l'extrait alcoolique dans une petite quantité d'eau, on filtre et on évapore à nouveau jusqu'à consistance d'extrait.

But. — Le traitement de l'extrait alcoolique par l'eau a pour but de n'admettre dans l'extrait, parmi les matériaux solubles dans l'alcool, que ceux qui sont également solubles dans l'eau.

Pour reprendre un extrait aqueux par de l'alcool on opère de la manière suivante : on traite l'extrait aqueux par une quantité d'alcool, on agite, on filtre et on évapore de nouveau jusqu'à consistance d'extrait.

But. — Le traitement de l'extrait aqueux par l'alcool a pour but de ne conserver dans l'extrait que les corps qui sont également solubles dans les deux véhicules.

Division. — On divise les extraits alcooliques en trois groupes, fondés sur le mode de dissolution et sur le traitement employé :

EXTRAITS PRÉPARÉS PAR MACÉRATION	EXTRAITS PRÉPARÉS PAR LIXIVIATION	EXTRAITS HYDRO-ALCOOLIQUES
Cantharides Colombo (racine) Coloquinte Houblon (cônes) Lactucarium (suc épaissi) Pavot blanc (capsules) Safran (stigmates) Scille (bulbes) — *Avec alcool à 60°* Noix vomique (semences) — *Avec alcool à 80°*	Aconit (racine) Chanvre de l'Inde (sommité fleurie) Coca (feuilles) Digitale (feuilles) Gelsemium sempervirens (racine) Grenadier (racine) Ipécacuanha (racine) Jaborandi (feuilles) Orme (écorce) Polygala (racine) Quinquina gris (écorce) Quinquina jaune (écorce) Quinquina rouge (écorce) Rue (feuilles) Sabine (feuilles) Salsepareille (racine) Valériane (racine) — *Avec alcool à 60°* Fèves de Calabar (se prépare par digestion puis par lixiviation à chaud avec de l'alcool à 80°, en suivant le procédé indiqué au Codex, page 414).	Quinquina jaune Quinquina rouge Belladone (racine) Belladone (semences) Ciguë (semences) Colchique (semences) Jusquiame (semences) Stramoine (semences) *N. B.* Tous ces extraits sont des extraits *alcooliques repris par l'eau.* Seigle ergoté, appelé ergotine. C'est un *extrait aqueux repris par l'alcool,* et dont la préparation se fait conformément à la formule rapportée au Codex, page 422.

Tableau des quantités d'extraits fournies, en moyenne, par un kilogramme de substance traité par l'intermède de l'alcool.

NOMS DES SUBSTANCES	QUANTITÉ D'EXTRAIT fournie par un kilogramme de substance traité par l'alcool.
Cantharides.	200 grammes.
Ciguë (semences).	110 »
Colchique (semences).	97 »
Colombo (racine).	162 »
Coloquinte (chair sèche).	150 »
Digitale (feuilles sèches).	300 »
Fève de Calabar (semences)	30 »
Grenadier (écorce de racine sèche).	180 »
Houblon (cônes).	200 »
Ipécacuanha (racine).	200 »
Jusquiame (semences).	160 »
Noix vomique (semences)	106 »
Pavot blanc (capsule).	150 »
Polygala (racine)	160 »
Quinquina calisaya (écorce).	270 »
Quinquina huanuco (écorce).	210 »
Quinquina rouge (écorce).	250 »
Rue (feuilles).	250 »
Sabine (feuilles).	190 »
Safran (stigmates).	500 »
Salsepareille (racine).	150 »
Stramoine (semences).	70 »
Valériane (racine).	180 »

3ᵉ classe. — Des extraits éthérés.

L'éther est peu employé pour la préparation des extraits parce que les principes, qu'il est susceptible de dissoudre, ne se rencontrent pas en proportion dominante dans les plantes.

Nomenclature. — Les seuls extraits, mentionnés au Codex, sont les extraits éthérés de : fougère mâle, cantharides, semen-contra, garou (ce dernier doit être considéré comme un extrait éthéro-alcoolique).

Préparation. — Pour préparer les extraits de fougère mâle, de cantharides, de semen-contra, on épuise la substance avec de l'éther rectifié du commerce, et par lixiviation ; on distille au bain-marie pour retirer la majeure partie du dissolvant et on concentre le résidu en consistance convenable.

La préparation de l'extrait éthéré de garou exige un traitement particulier : on fait d'abord un extrait alcoolique de garou et on reprend cet extrait par l'éther. La liqueur éthérée est ensuite soumise à la distillation pour recueillir une partie du véhicule, et le résidu est évaporé au bain-marie jusqu'à ce qu'il ait acquis la consistance d'extrait mou.

Composition. — Les extraits éthérés contiennent des corps gras, des huiles volatiles, etc., produits en général altérables, qui rendent ces extraits eux-mêmes très altérables. Il est donc nécessaire de conserver ces médicaments à l'abri du contact de l'air et dans des flacons hermétiquement bouchés.

Posologie. — Nous donnons dans le tableau suivant la dose habituelle des divers extraits inscrits au Codex.

NOMS DES EXTRAITS	PARTIES des plantes employées pour leur préparation.	NATURE DE L'EXTRAIT.	DOSES
Absinthe.	Feuilles.	Aqueux.	0,20 à 2 gr.
Aconit.	Feuilles.	Aqueux.	0,05 à 0 gr. 30
Aconit.	Racine.	Alcoolique.	0 gr. 01 à 0 gr. 05
Armoise.	Feuilles.	Aqueux.	2 à 4 gr.
Aunée.	Racine.	Aqueux.	0,50 à 4 gr.
Bardane.	Racine.	Aqueux.	1 à 5 gr.
Belladone.	Feuilles fraîches.	Aqueux avec le suc.	0,02 à 0,15
Belladone.	Racine.	Hydro-alcoolique.	0,01 à 0,10
Belladone.	Semences.	Hydro-alcoolique.	0,01 à 0,10
Bistorte.	Racine.	Aqueux.	1 à 4 gr.
Bourrache.	Feuilles.	Aqueux.	1 à 4 gr.
Camomille.	Fleurs.	Aqueux.	0,25 à 1 gr.
Cantharides.		Alcoolique. Ethéré.	0,003 à 0,010 0,005 à 0,010
Casse.	Fruit.	Aqueux.	20 à 30 gr.
Centaurée.	Sommités fleuries	Aqueux.	2 à 4 gr.
Chamædrys (pe-tit chêne).	Sommités fleuries	Aqueux.	2 à 5 gr.
Chanvre indien.	Sommités fleuries	Alcoolique.	0,05 à 0,50
Chardon bénit.	Feuilles.	Aqueux.	1 à 2 gr.
Chicorée.	Feuilles.	Aqueux.	1 à 5 gr.
Chiendent.	Racine.	Aqueux.	Ad libitum
Ciguë.	Feuilles fraîches.	Aqueux avec le suc.	0,10 à 0,25
Ciguë.	Semences.	Hydro-alcoolique.	0,10 à 0,25
Coca.	Feuilles.	Alcoolique.	2 à 4 gr.
Colchique.	Semences.	Hydro-alcoolique.	0,01 à 0,10
Colombo.	Racine.	Alcoolique.	0,20 à 1 gr.
Coloquinte.	Chair.	Alcoolique.	0,10 à 0,30
Cubèbe.	Fruit.	Ethéro-alcoolique	1 à 3 gr.
Digitale.	Feuilles.	Aqueux.	0,10 à 0,30
Digitale.	Feuilles.	Alcoolique.	0,05 à 0,20
Douce-amère.	Tige.	Aqueux.	Inusité.
Ecorce d'orme.	Ecorce.	Alcoolique.	0,20 à 2 gr.
Ecorce de racine de grenadier.	Ecorce de racine.	Alcoolique.	2 à 4 gr.

NOMS DES EXTRAITS	PARTIES des plantes employées pour leur préparation	NATURE DE L'EXTRAIT	DOSES
Fève de Calabar.	Semences.	Alcoolique.	0,02 à 0,15 en collyre.
Fiel de bœuf.	Vésicule biliaire.		1 à 10 gr.
Fougère mâle.	Rhizome.	Ethéré.	4 gr. en quatre prises à 1/4 d'heure de distance.
Fumeterre.	Feuilles.	Aqueux.	2 à 10 gr.
Garou.	Ecorce.	Ethéro-alcoolique	à l'extérieur.
Gayac.	Bois.	Aqueux.	1 à 5 gr.
Gelsemium sempervirens.	Racine.	Alcoolique.	0,01 à 0,10
Genièvre.	Baies.	Aqueux.	2 à 5 gr.
Gentiane.	Racine.	Aqueux.	0,20 à 2 gr.
Houblon.	Cônes.	Alcoolique.	0,30 à 2 gr.
Ipécacuanha.	Racine.	Alcoolique.	0,10 à 0,50
Jaborandi.	Feuilles.	Alcoolique.	0,25 à 0,75
Jusquiame.	Feuilles fraîches.	Aqueux avec le suc.	0,10 à 0,30
Jusquiame.	Semences.	Hydro-alcoolique.	0,01 à 0,10
Lactucarium.	Suc épaissi.	Alcoolique.	0,10 à 0,50
Laitue cultivée.	Tige.	Aqueux avec le suc.	0,20 à 2 gr.
Laitue vireuse.	Tige.	Aqueux avec le suc.	0,10 à 1 gr.
Muguet.	Tige, fleurs, feuilles et racines fraîches.	Aqueux avec le suc.	1 à 3 gr.
Muguet.	Id. sèches.	Aqueux.	1 à 3 gr.
Noix vomique.	Semences.	Alcoolique.	0 gr. 02 à 0,10
Opium.	Suc épaissi.	Aqueux.	0,01 à 0,10
Patience.	Racine.	Aqueux.	Inusité
Pavot blanc.	Capsule.	Alcoolique.	0,10 à 0,40
Pissenlit.	Feuilles.	Aqueux.	1 à 5 gr.
Polygala.	Racine.	Alcoolique.	0,05 à 1 gr.
Quassia amara.	Bois râpé.	Aqueux.	0,20 à 0,50
Quinquina gris.	Ecorce.	Aqueux.	1 à 6 gr.
Quinquina gris.	Ecorce.	Alcoolique.	1 à 4 gr.

NOMS DES EXTRAITS	PARTIES des plantes employées pour leur préparation	NATURE DE L'EXTRAIT	DOSES
Quinquina jaune.	Ecorce.	Alcoolique.	1 à 4 gr.
Quinquina jaune.		Hydro-alcoolique.	2 à 4 gr.
Quinquina rouge.	Ecorce.	Alcoolique.	1 à 4 gr.
Quinquina rouge.		Hydro-alcoolique.	2 à 4 gr.
Ratanhia.	Racine.	Aqueux.	0.50 à 5 gr.
Réglisse.	Racine.	Aqueux.	Ad libitum
Rhubarbe.	Racine.	Aqueux.	0,10 à 0,50
Rue.	Feuilles.	Alcoolique.	0,10 à 0,50
Sabine.	Feuilles.	Alcoolique.	0,10 à 0,20
Safran.	Stigmates.	Alcoolique.	0,10 à 1 gr.
Salsepareille.	Racine.	Alcoolique.	1 à 5 gr.
Scille.	Bulbe.	Alcoolique.	0,02 à 0,20 gr.
Seigle ergoté.	Sclérote.	Hydro-alcoolique.	0,50 à 4 gr.
Semen-contra.	Capitules.	Ethéré.	0,50 à 2 gr.
Sené.	Feuilles.	Aqueux.	Inusité.
Stramoine.	Feuilles.	Aqueux avec le suc.	0,02 à 0,20 gr.
Stramoine.	Semences.	Hydro-alcoolique.	0,01 à 0,10 gr.
Trèfle d'eau.	Feuilles.	Aqueux.	1 à 4 gr.
Valériane.	Racine.	Alcoolique.	1 à 10 gr.

Pour compléter l'examen des formes pharmaceutiques appartenant au 4e groupe de notre classification : *Formes obtenues par évaporation*, nous devrions étudier les résines, les gommes résines et les baumes qui figurent dans ce groupe. Mais, l'étude de ces médicaments étant surtout du domaine du cours de matière médicale, nous ne croyons pas devoir insister sur ce point.

CHAPITRE V

CINQUIÈME GROUPE DES FORMES PHARMACEUTIQUES.

Sommaire. — Caractères et division du groupe. — A. *Des formes pharmaceutiques à base de sucre ou saccharolés.* — Division (Liquides, mous, solides). — Généralités sur les matières sucrées. — Etude spéciale de la glucose, de la saccharose et du sucre de fruits.

Des saccharolés liquides ou sirops. — Définition. — Préparation. — Choix du véhicule employé comme dissolvant ; détermination des proportions du sucre et du véhicule ; choix du mode opératoire destiné à obtenir la dissolution du sucre dans le véhicule ; détermination du degré de cuite ; clarification de la liqueur sucrée. — Caractères. — Composition. — Avantages. — Altérations. — Conservation. — Falsifications. — Classifications diverses ; classification adoptée : sirops simples, sirops composés. — Etude générale des sirops de chaque classe : étude spéciale de quelques sirops. — Posologie.

Des saccharolés mous : conserves, électuaires, gelées. — Définition. — Historique. — Affinités. — Division. — Préparation. — Altérations. — Falsifications. — Nomenclature. — Usage. — Etude spéciale des principaux saccharolés mous.

Des saccharolés solides : pâtes, tablettes, grains, saccharures, oléo-saccharures, poudres granulées de Mentel, chocolats. — Définition. — Historique. — Affinités. — Préparation. — Altérations. — Conservation. — Falsifications. — Nomenclature. — Usages. — Etude des principaux saccharolés solides. — Etude spéciale des chocolats alimentaires.

B. *Des formes pharmaceutiques à base de miel ou mellites.* — Division (mellites et oxymellites). — Définition. — Préparation , choix du miel ; choix du véhicule employé comme dissolvant ; détermination des proportions du miel et du véhicule ; choix du mode opératoire destiné à obtenir la dissolution du miel dans le véhicule ; détermination du degré de cuite ; clarification de la dissolution sucrée. — Caractères. — Composition. — Altérations. — Conservation. — Falsifications. — Nomenclature.

Ce groupe comprend : 1° formes pharmaceutiques à base de sucre : *saccharolés* ; 2° formes pharmaceutiques à base de miel : *mellites et oxymellites.*

Les formes de ce groupe étant caractérisées par la présence de sucres divers, il convient, avant d'en entreprendre l'étude pharmaco-technique, de faire une étude chimique succincte des principaux sucres que l'on peut y rencontrer.

Généralités sur les matières sucrées. — Les matières sucrées forment un groupe important, constituant une même famille ; elles sont analogues par leur formule, leur constitution chimique, ainsi que par le caractère des composés auxquels elles donnent naissance.

En effet, toutes les matières sucrées sont solubles dans l'eau et donnent avec ce liquide des solutions sirupeuses d'une saveur plus ou moins agréable. Leur volatilité est faible ou tout à fait nulle. Sous l'influence d'un agent d'hydratation, des acides, des alcalis, elles éprouvent des métamorphoses très analogues ; elles sont attaquées plus ou moins facilement et présentent entre elles des relations étroites qui permettent de les transformer les unes dans les autres et de passer facilement d'un groupe à l'autre.

Il serait très intéressant de parler ici des beaux travaux de E. Fischer sur les sucres, travaux qui ont servi : 1° à créer de toutes pièces le groupe des sucres ; 2° à consacrer, pour ainsi dire, la théorie de MM. Lebel et Van't Hoff relative à la forme tétraèdrique de l'édifice moléculaire construit autour d'un atome de carbone. Mais ce sont là des considérations théoriques qui nous feraient sortir du domaine dans lequel nous désirons rester (1).

1° De la glucose ordinaire.

$$C^6 H^{12} O^6$$

Synonymes. — Glucose droit, sucre de raisin, sucre d'amidon, dextrose. Au point de vue chimique, elle appartient à la classe des aldoses, c'est-à-dire qu'elle renferme cinq fonctions alcool et une fonction aldéhyde.

Etat naturel. — La glucose est un corps très répandu dans la nature. Associée à la lévulose, elle forme la matière sucrée de la plupart des fruits acides et notamment des raisins mûrs. On la trouve dans l'urine des diabétiques, et elle constitue à elle seule la presque totalité du miel. Suivant ses diverses origines, on l'appelle *sucre de raisins, sucre de fruits, sucre de diabète, sucre de miel*.

(1) Ceux qui voudront les étudier pourront consulter les ouvrages suivants : Gautier, *Cours de chimie organique*, 1896, p. 221 ; — Béhal, *Traité de chimie organique*, 1896, t. I, p. 534 ; Prunier, *Les médicaments chimiques*, 1899, t. II, p. 201.

Elle prend naissance dans une foule de circonstances : par l'action des acides étendus sur toutes les matières amylacées, sur le ligneux, la tunicine, le glycogène hépatique, c'est-à-dire sur beaucoup de principes constituant les tissus animaux ou végétaux ; par le dédoublement des saccharoses (saccharose, maltose, lactose) ; par le dédoublement des glucosides, matières caractérisées par la propriété de se dédoubler, sous l'influence des acides ou sous l'influence de certains ferments, en glucose et d'autres principes. Parmi ces glucosides, citons : l'amygdaline, la salicine, la phlorizine, la populine, l'arbutine, etc., etc.

Préparation. — La glucose se prépare par deux procédés :

1° Pure, à l'aide du miel. On délaye du miel de Narbonne dans de l'alcool froid, qui dissout la lévulose sirupeuse interposée, sans toucher notablement aux cristaux de glucose. On exprime fortement, et on fait cristalliser le résidu, qui est de la glucose, dans de l'alcool bouillant ;

2° Industriellement, par l'action de l'acide sulfurique étendu sur l'amidon, c'est-à-dire en saccharifiant l'amidon. A cet effet, on porte à l'ébullition de l'eau acidulée avec une faible quantité d'acide sulfurique (2 P. acide sulfurique ; 150 P. d'eau) et on y projette, par petites parties, de l'amidon délayé dans son poids d'eau tiède. On fait bouillir une demi-heure. Lorsque la réaction est terminée (terme qui est atteint dès que l'iode ne donne plus de coloration bleue), on sature l'acide par de la craie, on décante la liqueur claire, on la filtre sur du noir animal et on l'évapore, jusqu'à ce que, étant froide, elle marque 40° Baumé. La glucose cristallise lentement en une masse granuleuse.

Pour la purifier, il faut la faire recristalliser dans l'alcool.

Que se passe-t-il dans cette opération ? ou en d'autres termes, quelle est la théorie de cette préparation ?

L'amidon bouilli avec l'acide sulfurique étendu s'hydrate et fournit simultanément tout d'abord :

$$\text{du Maltose}\quad C^{12}\,H^{22}\,O^{11}$$
$$\text{des Dextrines}\quad C^{12}\,H^{20}\,O^{10}$$
$$\text{de la Glucose}\quad C^{6}\,H^{12}\,O^{6}$$

Puis, le maltose et les dextrines se transforment à leur tour, sous la même influence, c'est-à-dire sous l'influence de l'acide sulfurique en glucose.

$$
\begin{array}{llll}
\text{Maltose} & + \text{ Eau} & = & \text{Glucose} \\
C^{12} H^{22} O^{11} & + H^2 O & = & 2\,(C^6 H^{12} O^6) \\
\\
\text{Dextrine} & + \text{ Eau} & = & \text{Glucose} \\
C^{12} H^{20} O^{10} & + H^2 O & = & 2\,(C^6 H^{12} O^6)
\end{array}
$$

de telle sorte que, finalement, tout l'amidon se trouve transformé en glucose.

La glucose ordinaire est un corps à fonction mixte ; c'est à la fois une aldéhyde et un alcool pentatomique, ou en d'autres termes, c'est un corps cinq fois alcool et une fois aldéhyde.

Propriétés. — La glucose est un corps cristallisé en mamelons ou en choux-fleurs, contenant 2 molécules d'eau de cristallisation, inodore, de saveur sucrée, déviant à droite le plan de polarisation de la lumière ; aussi l'appelle-t-on quelquefois *dextrose*.

Soumise à l'action de la chaleur, elle se ramollit à 60°, fond vers 80° et perd ensuite ses deux molécules d'eau de cristallisation ; à 170° elle perd une molécule d'eau et se transforme en glucosane ; enfin au-dessus de 200° elle perd encore de l'eau et fournit des produits caramé-liques solubles, des produits noirs ulmiques insolubles, et à la fin de la réaction, il se dégage de l'oxyde de carbone, de l'acide carbonique, du gaz des marais, de l'acide acétique, des produits pyrogénés, et finalement il reste un charbon poreux hydrogéné.

Soumise à l'action de l'hydrogène naissant, elle se transforme en mannite.

$$
\underset{\text{Glucose}}{C^6 H^{12} O^6} + \underset{\text{Hydrogène}}{H^2} = \underset{\text{Mannite}}{C^6 H^{14} O^6}
$$

La glucose est un corps très oxydable, qui peut donner, suivant les agents d'oxydation et la persistance de leur action : de l'acide sac-charique, de l'acide oxalique, de l'acide gluconique, de l'acide car-bonique et de l'acide formique.

C'est en vertu de cette grande oxydabilité, qu'elle réduit si facile-ment un grand nombre de solutions, le nitrate d'argent, l'acétate de cuivre ; mais ces réactions se produisent surtout facilement en pré-sence des alcalis ; ce qui explique l'emploi si fréquent de la liqueur cupro-potassique, soit pour reconnaître la glucose, soit pour la doser.

Elle forme avec les bases des composés analogues aux alcoolates appelés *glucosatés* qui sont très instables.

Elle forme avec les acides, les alcools, les phénols, les aldéhydes, des composés particuliers désignés sous le nom générique de *gluco-*

sides. Les réactions qui donnent naissance aux glucosides (que l'on doit regarder comme de véritables éthers de la glucose) s'accomplissent toujours avec élimination des éléments de l'eau.

La glucose est très sensible à l'action des ferments, et suivant les ferments, elle peut éprouver :

1° La *fermentation alcoolique*, sous l'influence du *Saccharomyces cerevisiæ* :

$$\underbrace{C^6\ H^{12}\ O^6}_{\text{Glucose}} = \underbrace{2\ CO^2}_{\text{Acide carb.}} + \underbrace{2\ C^2\ H^6\ O}_{\text{Alcool}}$$

2° La *fermentation lactique*, sous l'influence d'un mycoderme spécial formé de petits articles très courts (Pasteur) :

$$\underbrace{C^6\ H^{12}\ O^6}_{\text{Glucose}} = \underbrace{2\ C^3\ H^6\ O^3}_{\text{Acide lactique}}$$

3° La *fermentation butyrique*, sous l'influence d'un microbe spécial le *Bacillus amylobacter* :

$$\underbrace{C^6\ H^{12}\ O^6}_{\text{Glucose}} = \underbrace{C^4\ H^8\ O^2}_{\text{Ac. butyr.}} + \underbrace{2\ CO^2}_{\text{Ac. carb.}} + \underbrace{2\ H^2}_{\text{Hydrog.}}$$

4° La *fermentation visqueuse*, sous l'influence d'un ferment particulier. Elle s'accomplit surtout dans une dissolution sucrée, additionnée de blanc d'œuf. Dans cette fermentation, il se produit de la mannite, une matière gommeuse dextrogyre très soluble dans l'eau, sans action sur la liqueur cupro-potassique, et ne donnant pas d'acide mucique par oxydation, ce qui la distingue des gommes proprement dites.

Recherche. — En vertu de sa grande oxydabilité, la glucose jouit de propriétés réductrices considérables, qui ont été utilisées soit pour la caractériser, soit pour la doser. Les principaux procédés employés pour caractériser la glucose sont les suivants :

1° Une solution de glucose chauffée à l'ébullition avec une solution de potasse, se colore d'abord en jaune, puis en brun ;

2° Si on traite une solution de glucose par un grand excès de potasse caustique et qu'on ajoute un peu de sous-nitrate de bismuth, si on porte le tout à l'ébullition, l'oxyde de bismuth est réduit et il se forme un précipité noir de bismuth (réaction de Boettger) ;

3° Si on traite une solution de glucose par un peu de potasse et qu'on ajoute quelques gouttes de sulfate de cuivre étendu, il ne se forme pas de précipité d'oxyde cuivrique, ou s'il s'en forme un, il se redissout de suite, car la glucose dissout l'oxyde de cuivre ; on obtient donc un liquide d'un beau bleu. Si l'on chauffe ce liquide dans un tube à essai, il jaunit, puis peu à peu, il se forme un précipité rouge d'oxyde cuivreux. La glucose en s'oxydant réduit, à l'état de protoxyde, le bioxyde de cuivre qu'elle avait dissous (réaction de Trommer).

C'est la réaction, observée par Trommer, qui a conduit Bareswil et Fehling à préparer des liqueurs de tartrate cupro-potassique dans lesquelles on a réuni la potasse et le sulfate de cuivre, que Trommer faisait agir séparément, et qui permettent de reconnaître et de doser la glucose.

Formule de Fehling, dans laquelle la potasse est remplacée par la soude, ce qui donne un réactif moins altérable :

1° Faire dissoudre d'une part
- Tartrate neutre de soude . . 160 gr. »
- Soude caustique liquide . . . 150 gr. »
- Eau distillée . . . . 500 gr. »

2° Faire dissoudre d'autre part
- Sulfate de cuivre pur. . . . . 34 gr. 653
- Eau distillée. . . . . 200 gr. »

Mêler les deux solutions et compléter le volume à 1.000 centimètres cubes ou un litre par de l'eau distillée (1).

La liqueur de Fehling doit être conservée à l'abri de la lumière, car sous l'influence des rayons chimiques du spectre solaire, il se fait une réduction spontanée. Pour se servir de cette liqueur, on la chauffe d'abord dans un tube à essai pour s'assurer qu'il ne se fait pas de réduction spontanée, puis on ajoute quelques gouttes d'une solution de glucose ; on ne tarde pas à voir l'oxyde cuivreux se précipiter.

Dosage. — La glucose peut être dosée par trois procédés :

1° *Par la liqueur de Fehling* : 10 centimètres cubes de cette liqueur sont réduits par 0,05 centigrammes de glucose ;

2° *Par la méthode optique*, soit avec le saccharimètre, soit à l'aide du diabétomètre de Robiquet. Ces appareils permettent en effet de déterminer le pouvoir rotatoire des solutions de glucose, lequel pouvoir rotatoire est proportionnel au poids de glucose contenu dans un volume donné de la dissolution ;

(1) *Formule de la liqueur cupro-potassique* (*Formule Pasteur*).
Cette formule a l'avantage de ne pas s'altérer à la lumière.
Dissoudre *séparément* dans l'eau distillée :
    130 gr. de soude caustique (Lessive des savonniers).
    105 gr. d'acide tartrique.
     80 gr. de potasse caustique.
     40 gr. de sulfate de cuivre.
Mélanger les dissolutions et compléter le volume de 1 litre avec de l'eau distillée.

3º *Par la fermentation alcoolique*, en mesurant le volume de l'acide carbonique dégagé sous l'influence de la levure de bière.

Ce volume, augmenté du volume de la liqueur aqueuse qui tient en dissolution son propre volume de gaz, exprimé en centimètres cubes et multiplié par 4, fournit approximativement le nombre de milligrammes de glucose existant dans une solution donnée.

2º De la saccharose ou sucre de canne.

$$C^{12}H^{22}O^{11}$$

État naturel. — La saccharose ou sucre de canne est très répandue dans le règne végétal. Elle existe : dans la tige des graminées, notamment dans la canne à sucre, dans le maïs ; dans la sève de l'érable et des palmiers ; dans la plupart des fruits neutres ou acidules, comme les melons, les châtaignes, l'ananas, l'abricot, la pêche, les framboises, l'orange, le citron ; dans un grand nombre de racines, la betterave, la carotte, les navets, etc., etc.

Préparation. — On retire industriellement la saccharose de la canne à sucre et de la betterave. Voyons sommairement, comment se pratique cette fabrication.

Préparation avec la canne à sucre. — La fabrication de la saccharose avec la canne à sucre comprend un certain nombre d'opérations : 1º obtention du jus ; 2º défécation du jus ; 3º filtration et décoloration du jus ; 4º évaporation ou cuite ; 5º cristallisation du jus ; 6º turbinage ; 7º clairçage ; 8º raffinage.

1ʳᵉ OPÉRATION. — *Obtention du jus ou vesou.* — La canne à sucre renferme environ 20 0/0 de sucre. On la coupe, on l'écrase sous des presses à cylindres chauffées par la vapeur, et on extrait les 4/5 de son poids de jus appelé *vesou*, lequel contient presque tout le sucre. Le résidu ligneux appelé *bagasse*, est généralement employé, après dessiccation, comme combustible.

2º OPÉRATION. — *Défécation du jus ou vesou.* — Le jus ayant été obtenu, on le soumet à une opération particulière, appelée *défécation*, ayant pour but de le débarrasser des matières albuminoïdes qu'il renferme. Pour cela, on le porte à l'ébullition dans une chaudière, après l'avoir additionné d'une quantité de chaux suffisante pour qu'il possède une réaction alcaline.

Que se passe-t-il ? La chaux se combine avec les matières albuminoïdes et se sépare avec elles, sous forme d'écume que l'on enlève.

3º OPÉRATION. — *Filtration et décoloration du jus* — La liqueur, débarrassée des matières albuminoïdes, est filtrée au moyen d'appareils spéciaux appelés *Filtres-presses*. Elle est ensuite décolorée au moyen du *noir animal*, et pour cela, on la fait passer à travers un long cylindre de tôle rempli de noir animal.

4e Opération. — *Cuite ou évaporation de la liqueur*. — Le jus, débarrassé des matières albuminoïdes, filtré, décoloré, est soumis à une opération particulière appelée *évaporation ou cuite*. Elle s'opère soit à feu nu, soit à la vapeur, soit dans le vide, dans des appareils spéciaux et variés sur lesquels nous ne croyons pas devoir insister ; on pousse la cuite jusqu'à ce que de petits cristaux se montrent dans la masse ; quand ce point est atteint, cela prouve que le jus est assez évaporé pour pouvoir cristalliser.

5e Opération. — *Cristallisation du jus*. — On verse alors ce jus évaporé dans des cristallisoirs spéciaux appelés *rafraîchissoirs*, et on l'abandonne pendant quelques jours dans ces appareils, jusqu'à ce que la cristallisation soit terminée.

6e Opération. — *Turbinage*. — Quand la cristallisation du jus est terminée, on sépare la partie liquide de la partie cristallisée, et pour cela, on soumet le tout (liquide et cristaux) à l'action de la force centrifuge dans des appareils spéciaux, récipients cylindriques en métal perforé, animés d'un mouvement de rotation rapide autour de leur axe, et qu'on appelle *Turbines*. Par l'effet de ce turbinage, le liquide se sépare du sucre en grains. Pour chasser les dernières portions du liquide qui pourraient être retenues par les cristaux, on soumet ces derniers à une opération particulière désignée sous le nom de clairçage.

7e Opération. — *Clairçage*. — Le clairçage, opération qui a pour but de chasser les dernières portions de liquide qui pourraient être retenues par les cristaux de sucre, consiste à verser sur ces cristaux du sirop très concentré ou même de l'eau pure qui déplace et entraîne les liquides qui peuvent les souiller.

Ainsi obtenu, le sucre porte le nom de *sucre de premier jet*.

Les eaux-mères colorées, qui ont fourni le sucre de premier jet, sont évaporées de nouveau et abandonnées dans de grands bacs, appelés *Emphis*, et par cristallisation, elles donnent de nouvelles quantités de sucre de plus en plus coloré et impur, qu'on appelle *sucre du deuxième et du troisième jet*.

La deuxième eau-mère qui reste, et qui renferme encore une certaine proportion de sucre (proportion d'autant plus faible que la fabrication aura été mieux conduite), mais qui contient surtout de la glucose, du lévulose et des matières salines et extractives, est appelée *Mélasse*. Elle peut être utilisée directement pour sucrer, mais le plus souvent, on l'étend d'eau, on la fait fermenter, on la distille et elle donne par la distillation, une liqueur alcoolique que l'on désigne sous le nom de *rhum* ou *tafia*.

Préparation avec la betterave. — La fabrication de la saccharose au moyen de la betterave, comprend aussi un certain nombre d'opérations, comparables à celles employées pour la fabrication de la saccharose au moyen de la canne à sucre. Le procédé, que nous allons décrire, et qui est le plus employé en France, s'appelle procédé *par râpage et expression*. Ce procédé, soit dit en passant, tend à être remplacé par le procédé de diffusion, indiqué par Mathieu de Domsbale mais rendu pratique par Robert.

Les betteraves, et en particulier celles de Silésie (variété à collet rose et à collet vert), contenant environ 12 à 18 0/0 de sucre, débarrassées de leurs feuilles et lavées, sont râpées pour les transformer en pulpe. On ajoute à cette pulpe 25 0/0 d'eau environ et on la presse pour obtenir le jus. Le jus obtenu est soumis successivement : 1° à la défécation ; 2° à la filtration et à la décoloration ; 3° à l'évaporation ou cuite ; 4° à la cristallisation ; 5° au turbinage ; 6° au clairçage.

Les eaux-mères qui restent après la fabrication sont appelées *mélasses*. Elles peuvent fournir encore une certaine proportion de sucre, lorsqu'on les débarrasse par dialyse ou osmose, de la plus grande quantité des sels qu'elles contiennent. Ces mélasses, étendues d'eau, soumises à la fermentation et distillées, donnent de l'alcool dit *alcool de betteraves*.

Quant aux résidus de la distillation, on les désigne sous le nom de *vinasses* ; ils sont très riches en sels de potasse et peuvent, par évaporation et incinération, donner ces sels.

Raffinage du sucre. — Obtenu soit avec la canne à sucre, soit avec la betterave, le suc est jaunâtre, doué d'une odeur désagréable et renferme trois ou quatre centièmes de matières étrangères. Pour le purifier, on le soumet à une opération particulière appelée *Raffinage*.

Elle se pratique de la manière suivante : on dissout le sucre dans le 1/3 de son poids d'eau et on chauffe la solution à l'aide de la vapeur. On ajoute d'abord 5 centièmes de noir animal fin, puis, quand la liqueur commence à bouillir, un demi-centième de sang de bœuf (albumine animale) et on remue le tout. L'albumine du sang, en se coagulant, entraîne les matières étrangères, et la liqueur s'éclaircit.

On la soutire et on la filtre à travers des filtres d'étoffe pelucheuse, en forme de sacs, dits *filtres de Taylor*. La liqueur filtrée est ensuite décolorée par le noir animal dans des filtres à noir ; puis elle est filtrée à nouveau à travers les filtres de Taylor. La liqueur décolorée et filtrée est concentrée dans le vide ; on la fait ensuite cristalliser dans les rafraîchissoirs, en ayant soin de la remuer pendant son refroidissement. Quand la masse a perdu sa fluidité sous l'influence des cristaux qui s'y déposent on la met dans des vases ayant la forme des pains que l'on veut obtenir, appelés *formes*, où elle achève de se solidifier. Après avoir égoutté les pains, on les claircc, c'est-à-dire que l'on déplace par du sirop de sucre, l'eau-mère qui imbibe les pains; enfin on les égoutte et on les sèche à l'étuve.

Propriétés de la saccharose. — La saccharose ou sucre de canne est un corps cristallisé en prismes rhomboïdaux, durs, inaltérables à l'air, solubles dans l'eau, insolubles dans l'éther et dans l'alcool absolu.

Elle dévie à droite le plan de polarisation de la lumière, elle est donc dextrogyre. Soumise à l'action de la chaleur, elle fond à 160°, et par le refroidissement, elle se solifie en une masse amorphe, transparente, qui constitue le *sucre d'orge*. Si au lieu de couler le sucre fondu, on le maintient quelque temps à 160°, il se transforme, d'après Gelis, en un mélange de glucose et de lévulose. Sous l'influence d'une température plus élevée, le sucre perd de l'eau, jaunit, se caramélise, noircit ; il se forme une série de produits condensés, mais insolubles (caramélane, caraméline), enfin au-dessus de 215°, il se détruit complètement et laisse comme résidu un charbon poreux et brillant. Soumis à l'action de l'hydrogène naissant, il donne de la *Mannite*. C'est un corps très oxydable qui peut donner les mêmes produits que la glucose, produits qui varient suivant les agents d'oxydation et la persistance de leur action : acide saccharique, oxalique, gluconique, carbonique, formique. C'est en vertu de cette grande oxydabilité qu'il réduit les sels de mercure, d'argent, d'or, etc., etc.

Les acides produisent sur la saccharose des réactions qui varient suivant la nature et la concentration des acides.

1° Ils peuvent se combiner avec la saccharose et donner de véritables combinaisons que l'on désigne sous le nom de *saccharosides* ou éthers de saccharose. Ces combinaisons sont obtenues avec les acides organiques, acide tartrique, butyrique, acétique, etc.

2° Ils peuvent changer la saccharose en un mélange à poids égaux de glucose et de lévulose, auquel on donne le nom de *sucre interverti*, parce que son pouvoir rotatoire est de sens inverse de celui de la saccharose. Cette transformation porte le nom d'*interversion* de la saccharose.

$$C^{12} H^{22} O^{11} + H^2O = C^6 H^{12} O^6 + C^6 H^{12} O^6$$
$$\underbrace{\qquad}_{Saccharose} \qquad \underbrace{\qquad}_{Glucose} \quad \underbrace{\qquad}_{Lévulose}$$

C'est là une réaction fondamentale qui montre que la saccharose est, comme l'éther ordinaire, un éther oxyde.

3° Ils peuvent détruire la saccharose avec formation d'acide glucique et de produits bruns et humoïdes.

La saccharose se combine aux bases pour donner des composés appelés aussi *saccharosides* ; c'est ainsi qu'elle se combine avec la chaux pour donner un saccharoside ou saccharide dicalcique, tétracalcique, hexacalcique.

La saccharose, soumise à l'action des ferments, ne fermente pas directement.

En présence de la levure de bière (*Saccharomyces cerevisiæ*), qui contient, comme on le sait, un ferment spécial, la saccharose ne subit pas de suite la fermentation alcoolique. La levure de bière, avant de provoquer la fermentation alcoolique de la saccharose, commence par la transformer en *sucre interverti* (mélange à équivalents égaux de glucose et de lévulose). Cette inversion se produit sous l'influence d'un ferment soluble, sécrété par la levure de bière elle-même et qu'on appelle *invertine*. Quand la saccharose a été transformée en sucre interverti, chaque molécule de glucose et de lévulose est ensuite attaquée par un autre ferment sécrété par la levure, l'*alcoolase* (Büchner) et subit la fermentation alcoolique d'après la réaction ordinaire :

$$C^6H^{12}O^6 = 2CO^2 + 2(C^2H^6O)$$

Il y a donc, comme on le voit, dans la fermentation de la saccharose deux phases :

1ʳᵉ *Phase*. — Transformation de la saccharose en sucre interverti (glucose et lévulose) sous l'influence de l'invertine sécrétée par la levure de bière elle-même.

2ᵉ *Phase*. — Fermentation alcoolique de la glucose et du lévulose formés par l'action du *Saccharomyces cerivisiæ*.

Il existe entre la glucose et la saccharose des différences profondes qu'il est important de comparer et de résumer.

Glucose	Saccharose.
Fermente directement.	Ne fermente pas directement, ne fermente qu'après avoir été interverti.
Réduit la liqueur de Fehling.	Ne réduit pas la liqueur de Fehling.
Brunit par les alcalis.	Ne brunit pas les alcalis.
Réduit le sous-nitrate de bismuth en solution alcaline.	Ne réduit pas le sous-nitrate de bismuth en solution alcaline.

Recherche et dosage. — On peut reconnaître et doser le sucre de canne : 1° par fermentation ; 2° par les méthodes optiques (saccharimétrie) ; 3° par le tartrate cupro-potassique après interversion.

La saccharose forme la base de tous les saccharolés liquides, mous et solides que nous étudierons dans un instant.

3° Du sucre de fruits.

Etat naturel. — Le sucre de fruits existe dans la plupart des fruits acides ; dans un grand nombre de tiges et de racines, comme le sorgho, l'érable, le bouleau.

Le sucre de fruits est un mélange, en proportions variables, de glucose et de lévulose ; il est donc analogue au sucre interverti, qui est un mélange à poids égaux de glucose et de lévulose.

Après avoir terminé ces quelques généralités sur les matières sucrées intéressantes au point de vue pharmaceutique, abordons maintenant l'étude des saccharolés.

§ 1. — Etude des saccharolés.

Définition. — Les saccharolés sont des formes pharmaceutiques qui ont pour caractère commun de contenir une quantité de sucre (saccharose) plus ou moins forte.

But du sucre. — La matière sucrée, employée dans la préparation des saccharolés, présente plusieurs avantages : elle sert à masquer la saveur désagréable de plusieurs médicaments, ce qui favorise leur administration ; elle sert comme agent conservateur pour conserver certaines substances ; enfin, elle sert comme excipient, comme dans les tablettes et les pastilles.

Division. — Les saccharolés peuvent être liquides, mous ou solides ; d'où la division des saccharolés en trois classes :

1° *Liquides*, à ce groupe appartiennent les sirops ;

2° *Mous*, à ce groupe appartiennent les conserves ; les électuaires ; les gelées ;

3° *Solides*, à ce groupe appartiennent les pâtes ; les tablettes ; les pastilles ; les grains ; les saccharures ; les oléo-saccharures ; les poudres granulées de Mentel ; les chocolats.

A. — Des saccharolés liquides ou sirops.

Définition. — Les sirops sont des formes pharmaceutiques, d'une consistance liquide visqueuse, préparées par la dissolution d'une forte proportion de saccharose dans un véhicule chargé ou non de principes médicamenteux.

Préparation. — La préparation de ces médicaments comprend les opérations suivantes : 1° choix du sucre ; 2° choix du véhicule employé comme dissolvant ; 3° détermination des proportions du sucre et du véhicule ; 4° choix du mode opératoire destiné à obtenir la dissolution du sucre dans le véhicule ; 5° détermination du degré de cuite de la dissolution sucrée et cuite de cette dissolution ; 7° clarification de la dissolution sucrée.

1° **Choix du sucre.** — Le sucre, employé pour la préparation des sirops, est de la *saccharose*, obtenue à l'aide de la canne à sucre ou de la betterave. Il doit être blanc et de premier choix.

Le sucre raffiné tel qu'il est vendu en pains, renferme en moyenne

99,5	à	99,9 0/0 de sucre.
0,05	à	0,5 0/0 d'eau.
0,05	à	0,1 0/0 de cendres.

et convient parfaitement pour les usages pharmaceutiques.

2° **Choix du véhicule.** — Les véhicules, employés comme dissolvants du sucre, et qui forment, en général, la partie active des sirops, sont très variables. On emploie en effet : *des eaux distillées* ; *des solutés*, faits par solution simple, par macération, par digestion, par infusion, par décoction, et ayant pour base, l'eau, le vin ou le vinaigre ; *des sucs aqueux, des liqueurs émulsives.*

3° **Détermination des proportions relatives du sucre et du véhicule.** — La proportion du sucre à employer pour la préparation des sirops est très variable, et suivant la nature du dissolvant, cette proportion varie de 120 à 190 pour 100. D'après Deschamps d'Avallon, les rapports qui doivent exister entre le véhicule et le sucre dans les différents sirops, sont les suivants :

	Véhicule	Sucre
Dans les sirops hydrauliques ou aqueux	530	1000
Dans les sirops aciduliques ou de sucs de fruits	500	875
Dans les sirops œnoliques ou vineux	500	800

Observons toutefois que les rapports, fixés par Deschamps d'Avallon, n'ont rien d'absolu ; qu'ils peuvent tout au plus servir d'indications et qu'il faut toujours, pour la préparation des sirops, adopter les proportions exactes formulées par le Codex.

4° Choix du mode opératoire destiné à obtenir la dissolution du sucre dans le véhicule. — On peut opérer la dissolution du sucre dans le véhicule de plusieurs manières : *à froid*, comme par exemple, dans la préparation du sirop de sucre incolore, des sirops d'eaux distillées de fleurs d'oranger, d'anis vert, de cannelle, de laurier-cerise, de menthe poivrée ; *au bain-marie*, comme par exemple dans la préparation des sirops d'orgeat, antiscorbutique, de baume de tolu, de goudron, etc. ; *à la température de l'ébullition*, comme par exemple, dans la préparation des sirops de coquelicot, d'absinthe, de capillaire, de gentiane, etc.

5° Détermination du degré de concentration de la dissolution sucrée et cuite de cette dissolution. — Pour que les sirops puissent se conserver, il faut qu'ils aient un degré de concentration convenable. *S'ils ne sont pas assez concentrés*, c'est-à-dire s'ils ont une densité trop faible, ils ne tardent pas à entrer en fermentation ; ils deviennent acides, dégagent de l'acide carbonique et se recouvrent de moisissures. *S'ils sont trop concentrés*, c'est-à-dire s'ils ont une densité trop forte, ils laissent cristalliser une certaine quantité de saccharose qui s'augmente peu à peu, et le sirop fermente également.

Il est donc important de déterminer la concentration des sirops ou, en d'autres termes, de déterminer leur densité qui doit être, d'après le Codex, de 1,32 à la température de + 15°, et de 1,26 quand ils sont bouillants.

Comment faut-il faire pour obtenir et déterminer cette densité ? Si l'on opère la dissolution du sucre à froid ou même à la chaleur du bain-marie, les proportions de sucre et de véhicule employées ne devant pas varier pendant l'opération, rien n'est plus facile que d'établir le degré de concentration du sirop par des proportions convenables. On pourra, par mesure de prudence, s'assurer que la densité obtenue est bien celle qui convient : il suffit de plonger dans le sirop froid, un densimètre qui devra marquer, si on a employé les quantités de sucre et de véhicule prescrites par le Codex, une densité égale à 1,32 à la température de $+ 15°$.

Mais si l'on opère la dissolution du sucre à la température de l'ébullition, une partie du véhicule s'évaporant pendant l'ébullition, le problème devient alors un peu plus difficile. Il faut employer primitivement plus d'eau que ne doit en contenir le sirop définitivement, et arrêter l'évaporation de l'eau dès que sa proportion est devenue convenable.

Comment pourra-t-on reconnaître si l'on a atteint ce point, ou d'une manière générale, comment pourra-t-on apprécier le degré de cuite de la solution sucrée ?

Plusieurs moyens ont été indiqués :

1° *Emploi du thermomètre.* — Les sirops convenablement concentrés et bouillants et suffisamment cuits pour avoir une densité de 1,26, doivent marquer 105° au thermomètre.

Cette vérification au thermomètre, qui semble facile au premier abord, n'est pas pratique, à moins de posséder un instrument spécialement gradué dans ce but ; avec les thermomètres ordinaires elle n'est pas très exacte, car l'écart de 5°, qui existe entre les points d'ébullition de l'eau et des sirops est représenté par une longueur beaucoup trop faible pour qu'une différence légère dans la quantité d'eau que renferme ceux-ci, corresponde à une variation sensible de la température. Ajoutons qu'il est extrêmement délicat de déterminer la température d'ébullition d'un liquide dont la composition varie continuellement par le fait même de l'ébullition et dont l'homogénéité est par suite difficile à réaliser. Aussi ce moyen n'est pas employé.

2° *Emploi de la balance.* — On obtient à l'aide de ce procédé des résultats plus exacts. En effet, dire que les sirops ont pour densité, 1,26 à l'ébullition et 1,32 à froid, cela revient à dire que : un litre de sirop bouillant pèse 1260 grammes ; un litre de sirop à 15° pèse 1320 grammes.

Il suffirait donc de peser un litre de sirop bouillant ou un litre de sirop froid, pour savoir si sa densité est bien égale à 1,26 ou à 1,32 ; mais on comprend que ce moyen est peu pratique lorsqu'il s'agit des sirops bouillants. Aussi n'est-il pas employé pour ceux-ci.

3° *Emploi des aéromètres et des densimètres.* — Le moyen le

4

plus usité, le plus pratique, pour déterminer le degré de concentration d'une liqueur sucrée, est l'emploi des aéromètres et surtout des densimètres. On emploie particulièrement le *densimètre de Brisson*.

Pour se servir de cet instrument, on doit opérer de la manière suivante : remplir, à plusieurs reprises, une éprouvette de sirop bouillant et y plonger le densimètre pendant quelques secondes, afin de réchauffer et l'éprouvette et le densimètre. C'est là une précaution indispensable, car sans cela, l'éprouvette et le densimètre froids pourraient abaisser la température du sirop bouillant et en augmenter par suite la densité. Quand l'éprouvette et le densimètre auront été réchauffés, on remplit l'éprouvette de sirop bouillant, on y plonge le densimètre, et on lit le degré marqué sur l'instrument, en ayant soin de faire la lecture au-dessous du ménisque adhérent au densimètre, c'est-à-dire au niveau réel du liquide.

Si le degré observé est *égal à* 1,26 le sirop est assez cuit.

Si le degré observé est *inférieur à* 1,26 le sirop n'est pas assez cuit ; dans ce cas on continue l'évaporation ou cuite jusqu'à ce que ce degré soit atteint.

Si le degré observé est *supérieur à* 1,26, le sirop est trop cuit ; dans ce cas, pour le ramener à la densité voulue, on le dilue par tâtonnements avec un peu d'eau.

4° *Emploi de caractères empiriques.* — On peut encore apprécier le degré de cuite des sirops à l'aide de certains caractères empiriques et physiques, mis en pratique par des manipulateurs exercés, et qui reposent sur ce principe : plus un sirop est cuit, plus il est épais et visqueux.

Ces différents degrés de concentration ont reçu les noms suivants :

La pellicule : on dit qu'un sirop fait la pellicule, lorsque, pris dans une cuiller, à même la bassine, il se fait une pellicule légère à la surface, quand on vient à souffler dessus presque horizontalement. La pellicule doit disparaître aussitôt que l'on cesse de souffler.

La perle ou le perlé : on dit qu'un sirop est cuit au perlé ou qu'il fait la perle, quand, en ramassant du sirop dans une cuiller, l'y balançant un moment, puis le versant, les dernières gouttes ne tombent que lentement en formant une petite queue par le haut et prenant une forme arrondie par le bas.

La nappe : on dit que le sirop fait la nappe, quand en le prenant sur une écumoire, balançant celle-ci à plusieurs fois et l'inclinant, le liquide tombe en formant une espèce de nappe de peu d'étendue.

La cuite à la pellicule, à la perle et à la nappe, sont des états de concentration très voisins correspondant à des sirops marquant bouillants 30 à 31° Baumé, c'est-à-dire 1,252 et 1,263 au densimètre. Un manipulateur exercé peut, à l'aide de ces signes, apprécier le degré de concentration des sirops, mais l'emploi de l'aréomètre ou densimètre est plus certain.

Lorsqu'il est nécessaire de cuire un sirop ou mieux un saccharolé de manière à lui donner une densité supérieure à 1,26, la viscosité du liquide devient telle qu'il est impossible d'y enfoncer un densimètre ; dans ce cas, son degré de concentration ne peut être apprécié qu'à l'aide des signes physiques désignés comme suit :

Le petit filet. Cet état se reconnaît en mettant deux ou trois gouttes de sirop entre le pouce et l'index ; en écartant les deux doigts, on obtient une petite colonne de cinq à six millimètres d'étendue qui se rompt par le milieu, dès que l'écartement devient plus considérable. Au petit filet, le sirop marque 31 à 32° Baumé, c'est-à-dire 1,263 à 1,273 au densimètre.

Le grand filet ou lissé. Cet état se reconnaît, si en recommençant la manipulation précédente, le filet acquiert jusqu'à deux centimètres de longueur et même plus. Au grand filet, le sirop marque 35° Baumé, c'est-à-dire 1,307 au densimètre.

Le petit soufflé, le petit boulé ou la petite plume. Cet état se reconnaît, quand en prenant du sirop bouillant sur l'écumoire, et en soufflant à travers les trous de l'écumoire, le sirop s'en sépare de l'autre côté sous forme de petites ampoules qui voltigent dans l'air. A ce degré, le sirop marque 36° Baumé, c'est-à-dire 1,319 au densimètre.

Le grand soufflé, le grand boulé ou grande plume. On reconnaît cet état quand, en fouettant vivement l'air avec l'écumoire chargée de sirop, le liquide s'en sépare sous forme de filets déliés, à demi solides. Arrivé à ce point, un peu de sirop versé brusquement dans l'eau, se prend en une masse molle et ductile. A ce degré, le sirop marque 37° environ à l'aréomètre Baumé ou 1,331 au densimètre.

Le cassé. Le sirop est cuit au cassé quand, projeté dans l'eau, au lieu d'être mou et ductile il devient sec et cassant.

Au-dessus de ce terme, c'est-à-dire du grand cassé, le sirop ne contient plus d'eau et si on continue à le chauffer, il se colore d'abord en jaune, puis en brun, et enfin se caramélise.

6° Clarification de la dissolution sucrée. — Pour qu'un sirop soit présentable et, dans quelques cas, puisse se conserver, il ne suffit pas qu'il ait un degré de concentration convenable, il faut encore qu'il soit limpide. Pour obtenir cette limpidité il faut le clarifier.

La clarification des sirops peut s'opérer de trois manières différentes : 1° par filtration au papier ; 2° à l'aide de l'albumine ; 3° à l'aide de pâte de papier.

Clarification par filtration au papier. — Ce mode de clarification consiste à passer les sirops à travers un filtre de papier. Il donne une clarification parfaite ; mais il est très long et ne peut être appliqué que pour de petites quantités de sirops non visqueux ; car les sirops visqueux, comme le sirop antiscorbutique ou le sirop d'écorces d'oranges amères, ne pourraient pas être clarifiés par ce procédé.

Clarification à l'aide de l'albumine. — Ce mode de clarification, fréquemment employé dans les officines, peut se pratiquer de deux manières :

1er Mode. — Délayer le blanc d'œuf dans un peu d'eau et le mélanger au véhicule qui entre dans la préparation du sirop ; ajouter le sucre et porter lentement le tout à l'ébullition. L'albumine se coagule et vient nager à la surface du liquide, sous forme d'écume. On évite à ce moment une trop vive ébullition, qui diviserait l'écume dans toute la masse du sirop ; pour le même motif, l'écume est enlevée, dès qu'elle a pris une consistance convenable. Aussitôt que le sirop est suffisamment cuit, on le passe à l'étamine ou à la chausse, pour séparer les parcelles d'albumine qui peuvent encore rester en suspension dans le liquide.

2e Mode. — Au lieu de mettre en contact l'albumine avec les liqueurs froides, quelques praticiens préfèrent la verser peu à peu, et de haut, dans le sirop en ébullition. On opère alors de la manière suivante : avec le sucre et le véhicule on fait un sirop que l'on porte à l'ébullition. Dès que le sirop est bouillant, on ajoute peu à peu, et de haut, le blanc d'œuf, préalablement délayé dans un peu d'eau.

Comment se produit la clarification dans ces procédés ? L'albumine en se coagulant emprisonne toutes les particules en suspension dans le sirop et les entraîne en se rassemblant ou les empêche de passer à travers les objets de filtration. On comprend facilement que le second mode opératoire ne vaut pas le premier ; il produit en effet une clarification imparfaite, en raison de la rapidité avec laquelle l'albumine se trouve coagulée sans avoir pu se mélanger au liquide.

La clarification des sirops à l'albumine présente quelques inconvénients qui rendent cette méthode très défectueuse et l'empêchent d'être appliquée à la clarification d'un très grand nombre de sirops : l'albumine peut s'unir avec un certain nombre de matières organiques ;

il reste toujours dans le liquide une petite quantité d'albumine qui peut nuire à la limpidité et à la conservation du sirop ; enfin l'albumine, en se coagulant, entraîne une partie des principes actifs des médicaments. Magnes Lahens a démontré en effet qu'elle enlevait, au sirop de lactucarium opiacé, le 1/7 du poids d'extrait qu'il doit contenir.

Clarification à la pâte de papier. — La clarification des sirops à la pâte de papier, proposée par Desmarets, présente de grands avantages. Cette méthode a été particulièrement étudiée par Magnes Lahens de Toulouse, qui a résumé de la manière suivante les conditions les plus favorables à son succès :

Employer du papier blanc sans colle de belle qualité. Réduire ce papier en pâte en l'agitant vivement dans une bouteille avec une partie du véhicule qui doit former la base du sirop. Mélanger cette pâte avec le sirop à clarifier que l'on portera à la température de 35° à 40°. A froid, l'opération languit, surtout en hiver ; au voisinage de 100°, le sirop passe trop rapidement à travers le molleton. Passer le sirop, non sur une étamine, mais sur une chausse d'Hippocrate (forme d'un pain de sucre renversé) ayant environ une capacité de 1 litre pour trois litres de sirop, c'est-à-dire ayant une capacité d'un tiers environ du volume du sirop à clarifier. Une chausse d'Hippocrate de 1 litre de capacité exige, pour être convenablement feutrée, 3 grammes de papier sans colle. Par conséquent 1 litre de sirop exige pour la clarification 1 gramme de papier.

Voici, d'après Magnes Lahens, comment l'opération doit être conduite : après avoir réduit le papier en pâte, en l'agitant vivement dans une bouteille avec une partie du véhicule du sirop, on le divise dans le sirop que l'on porte à la température de 35° à 40° ; on passe à travers une chausse d'Hippocrate, représentant en capacité un tiers environ du volume du liquide à filtrer, en prenant les précautions suivantes : introduire rapidement le sirop dans la chausse de manière à la remplir aussitôt que possible, et on la tient constamment pleine jusqu'à ce qu'il n'y ait plus de sirop à verser. Lorsque celui-ci s'est écoulé en grande partie et que par conséquent le feutrage de la chausse, produit par le dépôt des parcelles très ténues du papier, est à peu près complet, on remplit de nouveau la chausse avec le sirop déjà passé, et dès ce moment, on recueille le produit qui ne laisse rien à désirer ; on maintient la chausse remplie comme la première fois. Il est important, lorsqu'on verse le sirop dans la chausse, de diriger le jet dans son centre et non sur ses parois, sous peine de déranger le feutre et de compromettre le succès de l'opération.

En général, on pratique la clarification des sirops au papier, par la méthode suivante : on prend du papier blanc non collé, on le réduit en pulpe avec un peu d'eau chaude, en le battant fortement à l'aide d'un petit balai d'osier, on lave cette pulpe sur un tamis avec un peu d'eau, puis quand elle est égouttée, on la mélange au sirop et on la divise en la remuant à l'aide de la passoire. Quand le sirop a été amené au degré de concentration voulu, on le passe à travers une chausse d'Hippocrate.

Appliquée aux sirops simples, aux sirops préparés avec les eaux distillées et en général à tous les sirops préparés par simple solution, la méthode de clarification au papier donne des produits très limpides et d'une bonne conservation.

Caractères. — Les sirops sont des liquides visqueux qui, bien préparés, doivent en général avoir une limpidité parfaite. Cette transparence n'est pas toujours facile à apprécier dans les sirops très chargés de principes colorants, comme le sirop de salsepareille par exemple, mais elle devient très manifeste, quand on délaie un peu de ces médicaments dans de l'eau.

Composition. — A part le sucre, dont ils renferment toujours à peu près la même proportion, rien n'est plus varié que la composition chimique et même les propriétés organoleptiques des sirops, puisqu'on y fait entrer des médicaments divers appartenant aux trois règnes de la nature.

Avantages. — Les sirops sont des formes pharmaceutiques très employées présentant les avantages suivants : elles facilitent l'administration des substances médicamenteuses, parce qu'elles leur communiquent une saveur agréable ou moins désagréable ; elles permettent de conserver pendant toute l'année des produits qui ne sont pas susceptibles de se conserver seuls, comme les sucs par exemple ; de là l'emploi des sirops de coings, de groseilles, de cerises, etc. ; elles fournissent aux médecins et pharmaciens des dissolutions toutes prêtes et dans un état de concentration constant. C'est pour cette raison que les sirops sont si souvent employés pour la préparation des potions et des tisanes.

Altérations. — Les sirops sont des préparations assez altérables et ils s'altèrent d'autant plus facilement que leur concentration n'est pas à un degré convenable et que leur limpidité n'est pas parfaite.

Fermentation. — Malgré les précautions que l'on peut prendre, il arrive parfois que les sirops fermentent. Les sirops fermentés se reconnaissent aux caractères suivants : ils se troublent ; ils prennent une odeur particulière et renferment de l'acide carbonique qui le fait mousser et qui chasse, avec violence et bruit, le bouchon des bouteilles dans lesquelles ils sont renfermés.

Pour arrêter ce mouvement de fermentation des sirops, on peut leur faire subir une opération désignée sous le nom de *rhabillage*. Voici en quoi elle consiste : mettre les sirops sur le feu, les porter à l'ébullition pendant quelques instants pour chasser l'acide carbonique qui les fait mousser et pour détruire les ferments qui sont la cause de cette fermentation. A la fin de l'opération, ajouter un peu d'eau pour remplacer celle qui s'est évaporée pendant l'ébullition.

Baumé a remarqué que les sirops, qui ont subi deux ou trois fois l'opération du rhabillage ne fermentent plus. Mais de pareils sirops sont évidemment des sirops altérés, ayant perdu quelquefois leurs propriétés médicinales et qui doivent être rejetés sans hésitation par un pharmacien consciencieux.

On a proposé, pour éviter la fermentation des sirops et pour arriver par suite à les conserver plus facilement, les moyens suivants ;

1º Additionner les sirops qui fermentent facilement d'une petite quantité d'alcool (Virey). Cette addition, qui est insuffisante, dès qu'un sirop est en voie d'altération, peut être plus efficace quand le sirop est récemment préparé ;

2º Remplacer l'alcool par un peu de teinture alcoolique fait avec des substances analogues à celles contenues dans le sirop (Lahache) ;

3º Conserver les sirops par la méthode Appert (Deschamps) ou plus simplement, comme l'a conseillé Mialhe, les enfermer dans des bouteilles préalablement chauffées et que l'on bouche aussitôt ;

4º Tenir les bouteilles couchées à la manière du vin et les boucher avec des bouchons imperméables en les enduisant de cire, de caoutchouc, de paraffine, etc. ;

5º Tenir les bouteilles couchées pendant quelques heures, de manière à bien imprégner le bouchon de sirop et les redresser ensuite (Lachambre).

En résumé, quel que soit le moyen que l'on emploie, il faut avoir soin : de mettre les sirops dans des bouteilles sèches ; de remuer ces bouteilles pour absorber l'eau qui se forme à la surface, dans le cas où le sirop a été embouteillé chaud ; éviter de laisser ces bouteilles en vidange ; les tenir dans un lieu frais et sec.

Moisissures. — Les sirops sont souvent sujets à se moisir à leur surface, sans que pour cela, ils aient subi le moindre degré de fermentation.

Ce phénomène a lieu surtout dans les bouteilles en vidange ; cela vient, dit Baumé, d'une légère humidité qui s'élève de la surface des sirops et qui n'ayant point d'issue pour sortir de l'intérieur des bouteilles, circule dans la partie vide, se condense contre les parois intérieures et retombe en eau à la surface des sirops sans s'y mêler, faute d'être agitée ; cette liqueur se corrompt, se moisit, et communique au sirop un goût très désagréable.

Pour éviter ces moisissures on ne doit jamais garder de sirops en vidange dans les pharmacies, mais conserver les sirops destinés au service dans de petits flacons de 250 grammes environ, au lieu de les mettre, comme on le fait trop souvent, dans des litres ou des demilitres.

Conversion de la saccharose en sucre interverti. — Il est une altération des sirops, contre laquelle on ne possède actuellement aucun remède, c'est la conversion graduelle de la saccharose en sucre interverti, c'est-à-dire, mélange de glucose et de lévulose. Très rapide dans les sirops de sucs de fruits acides, cette interversion se fait lentement dans tous les autres sirops.

Il résulte des observations de MM. Monnier, Dubrunfaut, Hardy, Raoult, Maumené, que la chaleur directe, l'eau bouillante, les acides même étendus, les ferments, la lumière elle-même, tendent à convertir la saccharose en sucre interverti. C'est pourquoi, les sirops médicamenteux, qui représentent une solution de saccharose, peuvent même lorsqu'ils ont été préparés avec du sucre très pur, présenter après un certain temps, les réactions de la glucose. C'est là un fait important à connaître et dont il faudra tenir grand compte, quand on recherchera les falsifications des sirops pratiquées à l'aide de la glucose.

Falsifications. — Les sirops médicamenteux sont très souvent falsifiés et les falsifications qu'on leur fait subir sont les suivantes : diminution de la quantité prescrite de substance médicamenteuse, entrant dans le sirop ; remplacement de la substance médicamenteuse par un succédané ; emploi de substances altérées ou de qualité inférieure ; remplacement du sucre par de la glucose.

La recherche de la glucose substituée au saccharose est facile à faire ; mais les autres falsifications sont très difficiles et quelquefois impossibles à découvrir. Il est donc très important que le pharmacien prépare lui-même ces sirops médicamenteux. En ne se conformant pas à cette règle, il expose à avoir des sirops mal préparés, mal dosés et souvent falsifiés.

La présence de la glucose dans le sirop n'indique pas forcément une falsification, puisque, comme nous venons de le dire, l'interversion de la saccharose se fait avec facilité. Mais il ne faut pas croire que cette falsification ait lieu avec de la glucose pure ; elle est toujours pratiquée avec la glucose industrielle impure, contenant d'une manière constante des dextrines et des sels de chaux. C'est donc surtout la présence de ces deux dernières substances, coïncidant avec celle de la glucose, qui caractérisera la falsification.

Réactions à l'aide desquelles on peut reconnaître les sirops contenant du sucre pur, du sucre interverti ou de la glucose industrielle.

RÉACTIFS	SIROPS avec sucre pur.	SIROPS avec sucre interverti	SIROPS avec glucose industrielle
Alcool.	Pas de précipité.	Pas de précipité.	Précipité (dextrine).
Solution de potasse au 1/40. Faire bouillir.	N'est pas noirci.	Rougit puis noircit.	Noircit.
Solution d'iodure de potassium iodurée. *Iodure de potassium.* 2 gr. *Iode.* 1 gr. *Eau.* 100 gr.	N'est pas rougi.	N'est pas rougi.	Coloration rouge (dextrine).
Liqueur cupro-potassique.	N'est pas réduite.	Réduite.	Réduite.
Pouvoir rotatoire.	Dévie de 52° à droite. Interverti par les acides étendus, il dévie à gauche de 20°.		Dévie de 100° à droite. Ce pouvoir rotatoire n'est pas altéré par les acides.
Oxalate d'ammonium.	Pas de précipité (si la substance médicamenteuse ne contient pas de sels de calcium).	Pas de précipité. (*id.*)	Précipité.

Classification. — Le nombre des sirops, employés en pharmacie, étant très considérable, on a cherché à différentes époques, à classer ces médicaments d'une manière méthodique.

Classifications proposées. — Les anciens Codex divisaient les sirops en sirops altérants et sirops purgatifs. Cette division est inacceptable, car le nombre des sirops purgatifs est très restreint, et le mot altérant a varié, dans sa signification, suivant les fluctuations des doctrines médicales.

On les a divisés en sirops acides, salins, émulsifs ; classification mauvaise, car d'après ce système, il faudrait établir une foule de subdivisions dont quelques-unes ne renfermeraient qu'un seul sirop.

On a proposé de les classer d'après leur mode de préparation, suivant qu'ils sont obtenus avec des macérés, des infusés, ou des décoctés. Mais avec cette classification, on sépare des préparations très semblables et cela sans aucune utilité pratique.

Carbonnel avait proposé une classification qui a été longtemps suivie et qui comprenait trois classes : sirops obtenus par solution ; sirops obtenus par coction ; sirops mixtes.

La Société de pharmacie de Paris en 1822 avait adopté la classification de Carbonnel, mais elle subdivisait les sirops par solution en deux classes : sirops obtenus avec des solutés ; sirops obtenus avec des eaux distillées. De plus, elle partageait les sirops par coction en simples et composés. Chérau a proposé de classer les sirops en trois classes : sirop simple ou sirop de sucre ; sirops monoïamiques dans lesquels il n'entre qu'une seule substance médicamenteuse ; sirops polyamiques, dans lesquels il entre plusieurs substances médicamenteuses.

Prenant pour base la nature des véhicules, Béral a proposé de diviser les sirops en trois classes : sirops hydrauliques, ayant pour base l'eau ; sirops œnoliques, ayant pour base le vin ; sirops acétoliques, ayant pour base le vinaigre. Mais, les sirops, rentrant dans les deux derniers groupes, sont peu nombreux, en sorte que le groupe des sirops hydrauliques renferme presque tous les sirops actuellement employés.

Classification adoptée. — Comme on le voit, les différents systèmes de classification proposés présentent tous des inconvénients. D'ailleurs l'utilité d'une classification se borne simplement à rendre plus facile l'étude de ce sujet. Aussi nous nous contenterons d'adopter la division suivante :

1° *Sirops simples*, ce sont ceux dans la composition desquels il entre une substance médicamenteuse ;

2° *Sirops composés*, ce sont ceux dans la composition desquels il entre plusieurs substances médicamenteuses.

1° Des sirops simples.

D'après les véhicules employés pour leur préparation, on peut diviser les sirops simples en un certain nombre de classes :

1° Sirops faits avec des eaux distillées ;

2° Sirops faits avec des solutés ;

3° Sirops faits avec des sucs ;

4° Sirops faits avec des macérés ;

5° Sirops faits avec des digestés ;

6° Sirops faits avec des infusés ;

7° Sirops faits avec des décoctés ;

8° Sirops préparés par l'intermède de l'alcool ;

9° Sirops préparés avec des liqueurs émulsives ;

10° Sirops préparés avec le vin ;

11° Sirops préparés avec le vinaigre.

1re CLASSE. — *Sirops faits avec des eaux distillées.* — A cette classe appartiennent :

1° Les sirops de sucre
  - A. Sirop de sucre *appelé sirop de sucre incolore*, préparé à *froid.*
  - B. Sirop de sucre *appelé sirop simple*, préparé à *chaud.*

2° Les sirops d'anis, de cannelle, de fleurs d'oranger, de laurier-cerise, de menthe poivrée, préparés avec les eaux distillées de ces diverses substances.

A. — *Préparation du sirop de sucre à froid* (sirop de sucre incolore) *et des sirops d'eaux distillées.*

Sucre très blanc	1800		180
Eau distillée pure. . .		proportion	---
ou Eau distillée aromatique	1000		100

Concassez le sucre, faites dissoudre à froid dans l'eau et filtrez au papier. Le sirop devra marquer 1,32 au densimètre à la température de + 15°.

B. — *Préparation du sirop de sucre à chaud* (appelé sirop simple).

Sucre blanc	1700	proportion	170
Eau distillée	1000		100

Cassez le sucre, mettez-le dans une bassine avec la quantité d'eau prescrite, chauffez à ébullition, passez au premier bouillon et filtrez. Le sirop bouillant marque 1,26 au densimètre.

Le sirop de sucre incolore et le sirop simple servent à la préparation d'un certain nombre de sirops, que nous allons étudier dans la deuxième classe, sirops faits avec des solutés.

2ᵉ CLASSE. — *Sirops faits avec des solutés.* — Le Codex comprend dans cette classe tous les sirops qui résultent du mélange d'une solution avec un sirop, ou ceux qui sont préparés en faisant dissoudre le sucre dans la liqueur même.

1ᵉʳ *Groupe.* — Sirops qui résultent du mélange d'une solution avec un sirop. Ils se préparent de deux manières :

1ᵉʳ MODE DE PRÉPARATION. — *En mélangeant la solution au sirop de sucre incolore.* — Exemples :

Sirop de chloral.	20 gr. contiennent 1 gr. d'hydrate de chloral.
— chlorhydrate de morphine.	20 gr. contiennent 0 gr. 01 de chlorhydrate de morphine.
— citrate de fer ammoniacal..	20 gr. contiennent 0 gr. 50 de citrate de fer ammoniacal.
— codéine.	20 gr. contiennent 0 gr. 04 de codéine.
— d'éther	20 gr. contiennent 0 gr. 40 d'éther.
— d'hypophosphite de chaux	20 gr. contiennent 0 gr. 20 d'hypophosphite de chaux.
monosulfure de sodium	20 gr. contiennent 0 gr. 02 de monosulfure cristallisé.
— perchlorure de fer. .	20 gr. contiennent 0 gr. 10 de perchlorure.
— pyrophosphate de fer.	20 gr. contiennent 0 gr. 20 de pyrophosphate.
— sulfate de quinine. .	20 gr. contiennent 0 gr. 10 de sulfate.
— strychnine (sulfate) .	20 gr. contiennent 0 gr. 005 de sulfate.
— tartrate ferrico-potassique	20 gr. contiennent 0 gr. 50 de tartrate.

N. B. — *Tous ces sirops doivent être préparés avec des sels purs ; et si on les essaye, ils devront donner avec les réactifs, les réactions caractéristiques des sels qui entrent dans leur composition, réactions que nous étudierons lorsque nous ferons l'étude de la pharmacie chimique.*

2ᵉ MODE DE PRÉPARATION. — *En mélangeant la solution au sirop simple.*
Exemples :

Sirop d'acide tartrique.

Sirop d'acide citrique.

Sirop d'Aconit (préparé avec alcoolature de racine). } 20 gr. contiennent 0 gr. 50 d'alcoolature de racine.

Sirop de Belladone (préparé avec teinture).

Sirop de Jusquiame (préparé avec teinture). } 20 gr. contiennent 0 gr. 37 de teinture.

Sirop de Stramoine (préparé avec teinture).

Sirop diacode (sp. d'opium faible) fait avec extrait d'opium. . . . . } 20 gr. contiennent 0 gr. 01 d'extrait d'opium.

Sirop de digitale (préparé avec teinture de digitale) . . . . } 20 gr. contiennent 0 gr. 50 de teinture de digitale.

Sirop d'opium (sirop Thébaïque) préparé avec extrait d'opium). . . . . } 20 gr. contiennent 0 gr. 04 d'extrait d'opium.

Sirop de ratanhia (préparé avec extrait de ratanhia). . . . .

Sirop de Cachou (préparé avec extrait de Cachou) . . . . } 20 gr. contiennent 0 gr. 50 d'extrait.

Sirop de Thridace (préparé avec extrait de Thridace). . . . .

Sirop de térébenthine.

2ᵉ *Groupe.* — Sirops préparés en faisant dissoudre le sucre dans la liqueur même. — Exemples : sirop de gomme ; sirop d'ipécacuanha.

Sirop de gomme (Codex, p. 552). *Caractères.* — Le sirop de gomme bien préparé doit être filant, visqueux, peu coloré, d'une saveur franche de gomme arabique. Il marque 1,33 au densimètre et contient le 1/12 de son poids de gomme.

Mélangé avec 1/30 de son poids de teinture de Gayac, il se colore en bleu indigo, s'il n'a pas été soumis à l'ébullition ; en bleu de ciel, s'il a été soumis à l'ébullition.

Mélangé à son volume d'alcool à 90°, il se forme un précipité floconneux de gomme arabique, qui se dissout par agitation. Mais si on ajoute un excès d'alcool la gomme se reprécipite.

Falsifications. — Bien que le sirop de gomme constitue un véritable médicament, il est vendu par les distillateurs, confiseurs, herboristes et épiciers ; aussi est-il souvent falsifié.

Les falsifications consistent : dans le remplacement du sirop de sucre par le sirop de glucose ; dans la diminution et même dans la suppression complète de la gomme arabique.

Le sirop de glucose est reconnu par les procédés déjà indiqués et sur lesquels il est inutile de revenir.

Pour rechercher la seconde falsification (diminution et même suppression de la gomme arabique) il faut procéder au dosage de la gomme arabique contenue dans le sirop. On emploie à cet effet deux procédés :

1º Précipiter la gomme par de l'alcool très concentré, recueillir le précipité, le laver, le sécher et le peser. Le sirop de gomme devant contenir le 1/12 de son poids de gomme, il sera facile de voir si le sirop examiné renferme ou ne renferme pas cette quantité.

Quand on opère le dosage de la gomme à l'aide de l'alcool, il faut se rappeler que le sirop de fécule précipite aussi par l'alcool. On doit donc, avant de procéder à ce dosage, s'assurer, à l'aide de la potasse, de la liqueur cupro-potassique et de l'iodure de potassium ioduré, que l'on ne se trouve pas en présence de ce sirop.

2º M. Roussin a proposé, pour faire le dosage de la gomme, l'emploi du sulfate ferrique qui donne avec la gomme un précipité gélatineux jaune rougeâtre. La solution de ce sel doit être aussi neutre que possible et contenir environ 1 gramme de fer métallique pour 10 centimètres cubes de liqueur. Un volume de sirop de gomme, préparé d'après la formule du Codex, c'est-à-dire contenant le 1/12 de son poids de gomme, étendu de 20 volumes d'eau, se prend en gelée, au bout de cinq minutes, lorsqu'on y ajoute quelques gouttes de sel ferrique.

Pour faire l'essai, on opère de la manière suivante : on prend une petite éprouvette à pied, haute de 20 à 30 centimètres, d'un diamètre intérieur égal à 12 ou 15 millimètres. Elle est divisée en 21 parties d'égale capacité, et au-dessus de la dernière division se trouve un petit espace libre pour que l'agitation du mélange puisse se faire avec facilité par retournement. On remplit l'éprouvette d'eau distillée jusqu'à la vingtième division ; on ajoute ensuite du sirop de gomme de manière à élever le niveau jusqu'à la 21ᵉ division.

Après avoir agité, pour obtenir un mélange exact, on ajoute 4 gouttes de sulfate ferrique. Si le sirop contient la quantité de gomme prescrite par le Codex, après cinq minutes de repos, toute la masse doit s'être prise en une gelée consistante et aucune goutte de liquide ne s'en échappe en retournant doucement le vase. Si ce résultat n'est pas obtenu, cela prouve que le sirop ne renferme pas la quantité de gomme exigée.

Pour déterminer cette proportion, on recommence l'opération de la même manière, mais on emploie pour une division de sirop 15, 12, 10 etc., volumes d'eau, et en diminuant successivement la quantité d'eau jusqu'à ce qu'on arrive à obtenir un mélange capable de se prendre complètement en masse, lorsqu'on a ajouté quelques gouttes de sulfate de peroxyde de fer.

Le mélange se prend-il en gelée avec 12 volumes d'eau (au lieu de 20) pour 1 de sirop ? Cela voudra dire que ce sirop ne contient que les 12/20 ou 3/5 de la gomme qu'il devait renfermer.

Sirop d'ipécacuanha (Codex, p. 556). *Caractères.* — Couleur jaune foncé, inodore et un peu amère, se colore en vert brunâtre par les sels ferriques.

Etendu de 2 fois son volume d'eau, il donne : avec *l'iodure cadmi-potassique*, un trouble manifeste. Avec *le tannin*, un précipité volumineux qui se dépose lentement.

20 grammes de ce sirop contiennent 0 gr. 20 d'extrait d'ipécacuanha.

Falsification. — On substitue quelquefois au sirop d'ipéca, un sirop préparé avec l'émétique, coloré avec un peu de mélasse ou tout autre principe colorant. Pour rechercher cette falsification, on doit faire les essais suivants :

1° Examiner si le sirop présente les caractères indiqués plus haut et qui servent de caractères spécifiques au sirop d'ipéca bien préparé ;

2° Délayer 50 gr. de sirop suspect dans 100 gr. d'eau, et y faire passer un courant d'hydrogène sulfuré : il ne doit pas se produire de troubles si le sirop est pur ; si le sirop est préparé avec l'émétique on obtient un précipité jaune orangé de sulfure d'antimoine ;

3° Mettre dans un tube à essai un peu de sirop suspect, l'aciduler par quelques gouttes d'acide chlorhydrique et verser dans le mélange un peu de solution d'iodure de potassium : pas de précipité si le sirop est pur ; précipité jaune d'iodure d'antimoine dans le sirop préparé avec l'émétique.

3° CLASSE. — *Sirops faits avec des sucs.* — Les sucs, employés pour la préparation de ces sirops, sont les sucs aqueux herbacés et les sucs aqueux acides ; ce n'est que très rarement que l'on convertit en sirops les sucs aqueux sucrés.

A. Sirops faits avec les sucs aqueux herbacés. — Les seuls sirops, faits avec les sucs aqueux herbacés, mentionnés au Codex, sont le sirop de pointe d'asperges et le sirop de cresson.

$$\left.\begin{array}{l}\text{Suc de pointe d'asperges clarifié à chaud.}\quad 1.000 \text{ gr.}\\ \text{Sucre. . . . . }\quad 1.800 \text{ gr.}\end{array}\right\}\frac{100}{180}$$

Faites un sirop par solution au bain-marie couvert, passez à travers une étamine.

Préparez de même le sirop de cresson.

B. Sirops avec les sucs aqueux acides. — Les sirops, faits avec les sucs acides mentionnés au Codex, sont : les sirops de berberis, de cerise, de coing, de framboise, de grenade, de groseille, de mûres, de nerprun. Ils se préparent de la manière suivante :

$$\begin{array}{ll}\text{Suc de fruits filtré (groseille, etc.) . . . }& 1.000 \text{ grammes}\\ \text{Sucre blanc. . . . . }& \text{Q. S.}\end{array}$$

Pour calculer la quantité de sucre nécessaire à la préparation du sirop, on prend la densité du suc au moyen du densimètre, et cette densité obtenue, on calcule la quantité de sucre à employer d'après le tableau indiqué au Codex, page 553.

Densité du suc à + 15°.	Poids du sucre qu'il faut ajouter à 1000 gr. de suc d'une densité donnée.
1,007	1.746 grammes
1,014	1.692 —
1,022	1.638 —
1,029	1.584 —
1,036	1.530 —
1,044	1.476 —
1,052	1.422 —
1,069	1.368 —
1,067	1.314 —
1,075	1.260 —

On voit donc que plus la densité du suc est forte, plus la quantité de sucre à employer pour la préparation du sirop est faible.

C'est en s'appuyant sur des expériences particulières faites par MM. Page et Leconte que le Codex de 1884 a été amené à prendre cette décision. Il résulte en effet des recherches de ces deux pharmacologistes : que la densité des sucs varie non seulement d'un fruit à l'autre, mais encore dans les mêmes fruits, suivant le climat et suivant que l'année est plus ou moins pluvieuse ; que la quantité de sucre, nécessaire pour transformer l'un de ces sucs en sirop, doit être basée sur la densité du suc lui-même, qui est en rapport avec la proportion de matière sucrée qu'il contient.

On met la quantité de sucre ainsi calculée et le suc dans une bassine en argent, et on fait un sirop que l'on passera aussitôt qu'il commencera à bouillir. Le sirop refroidi doit marquer 1,33 au densimètre.

Tous ces sirops doivent être préparés dans *une bassine d'argent*, ou à son défaut, dans des vases *de fer émaillé*, ou encore au bain-marie *dans des ballons en verre* ou dans une *bassine en cuivre non étamé*. Le cuivre étamé et les vases en étain ont le défaut de faire virer au violet la couleur rouge des sirops.

Tous les sirops, faits avec ces sucs, renferment du sucre interverti (mélange de glucose et de lévulose) ; aussi voit-on très souvent les bouteilles, qui les contiennent, se tapisser à la longue de cristaux mamelonnés de sucre de raisin ou glucose. D'après Guibourt, le meilleur moyen de prévenir la formation de ces dépôts consiste à se servir de sucre très pur ; à employer des sucs parfaitement clarifiés ; à faire toujours la préparation à l'ébullition comme le recommande le Codex.

Le *sirop de Nerprun* fait exception aux règles que nous venons d'exposer ; il se prépare de la manière suivante :

Suc de Nerprun. . . . . .1.000 grammes
Sucre blanc . . . . .1.000   —

Faire cuire jusqu'à ce que le liquide marque bouillant 1,27 au densimètre. Passez à travers un blanchet.

On emploie, pour la préparation de ce sirop, comme on le voit, parties égales de suc et de sucre et on concentre la liqueur afin d'augmenter les propriétés purgatives du médicament.

Falsifications. — Les sirops de sucs de fruits sont très souvent falsifiés et les principales falsifications consistent : à remplacer le sucre par de la glucose commerciale ; à remplacer les fruits par des matières colorantes et des parfums appropriés.

Une analyse complète peut seule démasquer ces falsifications. Sans entrer dans les détails de ces analyses, indiquons sommairement quelles sont les opérations que comporte un pareil examen.

L'analyse de ces sirops comprend : dosage du sucre ; recherche de la matière colorante ; examen des cendres ; recherche des parfums employés pour remplacer les fruits.

Dosage du sucre. — Cet essai est constitué par la recherche et le dosage de quatre corps : saccharose, sucre interverti, glucose, dextrine. Pourquoi ? Nous avons vu qu'en présence des sucs acides, le sucre de canne ou saccharose s'intervertit, de telle sorte qu'au bout d'un certain temps, le sirop contient un mélange de saccharose et de sucre interverti (glucose + lévulose). En outre, si une partie du sucre de canne a été remplacée par de la glucose commerciale, cette dernière a apporté avec elle la dextrine qu'elle contenait ; d'où la nécessité de rechercher et doser à la fois : saccharose, sucre interverti, glucose et dextrine.

Recherche de la matière colorante. — La recherche des matières colorantes se fait par les mêmes procédés que ceux usités pour la recherche des matières colorantes du vin.

Examen des cendres. — L'examen des matières fixes permet de juger si le sirop contient réellement le fruit dont il porte le nom, d'affirmer s'il a été fabriqué avec de la glucose et de donner des indications utiles pour la recherche des matières colorantes.

Recherche des parfums employés pour remplacer les fruits (1). — La saveur, propre aux différents fruits, a été remplacée fréquemment par des bouquets artificiels. Voici la composition de deux d'entre eux :

Essence de groseille :

Ether acétique	5 grammes
Acide tartrique.	4 —
Acide benzoïque.	1 —
Acide succinique.	1 —
Ether benzoïque.	1 —
Aldéhyde et acide œnanthiques.	1 —

Essence de framboise :

Ether acétique	4 grammes
Acide tartrique	5 —
Glycérine.	4 —

(1) Pour opérer cette recherche, suivre les procédés assez complexes décrits dans les deux ouvrages suivants ;

1º *Dictionnaire des falsifications* de Chevalier et Baudrimont ;

2º *Documents sur les falsifications des substances alimentaires* (Laboratoire municipal de Paris). Article Sirops.

Aldéhyde, éther formique. . . . .   1 gramme
Ethers benzoïque, butyrique.   1   —
Ethers amylbutyrique, acétique   1   —
Ethers œnanthique, méthylsalicylique. . . .   1   —
Ethers nitreux, sébacylique et succinique . .   1   —

4ᵉ CLASSE. — *Sirops faits avec des macérés.* — On prépare avec les macérés les sirops faits avec toutes les plantes qui doivent leurs propriétés à des principes mucilagineux : sirops de guimauve, de consoude, de cynoglosse.

Comme ces sirops sont très altérables, on conseille de les concentrer assez fortement ; on a du reste remarqué qu'ils ne cristallisent que très difficilement.

5ᵉ CLASSE. — *Sirops faits avec des digestés.* — Les seuls sirops préparés avec des digestés sont : le sirop de salsepareille et le sirop de Baume de Tolu.

Sirop de Baume de Tolu. — Un très grand nombre de pharmacologistes se sont occupés de la préparation du sirop de Baume de Tolu ; aussi le nombre des procédés, proposés pour l'obtenir, est-il considérable.

Nous citerons notamment ceux de Planche, Fremy, Baumé, Ragon, Desaybats, Soubeiran, Duménil, Marchand, Yvon, Boussagnet, Malenfant, Latour ; mais malgré la valeur ou le mérite de ces procédés, il faut s'en tenir pour la préparation du sirop de Baume de Tolu, au procédé indiqué par le Codex, page 543, et qui donne un sirop très limpide, très clair, d'une saveur aromatique très agréable.

Caractères. — Incolore, limpide, aromatique, saveur douce et agréable, rougit le papier bleu de tournesol, en raison de l'acide cinnamique qu'il contient ; il doit être conservé dans des flacons pleins et exactement bouchés, car au contact de l'air, il acquiert promptement, surtout en été, une odeur particulière qui rappelle celle de la benzine ou du styrax, odeur due d'après M. Malenfant, à du styrolène, qui se serait formé dans la digestion prolongée du Baume de Tolu.

6ᵉ CLASSE. — *Sirops faits avec des infusés.* — On prépare avec des infusés les sirops qui ont pour base : des feuilles, fleurs, tiges ou racines sèches ; des fleurs fraîches que l'eau froide ne pénétrerait pas (violettes) ; des herbes aromatiques.

Exemple : *Préparation du sirop de coquelicot* :

Pétales secs de coquelicot. . . . .   100 grammes
Eau distillée bouillante.   1500   —
Sucre blanc . . . .   Q.S.

Versez l'eau bouillante sur les pétales ; laissez infuser pendant 6 heures en vase clos, passez avec expression. Laissez déposer et décantez. Ajoutez le sucre dans la proportion de 180 grammes pour 100 de colature. Portez rapidement à l'ébullition et passez.

Préparez de la même manière les sirops :

Absinthe (feuilles).
Camomille (fleurs).
Capillaire du Canada (feuilles).
Coca (feuilles).
Douce amère (tige).
Eucalyptus (feuilles).
Fumeterre (plante fleurie).
Gentiane.
Houblon (cône).

Hysope (fleurs).
Jaborandi (feuilles).
Lierre terrestre (plante fleurie).
Œillet rouge (pétales).
Pêcher (fleurs).
Pensée sauvage (plante).
Polygala (racine).
Saponaire (racine).
Tussilage (fleurs).

7ᵉ CLASSE. — *Sirops faits avec des décoctés.* — La décoction était autrefois très employée pour préparer des solutions médicamenteuses, que l'on transformait ensuite en sirops. Aujourd'hui on ne prépare plus par cette méthode que les sirops : de *lichen*, lavage du lichen à l'eau froide, ayant pour but de le priver d'une partie de l'amertume qu'il doit à un principe particulier, le cétrarin ou acide cétrarique ; de *limaçon* ; de *gayac,* la décoction est nécessaire pour faire entrer dans la préparation une certaine quantité de résine qui constitue le principe actif du sirop.

8ᵉ CLASSE. — *Sirops préparés par l'intermède de l'alcool.* — On prépare par l'intermède de l'alcool, trois sirops importants : le sirop d'écorces d'oranges amères, le sirop de quinquina et le sirop de bourgeons de pins.

Sirop d'écorces d'oranges amères.

Zestes secs d'oranges amères . . . . . .   100 grammes
Alcool à 60°   100   —
Eau distillée. . . . . 1.000   —
Sucre blanc. . . . .   Q. S.

Incisez les zestes, faites-les macérer dans l'alcool pendant 12 heures en remuant de temps en temps. Ajoutez alors l'eau portée à 80°. Après 6 heures de contact, passez à travers une chausse. Ajoutez le sucre dans la proportion de 180 p. pour 100 de colature, et faites un sirop en vase clos au bain-marie.

Préparez de la même manière, mais avec de l'*eau bouillante*, le **sirop de bourgeons de pins.** Ce sirop se fait avec les bourgeons du pin sauvage (Pinus sylvestris), vulgairement appelés, mais à tort, bourgeons de sapin.

Caractères. — Le sirop d'écorces d'oranges amères est jaune foncé, odeur aromatique, saveur amère. Il contient une forte proportion de tannin ; aussi se colore-t-il en noir en présence des sels de fer. Il prend une teinte foncée avec les alcalis et les acides minéraux, 5 à 6 grammes de ce sirop, traités dans un tube à essai avec une goutte d'acide chlorhydrique concentré, se prennent immédiatement en une masse gélatineuse telle que l'on peut renverser le tube, sans qu'il s'échappe une goutte de liquide.

Ce caractère, et la couleur intense communiquée par le perchlorure de fer, permettent de distinguer le sirop préparé selon le Codex de celui qui, fait avec l'extrait fluide d'écorce d'orange, ne renferme pas d'acide pectique solidifiable et dont le tannin est partiellement détruit.

Sirop de quinquina jaune.

Quinquina jaune en poudre demi-fine. .	100 grammes
Alcool à 30°	1000 —
Eau	Q.S.
Sucre blanc	1000 —

Traitez la poudre de quinquina par déplacement, au moyen de l'alcool d'abord, et au moyen de l'eau, de manière à obtenir en tout 1000 gr. de colature. Distillez au bain-marie pour retirer l'alcool. Laissez refroidir, filtrez en recevant la liqueur sur le sucre concassé. Achevez le sirop à une douce chaleur de manière à obtenir 1 k. 525 de produit.

Préparez de la même manière **le sirop de quinquina gris**, en employant le double de quinquina pour la même quantité des autres substances.

Caractères. — Le sirop de quinquina jaune est transparent, assez foncé en couleur, d'une saveur amère marquée. Dilué dans 2 ou 3 fois son volume d'eau, il donne, *avec les sels ferriques*, un précipité noir (ce qui indique la présence du tannin) ; avec les réactifs des alcaloïdes (réactif de Mayer, de Marmé, etc.), il donne un précipité abondant.

Ce médicament étant très important, le pharmacien doit rigoureusement suivre le procédé du Codex pour sa préparation. Il ne doit jamais le préparer avec l'extrait de quinquina, car on obtient ainsi une préparation dont l'infériorité a été démontrée par Soubeiran.

9ᵉ **Classe.** — *Sirops préparés avec des liqueurs émulsives.* — Le sirop d'orgeat est le seul sirop rentrant dans cette classe.

Caractères. — Le sirop d'orgeat est opaque, blanchâtre, aromatique, d'une saveur d'amandes prononcée ; mélangé avec l'eau il donne un liquide laiteux plus blanc que le sirop lui-même.

Composition. — Il contient : l'huile des amandes émulsionnée à la faveur de l'albumine qui s'y trouve associée ; un peu d'essence d'amandes amères ; de l'acide cyanhydrique (environ 3 centigrammes par litre) formé aux dépens de l'amygdaline des amandes amères, en présence de l'eau et de la synaptase ou émulsine.

En raison même de sa composition, et au bout d'un temps très court, le sirop d'orgeat tend à perdre son homogénéité, une partie de l'huile et du parenchyme se séparant pour monter à la surface. Pour atténuer cette action, on prescrit de tenir les bouteilles couchées, même renversées, le col en bas ; le dépôt se forme sur une large surface, ce qui permet de l'incorporer plus facilement à la masse par simple agitation. En vue d'empêcher complètement cette action et ce dépôt, on a proposé des formules dans lesquelles une certaine quantité d'amandes est supprimée et remplacée soit par de la gomme adragante, soit par de la gomme arabique ; mais le sirop est alors moins agréable.

Falsifications. — Il est très souvent falsifié : remplacement du sucre par de la glucose ; sirop fabriqué avec sirop de sucre ou de glucose et une solution alcoolique d'une matière résineuse, aromatisée par de l'essence d'amandes amères artificielle.

Ces fraudes se reconnaissent au moyen des réactifs de la glucose et par l'examen des propriétés organoleptiques du sirop.

Le vrai sirop d'orgeat doit, d'après Patrouillard, étendu de 9 fois son poids d'eau, marquer 43° au lactoscope, et d'après Herbelin, 10 grammes doivent contenir 0 gr. 040 milligrammes d'azote.

10° CLASSE. — *Sirops préparés avec le vin.* — Les sirops, contenus dans cette classe, tous préparés avec le vin de grenache, sont au nombre de trois :

Sirop de quinquina au vin.

Extrait de quinquina jaune	10 grammes
Vin de grenache	430 —
Sucre blanc	560 —

20 grammes contiennent 0 gr. 20 d'extrait de quinquina.

Sirop de quinquina ferrugineux.

Sirop de quinquina au vin	1000 grammes
Citrate de fer ammoniacal	10 —

20 grammes de ce sirop contiennent 0 gr. 20 de sel ferrique.

Sirop de safran.

Safran	25 grammes
Vin de grenache.	440 —
Sucre blanc	560 —

20 grammes de ce sirop contiennent les parties solubles de 0 gr. 50 de safran.

11e Classe. — *Sirops préparés avec le vinaigre.* — Les seuls sirops appartenant à cette classe sont :

Sirop de vinaigre simple, vinaigre blanc 1000 grammes, sucre 750 grammes.

Sirop de vinaigre framboisé, sirop de vinaigre 1000 grammes, sirop de framboises 1000 grammes, mêlez.

2° Des sirops composés.

Définition. — Les sirops composés sont des sirops dans la composition desquels il entre plusieurs substances médicamenteuses.

Préparation. — Ils se préparent par trois procédés généraux :

1° *Par infusion.* — A cette classe appartiennent : Le sirop antiscorbutique de Portal (Codex, p. 543) ; le sirop de rhubarbe composé ou sirop de chicorée composé (Codex, p. 565) ; le sirop d'espèces pectorales (Codex, p. 551) ; le sirop d'ipécacuanha composé, ou sirop de Desessartz (Codex, p. 556). Il n'y a rien de particulier à dire sur ces sirops qui se préparent par les procédés indiqués au Codex.

2° *Par digestion.* — A cette classe appartient un seul sirop : le **sirop de salsepareille composé,** appelé aussi **sirop de Cuisinier, sirop sudorifique, sirop dépuratif.**

Caractères. — Ce sirop a une couleur très foncée, presque noire. Bien préparé il doit donner avec l'eau un soluté transparent produisant une mousse persistante par l'agitation.

On ajoute quelquefois à ce sirop du sublimé corrosif ; cette addition ne doit être faite qu'au moment du besoin, car le sel est attaqué par les matières organiques et bientôt ramené en partie à l'état de calomel.

3° *Par distillation.* — A cette classe appartiennent le sirop de raifort composé et le sirop d'Erysimum.

Sirop de raifort composé ou sirop *antiscorbutique.*

Préparation. — Il se prépare d'après le procédé indiqué page 563 (Codex).

Feuilles fraîches de cochléaria. . . . . . 1000 grammes
—   de cresson 1000   —
Racine fraîche de raifort 1000   —
Feuilles sèches de ményanthe 100   —
Zestes d'oranges amères. 200   —
Cannelle de Ceylan 50   —
Vin blanc. 4000   —
Sucre blanc. 5000   —

Contusez les feuilles de cresson et de cochléaria ; incisez le raifort, les feuilles de ményanthe et les zestes d'oranges amères ; concassez la cannelle ; faites macérer le tout dans du vin blanc pendant deux jours ; distillez au bain-marie pour retirer 1000 grammes de liqueur aromatique ; faites avec ces 1000 grammes de liqueur, et 1800 grammes de sucre un sirop en vase clos au bain-marie (Proportions : 100 de liqueur, 180 grammes de sucre).

D'autre part, séparez par expression le liquide des substances restées dans le bain-marie ; laissez reposer jusqu'à refroidissement ; décantez ; clarifiez la liqueur au moyen de l'albumine et passez au blanchet ; faites avec la liqueur claire et le reste du sucre, par coction et clarification un sirop marquant bouillant 1,27 au densimètre ; passez au blanchet et mélangez à froid les deux sirops.

Remarques. — La préparation de ce sirop doit être opérée avec toutes les précautions indiquées par le Codex et voici pourquoi : il est important de piler le cresson et le cochléaria, de couper le raifort en tranches minces, afin de permettre aux huiles essentielles, contenues dans ces plantes, de se développer ; elles passent ensuite à la distillation et se dissolvent dans la solution alcoolique fournie par le vin blanc.

Les essences, contenues dans ces plantes, et qui par suite entrent dans la composition du sirop antiscorbutique sont des essences sulfurées et de nature analogue. *Pour le raifort*, c'est de l'essence de moutarde, isosulfocyanate d'allyle ou sénévol de l'alcool allylique ; *pour le cochléaria*, c'est de l'isosulfocyanate de butyle secondaire, ou sénévol de l'alcool butylique secondaire.

La présence de ces essences sulfurées explique pourquoi le chapiteau des alambics et le serpentin dans lesquels on opère la distillation, noircissent dans la préparation du sirop antiscorbutique. Il se forme, en effet, un peu de sulfure de plomb, par la combinaison du soufre et de l'essence au plomb allié ordinairement à l'étain du commerce.

Pour nettoyer l'alambic et le serpentin dans lesquels l'opération a été pratiquée, on peut se servir de la vapeur d'eau. Mais on obtient, d'après M. Carles, un résultat beaucoup plus rapide et plus complet, en mettant dans l'eau, que l'on doit distiller pour obtenir de la vapeur d'eau, 60 à 100 grammes de carbonate d'ammoniaque. Dans ces conditions, le nettoyage ne demande qu'une heure au plus.

Caractères. — Ce sirop est peu coloré et présente en masse un léger reflet verdâtre par réflexion. Son odeur est aromatique et caractéristique ; sa saveur, qui rappelle un peu celle des écorces d'oranges amères, est en même temps amère, ce qui est dû à la ményanthe ; au début, elle est forte et piquante, mais, avec le temps, elle s'adoucit par suite sans doute d'une dissolution plus parfaite des principes sulfurés. Peu de temps après sa préparation, il se trouble par suite de la coagulation de principes encore indéterminés. Il marque à $+ 15°$ 1,32 au densimètre.

Il rougit le papier de tournesol ; il se colore en vert par le perchlorure de fer ; il se colore en jaune orangé par la potasse caustique ; enfin il jouit de la propriété d'absorber une grande quantité d'iode jusqu'à 3 gr. par kilog (Eury). L'iode, incorporé dans ce sirop, est entièrement dissimulé, car le sirop, même étendu d'eau, ne se colore pas en bleu par l'amidon et ne communique pas une teinte rose au sulfure de carbone.

C'est sur cette propriété qu'est fondée la préparation du *sirop de raifort iodé*, dont voici la formule :

Iode sublimé. . . . . 1 gramme
Alcool à 90°. . . . . 15 —
Sirop de raifort composé . . . . 985 —

Faire dissoudre l'iode dans l'alcool ; mêler le soluté au sirop ; au bout de 24 heures la combinaison sera complète. Elle s'opère plus rapidement en chauffant légèrement le mélange (Frébault).

20 grammes de sirop de raifort iodé contiennent 0 gr. 02 d'iode.

Falsifications. — Le sirop antiscorbutique est souvent falsifié :

1° On le prépare avec de l'extrait fluide antiscorbutique. Ces extraits fluides antiscorbutiques, dont la composition varie avec les fournisseurs, doivent être rejetés par les pharmaciens. Ils donnent en effet des sirops qui ne possèdent ni l'odeur, ni la saveur, ni la couleur du sirop préparé conformément au Codex. Les sirops, faits avec ces extraits, sont faciles à reconnaître ; il suffit de les comparer avec ceux préparés d'après la formule du Codex.

2° On le prépare sans vin blanc. Le sirop antiscorbutique, ainsi préparé, ne contient ni alcool, ni crème de tartre, dont l'absence peut être facilement constatée.

3° Enfin, il est quelquefois préparé avec du sirop de glucose dont la présence sera décelée par les réactions spéciales de cette substance.

Le second sirop préparé par distillation est le *sirop d'Erysimum composé*, appelé aussi sirop des chantres. Il se prépare d'après la formule indiquée au Codex, p. 550.

Posologie générale. — A part quelques sirops très actifs, et dont nous avons donné la composition exacte (sirops de belladone, d'aconit, de chlorhydrate de morphine, etc., etc.), la plupart des sirops mentionnés au Codex s'emploient à des doses variant : de 20 à 60 grammes, de 20 à 100 grammes, de 20 à 120 grammes.

B. — Des saccharolés mous.

Définition. — Les saccharolés mous sont des formes pharmaceutiques, d'une consistance molle, renfermant dans leur composition une quantité plus ou moins considérable de sucre de canne. Ils se divisent en trois classes : 1° les conserves ; 2° les électuaires ; 3° les gelées.

I. — Des conserves.

Définition. — Les conserves sont des formes pharmaceutiques, d'une consistance de pâte molle, rarement solides, formées par l'union du sucre avec une seule substance, ordinairement d'origine végétale.

But. — Elles ont été imaginées, comme leur nom l'indique, pour conserver les végétaux, pendant les saisons où on ne peut pas les trouver à l'état frais. Mais, on peut dire que le but cherché n'est pas atteint, car ces préparations sont très altérables.

Les anciens pharmacologistes (1) avaient bien remarqué que les conserves fermentent peu de temps après leur préparation ; mais ils pensaient que cette fermentation, loin d'être nuisible, ne faisait que combiner plus intimement au sucre le principe actif des plantes. C'était là une erreur profonde.

Baumé a, en effet, démontré que les conserves, faites avec les plantes fraîches, perdent, en fermentant, dans l'espace de quelques jours, leur odeur, leur couleur et leur saveur ; elles changent également de nature, perdent toutes leurs vertus; elles acquièrent d'abord une odeur vineuse ; elles deviennent aigres, gonflées et remplies d'air. Après être

---

(1) Voir *Pharmacopée* Lemery, article Conserves.

restées quelque temps dans cet état, elles s'affaissent, l'humidité s'évapore en partie au travers des papiers qui couvrent les pots ; elles candissent en dessous, tandis qu'il se forme à leur surface une moisissure plus ou moins forte. Tous ces effets se passent en général dans l'espace de quatre mois. Quelques-unes, comme la conserve de violettes, éprouvent ces changements plus rapidement, tandis que d'autres sont un peu plus longtemps à s'altérer (1).

Pour remédier à ces inconvénients, Baumé a proposé de les préparer non plus avec des plantes fraîches, mais avec des plantes sèches.

Division.— D'après les substances employées à leur préparation, on peut les diviser en deux classes :

CONSERVES préparées avec des plantes fraiches	CONSERVES préparées avec des plantes sèches
Elles se préparent par deux procédés : 1° *A froid*. On contuse la plante et le sucre dans un mortier de marbre, de manière à réduire le tout en une pulpe homogène qu'on passe à travers un tamis de crin. On emploie 1 p. de plante fraîche et 3 p. de sucre. Ce procédé s'emploie pour la préparation des conserves de toutes les plantes fraîches, et en particulier des végétaux antiscorbutiques qui, sous l'influence de la chaleur, perdent une partie de leurs principes actifs. 2° *A chaud*. Lorsqu'on opère sur des fruits de consistance ferme, on les fait macérer avec du sucre, et on les chauffe doucement jusqu'à ce que la pulpe ait pris une consistance convenable. C'est par ce procédé qu'on prépare les conserves de casse et de tamarin.	Elles se préparent par un seul procédé : *A froid*. Pour faire à froid des conserves de plantes sèches, suivant le conseil donné par Baumé, on prend des poudres bien conservées, on les fait macérer pendant 2 heures, avec le double de leur poids d'eau pure si elles sont inodores ; avec le double de leur poids d'eau distillée correspondante, si elles sont aromatiques. On y mélange ensuite le sucre par trituration. C'est par ce procédé que l'on prépare la conserve de rose. Pétales de rose rouge pulvérisés. . . . 10 gr. Eau distillée de rose. 20 — Sucre en poudre . . 65 — Glycérine. . . . . 5 — Délayez la poudre de rose dans l'eau distillée de rose ; laissez en contact 2 heures ; ajoutez la glycérine et le sucre et triturez pour avoir un mélange exact (Codex, 363).

______

(1) Baumé, *Pharmacopée*, p. 574.

Usages. — Les conserves, étant des médicaments très altérables et peu actifs, sont peu employées en pharmacie. Les seules mentionnées au Codex sont celles de casse, cochlearia, cynorhodon, rose, tamarin.

En raison de leur altérabilité, il ne faut préparer ces médicaments qu'en petite quantité et les renouveler souvent.

II. — Des électuaires ou confections.

Définition. — On appelle électuaires ou confections, des médicaments d'une consistance de pâte molle, composés de poudres très fines divisées soit dans un sirop simple ou composé, soit dans du miel ou un mellite et quelquefois aussi dans une résine liquide.

Ce sont des médicaments très complexes dans lesquels on faisait entrer autrefois tous les produits de la matière médicale : résines, gommes-résines, pulpes, extraits, matières animales, sels, etc.

Opiats. — On donnait autrefois le nom d'*opiats* ou d'*opiates* à des électuaires dans lesquels il entrait de l'opium ; mais aujourd'hui, on appelle plus spécialement opiat, tout électuaire fait extemporanément sur la prescription d'un médecin.

Affinités. — Ils se rapprochent des conserves, comme les teintures composées se rapprochent des teintures simples ; les électuaires, comme les teintures composées, sont formés de plusieurs substances ; les conserves au contraire, comme les teintures simples, ne renferment qu'une seule substance ; aussi Baumé dit-il : les conserves sont des électuaires simples ; les électuaires sont des conserves composées.

Historique. — Les électuaires (de *electus*, choisi, excellent), médicaments composés de substances choisies, et les confections (de *confectus*, accompli, achevé), préparations supérieures à toutes les autres, étaient autrefois fort en honneur comme l'indiquent leurs noms.

Pour expliquer cette vogue, il suffira de rappeler que les anciens attribuaient à chaque médicament deux actions distinctes : une propriété curative absolue ; une action physique sur les tissus, le plus souvent nocive, et qu'il fallait nécessairement annuler par des associations convenables.

En accumulant dans les électuaires les substances les plus dissemblables, on se proposait, comme le dit Baumé, un but très complexe : neutraliser les effets nuisibles de certaines substances par les qualités des autres ; augmenter les propriétés du médicament par la réunion d'un grand nombre de drogues, de manière à former une sorte de remède universel pouvant guérir un grand nombre de maladies ; combiner intimement plusieurs principes, pour créer des médicaments nouveaux ; conserver certaines substances susceptibles de s'altérer en les associant à d'autres corps capables de prévenir ces altérations ; avoir sous la main des panacées universelles capables de guérir tous les maux imprévus ou mal connus.

Les découvertes modernes, chimiques et physiologiques, ont fait justice de toutes ces prétentions ; aujourd'hui, la plupart de ces antiques préparations galéniques sont discréditées ou complètement oubliées ; quelques-unes cependant, mais en très petit nombre, sont encore usitées, et leur préparation s'opère en observant les règles que nous allons indiquer.

Préparation. — 1° Faire, avec toutes les substances solides, une poudre composée, en suivant toutes les règles applicables à la confection des poudres composées, règles déjà indiquées à l'article: Poudres composées ;

2° Dissoudre les résines, les gommes-résines et les extraits dans un liquide approprié, si la formule comporte ce dissolvant ; dans le cas contraire, on les divise au moyen de la poudre composée ;

3° Concentrer les sirops et les mellites. C'est ainsi, par exemple, que dans le diascordium, les 13 parties de miel rosat doivent être préalablement réduites à 10 parties.

4° Faire le mélange exact de toutes les matières ainsi disposées, en procédant de la manière suivante : mêler d'abord les solutés d'extraits avec les gommes-résines ; ajouter le miel et le sirop ; incorporer les poudres peu à peu, en les faisant tomber à travers un tamis d'un tissu peu serré et en agitant à mesure, jusqu'à ce que leur incorporation soit complète : ajouter en dernier lieu, et tout à la fin, les huiles essentielles réduites en oléo-saccharures.

Caractères. — Un électuaire, bien fait, doit être homogène, d'une consistance de térébenthine épaisse, consistance qui augmente avec le temps, à mesure que les poudres se gonflent.

Proportions d'excipient. — Toutes les poudres n'absorbent pas la même proportion d'excipient liquide pour prendre la consistance d'électuaire ; les quantités absorbées ont été précisées par Baumé qui a reconnu (1) :

1° Que les poudres végétales, obtenues avec les bois, les racines,

(1) Voir *Pharmacopée* Baumé, p. 640.

les écorces, les fleurs exigent 3 parties de sirop, c'est-à-dire trois fois leur poids de sirop ;

2º Que les gommes-résines exigent 1 partie de sirop, c'est-à-dire leur poids de sirop ;

3º Que les résines sèches exigent un peu moins de leur poids de sirop ;

4º Que les matières minérales et les sels neutres exigent la moitié de leur poids de sirop ;

5º Que les sels déliquescents n'en exigent presque pas.

Ces proportions, qui peuvent être utilement conservées, lorsqu'il s'agit de confectionner des opiats où l'on fait entrer des matières qui sont sans action chimique les unes sur les autres, ne peuvent plus être gardées lorsque des réactions chimiques prévues doivent s'accomplir dans les électuaires. Ainsi, par exemple, dans l'opiat mésentérique, dans lequel il entre des poudres végétales, du calomel et de la limaille de fer ; le fer s'oxyde, et durcit considérablement le composé, par plusieurs causes : d'abord, parce qu'une partie de l'eau est décomposée et sert à l'oxydation du fer ; parce qu'une portion d'eau reste en combinaison avec l'oxyde formé ; enfin, parce que cet oxyde formant une poudre beaucoup plus ténue que le métal qui lui a donné naissance, exige, par cela même, une plus grande quantité de liquide pour prendre la consistance d'électuaire. Il faut alors piler dans un mortier cet électuaire qui a acquis trop de consistance, et ajouter une nouvelle proportion de sirop.

Les actions chimiques, qui se passent dans les électuaires, sont souvent fort complexes et difficiles à définir. Indépendamment des fermentations, qui s'établissent, par suite de la présence des matières sucrées associées à des composés organiques azotés, milieux si favorables à la multiplication des ferments, des réactions particulières peuvent prendre naissance. Ainsi, par exemple, dans l'*électuaire de quinquina stibié*, appelé aussi *opiat fébrifuge de Desbois*, le carbonate de potasse réagit sur l'émétique et sur les sels fébrifuges, d'où résultent de l'oxyde d'antimoine et des alcaloïdes libres, qui peuvent s'unir au tannin. Dans la *thériaque*, le colcothar et la terre sigillée précipitent en noir le tannin des végétaux ; dans la *confection d'hyacinthe*, le sirop de limon attaque les matières calcaires pour former du citrate de chaux.

Altérations. — En raison de leur nature complexe et par suite de la présence des pulpes, des sucres, du miel, de l'eau et des matières azotées, les électuaires s'altèrent plus ou moins rapidement. Ceux qui renferment des matières mucilagineuses et pulpeuses se détruisent complètement au bout de quelques années ; tels sont l'*électuaire lénitif, diaprun, diaphænix*. Ceux qui renferment des substances aromatiques, salines ou astringentes en proportion suffisante, comme la *thériaque* et le *diascordium*, se conservent beaucoup plus longtemps.

Conservation. — Ils doivent être conservés dans des vases en faïence ou en porcelaine, dans des lieux ni trop humides, ni trop chauds. S'ils sont desséchés par l'action du temps, il faut les pister de nouveau pour leur rendre leur homogénéité. S'ils fermentent et s'ils moisissent, ils doivent être rejetés, car ils sont alors complètement altérés.

Nomenclature. — Les électuaires, mentionnés au Codex de 1884, sont :

1° **Electuaire de copahu composé** ou *opiat de copahu composé* (Codex, p. 383).

2° **Electuaire dentifrice** ou *opiat dentifrice* (Codex, p. 183).

3° **Electuaire diascordium** (Codex, p. 384). Il doit son nom à la présence du scordium ou Germandrée ; il renferme 17 substances : feuilles, racines, écorces, fleurs, gommes, gommes-résines ; de l'extrait d'opium, du miel rosat et du vin de grenache. Il se prépare d'après la formule du Codex qui se rapproche de celle de Frascator, inventeur de cette préparation.

Caractères. — C'est un électuaire mou, d'une couleur rouge, d'une odeur aromatique particulière. Avec le temps, il prend de la consistance, se fonce en couleur, par suite sans doute de la combinaison lente du fer, contenu dans le bol d'Arménie, avec les principes astringents qui entrent dans sa préparation.

Composition. — Il contient par gramme, environ 0 gr. 006 milligrammes d'extrait d'opium, renfermant très sensiblement, 0 gr. 001 de morphine.

Usages. — C'est un astringent énergique, stimulant et tonique employé pour combattre les diarrhées chroniques entretenues par l'atonie du canal digestif, à la dose de 2 à 4 grammes.

Conservation. — La conservation de cet électuaire paraît indéfinie, il peut se conserver, dit-on, pendant 7 à 8 ans sans altération. Baumé en a vu un échantillon noirâtre qui avait une centaine d'années. Cette conservation, dit M. Bourgoin, est probablement due au tannate de fer qui se forme lentement. Ce sel rend le mélange imputrescible, et ce mélange constitue alors un milieu peu favorable à la multiplication des infusoires et des plantes cryptogamiques.

4° **Electuaire de rhubarbe composé** ou *électuaire catholicum* (Codex, page 38). Il est peu employé à cause de son altérabilité et purge à la dose de 30 grammes.

5° **Electuaire de safran composé** ou *confection d'hyacinthe* (Codex, page 386). Il agit comme stimulant et absorbant dans l'atonie flatulente et acide de l'estomac à la dose de 2 à 5 grammes.

6° **Electuaire de séné composé** ou *électuaire lénitif*. Purgatif inusité qui s'emploie à la dose de 15 à 50 grammes,

7° **Electuaire thériacal** ou *thériaque* (Codex, page 388).

Cet électuaire, qui est la préparation la plus compliquée de toutes celles qui figurent au Codex et dans la composition de laquelle il entre 64 substances, a été inventée par Mithridate, roi du Pont, qui l'avait confectionné, pour se garantir des poisons que ses nombreux ennemis cherchaient à lui faire absorber. Pompée apporta à Rome la recette de l'antidote, écrite de la main de Mithridate, qu'il trouva dans la cassette du roi du Pont, d'où le nom primitif d'*électuaire de Mithridate*. Néron la fit perfectionner par Andromaque, son premier médecin, et Galien lui donna le nom de thériaque (de θηριακη, sous-entendu αντιδοτος) antidote contre les bêtes malfaisantes (de θήρ bête).

La formule a été bien souvent modifiée, mais le changement le plus important est celui qui a été fait par la commission du Codex de 1884 : la suppression de la chair de vipère.

Autrefois, la thériaque était spécialement préparée à Venise, et pendant longtemps, cette ville eut le monopole de cette composition, la plus célèbre sans contredit de la polypharmacie ; aussi la thériaque fut-elle appelée : *Thériaque de Venise*. A Paris, le collège de pharmacie la préparait aussi à une certaine époque de l'année, avec un cérémonial particulier, et c'était presque une obligation d'acheter cette thériaque ; du reste, cet usage paraît avoir eu des analogues à Toulouse, à Madrid et à Naples.

Elle jouissait au moyen âge d'une si grande réputation que Bordeu, médecin et physiologiste célèbre (1722-1749) ne craint pas de dire qu'en la composant, Andromaque qui l'avait perfectionnée, avait fait un chef-d'œuvre nécessaire à l'espèce humaine. « Il me semble, dit-il, que cette préparation contient toutes les vertus nécessaires dans les incommodités et dans beaucoup d'accidents de maladies ; elle console la nature ; elle la remet dans tous les cas de langueur, de faiblesse, de tristesse, elle réveille les fonctions de l'estomac toujours en faute dans les maladies; elle excite dans le corps un tumulte d'ivresse nécessaire pour vaincre les dérangements de ce viscère important, qui est, à tant d'égards, un des centres de la vie, de la santé et de l'exercice de toutes les fonctions. »

Usages. — On l'emploie à l'intérieur, à la dose de 2 à 8 grammes pris le soir comme calmant chez les personnes affaiblies par de longues privations ou maladies. On l'emploie aussi à l'extérieur, en emplâtre contre certaines douleurs.

4 grammes contiennent environ : 0 gr. 05 d'opium brut représentant 0 gr. 025 d'extrait d'opium ou 0 gr. 005 de morphine (1).

III. — Des gelées.

Définition. — Les gelées sont des médicaments de consistance molle et spéciale, composés de sucre et d'une substance gélatineuse, à laquelle ils doivent leur consistance.

Division. — Suivant la substance gélatineuse, qui leur communique leur consistance, on les divise en deux classes :

1° *Gelées animales*, ayant pour base la gélatine ;

2° *Gelées végétales*, ayant pour base : la pectine, une matière amylacée (amidon, lichénine), une matière gélatiniforme (gélose).

1° Des gelées animales. — Les gelées animales sont celles qui ont pour base la gélatine.

Gélatine. — Qu'appelle-t-on gélatine ? Le tissu cellulaire des animaux, le tissu des tendons, des os, de la corne de cerf, les membranes séreuses sont formés, en grande partie, par une matière insoluble appelée *osséine*. Cette osséine, sous l'influence de la vapeur d'eau, se transforme en matière particulière, soluble, susceptible de se prendre en gelée et qu'on appelle *gélatine*. La gélatine est donc le produit de la transformation, sous l'influence de la vapeur d'eau, de l'osséine contenue dans le tissu cellulaire des animaux, le tissu des tendons, des os, de la corne de cerf, les membranes séreuses, la colle de poisson.

C'est un corps solide, amorphe, transparent, neutre aux réactifs, sans saveur appréciable, déviant à gauche le plan de polarisation de la lumière. Elle est insoluble dans l'alcool et dans l'éther. L'eau la

---

(1) Voir sur la thériaque : Les *pharmacopées de Bauderon* avec les remarques de François Verny ; de Lémery ; de Charas ; de Baumé.

La *pharmacopée française* (Codex de 1818) dans laquelle se trouve une analyse chimique très intéressante de la thériaque faite par M. Guilbert, pharmacien de Paris.

La *pharmacopée de Toulouse* parue en 1695.

De la *composition de la Thériaque*, du *Mithridate*, des *confections d'hyacinthe* et *d'alkermès* et *de l'opiat de Salomon*, faite publiquement dans l'hôtel de la ville de Toulouse, 1689.

Notes sur l'histoire *de l'Orviétan* et *sur la confection publique de la thériaque à Paris* : communications faites à la Société de Pharmacie de Paris par M. le professeur Planchon, *Journal de Ph. et de Ch.*, 1892.

gonfle à froid et la dissout à chaud en donnant une solution susceptible de se prendre en gelée par le refroidissement.

Dans le commerce, on en distingue plusieurs sortes qui diffèrent en raison de leur origine, de leur degré de pureté et de leurs usages :

Gélatine pure ou *Greneline* (du nom de son inventeur Grenet de Rouen). C'est de la gélatine pure qui se présente en feuilles minces, longues, blanches, transparentes. Elle est extraite des peaux des jeunes animaux. Elle sert pour faire des gelées, des blanc-manger, et pour recouvrir des pilules par la méthode de Garot.

Colle de Flandre ou colette, obtenue en faisant bouillir dans l'eau des rognures de peaux, de parchemin, etc. Elle est en feuilles minces, jaunâtre ; pulvérisée, elle constitue la gélatine pour bains.

Colle de Givet ou de Paris, colle forte, obtenue avec des matières encore plus communes que la colle de Flandre ; elle est en grandes feuilles noires, épaisses, et n'est employée que dans les arts.

Colle de poisson ou *Icthyocolle*, c'est une substance qui renferme environ 86 à 93 0/0 de gélatine pure, et que l'on retire de la vessie natatoire de diverses espèces d'esturgeons (Acipenser huso, sturio, ruthenus), communs dans le Volga et les autres grands fleuves de la mer Noire et de la mer Caspienne. Elle se gonfle rapidement dans l'eau froide, et 2 ou 3 centièmes, suivant la température, communiquent à l'eau la consistance d'une gelée. On doit éviter de la faire bouillir avec de l'eau, car elle perd alors sa consistance gélatineuse, et prend une saveur désagréable.

Gélatine de corne de cerf. Pour l'usage médical, on employait autrefois la gélatine retirée de la corne de cerf, substance dépourvue de matières grasses et fournissant un produit qui n'est pas susceptible de donner avec le temps une odeur désagréable. Elle est souvent remplacée maintenant par la colle de poisson ou la grénetine, qui se transforme plus facilement en gelée.

Nomenclature. — La seule gelée médicamenteuse, à base de gélatine, portée au Codex est la gelée de *corne de cerf* (Codex, p. 431). On l'emploie quelquefois comme adoucissante et antidiarrhéique.

2° **Des gelées végétales.** — Les gelées végétales sont des gelées ayant pour base : la pectine ; des matières amylacées, comme l'amidon, la lichénine ; des matières gélatiniformes, comme la gélose.

A. *Gelées à base de pectine.* — Il existe, dans les fruits verts et dans quelques racines, un principe insoluble, appelé *pectose*, qui peut, sous l'influence d'un ferment azoté se transformer en une matière soluble appelée *pectine*.

En présence de sels alcalino-terreux, cette pectine peut, à son tour, sous l'influence d'une ébullition prolongée, ou par l'action des acides étendus ou des alcalis, ou par l'action d'un ferment soluble (pectase) se transformer en produits isomériques mal définis, appelés : métapectine, parapectine, acide pectosique, acide pectique.

La pectine, la métapectine, la parapectine, l'acide pectosique, l'acide pectique sont gélatineux et communiquent aux préparations faites avec les substances qui les contiennent une consistance gélatiniforme.

Nomenclature. — Les gelées, à base de pectine, ne sont pas mentionnées au Codex ; parmi ces gelées nous citerons cependant celles de groseilles et de coings.

B. *Gelées végétales à base de matière amylacée.* — Elles peuvent être faites : avec des matières purement amylacées, comme le sagou et l'arrow-root ; avec des matières contenant en même temps et des substances amylacées et un principe actif, comme le lichen d'Islande ; avec des plantes contenant des principes mucilagineux, comme le salep, le carragaheen et la mousse de Corse.

Préparation. — Elles se préparent par deux procédés :

1ᵉʳ *Procédé.* — Faire bouillir les substances dans une quantité d'eau déterminée ; ajouter le sucre, et évaporer la liqueur en consistance convenable. C'est par ce procédé que se préparent les gelées de carragaheen et de mousse de Corse.

2ᵉ *Procédé.* — Dissoudre dans l'eau le saccharure de la substance ; sucrer et aromatiser ensuite. C'est par ce procédé que se prépare la gelée de lichen d'Islande.

Nomenclature. — Les gelées végétales, à base de matière amylacée, mentionnées au Codex sont : les gelées de carragaheen, de lichen d'Islande, de lichen d'Islande amèr, de mousse de Corse.

Toutes sont en général un peu molles, se liquéfient au bout de peu de temps et deviennent acides ; elles sont peu usitées.

C. *Gelées végétales à base de matières gélatiniformes.* — Les gelées végétales, à base de matières gélatiniformes, comme la gélose, sont à peine introduites dans l'alimentation et n'ont point encore été employées en médecine ; peut-être pourront-elles recevoir d'utiles applications.

La gélose, qui forme la base de ces gelées, est un principe gélatiniforme, extrait par Payen de deux algues : algue de Java (*Gehelium
corneum*) et algue de l'Ile Maurice (*Phearia lichenoïdes*). Le commerce la vend, à l'état impur, sous les noms de *mousse de Chine*, de
Thao, de *colle du Japon*, d'*Algine.*

La gélose est amorphe, incolore, se gonfle dans l'eau froide, se
dissout dans l'eau bouillante. Insoluble dans l'alcool, l'éther, les acides étendus, les solutions alcalines faibles, soluble dans les acides
sulfurique et chlorhydrique concentrés. Une partie suffit pour donner la consistance de gelée à 500 P d'eau ; à poids égal, elle forme 10 fois plus de gelée que n'en peut fournir la meilleure gélatine.

C. — Des saccharolés solides.

Définition. — Les saccharolés solides sont des formes pharmaceutiques d'une consistance ferme, renfermant dans leur composition
une quantité plus ou moins considérable du sucre de canne.

Division. — On connaît huit espèces de saccharolés solides : les
pâtes ; les tablettes ; les pastilles ; les grains ; les saccharures ; les
oléo-saccharures ; les poudres granulées de Mentel ; les chocolats.

I. — Des pâtes.

Définition. — Les pâtes sont des formes pharmaceutiques, d'une
consistance assez ferme pour ne pas adhérer aux doigts, composées
de sucre et de gomme dissous dans de l'eau simple, dans de l'eau
aromatisée, ou dans de l'eau contenant des principes médicamenteux (*soluté*, pâte de réglisse ; *infusé*, pâte pectorale ; *décocté*, pâte de
lichen).

Division. — D'après leur mode de préparation, on les divise en
deux classes :

PATES BATTUES.	PATES NON BATTUES APPELÉES AUSSI PATES COULÉES
Préparation. — Faire dissoudre le sucre et la gomme dans l'eau ou le véhicule médicamenteux ; concentrer la solution en *agitant sans cesse jusqu'à la fin de l'opération.* On reconnaît que la pâte est assez cuite, quand en prenant une partie avec la spatule on peut la toucher avec le dos de la main sans qu'elle y adhère. L'opération terminée, on coule la pâte sur une table de marbre ou dans des boîtes saupoudrées d'amidon. *Aspect.* — Ces pâtes sont opaques, et leur opacité est due à l'interposition de l'air disséminé dans leur masse par l'agitation. On ajoute quelquefois à ces pâtes des blancs d'œuf : comme dans la pâte de guimauve ; dans ce cas, l'opacité de la pâte est due et à la présence de l'air disséminé dans leur masse et à l'albumine qui constitue le blanc d'œuf.	Faire dissoudre le sucre et la gomme dans l'eau ou le véhicule médicamenteux. Concentrer les liqueurs *sans les agiter.* Quand la concentration est suffisante, on écume, on coule dans des moules en fer blanc et on achève la dessiccation dans une étuve chauffée à 40° environ. Ces pâtes sont transparentes ; il est très important pour conserver leur transparence, de ne pas les sécher dans une étuve trop fortement chauffée ; une trop haute température troublerait leur limpidité, en les remplissant de petites bulles de vapeur d'eau.

Les pâtes, ainsi que nous venons de le dire, doivent être coulées dans des moules en fer-blanc, aussitôt qu'elles ont acquis une consistance convenable.

Pour les empêcher d'adhérer aux moules, et par conséquent pour permettre de les en détacher facilement, on a proposé :

1° D'enduire les moules d'une légère couche d'huile d'amandes douces. Ce moyen doit être rejeté ; en effet, l'huile rancit promptement, surtout lorsqu'on la porte à la chaleur de l'étuve et elle communique aux pâtes une saveur désagréable ;

2° De les garnir d'une feuille de papier qu'on détache ensuite de la pâte en l'humectant avec précaution (Robinet) ;

3° De les amalgamer avec un peu de mercure (Chauffard) ;

4° De les saupoudrer d'amidon.

Ces deux derniers moyens sont surtout employés.

Conservation. — Les pâtes peuvent être conservées indéfiniment sans altération : mais, elles se dessèchent assez vite et se recouvrent d'une efflorescence blanchâtre, surtout en été. On a proposé, dans le but de leur conserver une consistance molle, de les recouvrir d'une légère couche de sucre cristallisé comme le conseille le Codex : dans ce cas, elles prennent le *nom de pâtes au candi* ; d'incorporer dans la masse 25 grammes de glycérine par kilogramme de gomme employée comme le conseille M. Ferdinand Vigier. Cette dose suffit pour conserver aux pâtes leur souplesse pendant une année.

Nomenclature. — Les pâtes mentionnées au Codex sont :

La *pâte de gomme*, pâte dite de *guimauve* ;

La *pâte de jujube* ;

La *pâte de lichen* (100 grammes de cette pâte contiennent environ 0 gr. 02 d'extrait d'opium) ;

La *pâte pectorale* (100 grammes de cette pâte contiennent environ 0 gr. 02 d'extrait d'opium) ;

La *pâte de réglisse brune* (100 grammes de cette pâte contiennent environ 0 gr. 02 d'extrait d'opium) ; ·

Pâte de réglisse noire (Ne contient pas d'extrait d'opium).

II. — Des tablettes.

Définition. — Les tablettes sont des formes pharmaceutiques, de consistance solide, ayant pour base le sucre en poudre fine, amené en consistance de pâte à l'aide d'un mucilage et contenant comme principe actif, une ou plusieurs substances médicamenteuses.

Préparation. — Dans la préparation de ces médicaments, il convient d'étudier successivement : 1° le mucilage ; 2° le sucre ; 3° la partie active ; 4° la manipulation ; 5° le timbrage ; 6° l'aromatisation ; 7° le poids et le dosage.

1° *Du mucilage.* — Le mucilage, destiné à la préparation des tablettes, est fait soit avec de la gomme adragante, soit avec la gomme arabique ou du Sénégal, soit même avec le mélange de ces deux gommes.

Mucilage avec gomme adragante. — Pour faire un mucilage avec de *la gomme adragante*, on prend :

Gomme adragante entière et mondée. . . . 10 grammes
Eau distillée froide. 90   —

On met la gomme dans un vase en faïence ou en porcelaine avec la quantité d'eau prescrite ; quand elle est bien gonflée, on passe avec forte expression à travers un linge de toile serrée ; on bat le mucilage dans un mortier de marbre, afin de le rendre homogène dans toutes ses parties.

Usages. — Ce mucilage s'emploie pour la préparation de toutes les tablettes, sauf celles de Kermès, parce que la gomme adragante, en contact avec le Kermès, provoque une décomposition lente, avec formation d'acide sulfhydrique ; sauf celles de lichen et de manne.

Mucilage avec gomme arabique. — Pour faire un mucilage avec la gomme arabique, on prend :

        Poudre de gomme. . . . . 100 grammes
        Eau distillée froide. 100   —

Diviser exactement dans un mortier de marbre.

Usages. — Ce mucilage s'emploie pour les tablettes de Kermès, de lichen et de manne.

2° *Sucre.* — Le sucre employé à la préparation des tablettes, est du sucre premier blanc. Il doit avoir le degré de finesse indiqué par le Codex, c'est-à-dire être passé au tamis de soie n° 140. Il est prudent, au moment de l'employer, de le tamiser à travers un tamis peu serré (n° 80) ; on détruit ainsi les petites masses, qui peuvent s'être formées, et qui pourraient donner naissance à des grumaux dans l'intérieur de la masse.

3° *Partie active.* — Les substances médicamenteuses ou parties actives, entrant dans la composition des tablettes, sont très variées ; on peut y faire entrer en effet : des poudres végétales ou minérales, des extraits, des gommes, des résines, des saccharures, des baumes, des hydrolés.

4° *Manipulation.* — Pour faire des tablettes, on prend un poids de mucilage, égal en général au dixième du poids du sucre, mais qui peut varier dans des limites assez étendues, suivant la nature des médicaments que l'on y ajoute. On le place dans un mortier en marbre, on le bat, pour le rendre plus homogène ; puis on lui incorpore, peu à peu, une partie du sucre, en continuant à battre le mélange.

D'un autre côté, on réduit en poudre très ténue, les substances médicamenteuses et on les mêle à une petite quantité de sucre. On retire alors du mortier la pâte gommeuse encore molle, on la porte sur une table de marbre, et on y introduit, à la main, le reste du sucre d'abord, et en dernier lieu la poudre simple ou les poudres composées.

Il est important d'agir de cette manière, surtout en ce qui concerne l'addition des substances solubles : mélangées au mucilage, au début de l'opération, les poudres minérales solubles augmentent la fluidité et rendent la pâte moins maniable ; quant aux poudres végétales elles se laissent dépouiller de leurs principes extractifs, et fournissent dans ces conditions des tablettes beaucoup trop colorées.

Quand la pâte est terminée et de consistance convenable, on en prend une petite quantité que l'on étend, sur une plaque de marbre, en couche uniforme, au moyen d'un rouleau parfaitement uni, glissant sur deux règles de bois ou de métal, destinées à régulariser l'épaisseur des tablettes.

Pour empêcher que la pâte n'adhère à la table de marbre, sur laquelle on l'étale, ou au rouleau qui sert à l'étaler, on saupoudre les surfaces avec de la fécule ou de l'amidon bien secs.

Lorsque la pâte ne s'allonge plus sous l'effort du rouleau poussé dans toutes les directions, on frotte légèrement la surface avec les doigts pour faire disparaître les gerçures, et on la découpe avec un emporte-pièce.

La plaque étant complètement découpée, on réunit les rognures, on les débarrasse de l'amidon qui les recouvre, et on forme une nouvelle couche que l'on découpe comme la première. On étend les tablettes. les unes à côté des autres sur des feuilles de papier ; on les laisse sécher pendant 24 ou 48 heures à l'air libre et dans un endroit sec, et on achève la dessiccation dans une étuve doucement chauffée. Il est très important de n'exposer les tablettes à l'action de la chaleur que lorsqu'elles ont perdu une partie de leur humidité, car elles se déformeraient sous l'action trop brusque de la chaleur.

Emporte-pièce. — L'emporte-pièce, instrument dont on se sert pour découper les tablettes, est un cône tronqué, ordinairement en fer-blanc, ouvert par les deux bouts et à bords tranchants par l'extrémité la plus étroite. Cet instrument n'enlève qu'une tablette à la fois ; mais on a imaginé des emporte-pièces multiples et même des cylindres creux percés de trous qui, en s'appliquant sur la pâte, détachent simultanément un grand nombre de tablettes.

Les emporte-pièces sont oblongs ou ronds, mais on peut leur donner la forme de losange, de trèfle, de croix. Quel que soit l'emporte-pièce employé, il faut, pour avoir des tablettes dont les bords soient exactement coupés, nettoyer les bords tranchants de l'emporte-pièce en le trempant un instant dans l'eau et en l'essuyant ensuite.

5° *Timbrage.* — Les tablettes, fabriquées comme nous venons de le dire ne portent aucune indication, tandis que celles livrées par le commerce sont timbrées sur les deux faces.

Ce timbrage des tablettes peut s'effectuer à l'aide d'emporte-pièces variés : certains d'entre eux découpent la tablette et en même temps la timbrent d'un côté, mais la laissent en place ; d'autres font le même office, mais enlèvent la tablette, ce qui permet de la porter sur un autre cachet et de la timbrer ainsi des deux côtés.

L'industrie dispose de machines à l'aide desquelles on découpe rapidement un grand nombre de tablettes imprimées des deux côtés à la fois. Parmi ces appareils assez coûteux, et qui à cause de leur prix élevé, ne sont pas habituellement entre les mains des pharmaciens, nous citerons les pastilleuses : d'Adrian Fialon, de Collas, de Kaulek, de Palau, de Nègre, enfin celle de Deriey.

La pastilleuse Deriey, qui est la machine industrielle par excellence, prend la pâte, l'étend, lui donne l'épaisseur voulue, la saupoudre d'amidon, la découpe, la timbre sur les deux faces et range les tablettes sur les châssis ; elle donne des produits irréprochables et permet à un ouvrier de préparer 300 kilogr. de pastilles dans une journée.

6° *Aromatisation.* — Ordinairement, les tablettes sont aromatisées, et cette aromatisation peut se faire de plusieurs manières : soit en préparant le mucilage avec une eau distillée odorante ; soit en mélangeant à la pâte, et à la fin de l'opération, une certaine quantité d'essence ; soit en se servant d'un procédé allemand que Garot a cherché à faire revivre.

Il consiste à introduire dans un bocal les tablettes terminées et séchées, à verser sur elles une petite quantité d'éther dans lequel on a préalablement dissous des essences ; agiter le flacon de temps en temps et laisser évaporer par une courte exposition à l'air. Cette méthode est très défectueuse ; elle répartit inégalement sur les tablettes, et seulement à leur surface, les huiles essentielles, qu'elle place, en outre, dans les conditions les plus favorables à leur altération et à leur vaporisation.

Les quantités d'essences, qui doivent être employées sont, d'après le Codex pour un kilogramme de tablettes :

Essence d'anis. . . . .   1 gramme
— de citron   1   —
— de menthe poivrée   1   —
Teinture de vanille   10   —

7° *Poids et dosage.* — Le Codex prescrit de faire toutes les tablettes du poids de 1 gramme. On obtient ce poids, en donnant à la tablette une épaisseur de 4 millimètres et un diamètre de 16 millimètres.

Les doses de substances actives, qu'elles doivent contenir, ont été ainsi fixées par le Codex :

	POIDS	DOSE DU MÉDICAMENT CONTENU DANS CHAQUE TABLETTE
Tablettes de baume de tolu	1 gramme	indéterminée.
— bicarbonate de soude (Vichy).	1 —	0,025 de bicarbonate de soude
— borate de soude	1 —	0,10 de borate.
— cachou. . . .	1 —	0,10 de cachou.
— calomel. . . .	1 —	0,05 de calomel (*sont colorées en rouge*).
— carbonate de magnésie (Magnésie). . . .	1 —	0,20 de carbonate.
— charbon. . . .	1 —	0,50 de charbon.
— chlorate de potasse.	1 —	0,10 de chlorate de potasse.
— gomme	1 —	indéterminée.
— guimauve.. . .	1 —	*id.*
— ipécacuanha. . .	1 —	0,01 de poudre d'ipéca.
— kermès.. . . .	1 —	0,01 de kermès.
— lactate de fer. .	1 —	0,05 de lactate de fer.
— citrate de fer. .	1 —	0,05 de citrate de fer.
— tartrate de fer ammoniacal. .	1 —	0,05 de tartrate de fer ammoniacal.
— lichen.	1 —	indéterminée.
— manne.	1 —	0,20 de manne.
— menthe (menthe anglaise)..	1 —	indéterminée.
— santonine. . .	1 —	0,01 de santonine.
— soufre.	1 —	0,10 de soufre.
— sous-nitrate de bismuth. . . .	1 —	0,10 de S. N. bismuth.

Caractères. — Les tablettes peuvent être de formes assez différentes, mais en général elles sont oblongues ou rondes ; leur couleur est quelquefois caractéristique (Kermès, soufre) et provient de la substance active ; quelques-unes sont colorées en rose au moyen du carmin, afin de permettre de les distinguer immédiatement, comme les tablettes de calomel.

Altérations. — Tenues dans un endroit très sec et à l'abri de l'humidité, elles se conservent très longtemps. Mais, si l'on néglige cette précaution, comme elles sont très hygrométriques, elles attirent l'humidité qui les fait paraître ponctuées, effet dû d'après Huraut-Moutillard, à la formation lente du sucre incristallisable, c'est-à-dire à la transformation du sucre de canne en sucre interverti (mélange de glucose et de lévulose). Cette altération se manifeste plus rapidement dans les tablettes qui contiennent des acides.

Falsifications. — Les tablettes, fournies par le commerce, sont très souvent falsifiées et les principales falsifications sont les suivantes :

1° Emploi de la glucose pour remplacer le sucre de canne ;

2° Remplacement des substances actives par des succédanés, c'est ainsi, par exemple, que dans les tablettes d'ipécacuanha, on remplace l'ipéca par un peu d'émétique ;

3° Emploi des substances plus ou moins pures ;

4° Diminution du poids des substances actives ;

5° Diminution du poids des pastilles.

Pour rechercher ces falsifications, il faut examiner successivement :

1° Le poids des tablettes ; elles doivent toutes peser 1 gramme ;

2° Leur couleur ; leur odeur ; leur saveur. Ces caractères organoleptiques sont caractéristiques pour quelques tablettes ;

3° La nature et la dose du principe actif qu'elles doivent contenir. C'est là évidemment la détermination la plus importante à faire.

Pour y parvenir, on peut suivre la méthode suivante : pulvériser une dizaine de tablettes, les traiter par un dissolvant approprié (*eau distillée, chloroforme*), et chercher soit dans la dissolution, soit dans le résidu, à caractériser et à doser, par les méthodes analytiques ordinaires le principe contenu dans les tablettes (1).

III. — Des pastilles.

Définition. — Les pastilles sont des saccharolés solides, hémis-

(1) Voir à ce sujet Union pharmaceutique, 1892, pages 1 et 35 : *Tablettes médicamenteuses, Impuretés et falsifications*, par M. J. Péquart.

phériques, composés de sucre aromatisé avec une essence, avec une eau distillée ou avec les deux à la fois.

On confond très souvent la définition des pastilles avec celle des tablettes, et on désigne souvent, sous le même nom, ces deux préparations.

On doit spécialement donner le nom de *tablettes* aux médicaments qui ont pour base le sucre en poudre fine, amené en consistance de pâte à l'aide d'un mucilage.

On doit spécialement donner le nom de *pastilles* aux médicaments préparés avec le sucre granulé et l'eau à l'aide de la chaleur.

Préparation. — Pour préparer les pastilles, on suit le procédé suivant indiqué par le Codex : pulvériser du sucre, que l'on passe au tamis de crin n° 1 et que l'on prive de la poudre la plus fine, au moyen du tamis de soie n° 100 ; mélanger les essences avec le sucre et y ajouter de l'eau simple ou aromatique en quantité suffisante pour obtenir une pâte ferme ; chauffer cette pâte dans un poëlon à bec jusqu'à ramollissement, et la couler sur des plaques en fer-blanc, en la divisant en petites parties qui prennent la forme d'hémisphères aplatis.

Les anciennes pharmacopées contiennent des formules de pastilles composées, dans lesquelles on faisait entrer des poudres végétales, des sels solubles, des résines, des acides etc. Ces pastilles, difficiles à préparer et très hygrométriques, sont aujourd'hui complètement abandonnées.

Les seules mentionnées au Codex, sont les pastilles de menthe à la goutte, dont la formule est rapportée page 597.

IV. — Des grains.

Définition. — Les grains, préparations non inscrites au Codex, sont des saccharolés solides, coulés en petites masses sphériques, à la manière des pilules.

Ils diffèrent des pilules : *par leur composition* ; le sucre entrant en forte proportion dans leur composition ; *par leur consistance*, qui est solide et cassante ; *par leur poids*, qui est en général plus considérable que celui des pilules.

Nomenclature. — Les grains les plus employés sont ceux de cachou, que l'on aromatise à la rose, à la violette, à la cannelle, à la vanille, et que l'on emploie pour hâter la digestion et corriger la mauvaise haleine :

Cachou . . . .   75 grammes
Sucre pulvérisé   250   —
Gomme adragante entière   4   —
Eau   40   —

Faire un mucilage avec la gomme adragante et l'eau ; ajouter peu à peu le cachou préalablement mélangé au sucre. Quand la masse est liée, on la divise en petits grains comme des pilules et on dessèche à l'air libre puis à l'étuve.

V. — Des saccharures.

Définition. — On appelle saccharures des médicaments granulés ou pulvérulents formés par l'union du sucre avec un principe médicamenteux.

Les saccharures granulés sont souvent désignés aujourd'hui par le nom de *granulés médicamenteux*.

Préparation. — La préparation des saccharures consiste essentiellement à mélanger du sucre avec le principe médicamenteux voulu dissous dans un liquide approprié et à chasser ensuite complètement par évaporation le liquide dissolvant. Les détails de cette préparation sont légèrement différents suivant que l'on a pour but d'obtenir les saccharures pulvérulents ou granulés.

A. — **Saccharures pulvérulents.** — On fait une dissolution concentrée de sucre et de substance médicamenteuse, on évapore à siccité au B. M., on termine à l'étuve la dessiccation du résidu, que l'on réduit ensuite en poudre.

C'est ainsi que se préparent les saccharures de lichen et de carragaheen, les seuls saccharures inscrits au Codex (p. 537).

B. — **Saccharures granulés.** — On se sert de sucre granulé que l'on imbibe avec une dissolution convenable de la substance médicamenteuse et on évapore ensuite le dissolvant.

1° *Préparation du sucre granulé.* — On concasse du sucre et on fait passer la poudre grossière ainsi obtenue au crible à 5 mailles au centimètre ; la partie qui l'a traversé est criblée de nouveau au crible à 12 mailles au centimètre, et la partie qui n'est pas passée est conservée et constitue le sucre granulé. C'est une poudre formée par des grains dont le diamètre varie entre 0 mm. 7 et 1 mm. 5.

2° *Dissolution de la substance médicamenteuse.* — Le choix du dissolvant a ici une certaine importance. Il faut en effet trouver un liquide qui n'ait pas d'action dissolvante sur le sucre, afin de ne pas enlever à ce dernier la forme granulée qu'on vient de lui donner.

Si le médicament est soluble dans l'alcool, l'éther ou le chloroforme, ces liquides constitueront les dissolvants de choix puisque le sucre y est insoluble ou très peu soluble. Ce sont ces liquides que l'on adoptera pour la préparation des saccharures granulés d'extraits alcooliques, de résines, d'huiles volatiles.

Si la nature de la substance médicamenteuse exige l'eau comme liquide dissolvant, comme ce liquide exercerait aussi son action dissolvante sur le sucre, il est indispensable d'avoir recours à un artifice qui consiste simplement à saturer de sucre l'eau employée pour dissoudre le médicament ou, ce qui revient au même, se servir de sirop simple pour opérer cette dissolution.

3° *Charge du sucre granulé et évaporation du médicament.* — Le procédé de laboratoire le plus courant consiste à répandre sur le sucre granulé, placé dans une bassine, une petite quantité de la dissolution médicamenteuse (c'est ce que l'on appelle charger le sucre) ; évaporer le dissolvant en chauffant la bassine au B-M. et en agitant continuellement la masse ; charger de nouveau avec une autre partie de la dissolution et évaporer ; et ainsi de suite jusqu'à complet épuisement de la dissolution destinée à la quantité de sucre employée. Si le sucre s'est partiellement aggloméré dans cette opération, on termine en passant au crible à 12 mailles par centimètre.

Les saccharures granulés les plus usités aujourd'hui sont ceux : de Kola (préparé avec l'extrait alcoolique dissous dans l'alcool à 60°) ; de glycérophosphates, de pancréatine, de pepsine (dissous dans le sirop simple) (1).

Conservation. — Les saccharures sont en général hygroscopiques ; aussi est-il indispensable de les renfermer dans des flacons bien secs et bien bouchés.

A côté des saccharures, signalons une forme désignée aussi sous le nom de saccharure, mais qui est en réalité intermédiaire entre cette dernière forme et les conserves. Ce sont les saccharures préparés avec les plantes fraîches. Ils s'éloignent des saccharures en ce qu'ils contiennent toutes les parties organisées de la plante employée et ne diffèrent des conserves que par leur état de siccité.

Voici, comme type, le mode de préparation du saccharure de digitale :

<pre>
Feuilles fraîches de digitale . . . .   1 gramme
Sucre blanc concassé.   3   —
</pre>

Monder les feuilles de digitale de leurs pétioles et de leurs plus gros-

---

(1) Voir pour les granulés pharmaceutiques fabriqués dans l'industrie : Adrian, *Journal des nouveaux remèdes*, 1901, p. 265.

ses nervures ; les exposer, pendant 12 heures, à l'air libre et à l'ombre, entre deux feuilles de papier buvard, afin d'évaporer une partie de leur eau de végétation ; les triturer ensuite exactement avec le sucre ; faire sécher le mélange et le conserver dans des flacons à l'abri de la lumière.

On prépare de la même manière, avec des plantes fraîches, les saccharures de : feuilles d'aconit, belladone, ciguë, jusquiame, rue, sabine, stramoine, bulbes de colchique, de scille.

VI. — Des oléo-saccharures.

Définition. — On appelle oléo-saccharures des formes pharmaceutiques préparées par le mélange d'une essence avec du sucre.

Ces médicaments représentent : les oléo-saccharures de Henry et Guibourt ; les oléo-saccharolés de Chéreau ; les oléo-saccharures ou oléo-sucres de quelques auteurs : les saccharolés oléoliques de Béral; les essences sèches de quelques pharmacologistes.

Préparation. — On peut les préparer de deux manières :

1° En triturant dans un mortier 1 P. d'huile volatile avec 20 P. de sucre blanc ; c'est par ce procédé que se préparent : les oléo-saccharures d'anis, de carvi, de fenouil, de menthe, etc. ;

2° Quand l'essence appartient aux fruits des aurantiacées, comme le citron, la bergamote, le cédrat, l'orange, on frotte avec du sucre en morceaux la surface extérieure de ces fruits pour en détacher toute la partie jaune, puis on triture ensuite dans un mortier pour avoir un mélange exact. C'est par ce procédé que l'on prépare les oléo-saccharures de citron, de bergamote, de cédrat et d'orange ; il fournit un produit plus agréable que le simple mélange du sucre aux essences.

Caractères. — Ils contiennent les essences dans un grand état de division, et cet état est tel qu'elles sont solubles ou très faciles à suspendre dans l'eau, ce qui facilite leur administration,

Il doivent être préparés au moment du besoin, parce que les essences, qui en forment la base, s'oxydant très rapidement par suite de l'état de division dans lequel elles se trouvent, ils perdent leur suavité au bout de peu de temps.

VII. — Des poudres granulées de Mentel.

Les poudres granulées de Mentel sont des poudres médicamenteuses recouvertes d'une couche de sucre par un procédé qui consiste essentiellement à recouvrir un noyau central très fin de poudre avec laquelle on veut préparer des granules, puis à enrober le tout d'une couche de sucre pur ou aromatisé, en opérant exactement comme dans la préparation très connue des anis de Flavigny. On peut employer la granulation pour les poudres prescrites à haute dose telles que la magnésie, le sous-nitrate de bismuth, le kousso, la rhubarbe, etc.

Il convient de remarquer que le nom de poudre granulée est aussi appliqué aux poudres simplement granulées par tamisation. C'est pour éviter une confusion que nous ajoutons ici le nom de Mentel, pharmacien qui a imaginé cette forme.

La granulation des poudres offre trois avantages, disent M. Bouchardat et M. Bourgoin dans leurs traités de matière médicale et de pharmacie :

1° *Conservation parfaite du médicament*. — L'expérience démontre que les poudres parfaitement sèches, enrobées de sucre, qui les garantit de l'action de l'air et de la lumière, ne subissent aucune altération, même au bout de plusieurs années, à la condition toutefois de les conserver à l'abri de l'humidité.

2° *Administration facile du médicament*. — Chacun sait, quand il faut prendre une poudre insipide ou peu sapide, comme la magnésie ou le sous-nitrate de bismuth, combien le malade éprouve de difficulté pour la délayer et pour l'ingérer complètement, sans compter le dégoût occasionné par cette ingestion. Avec les poudres recouvertes d'une couche de sucre, amenées à la forme et à la grosseur d'un grain de millet, il est très facile, à l'aide d'un peu d'eau, de les avaler sans dégoût, sans perte et sans difficulté.

3° *Sûreté et commodité du dosage des médicaments*. — C'est là ce qui caractérise les poudres granulées. On comprend que, d'après le mode suivi, dans les opérations qui ont la granulation pour but, il puisse arriver quelques irrégularités dans les couches actives ou inactives, d'où une inégalité dans les proportions pondérales des substances actives contenues dans chaque granule pris isolément (inconvénient grave sur lequel nous reviendrons à propos des granules) ; mais si au lieu d'administrer un, deux ou trois granules, comme cela a lieu pour les substances actives, on administre une cuillerée à café ou même une cuillerée à bouche de poudre granulée, renfermant 200 ou 300 granules, il est évident que s'il y a quelques défauts de dosage dans quelques granules pris isolément, ces défauts se trouveront compensés par la réunion d'un très grand nombre de granules pris simultanément.

III. — Des chocolats.

Définition. — Les chocolats sont des saccharolés solides qui ont pour base un mélange de cacao et de sucre.

Si on incorpore dans ce mélange soit de la cannelle, soit de la vanille, on a *le chocolat dit de santé*. Si on incorpore dans ce mélange du fer, du salep, des sels, des extraits, on a les *chocolats médicamenteux*.

Du cacao. — Le cacao, qui forme la base du chocolat, est la semence du cacaoyer (Theobroma cacao, de la famille des byttnériacées), arbre surtout cultivé dans l'Amérique centrale. On en distingue deux espèces :

Les *cacaos terrés*, ce sont ceux qui ont été enfermés dans la terre pour leur faire perdre la légère âcreté qu'ils possèdent. A cette classe appartiennent : les cacaos Caraque et les cacaos de la Trinité.

Les *cacaos non terrés ou cacaos des Iles* : Soconusco, Maragnan, Para, St-Dominique, Martinique. Ils sont mélangés ordinairement aux cacaos terrés pour faire des chocolats de bonne qualité ; de plus, en raison de leur prix peu élevé et de leur richesse en matières grasses, ils sont particulièrement employés pour l'extraction du beurre de cacao.

Le cacao contient : des matières grasses, constituant le *beurre de cacao* (corps solide, fusible vers 26°, d'un blanc jaunâtre, d'une odeur légèrement aromatique, donnant à la saponification de la glycérine, des acides oléique, stéarique, palmitique, par conséquent constitué par un mélange de stéarine, d'oléine et d'un peu de palmitine) ; un principe cristallisé la *théobromine*, alcaloïde faible, ayant pour formule $C^7H^8Az^4O^2$ qui est un homologue inférieur de la caféine ; de *la gomme*, de *l'albumine végétale* ; quelques *grains d'amidon* ; une matière colorante rouge ; du *tannin*, contenu surtout dans les envelopp

Préparation. — La préparation du chocolat, appelé aussi *chocolat simple, chocolat de santé*, se fait par le procédé, indiqué au Codex p. 357, et sur lequel nous ne croyons pas devoir insister.

Ce chocolat sert à préparer les divers chocolats médicamenteux dont voici la nomenclature :

Chocolat au lichen d'Islande ; au salep ; à l'arrow-root, au tapioca ; ferrugineux, fait avec le safran de Mars apéritif ou sous-carbonate de fer ; stomachiques, aux extraits de quinquina, de quassia amara, de gentiane, de houblon, etc.; vermifuges, à la mousse de Corse, à la racine de grenadier, à la fougère mâle ; purgatifs, au calomel, à la magnésie, à la poudre de jalap, etc.

Des chocolats alimentaires. — Le chocolat, dont la fabrication en France remonte à l'année 1600, est une substance alimentaire importante dont les effets toniques sont des plus favorables.

Falsifications. — Loyalement préparés, ils ne doivent contenir que du cacao et du sucre, mais les chocolats commerciaux qui se vendent à des prix très variables, sont fréquemment falsifiés. Les falsifications les plus communes se font à l'aide des substances suivantes :

1° Addition de grabeaux de cacao ; substitution de graisses de mouton ou de veau, d'huiles végétales, huiles de sésame, d'olives, d'œillette, graisse d'Illipé (extraite des semences du Bassia longifolia des Indes Orientales) au beurre de cacao dont le prix est très élevé.

Dans ce cas, il faut que la matière amylacée du cacao soit remplacée par de l'amidon venant d'une autre source ; et à cet effet, on emploie fréquemment de la farine de riz, de la farine de haricots, de la dextrine et même de la gomme.

2° Pour remplacer la vanille ou la vanilline artificielle, on emploie des substances aromatiques de prix moins élevé (baume du Pérou, baume de Tolu, résine de Benjoin) ;.

3° Pour rendre le chocolat plus lourd, on emploie le carbonate de chaux, l'oxyde de fer, les terres ocreuses, et même le cinabre, le minium, l'oxyde rouge de mercure.

Ces différentes falsifications, qui dénaturent la composition et diminuent la valeur alimentaire du chocolat, qui sont souvent très nuisibles, et qui constituent, en tous cas, une tromperie sur la quantité de la marchandise vendue, doivent être recherchées avec soin.

Composition. — Il résulte d'analyses nombreuses faites au Conservatoire des arts et métiers et au Laboratoire municipal de Paris, que les chocolats loyalement préparés, c'est-à-dire faits avec du cacao et du sucre, présentent la composition suivante :

Sucre de canne	59	à 41,	40 0/0
Beurre de cacao (matière grasse)	21,40	à 29,	24 »
Amidon et glucose	1,83	à 1,	48 »
Théobromine	1,26	à 1,	93 »
Asparagine			traces
Albumine	4,57	à 6,	25 »
Gomme mucique	1,02	à 1,	42 »
Acide tartrique	1,41	à 1.	98 »

Tannin et matière colorante . . .	0,20 à	0, 12 0/0
Cellulose soluble	4,53 à	6, 21 »
Cendres	1,79 à	2, 34 »
Eau	1,22 à	4, 38 »
Matière indéterminée	1,70 à	3, 25 »
Total	100 » à	100 » »

Analyse. — Il est inutile, lorsqu'on fait une analyse de chocolat, de rechercher toutes les substances qui entrent dans sa composition, mais il est essentiel, pour être fixé sur sa valeur alimentaire et commerciale, de déterminer les éléments suivants :

Matière grasse : Un bon chocolat doit donner en moyenne 20 0/0 de matière grasse, fondant entre 31° et 33° ;

Cendres : Un bon chocolat donne de 2 à 3 0/0 de cendres ;

Fécule : Un bon chocolat donne de 1 à 2 0/0 de fécule ;

Théobromine : Un bon chocolat donne de 1 à 2 0/0 de théobromine.

La recherche de la matière grasse permet de découvrir la falsification de chocolat par les graisses ou huiles étrangères. Pour opérer cette recherche, on réduit en poudre 10 grammes de chocolat et on les épuise par l'éther, qui dissout la matière grasse. On évapore l'éther au bain-marie ; la matière grasse, restée dans le récipient, est desséchée à l'étuve à 100° et pesée.

Lorsque cette matière grasse est solidifiée, on en prend le point de fusion. La matière grasse d'un chocolat, fait avec du cacao pur, fond à la température de 31 à 33°. Celle d'un chocolat additionné d'huiles ou de graisses animales aura un point de fusion beaucoup plus bas.

Le Laboratoire municipal de Paris a fait à ce sujet des expériences très concluantes. En opérant sur des mélanges de graisses, d'huiles et de beurre de cacao, dans les proportions de 5, 10 et 20 0/0, il a obtenu les résultats suivants :

A. *Un mélange de beurre de cacao et de graisse* renfermant :

5 0/0	de graisse	fond	à	25°	26°
10 0/0	—	—	à	24°	25°
15 0/0	—	—	à	23°	24°
20 0/0	—	—	à	20°	21°

B. *Un mélange de beurre de cacao et d'huile d'amandes douces* renfermant :

5 0/0	d'huile	fond	à	26°	27°
10 0/0	—	—	à	25°	26°
15 0/0	—	—	à	25°	26°
25 0/0	—	—	à	24°	25°

Le *dosage des cendres*, dans lesquelles on recherche et on détermine la nature des éléments qu'elles renferment, permet de déceler la présence de toutes les matières minérales, ajoutées frauduleusement au chocolat. Ce dosage et ces déterminations s'opèrent par les procédés ordinaires indiqués dans les cours d'analyse et de chimie.

La *recherche et le dosage de la fécule*, qui se font par les méthodes ordinaires, permettent de déceler les fécules étrangères introduites dans le chocolat.

Il est très important de *rechercher et de doser la théobromine*, principe actif des cacaos, et qui doit se retrouver dans les chocolats. L'absence de théobromine démontrerait que le chocolat a été fait sans cacao ou avec du cacao épuisé ou avarié. Ce dosage, assez délicat à faire, s'opère par des procédés sur lesquels nous ne croyons pas devoir insister, renvoyant, à cet égard, aux ouvrages indiqués (1).

Le chocolat comme le lait est un aliment complet. Il renferme en effet, des *matières azotées*, matières albuminoïdes, éléments plastiques qui concourent à la formation de la chair et des muscles, en un mot à l'accroissement du corps humain ; des *matières grasses* (beurre), des *matières sucrées* etc., aliments respiratoires, destinés à entretenir la chaleur du corps ; des *sels minéraux*, chlorure etc. etc., indispensables à la constitution du sang. Mais, comme le lait, il ne peut être employé utilement pour l'alimentation que s'il est riche en principes nutritifs, et s'il est exempt de falsifications.

§ 2. — Des formes pharmaceutiques à base de miel.

Elles comprennent : les mellites et les oxymellites.

Définition. — Les mellites, formes pharmaceutiques ayant pour base le miel, sont des sirops dans lesquels le sucre est remplacé par le miel.

(1) 1° *Dictionnaire des falsifications* de Baudrimont ; 2° Documents sur les falsifications des matières alimentaires du Laboratoire municipal ; 3° *Encyclopédie d'hygiène* (article chocolat), T. 2, publiée par la maison Lecrosnier et Babé.

Préparation. — Leur préparation comprend, comme celle des sirops, les opérations suivantes : 1° choix du miel ; 2° choix du véhicule employé comme dissolvant ; 3° détermination des proportions relatives du miel et du véhicule ; 4° choix du mode opératoire destiné à obtenir la dissolution du miel dans le véhicule ; 5° détermination du degré de cuite de la dissolution sucrée et cuite de cette dissolution ; 6° clarification de la dissolution sucrée.

1° Choix du miel. — Le miel est une substance sucrée produite par l'abeille (Apis mellifica), insecte hyménoptère de la famille des apidées.

Composition. — Il présente la composition suivante : mélange en proportion variable, de glucose et de levulose ; principes aromatiques et colorants, variables suivant la provenance et qui influent sur ses qualités ; substances grasses ; principes azotés ; souvent aussi des acides organiques ; des granules polliniques.

Caractères. — Il se présente sous des aspects physiques variés, qui dépendent d'une foule de circonstances, notamment de l'espèce d'abeilles qui le produit et de la nature des plantes que l'on rencontre au voisinage des ruches.

Rappelons que les abeilles des Iles Bourbon et de Madagascar (Apis unicolor) fabriquent un miel d'une belle couleur verte ; qu'au Sénégal le miel, fourni par une petite abeille noire, est brun à saveur piquante et sucrée ; que le miel butiné sur des labiées, comme dans le midi est très parfumé ; que celui du Gatinais si estimé est butiné sur des fleurs de safran ; que la douceur tant vantée du miel d'Athènes est attribuée à des plantes odoriférantes notamment au thym qui croît en abondance sur le mont Hymette ; que les fleurs amères donnent des miels de qualité inférieure ; que les miels délétères sont butinés sur des plantes vénéneuses (Azalea pontica, Rhododendron ponticum, Paullinia australis, Aconitum napellus etc.); ces miels causent des nausées, des étourdissements, des vertiges, des convulsions, qui peuvent amener la mort.

Variétés commerciales. — Les auteurs distinguent cinq variétés de miels français :

Miel du Languedoc ou de Narbonne, blanc, grenu, odeur et goût agréables. Il renferme ordinairement un peu de cire et sa saveur est légèrement piquante. Très estimé.

Miel du Gâtinais, jaune pâle, très suave, c'est le plus estimé pour la préparation des mellites.

Miel de Bourgogne, analogue au miel du Gâtinais, mais de qualité un peu inférieure.

Miel de Saintonge, consistant, lisse, peu coloré, odeur aromatique, estimé, mais peu abondant.

Miel de Bretagne, rouge-brun, saveur âcre, et d'une odeur caractéristique due, dit-on, au sarrazin ou blé noir. Non employé en pharmacie ; réservé surtout pour l'usage vétérinaire.

Les deux miels de France les plus estimés sont : le miel blanc du Gâtinais ; le miel blanc du Languedoc dit miel de Narbonne.

Le miel, destiné à la préparation des mellites doit être d'une couleur presque blanche, d'une saveur sucrée, douce, agréable, plus ou moins aromatique et entièrement soluble dans l'eau. Il doit être exempt d'altérations et de falsifications.

Altérations. — Les miels sont souvent mêlés de débris d'insectes, de cire, de couvain (amas d'œufs d'abeilles). Ces corps étrangers, qui les altèrent, les disposent à la fermentation ; ils deviennent écumeux, prennent une coloration et une odeur désagréables, deviennent acides, et rougissent le papier bleu de tournesol.

Falsifications. — Ils sont fréquemment falsifiés, et les principales falsifications qu'on lui fait subir sont les suivantes :

Addition d'eau. — Pour découvrir cette fraude il faut doser l'humidité du miel. Pour cela on dessèche 5 à 10 grammes de miel dans une étuve à 120°, la différence de poids avant et après dessiccation permettra de reconnaître si cette substance a été additionnée d'eau, les miels renfermant de 16 à 23 0/0 d'eau.

Addition de sirop de glucose. — Cette fraude est décélée par le procédé suivant indiqué par MM. Baudrimont et Bourgoin : dissoudre un peu de miel dans de l'eau distillée, filtrer la solution et l'essayer par l'oxalate d'ammoniaque et le chlorure de baryum. S'il y a de la glucose, on aura un précipité dû à la présence du sulfate de chaux que renferme toujours la glucose fabriquée commercialement. Aucun miel naturel ne contenant ni des sels calcaires, ni des sulfates ne peut par conséquent se troubler par les deux réactifs précités.

Addition de farines, amidon et autres matières amylacées. — Traiter le miel par l'eau, ces matières ne se dissolvent pas ; de plus, elles bleuissent par l'iode, et sont facilement reconnaissables au microscope.

Addition de gomme adragante et de gélatine. — Dissoudre le miel dans l'eau, et évaporer la liqueur en consistance sirupeuse ;

la masse se prend en gelée, dans le cas où il y a de la gomme adragante ou de la gélatine.

La gélatine précipite fortement par l'addition de tannin, tandis que le miel pur se trouble seulement. Chauffé avec la chaux, le miel renfermant de la gélatine, donnera des vapeurs ammoniacales.

Addition de substances minérales. — Pour reconnaître cette falsification, il est utile de doser et faire l'analyse des cendres qu'il fournit. Un bon miel ne donne que des traces de cendres (au plus 0,6 0/0).

2° **Choix du véhicule.** — Les véhicules, employés comme dissolvants du miel, et qui forment en général la partie active des mellites, sont variables. On emploie en effet : des décoctés, des infusés, des sucs de plantes, du vinaigre simple ou des vinaigres médicinaux ; dans ce cas les mellites prennent le nom d'*oxymellites*.

3° **Détermination des proportions relatives du miel et du véhicule.** — Les proportions relatives de miel et de véhicules sont variables et n'ont rien d'absolu, mais d'après Deschamp d'Avallon elles peuvent être ainsi fixées : Employer pour 500 grammes de miel, 125 grammes de solution aqueuse, 145 grammes de solution alcoolique ou vineuse.

4° **Choix du mode opératoire destiné à obtenir la dissolution du miel dans le véhicule.** 5° **Détermination du degré de cuite.** — Les mellites se préparent exactement comme les sirops et au même degré de cuite ; comme eux ils doivent marquer bouillants 1,27 au densimètre.

Les sucres qui composent le miel (glucose et levulose) étant très altérables par la chaleur et les alcalis, il convient d'employer, pour la préparation des mellites, des liqueurs concentrées que l'on transforme en mellites par simple solution ; d'éviter l'emploi de certains corps comme les carbonates de chaux et de magnésie.

6° **Clarification de la liqueur sucrée.** — La clarification des mellites se fait souvent sans intermède. Lorsqu'elle exige le concours d'un agent spécial, le Codex prescrit de l'effectuer exclusivement à l'aide de la pâte de papier par la méthode de Desmarets. On écume seulement au début et à la fin de l'opération ; autrement on enlèverait une grande partie du miel sous forme d'écume.

Caractères. — Les mellites offrent les plus grandes analogies avec les sirops, leurs principaux caractères sont les suivants : saveur sucrée rappelant celle du miel ; ils brunissent à l'ébullition en présence des alcalis ; ils réduisent abondamment la liqueur de Fehling à cause des glucoses qui forment la base du miel, matière sucrée des mellites. Ils subissent directement la fermentation alcoolique, parce qu'ils contiennent des glucoses directement fermentescibles, ce qui les rend encore plus altérables que les sirops.

Conservation. — Altérations. — Falsifications. — Les mellites se conservent comme les sirops ; ils sont sujets aux mêmes altérations et aux mêmes falsifications ; et comme l'examen de ces médicaments est assez difficile, il est indispensable que le pharmacien les prépare lui-même.

Nomenclature. — Les mellites mentionnés au Codex sont :

Mellite de mercuriale appelé aussi miel de *mercuriale* ;

Mellite de rose rouge appelé aussi *miel rosat*.

Essai. Couleur rouge foncé ; étendu d'eau, il est jaune rougeâtre ; il a une odeur de rose et une saveur astringente due au tannin ; les acides avivent sa couleur ; les alcalis le font passer au jaune brunâtre. Sa solution diluée donne tous les caractères du tannin (perchlorure fer, couleur noire) (avec gélatine trouble). Agitée, elle donne une mousse abondante et persistante : 10 grammes additionnés de 3 ou 4 gouttes d'acide sulfurique donnent, au bout de quelques minutes, une gelée ferme de couleur framboise (Lepage). Ce phénomène, vraisemblablement dû à la présence d'un composé pectique dans la rose de Provins, ne se produirait pas dans le miel rosat qui ne renfermerait que la moitié des roses indiquées dans la formule du Codex. 4 grammes additionnés de 4 gouttes de nitrate acide de mercure doivent donner un coagulum de couleur brun sale et très consistant.

Mellite simple appelé aussi sirop de miel.

Mellite de vinaigre appelé aussi oxymel.

Mellite de vinaigre scillitique appelé oxymel scillitique.

Observations sur les oxymellites. — Ces deux derniers mellites ne doivent pas se préparer dans des vases en cuivre ou dans des vases de terre dont les vernis sont souvent plombifères, parce que l'acide acétique attaque facilement ces métaux. On doit les préparer dans des bassines d'argent ou dans des capsules de porcelaine.

CHAPITRE VI

ÉTUDE DU SIXIÈME GROUPE DES FORMES PHARMACEUTIQUES.

Caractères. — Le sixième groupe des formes pharmaceutiques
comprend des formes exclusivement employées pour l'usage externe.

Division. — Il renferme des formes :

1º A base de corps gras : Huiles (*Huiles médicinales*), Axonge
(*pommades médicinales*) ;

2º A base de corps gras et résines : *Onguents* et *Emplâtres résineux* ;

3º A base de savons : *Savons* et *Emplâtres proprement dits* ;

4º A base de glycérine : *Glycérés* ;

5º A base de cire et d'huile : *Cérats* ;

6º A base de vaseline, lanoline. Nous les confondrons dans leur étude et leur dénomination avec les formes à base d'axonge c'est-à-dire les pommades.

§ 1. — Formes à base de corps gras, de vaseline ou de lanoline.

A. — Étude des excipients.

1° Corps gras.

Définition. — On appelle corps gras des principes immédiats neutres, d'origine animale ou végétale, donnant sur le papier des traces translucides, transparentes et persistantes et constitués par des éthers de la glycérine.

Constitution. — La nature des corps gras a été longtemps méconnue et controversée. Un fait important cependant, qui aurait pu mettre sur la voie, avait été découvert par Schèele dès l'année 1779. En préparant l'emplâtre simple, avec de l'oxyde de plomb et divers corps gras (huiles d'olives, d'amandes douces, de navette, avec le beurre et l'axonge), Schèele observa qu'il se produit constamment une matière soluble dans l'eau, de saveur sucrée, formée par la réaction de l'oxyde de plomb sur les matières grasses et à laquelle il donna le nom de *principe doux des huiles*. Cette découverte resta stérile jusqu'aux mémorables travaux de Chevreul, parus en 1815.

Dans une série de mémoires publiés sur les corps gras d'origine animale, Chevreul démontra : que les corps gras naturels ne sont pas des espèces uniques, mais que ce sont des mélanges en proportions indéfinies de divers principes immédiats, tels que la stéarine, la margarine, l'oléine, la butyrine, la palmitine, etc. ; que les principes immédiats (stéarine, margarine, oléine, butyrine, etc.) mis en contact avec un alcali dissous dans l'eau, s'émulsionnent, puis se décomposent peu à peu, surtout avec le concours de la chaleur en donnant : des *sels*, formés respectivement par les acides stéarique, margarique, oléique et butyrique, combinés avec l'alcali ; une substance nouvelle la *glycérine*.

Réunissant dans une vue d'ensemble tous les résultats analytiques qu'il avait obtenus, Chevreul émit deux hypothèses sur la nature des corps gras ; ou bien, dit-il, on peut considérer les corps gras comme des corps formés de carbone, d'hydrogène et d'oxygène dans une proportion telle qu'une partie de ces éléments représente un acide gras fixe ou volatil, tandis que l'autre portion plus de l'eau représente la glycérine ; ou bien, les principes immédiats constituant les corps gras (stéarine, margarine, oléine, butyrine, etc.) sont des espèces de corps, comparables aux éthers, et qui seraient formés par la combinaison de la glycérine avec un acide gras.

Entre ces deux hypothèses, longtemps controversées, et entre lesquelles la science est demeurée longtemps incertaine, la synthèse a décidé et a établi la constitution des corps gras naturels. A l'aide de ses grandes méthodes synthétiques, M. Berthelot est parvenu à combiner directement la glycérine avec les acides stéarique, margarique, oléique et butyrique, et à reproduire artificiellement la stéarine, la margarine, l'oléine et la butyrine, principes immédiats constituant les corps gras ; à reproduire les graisses des animaux et les huiles fixes des végétaux, en mélangeant ensemble, et dans des proportions convenables, les principes immédiats (stéarine, margarine, oléine, butyrine) qu'il avait obtenus artificiellement.

Il résulte de ces belles expériences, que les corps gras doivent être considérés comme des combinaisons des acides stéarique, oléique et margarique avec la glycérine, en d'autres termes les *corps gras sont des éthers de la glycérine ou des glycérides*.

Enfin, M. Berthelot a démontré le rôle et la constitution de la glycérine et il a prouvé qu'elle devait être considérée comme un alcool triatomique.

La glycérine étant un alcool triatomique, donne avec chaque acide monobasique, trois éthers, avec élimination d'eau.

Si l'on représente par G la formule de la glycérine,

— — par A la formule d'un acide monobasique,

— — par H la formule de l'eau,

Il est facile de voir que la formation des éthers, formés par l'action d'un acide monobasique sur la glycérine, peut être représentée par les formules suivantes :

		Avec
1° *Éthers de la 1ʳᵉ série ou glycérides primaires* G + A — H	Monochlorhydrine. .	Acide chlorhydrique
	Monoacétine	« acétique
	Monostéarine	« stéarique
	Monomargarine . . .	« margarique
	Monooléine	« oléique
	Monobutyrine	« butyrique

		Avec	
	Dichlorhydine	Acide	chlorhydrique
	Diacétine	«	acétique
2° *Ethers de la 2ᵉ série ou gly-cérides secondaires* G + 2A — 2H	Distéarine	«	stéarique
	Dimargarine	«	margarique
	Dioléine	«	oléique
	Dibutyrine	«	butyrique

		Avec	
	Trichlorhydrine	Acide	chlorhydrique
	Triacétine	«	acétique
3° *Ethers de la 3ᵉ série ou gly-cérides tertiaires* G + 3A — 3H	Tristéarine	«	stéarique
	Trimargarine	«	margarique
	Trioléine	«	oléique
	Tributyrine	«	butyrique

La stéarine, la margarine, l'oléine, la butyrine, contenues dans les corps gras naturels, appartiennent aux éthers de la troisième série : *Ce sont des glycérides tertiaires, tristéarine, trimargarine, trioléine, tributyrine,* formés par la combinaison d'une molécule de glycérine avec trois molécules d'un acide monobasique (*Acides stéarique, margarique, oléique, butyrique*) avec élimination de trois molécules d'eau.

Les corps gras sont formés par le mélange des glycérides, dont nous venons de parler ; or, comme ces glycérides peuvent se mélanger entre eux en toutes proportions, il est facile de comprendre combien doit être grande la variété des corps gras naturels qu'on peut extraire des animaux et des végétaux.

Division des corps gras. — Les corps gras ou matières grasses, tirés du règne animal ou du règne végétal, sont en effet très nombreux. Ces corps, désignés empiriquement et d'après leur consistance, en huiles, graisses, beurres et suifs, peuvent se diviser en deux grandes classes.

1° *Corps gras d'origine végétale* ; 2° *corps gras d'origine animale.*

Tableau des principaux corps gras

D'ORIGINE VÉGÉTALE.		D'ORIGINE ANIMALE.	
Ces corps gras se rencontrent : dans les graines ou semences (huile d'œillette, de colza et d'amandes douces, etc.) ; dans le péricarpe ou partie charnue des fruits (huile d'olives, de palme, beurre de muscade, etc.) ; rarement dans les racines, (comme dans le souchet comestible).		Ces corps gras se rencontrent dans les aréoles du tissu cellulaire des animaux, c'est-à-dire les petits espaces que les faisceaux de fibres, les lamelles ou les vaisseaux, dans certains tissus ou quelques organes, laissent entre eux.	
NOMENCLATURE	ORIGINE	NOMENCLATURE	ORIGINE
Huile d'amandes douces.	Sem. de l'Amygdalus vulgaris.	Suifs de bœuf	Retirés du tissu adipeux de ces mammifères.
Huile d'arachide.	Sem. de l'Arachis hypogea.	— vache	
Huile de colza.	Graines du Brassica napellus.	— veau	
Huile de coton.	Gr. du Gossypium usitatissimum.	— mouton	
Huile de croton tiglium.	Gr. de Tilly ou Croton tiglium.	— bélier	
Huile de faîne.	Fruit du hêtre Fagus sylvatica.	— brebis	
Huile de laurier.	Fruit du Laurus nobilis.	— chèvre	
Huile de lin.	Graines du Linum usitatissimum.	— bouc	
Huile de navette.	Gr. du Brassica campestris.	Graisse de porc	
Huile d'œillette (H. blanche).	Sem. du Papaver somniferum.	— cheval	
Huile d'olives.	Fruit de l'Olea europæa.	Beurre de vache	Extrait du lait où il se trouve en suspension à l'état de globules.
Huile de palme.	Fruit du Coccos butyraca.		
Huile de ricin.	Semence du Ricinus communis.	Huiles de baleine	Fournies par la fusion du lard épais qui se trouve sous la peau de ces animaux.
Huile de sésame.	Fruit du Sesamum orientale.	— cachalot	
Beurre de cacao.	Semence du Theobroma cacao.	— phoque	
Beurre de muscade.	Sem. du Myristica moschata.	dauphin	
		Huiles de foie de	Retirées des foies de ces animaux.
		— morue	
		— squale	
		— raie	
		Huile d'œuf	

Matières grasses usitées en pharmacie comme excipient

D'ORIGINE VÉGÉTALE.	D'ORIGINE ANIMALE.
Huile d'amandes douces. — de laurier. — d'olives. Beurre de cacao. — de muscade.	Suifs de mouton, de bœuf. Graisse de porc. Beurre.

1. — Étude des corps gras d'origine végétale usités en pharmacie.

Nomenclature. — Les principaux corps gras, d'origine végétale, employés en pharmacie, sont : les huiles d'amandes douces, de croton tiglium, de laurier, d'olives, de ricin ; les beurres de cacao et de muscade.

Extraction. — L'extraction de ces corps gras se fait ordinairement dans l'industrie, et d'une manière générale, elle s'opère de la façon suivante :

Corps gras liquides. — On déchire les graines ou semences, les fruits qui renferment ces corps gras, au moyen d'un moulin, de manière à obtenir une poudre grossière. On place cette poudre dans des sacs de toile et on presse graduellement jusqu'à ce que l'huile cesse de couler. C'est à l'aide de ce procédé qu'on obtient les huiles liquides (amandes douces, olives, ricin).

Corps gras solides. — Quand les huiles ou corps gras ont une consistance solide (comme l'huile de laurier, le beurre de cacao, le beurre de muscade) il faut pour que ces corps puissent s'écouler, que l'opération soit faite à une température capable de liquéfier les corps gras et de les placer momentanément dans les mêmes conditions que les huiles naturellement liquides. Pour cela, on exprime la poudre obtenue au moulin, entre des plaques de fer étamées préalablement échauffées à l'eau bouillante.

Nous ne croyons pas devoir insister sur ces procédés d'extraction, qui sont du reste décrits au Codex de 1884, pages 437 à 441, et qui n'offrent qu'un intérêt relatif, puisque, ainsi que cela a été dit, les corps gras sont ordinairement obtenus dans l'industrie et achetés par le pharmacien au commerce de la droguerie.

Mais si le pharmacien n'a pas besoin d'être très expert dans les procédés d'extraction de ces corps, il faut, de toute nécessité, qu'il puisse apprécier leurs qualités, leur pureté et leur valeur. Pour cela, il faut qu'il connaisse les propriétés organoleptiques et chimiques, les altérations et les falsifications de ces corps et les moyens employés pour leur recherche.

Méthode générale employée pour l'essai des huiles. — Elle comprend les essais suivants :

1o *L'examen des caractères organoleptiques* : couleur, odeur, saveur, degré siccatif.

2o *La prise de la densité*. Elle s'opère en général à l'aide de densimètres parmi lesquels nous citerons : l'oléomètre de Lefebvre, le densimètre de précision de Massie. Elle peut se faire aussi à l'aide de la balance aréothermique de Dalican et d'Eudeville, qui n'est qu'une simplification pratique de la balance hydrostatique.

Pour l'essai de certaines huiles (huiles d'olives par exemple), on emploie également des aréomètres spéciaux construits spécialement en vue de l'essai de ces huiles, parmi lesquels, nous citerons l'élaïomètre de Gobley, l'oléomètre à chaud de Lorot.

3° *Détermination du point de congélation*.

4° *Détermination des figures de cohésion*. On donne ce nom aux formes que prend une goutte d'huile déposée doucement à la surface de l'eau dans un verre ou une soucoupe. Ces formes sont très variées pour les différentes huiles et remarquablement constantes pour chacune d'elles.

5° *Détermination de la conductibilité électrique*. Elle s'opère au moyen du diagomètre de Rousseau.

Il se compose d'une pile sèche, fournissant un courant électrique. On fait passer ce courant à travers une couche mince d'huile à essayer et on le dirige ensuite vers une aiguille aimantée.

Que se passe-t-il dans ces conditions? Le courant électrique agit sur l'aiguille aimantée ; celle-ci alors se déplace de la position qu'elle marquait à l'état de repos, puis peu à peu elle atteint son maximum de déviation. Mais pour atteindre ce maximum, elle met un temps variable, suivant le pouvoir conducteur de l'huile mise en expérience.

En comparant par cette méthode les huiles entre elles, Rousseau a vu : que l'huile d'olives pure met 40 minutes pour dévier au maximum l'aiguille aimantée ; que l'huile d'œillette met 27 secondes pour dévier au maximum l'aiguille aimantée ; que l'huile d'olives additionnée de 1 centième d'huile étrangère met 10 minutes seulement pour dévier au maximum l'aiguille aimantée.

6° *Détermination de la fluidité*. Les huiles sont plus ou moins fluides, plus ou moins visqueuses ; elles présentent à cet égard d'assez grandes différences qui peuvent être appréciées à l'aide de divers appareils dont le plus perfectionné est l'ixomètre de Barbey, fondé sur la facilité plus ou moins grande de l'écoulement de l'huile par un tube.

7° *Détermination du degré de réfringence.* L'indice de réfraction des huiles se fait ordinairement à l'aide de divers appareils : réfractomètre d'Abbé, oléoréfractomètre de MM. Amagat et Ferdinand Jean.

8° *Détermination de la solubilité.* Solubilité dans le chloroforme, benzine, sulfure de carbone, pétrole, essence, ether, alcool.

9° *Détermination de l'acidité.* Cette acidité peut être reconnue par le papier de tournesol ou par le procédé Jacobson. Ce procédé consiste à ajouter à l'huile quelques gouttes d'une solution alcoolique, de fuchsine, agiter et chauffer au bain-marie pour chasser l'alcool. Une huile neutre ne se colore pas et la fuchsine se dépose. Une huile acide dissout au moins partiellement la fuchsine et se colore en rouge plus ou moins vif, suivant son degré d'acidité.

10° *Détermination du temps de solidification par les réactifs nitreux* (réactif de Poutet, réactif de Barbot, réactif de Wimmec, réactif de Massie). Ce procédé, proposé par Poutet de Marseille, est fondé sur ce fait : les huiles non siccatives, mises en contact avec l'azotate de mercure, se solidifient dans un temps plus ou moins long et variable suivant chaque huile. Cette action est due à la transformation en élaïdine solide de l'oléine liquide des huiles.

Pour apprécier ce temps de solidification, on opère de la manière suivante : Dans un petit verre à expérience, on pèse 10 grammes d'huile, 5 grammes d'acide azotique à 40° ou 42° Baumé, puis 1 gramme de mercure. Quand le mercure est dissous, on agite vigoureusement pendant 3 minutes et on laisse reposer. Après 20 minutes, on fait une nouvelle agitation d'une minute.

11° *Détermination du degré d'échauffement par l'acide sulfurique.* M. Maumené, puis M. Felhing ont mis à profit l'élévation de température produite par le mélange d'une huile avec l'acide sulfurique pur pour apprécier, dans certain cas, la pureté des huiles.

Pour faire cette détermination, on peut se servir du thermélœmètre de M. Ferdinand Jean, ou opérer de la manière suivante : Dans un verre à pied taré on verse 10 cc. d'acide sulfurique monohydraté puis 50 grammes d'huile ; on agite vivement jusqu'à mélange complet des deux liquides. On plonge dans le mélange un thermomètre dont on lit tout d'abord la température. On observe ensuite la température indiquée par le thermomètre au moment où le mercure cesse de monter. On retranche la température initiale du thermomètre de la température finale et on a le degré d'échauffement produit par l'huile mélangée avec l'acide sulfurique.

12° *Détermination des colorations produites par divers réactifs proposés par les différents expérimentateurs.*

A. Procédé Fauré (1839).	Action de l'ammoniaque.
B. Procédé Heydenreich.	Emploi de l'acide sulfurique.
C. Procédé Penot.	Emploi d'une solution saturée à froid de bichromate de potasse dans l'acide sulfurique.
D. Procédé Behrens.	Emploi d'un mélange, à parties égales d'acide sulfurique et d'acide nitrique.
E. Procédés Calvert.	Emploi de l'acide sulfurique et nitrique à différentes densités. Emploi de la soude caustique d'une densité de 1,340, de l'acide phosphorique sirupeux, de l'eau régale.
F. Procédés Cailletet.	Emploi de l'acide sulfurique concentré et d'acide azotique. Emploi de l'acide azotique saturé de vapeurs nitreuses. Emploi de l'acide hypoazotique. — de nitrate, acide de mercure.
G. Procédés Chateau.	— du bisulfure de calcium. — de l'acide phosphorique sirupeux. — du chlorure de zinc sirupeux. — d'acide sulfurique. — du nitrate acide de mercure, employé séparément et conjointement avec l'acide sulfurique. — du bichlorure d'étain fumant. — du gaz chlore.
H. Procédé Massie.	— de l'acide azotique.
I. Procédé Sacc.	Réactifs divers.
J. Procédé Brullé.	Emploi du réactif suivant :

Azotate d'argent . . . .   25 grammes
Alcool à 90° 1000   —
Faites dissoudre.

Pour faire l'essai d'une huile avec ce réactif, on opère de la manière suivante : dans un tube à essai, on verse 10 c³ de l'huile à essayer avec 5 c³ de la solution alcoolique de nitrate d'argent ; on laisse environ 1/2 heure au bain-marie ; on observe ensuite la teinte des huiles :

L'*huile d'olives pure* conserve sa transparence et 'prend une teinte d'un beau vert-pré.

L'*arachide pure* prend une teinte brun rougeâtre.

Le *sésame* prend une coloration de rhum très foncé en couleur.

Le *colza* devient noir puis vert sale.

Le *lin* prend une teinte rougeâtre foncé.

Le *coton* devient noir.

L'*œillette* devient noir verdâtre.

La *caméline* devient noire ; au jour, en inclinant le tube, elle présente une teinte rouge brique.

13° *Recherche des résines, huiles de résine et hydrocarbures.*

14° *Analyse quantitative.* — On a proposé à cet égard divers procédés :

A. Procédé Cailletet (Procédé au brome. — Procédé des grammes).
B. Détermination de l'indice d'iode (Hübl).
C. Dosage des acides gras fixes (Hehner).
D. Dosage des acides gras volatils (Reichert, Meissl).
E. Détermination de l'indice d'acétyle (Ulzer et Bénédict).
F. Détermination de l'indice saponique (Kœltstorfer).
G. Détermination du point de fusion et de solidification des acides gras
H. Dosage des acides gras libres (procédé Burstym modifié par Carpentin).

Ne pouvant pas donner à l'essai des huiles tous les développements que comporte un pareil sujet, nous renvoyons les lecteurs aux ouvrages mentionnés à la note 1.

Etude particulière. — **Huile d'amandes douces.** — Retirée des semences de l'*Amygdalus communis* (Rosacées), variétés *dulcis* et *amara*, qui contiennent environ de 45 à 50 0/0 d'huile.

______

(1) 1° *Dictionnaire des falsifications de Baudrimont* qui contient des renseignements très précis et dans lequel on trouve notamment : A. un tableau dressé par M. Fr. Chatin, tableau qui est une récapitulation méthodique des procédés physiques et chimiques destinés à la détermination spécifique des diverses huiles grasses du commerce. B. Des tableaux des propriétés physiques des huiles grasses. C. Des tableaux des procédés chimiques pour l'essai de ces huiles, d'après les méthodes données par les divers expérimentateurs. E. La nomenclature des traités spéciaux écrits sur les falsifications des huiles : Malepeyre, *Manuel du fabricant d'huiles.* Fr. Chatin, *Essai des huiles.* Massie, *Etude sur les huiles grasses.*

2° Documents sur les falsifications alimentaires du laboratoire municipal de Paris.

3° *Chimie analytique des matières grasses* de M. Ferdinand Jean.

4° *Les matières grasses* de M. G. Beauvisage.

Composition. — D'après Braconnot, elle contient : oléine 76 0/0, margarine 24 0/0.

Propriétés. — Très fluide, presque inodore, jaune clair, d'une saveur douce et agréable, soluble en toutes proportions dans l'éther et le sulfure de carbone, l'alcool n'en dissout que le 1/25 de son poids. Densité 0,917 à + 15° ; se solidifie entre — 20° et — 25°.

Altérations. — Elle rancit très rapidement, ce qui oblige à la renouveler fréquemment ; de plus elle a une odeur prussique, qui se manifeste surtout dans les huiles extraites des amandes amères.

Falsifications. — Elle est falsifiée avec l'huile de sésame et l'huile d'œillette. La recherche de la pureté et des falsifications de l'huile d'amandes douces se fait à l'aide de la méthode générale employée pour l'essai des huiles.

L'huile d'amandes douces a une densité de 0,917 ; l'huile d'œillette 0,925 ; l'huile de sésame 0,922.

L'huile d'œillette se solidifie à — 18° ; l'huile de sésame à — 5°.

Avec le réactif Poutet l'huile d'amandes douces pure se solidifie en moins de 3 heures.

1/20 d'huile d'œillette retarde cette solidification de   10 minutes
1/10.   67   —
1/5. . . . .   6 heures   12   —
1/2. 10   —   40   —

Avec l'acide sulfurique :

L'huile d'amandes douces s'échauffe de . . . .   53°,5
— de sésame s'échauffe de. . . . .   68°
— d'œillette s'échauffe de . . . .   75°

Huile de laurier. — Retirée des baies ou fruit du laurier *Laurus nobilis* (Laurinées).

Composition. — Formée principalement d'une matière grasse appelée *Lauro-stéarine*. Cette matière, étudiée par Marsson, cristallise en aiguilles soyeuses, incolores, insipides, fondant à 45°. Elle est insoluble dans l'eau, peu soluble dans l'alcool froid, très soluble dans l'alcool bouillant et dans l'éther. Par l'action des alcalis, elle se saponifie et se dédouble en glycérine et en acide laurostéarique, $C^{12}H^{24}O^2$.

Elle contient en outre de l'oléine, un principe cristallisé en prismes blancs, incolore, insoluble dans l'eau et dans les alcalis, peu soluble dans l'alcool et dans l'éther, volatilisable sans décomposition par la chaleur, appelé *Laurine*, découvert par Bonastre en 1824. Elle contient enfin une huile essentielle, épaisse, jaune-verdâtre, faiblement acide.

Traitée par la potasse, elle donne : de l'acide laurique ; un carbure d'hydrogène, ayant pour formule $C^{10} H^{16}$, bouillant à 164°, offrant une odeur de térébenthine, ayant pour densité 0,908 et dextrogyre ; un carbure d'hydrogène ayant pour formule $C^{15} H^{24}$, bouillant à 250°, de densité 0,925 et dextrogyre.

Propriétés. — L'huile de laurier est verte, d'une consistance d'huile figée, d'une odeur forte et aromatique. Elle se liquéfie vers 38° en donnant un liquide d'un vert foncé.

Falsifications. — Elle a été remplacée par des mélanges de corps gras colorés par des sels de cuivre ou par du curcuma et de l'indigo. Pour reconnaître ces fraudes, on emploie les procédés suivants :

1er *Moyen.* — Incinérer une petite quantité d'huile de laurier, et dans le résidu de l'incinération il est facile de constater la présence des sels de cuivre au moyen de l'ammoniaque (précipité bleu), au moyen du ferrocyanure de potassium (précipité couleur grenat).

2e *Moyen.* — Faire bouillir l'huile de laurier avec de l'eau ; cette eau se colorera en jaune, s'il y a du curcuma, et ne se colorera pas si le produit est pur.

3e *Moyen.* — Traiter dans une capsule de porcelaine 2 grammes d'huile de laurier avec un peu d'ammoniaque ; la couleur verte de l'huile se transformera en brun, si l'huile est colorée artificiellement avec le curcuma ; la couleur verte de l'huile ne sera pas changée, si l'huile n'est pas colorée artificiellement.

Usages. — L'huile de laurier ne s'emploie qu'à l'extérieur. Il ne faut pas la confondre avec la pommade de laurier, appelée aussi onguent de laurier, qui est un médicament moins actif et très différent.

Huile d'olives. — Retirée des fruits de l'olivier (*Olea europœa*) et préparée dans le midi de la France, en Espagne, en Corse, en Italie et en Grèce. Elle est contenue, non dans l'amande, mais dans le péricarpe du fruit.

Sortes commerciales. — Cette huile ne se prépare pas dans les pharmacies. Dans l'industrie et dans le commerce, on en distingue plusieurs variétés, d'après leurs modes d'extraction :

Huile vierge, surfine ou de première expression. — Retirée à froid des olives fraîches et mûres, elle est jaune-verdâtre, rancit très difficilement et est très recherchée pour le graissage des rouages d'horlogerie.

Huile comestible. — C'est l'huile de deuxième pression obtenue généralement à chaud. Elle est jaune et rancit plus facilement que la première.

Huiles transparentes ou huiles à brûler. — Ce sont des huiles de qualité secondaire, non comestibles, clarifiées par le repos et qui servent à l'éclairage, au graissage des machines, à la fabrication des savons de choix.

Huiles sous-claires. — Provenant de la partie intermédiaire entre les huiles précédentes et la couche supérieure réellement lampante.

Huiles tournantes. — On appelle ainsi des huiles spéciales, jouissant de la propriété de se dissoudre entièrement dans une lessive alcaline. Elles deviennent acides avec le temps ; de là, le nom de tournantes. Elles sont retirées des olives qui ont fermenté et servent au lavage des laines et à la teinture du coton en rouge d'Andrinople.

Huiles à fabrique. — Ce sont des huiles de qualité inférieure employées troubles au sortir du pressoir, sans clarification préalable et que l'on emploie pour la fabrication des savons.

Huiles de ressence. — Ce sont les huiles extraites du marc par le lavage. Elles sont vertes, d'une odeur prononcée, siccatives, très pâteuses et employées seulement pour la fabrication des savons.

Huiles raffinées. — Ces huiles, préparées à Naples, résultent de l'épuration au four des fonds d'huile d'olive. Elles sont grisâtres, pâteuses, répandent une odeur de vinaigre et sont siccatives.

Huiles de pulpes. — Elles sont vertes et ont une odeur désagréable.

Composition. — Elle contient environ 72 0/0 d'oléine, 28 0/0 de palmitine et une petite quantité de stéarine et d'un corps gras particulier, dont l'acide paraît être l'acide arachique ; enfin on y a signalé la présence de la cholestérine.

Propriétés. — L'huile d'olives pure est jaune ou verdâtre, suivant le degré de maturation des fruits, très fluide, odeur faible et agréable, saveur douce, insoluble dans l'eau, peu soluble dans l'alcool, très soluble dans l'éther ; elle se fige au voisinage de $+ 6°$ en déposant d'abord de la palmitine ; sa densité à 12° est de 0,919, à $+ 15°$ de 0,916 ; son pouvoir conducteur pour l'électricité est 675 fois plus faible que celui des autres huiles végétales.

Exposée à l'air, elle rancit lentement sans se dessécher. Exposée à la lumière solaire, pendant un mois environ, elle se décolore entièrement ; elle est alors oxydée et présente des réactions chimiques nouvelles.

L'acide hypoazotique la solidifie, en quelques heures, en transformant son oléine en élaïdine.

Falsifications.— L'huile d'olives est falsifiée avec de l'huile de sésame, de colza, de coton, d'arachide, mais surtout avec de l'huile d'œillette, qui a une saveur douce et peu prononcée.

La recherche des falsifications se fait à l'aide de la méthode générale, sommairement indiquée plus haut :

L'huile d'olives se congèle à $+ 5°$; tandis que l'huile d'œillette ne se congèle qu'à $— 18°$; l'huile de sésame qu'à $— 5°$.

Avec le réactif Poutet, toute l'huile d'olives se solidifie après une heure et ce temps de solidification est retardé par la présence des huiles étrangères.

Avec l'acide sulfurique :

L'huile d'olives s'échauffe de . . . . 55°
—   de sésame   —   . . . . 68°
—   d'œillette   —   . . . . 75°

La différence de viscosité de l'huile d'olives et d'œillette donne lieu à un phénomène facile à constater, dit *phénomène du chapelet*. On remplit aux 2/3 ou à la moitié un flacon bouché de l'huile à essayer, on agite le flacon et on laisse reposer. Les bulles d'air, un moment introduites dans le liquide par l'agitation, remontent à la surface et y disparaissent aussitôt si l'huile d'olive est pure ; au contraire, si elle contient de l'huile d'œillette, les bulles persistent quelque temps à la surface en formant le chapelet le long de la paroi du flacon.

Dans le cas où on aura lieu de supposer la falsification avec l'huile d'œillette, qui est une des plus fréquentes, on pourra employer *l'élaïomètre de Gobley*, densimètre construit et gradué spécialement pour cette circonstance. Il est lesté de telle façon qu'à 12° 5, l'huile d'œillette affleure au bas de la tige marquée 0° et l'huile d'olive au sommet de la tige marquée 50 ; l'intervalle est divisé en 50 degrés. On doit lire le degré marqué au-dessous du ménisque d'affleurement, le doubler et la différence entre le chiffre obtenu et 100 indiquera la proportion pour 100 d'huile d'œillette ajoutée à l'huile d'olives.

Si l'essai n'est pas fait à la température de 12° 5, on devra corriger les indications de l'élaïomètre en y ajoutant 3,6 pour chaque

degré au-dessous et en retranchant 3, 6 pour chaque degré au-dessus
de + 12° 5 (Beauvisage).

Beurre de Cacao. — Extrait des semences du *Theobroma Cacao*
(Byttnériacées).

Composition. — D'après Specht et Goesmann, il contient de la
palmitine, de l'oléine et une forte proportion de stéarine.

Propriétés. — Dur, fragile, couleur jaunâtre, odeur et saveur douces et agréables, soluble dans l'alcool, l'éther, l'essence de térébenthine etc. Fond à 30° ; se solidifie à + 23°.

Falsifications. — On le falsifie avec des corps gras : moelle de
bœuf, suif de veau ; quelquefois, mais plus rarement, avec de
l'axonge, avec de la cire. Pour découvrir ces fraudes, on peut employer deux moyens :

1ᵉʳ *Moyen.* — Déterminer le point de fusion du beurre de cacao suspect. Le beurre de cacao fond à 30°, tandis que les corps gras ou la cire
que l'on y mêle fondent à un degré beaucoup plus élevé.

2ᵉ *Moyen.* — Dissoudre le beurre de cacao suspect dans l'éther : si le
produit est pur, la solution est transparente ; si le produit est additionné
de matières grasses, la solution est trouble.

Usages. — Sert à la confection des suppositoires.

Beurre de Muscades. — Retiré des semences du *Myristica mos-
chata* (Myristacées).

Composition. — Il est formé de myristine (glycéride neutre, cris-
tallin, d'un aspect nacré qui, par l'action des alcalis, se saponifie en
donnant de la glycérine et de l'acide myristique) ; d'oléine, de butyrine, d'une huile essentielle incolore, fluide, dextrogyre, formée
d'après Gladstone, d'un mélange de carbures d'hydrogène $C^{10}H^{16}$ et
d'une essence oxygénée.

Propriétés. — Corps ferme, très aromatique, couleur jaune, quelquefois marbré de stries rouges, d'une densité voisine de celle de
l'eau. On le trouve ordinairement, dans le commerce, sous forme de
pains rectangulaires plus ou moins volumineux, recouverts de feuille
de roseau. Il est soluble dans l'éther, moins soluble dans l'alcool,
insoluble dans l'eau.

Falsifications. — On le falsifie avec d'autres corps gras, colorés en
jaune au moyen du curcuma.

Pour découvrir cette fraude, on fait bouillir 10 grammes de beurre
suspect avec 50 grammes d'alcool à 50°, on filtre après refroidisse-

ment ; la solution est incolore, si le beurre de muscade est pur ; la solution est jaune si le beurre de muscade est coloré par le curcuma.

On imite quelquefois le beurre de muscade avec du blanc de baleine, aromatisé avec l'huile volatile de muscade, et coloré avec le safran. Un pareil mélange se reconnaît à son insolubilité dans l'alcool froid.

Usages. — Entre dans le baume Nerval.

II. — Etude des corps gras d'origine animale usités en pharmacie.

Nomenclature. — Les principaux corps gras, d'origine animale, usités en pharmacie comme excipients sont : les suifs de mouton, de bœuf, de veau ; la graisse de porc ou axonge ; le beurre.

Suifs. — *Préparation*. — Les suifs se préparent par le procédé général rapporté au Codex, p. 437.

Les suifs de mouton, de bœuf, sont séparés par fusion. On chauffe le tissu adipeux, qui les renferme, jusqu'à ce que la masse soit complètement fondue et claire. On passe à travers un linge serré, on agite modérément le corps gras fondu jusqu'à ce que, étant encore demi-liquide, il soit devenu blanc et opaque. On obtient ainsi un produit homogène. On le coule dans de petits pots que l'on remplit entièrement et que l'on conserve dans un lieu frais.

Composition. — Ils sont composés de stéarine, environ 75 0/0 ; d'oléine, de palmitine et d'acide hircique. Cet acide auquel, d'après Chevreul, serait due l'odeur particulière du suif, semble être un mélange de plusieurs acides gras plutôt qu'un principe défini.

Propriétés. — Leurs propriétés varient selon l'espèce, l'âge, le sexe des animaux qui les ont fournis.

Variétés. — On connaît, dans le commerce, les espèces suivantes :

Suif de bœuf (de vache ou de taureau), blanc jaunâtre.

Suif de veau, blanc rosé, fond facilement entre les doigts.

Suif de mouton (de brebis, de chèvre, de bélier, de bouc), plus blanc et plus ferme que le suif de bœuf.

Suif de tripes, se retire par ébullition dans l'eau, des estomacs, des pieds, des têtes de veau, de bœuf, de mouton.

Suif de boyaux, s'obtient par le râclage des intestins des animaux. Il est blanc verdâtre, odeur forte.

Suif d'os, se retire des os broyés que l'on traite dans une chaudière contenant de l'eau bouillante. Blanc brunâtre, mou, odorant.

Le suif de mouton (qui comprend les suifs de bélier, de brebis, de boucs, de chèvres) doit seul être employé en pharmacie. Il est plus pur que celui de bœuf.

Usages. — Il entre dans la pommade de Gondret, dans l'onguent de la Mère, dans l'onguent d'Arceus etc. On ne doit pas employer en pharmacie le suif préparé par l'industrie, parce que ce suif, obtenu avec des liqueurs acides ou alcalines, retient habituellement une certaine proportion d'acides ou d'alcalis (1).

Graisse de porc, axonge ou saindoux. — La graisse de porc est extraite de la panne ou épiploon du porc (*Sus scrofas*), mammifère pachyderme.

Préparation. — Se prépare comme les suifs.

Composition. — Elle est formée par un mélange de stéarine, d'oléine et de palmitine.

Propriétés. — Solide, blanche, un peu grenue, inodore, insipide ; densité à + 15° 0,938 ; point de fusion 26 à 31° ; soluble dans l'éther, le chloroforme, les huiles fixes et volatiles, le sulfure de carbone, peu soluble dans l'alcool.

Exposée à l'air, elle absorbe l'oxygène, rancit, devient jaune, et présente alors une odeur forte et une réaction acide, qui sont dues à la production d'une petite quantité d'acides gras et volatils.

Conservation. — Pour éviter cette altération, on a proposé d'incorporer à l'axonge certains corps résineux : *Benjoin, Baume de tolu, Résine qui accompagne les bourgeons de peupliers.* On obtient ainsi l'*axonge benzoïnée* et l'*axonge populinée.*

L'axonge benzoïnée se prépare, d'après le Codex de 1884, en ajou-

---

(1) Le titrage des suifs, très important au point de vue commercial, mais sans intérêt pharmaceutique, s'opère par le procédé Dalican, décrit dans *Documents sur les falsifications des substances alimentaires du laboratoire municipal de Paris*, p. 449. Ce procédé comprend les opérations suivantes : 1° Dosage de l'humidité ; 2° Détermination du point de fusion ; 3° Recherche des impuretés ; 4° Détermination de la proportion d'acide stéarique et oléique.

On trouvera des renseignements très complets sur cette question :

1° Dans l'analyse des matières grasses publiée par Merckling, pharmacien à Hatten, analyse consignée dans le *Journal de pharmacie de Bordeaux*, années 1887-1888-1889.—2° Dans le *Dictionnaire des falsifications* de Baudrimont, article graisses animales. — 3° Voir dans le *Moniteur scientifique* de Quesneville, d'avril 1890 et dont un extrait a été rapporté *Répertoire de pharmacie* du 10 mai 1890, page 211, quelques indications sur l'emploi de l'oléo-réfractomètre de MM. Jean et Amagat pour la détermination de la pureté des suifs. — 4° *Les matières grasses* de Beauvisage, p. 255.

tant 5 grammes de teinture de benjoin par kilogramme d'axonge fondue ; on agite jusqu'à refroidissement.

L'axonge benzoïnée est blanche, légèrement aromatique ; son odeur devient même plus suave après quelques mois de préparation, et on peut la conserver dans cet état pendant près d'une année.

Elle est surtout employée pour la préparation des pommades blanches et pour la préparation de celles dans lesquelles il entre des oxydes ou des sels à réaction alcaline. On a conseillé de remplacer le benjoin par le baume de tolu, mais le Codex n'a pas adopté cette proposition.

L'axonge populinée se prépare de la manière suivante, d'après Deschamps d'Avallon :

        Axonge . . . . 3000 grammes
        Bourgeons de peuplier.   500   —
        Eau.   250   —

Chauffer au bain-marie dans une bassine étamée, jusqu'à ce que l'eau soit dissipée ; passez à travers un linge, et agitez jusqu'à refroidissement.

Cette axonge, qui résiste encore mieux que les précédentes à la rancidité a une couleur jaune verdâtre et une odeur agréable.

Bien qu'elle soit d'une bonne conservation, elle ne peut pas être employée à la préparation de toutes les pommades, notamment : pour la préparation des pommades incolores, pour celle des pommades contenant des alcalis ou des sels à réaction alcaline, parce que la matière colorante qu'elle renferme, prend une couleur jaune-orangé sous l'influence de ces corps.

L'axonge, additionnée d'un peu de matière résineuse, doit être préférée à l'axonge simplement purifiée, puisqu'elle se trouve préservée de toute altération notable, au moins pendant un temps assez long.

Altérations. — L'axonge peut présenter les altérations suivantes :
Être rance. Cette altération est facilement décelée par l'iodure de potassium ; la présence de la plus petite quantité d'acide gras volatil décompose l'iodure et met en liberté un peu d'iode qui colore toute la masse.

Contenir du cuivre, si elle a été conservée dans des vases de cuivre. Dans ce cas, elle prend une coloration verte qui devient bleue par l'addition de 1 ou 2 gouttes d'ammoniaque.

Contenir du plomb, si elle a été conservée dans des poteries vernissées au sulfure de plomb. Pour reconnaître cette altération, on incinère la graisse, on obtient des globules métalliques qui, dissous dans l'acide nitrique, donnent, après filtration et addition d'eau, un précipité blanc par l'acide sulfurique, un précipité jaune par l'iodure de potassium.

Disons en passant que l'axonge contenant du cuivre et du plomb donne naissance à des stéarates et à des oléates de cuivre et de plomb et peut devenir toxique.

Falsifications. — L'axonge subit les falsifications suivantes :

Addition d'eau. — Se reconnaît en évaporant une quantité donnée d'axonge à 105 ou 110°. La différence de poids après évaporation de l'eau indique le poids de ce liquide.

Addition de sels divers. Chlorure de sodium, plâtre, alun, borax. — Incinérer la graisse ; et dans les cendres rechercher les sels ajoutés, par les méthodes analytiques ordinaires.

Addition de fécules. — Faire digérer la graisse avec de l'eau ; laisser refroidir ; la graisse vient à la partie supérieure ; les fécules se précipitent ; on les caractérise avec la teinture d'iode, production d'iodure d'amidon.

Graisses diverses. — Se reconnaissent par l'examen des caractères physiques (goût, couleur, odeur, consistance, densité, point d'ébullition).

Beurre. — Le beurre est une matière grasse très intéressante au point de vue pharmaceutique et hygiénique.

Usages pharmaceutiques. — Le beurre est souvent employé pour la préparation des pommades ophtalmiques, parce qu'il possède un grain très fin.

Purification. — Le beurre, destiné aux usages pharmaceutiques, doit être purifié, c'est-à-dire privé du lait interposé et quelquefois du sel marin qui se trouve dans le beurre du commerce.

Pour le débarrasser de ces substances, on le malaxe, à plusieurs reprises, dans de l'eau distillée froide, jusqu'à ce que celle-ci ne soit plus troublée et ne précipite plus par le nitrate d'argent.

Les anciens pharmacologistes prescrivaient de laver le beurre à l'eau de rose avant de l'employer aux usages pharmaceutiques ; mais l'eau distillée fournit évidemment un lavage tout aussi complet.

Étude du beurre au point de vue hygiénique. — Le beurre est un corps gras naturel qu'on extrait du lait, où il se trouve en suspension à l'état de globules. L'opération qui a pour but de souder entre eux ces globules, s'appelle *barattage* et s'effectue soit sur le lait, soit plus communément sur la crème.

C'est un corps mou, onctueux, d'une couleur jaunâtre, d'une odeur et d'une saveur caractéristiques, plus léger que l'eau, presque insoluble dans l'alcool, complètement soluble dans l'éther et dans le sulfure de carbone.

Sa composition moyenne est ainsi représentée :

Eau.	12 à 15	0/0
Matière insoluble dans l'éther (lactine et caséine) .	2 à 3	0/0
Cendres.	0,10 à 0,20	0/0
Matières grasses ou glycérides (oléine, stéarine, palmitine, butyrine, caproïne et capryline).	87 à 87,50	0/0

Il peut présenter des altérations spontanées, ou des altérations provenant d'un mode de préparation vicieux, et des falsifications.

Altérations. — Conservé au delà d'un certain temps, variable suivant la saison, il rancit, devient âcre, et finit par être complètement impropre à tout usage. On prévient ou l'on retarde considérablement cette altération par la salaison ou par la fusion. Quelquefois alors le beurre contient de l'oxyde de cuivre par suite de sa fusion et de son refroidissement dans des vases de cuivre.

Falsifications. — Il peut être falsifié par des matières minérales (*borax, alun, argile, craie, plâtre*) ; par des matières organiques (*amidon, farine, pulpe de pomme de terre, acide salicylique*) ; par des matières colorantes (*rocou, safran, curcuma, dérivés azoïques*) ; par des corps gras naturels (*suif, axonge, beurre rance baratté avec de l'huile*) ; par des corps gras industriels (*margarine, beurre de margarine*).

La falsification par les matières minérales et les matières organiques est assez rare ; celle par les matières colorantes se pratique quelquefois, mais la plus fréquente de toutes est celle qui se fait par les corps gras naturels et industriels.

La cause de cette dernière falsification est certainement due à la grande extension qu'a prise depuis quelques années la fabrication de l'oléo-margarine et du beurre dit de margarine dont M. Mége-Mourriès, chimiste français, est l'inventeur.

Cette invention, à peine vulgarisée, a donné naissance à une importante branche d'industrie, qui a pris des proportions énormes dans le monde entier et principalement aux Etats-Unis, où elle est particulièrement exploitée par le Commercial Manufacturing Company.

L'oléo-margarine ou margarine se prépare en partant du suif de bœuf et voici très succinctement les principales opérations de sa fabrication :

1° Le suif haché et broyé est fondu à 60° par un chauffage à la vapeur, clarifié et abandonné à la cristallisation à 38° ; grâce au maintien de cette température la stéarine cristallise au sein de l'oléine. Ce mélange hétérogène est nommé *premier jus*.

2° Le premier jus est enfermé dans des sacs et soumis à la presse hydraulique à la température de 50°. L'oléine est ainsi séparée de la stéarine. La partie écoulée est appelée *oléo* et celle qui est restée dans les sacs *suif pressé*.

3° La troisième série d'opérations a pour but de transformer l'oléo en *margarine* et consiste à la baratter, après fusion à 45° avec du lait et une petite quantité d'huile végétale. L'oléo prend par cette opération une consistance convenable et l'arôme du beurre.

Le beurre de margarine préparé avec de bons suifs est une matière capable de rendre les plus grands services pour l'alimentation des classes pauvres. Il peut être utilisé, sans aucun danger pour l'hygiène et l'alimentation publiques, mais il doit être vendu sous son véritable nom, car sans cela l'acheteur serait trompé sur la nature de la marchandise.

La falsification du beurre naturel par le beurre artificiel est très fréquente, et elle a pris, dans ces dernières années, un tel développement que le Préfet de police de la Seine a dû prendre l'arrêté suivant :

Ordonnance concernant la mise en vente des beurres artificiels, Paris, le 13 mai 1882.

Nous, Préfet de police, vu :

Les lois des 16-24 août 1790 et 19-22 juillet 1791,

Les arrêtés des Consuls des 12 messidor an VIII et du 3 brumaire an IX,

La loi du 7 août 1850,

Celle du 10 juin 1853,

Considérant que les beurres artificiels ont été introduits dans le commerce depuis quelques années, sous le nom de margarine, beurrine, butterine ou butyrine ;

Que ces beurres artificiels sont présentés quelquefois aux acheteurs dans les mêmes conditions de forme et de couleur que les beurres véritables et qu'il importe de mettre le public en garde contre cette fraude.

Ordonnons ce qui suit :

Art. 1ᵉʳ. — La margarine et les produits similaires mis en vente, dans le ressort de la préfecture de police, devront porter, sur chaque morceau, une étiquette contenant en caractères suffisamment visibles, une indication conforme à la nature réelle du produit.

Art. 2. — Il est interdit d'introduire sur le marché de gros des Halles Centrales (pavillon n° 10) des beurres artificiels.

Art. 3. — Toute contravention à la présente ordonnance sera poursuivie devant le Tribunal de simple police, indépendamment de l'application qui pourrait être faite, le cas échéant, des dispositions de la loi du 27 mars 1851.

Art. 4. — Les maires des communes du ressort de la préfecture de police, les commissaires de police, le chef de la police, le chef de la police municipale, le chef du laboratoire municipal, l'inspecteur de la vente en gros des beurres et les agents placés sous leurs ordres, sont chargés, chacun en ce qui le concerne, d'assurer l'exécution de la présente ordonnance.

Le Préfet de police,
Camescasse.

L'analyse du beurre, en vue d'en apprécier la qualité et la pureté, se fait par des méthodes générales sur lesquelles nous ne croyons pas devoir insister (1). Nous rappelons seulement que pour être complète, l'analyse du beurre doit comprendre les opérations suivantes :

1° Dosage de l'humidité (12 à 15 0/0).

2° Dosage des matières insolubles dans l'éther (lactine et caséine) (2 à 3 0/0).

3° Dosage des cendres (recherche et détermination de leur nature) (0,10 à 0,20 0/0).

4° Dosage de la matière grasse.

5° Dosage des acides gras. Ce dosage, qui s'opère soit par le procédé Hehner, modifié par Dalican, soit par le procédé de Kœttstorfer, permet de déceler le mélange des graisses animales avec le beurre. Il résulte d'analyses nombreuses que des beurres purs donnent en moyenne 87,5 0/0 d'acides gras, tandis que les graisses animales en renferment 95,50 0/0 ; soit une différence de 8 0/0. Si donc en analysant un beurre, on trouve, pour la teneur en acides, un chiffre supérieur à 87,5, par exemple 91 0/0, soit un excès de 3,5, on doit en conclure que le beurre est falsifié, et qu'il a reçu, au

____

(1) 1° Documents sur les falsifications des substances alimentaires du laboratoire municipal de Paris. 2° *Dictionnaire des falsifications* de Baudrimont. 3° *Encyclopédie d'hygiène*, article Beurre.

maximum, une addition de $\dfrac{3,5 + 100}{8} = 43\ 0/0$ de graisse étrangère.

6° Détermination du point de solidification des acides gras.

7° Recherche des matières colorantes artificielles.

8° Recherche des matières d'origine organique (fécule, etc.).

9° Examen microscopique (1).

2° Vaseline.

Préparation et composition. — La vaseline appelée aussi *pétroléine, neutraline, piméléine, cosmoline, graisse minérale*, est un mélange d'huiles lourdes et de paraffines de pétrole, plus ou moins complètement purifiées.

Pour comprendre la composition de ce corps, il est nécessaire de présenter quelques considérations générales sur sa préparation.

Les huiles de pétrole d'Amérique, appelées huiles brutes de pétrole, sont constituées par une série de carbures forméniques que l'on peut séparer les uns des autres par distillation fractionnée et qui fournissent un certain nombre de substances aujourd'hui fort employées, telles que les éthers de pétrole, les essences de pétrole, les huiles lampantes, les huiles lourdes de pétrole, la paraffine, les goudrons, etc.

En effet, si on distille le pétrole brut liquide, on obtient successivement :

1° Des gaz et des vapeurs, difficilement condensables (propane, butane, pentane) ;

2° Des huiles légères, bouillant entre 45° et 70°. Ces huiles formées par un mélange de pentane, d'hexane et d'heptane, portent le nom d'*éther de pétrole*, employé dans les laboratoires comme dissolvant ;

3° Des huiles légères, bouillant entre 70° et 120°, constituant l'*essence de pétrole* ou *ligroïne* du commerce, qui est un mélange d'hexane, d'heptane et d'octane. Ce liquide, employé comme dissolvant dans les laboratoires, est utilisé pour l'éclairage. Mais comme, à la température ordinaire, il émet des vapeurs qui forment avec l'air

---

(1) Voir *Annales d'hygiène publique et de médecine légale*, numéro de décembre 1888. *La margarine et le beurre artificiel*, par MM. Girard et de Brevans.

Cette étude comprend une revue très complète : 1° des inconvénients qui peuvent résulter, pour l'hygiène publique, de l'emploi dans l'alimentation des beurres artificiels ; 2° des procédés physiques et chimiques employés pour déceler les fraudes du vrai beurre.

un mélange combustible (gaz Mill), il ne peut être employé qu'avec des précautions spéciales, par exemple en l'emprisonnant dans des matières poreuses (lampes à éponges) ;

4° L'huile lampante, bouillant entre 150° et 280°. Cette huile appelée *huile de pétrole rectifiée*, est formée par un mélange de nonane, de décane, d'hexadécane ;

5° L'*huile lourde de pétrole*, formée par un mélange de carbures liquides plus condensés que les précédents, et bouillant jusque vers 400°. On l'emploie pour chauffer et surtout pour lubrifier les machines ;

6° *La paraffine*, substance cireuse, cristalline, fusible entre 55° et 60°, formée par un mélange d'hydro-carbures très condensés qui se séparent de l'huile lourde de pétrole, sous forme de lamelles brillantes, quand on laisse refroidir le mélange des carbures du pétrole brut distillé entre 280° et 400° ;

7° *Des goudrons*, constituant le résidu de la distillation du pétrole brut.

Ces notions générales exposées, voyons comment on obtient la vaseline. Au lieu de distiller le pétrole, tant qu'il fournit des produits volatils, on le distille incomplètement, et on arrête l'opération, quand il reste encore dans la masse une certaine proportion d'huile lourde. On évapore lentement ce résidu jusqu'à ce qu'il ne donne plus de vapeurs âcres ; on le décolore et on le purifie par plusieurs filtrations sur du noir animal.

On obtient de cette manière un mélange formé d'huiles lourdes de pétrole et de paraffines plus ou moins complètement purifiées qui constitue la vaseline.

Caractères. — La vaseline est une substance demi-solide, amorphe, blanche ou blonde, ayant l'aspect d'un corps gras, onctueuse au toucher, transparente en couche mince, plus ou moins fluorescente, insipide, inodore ; densité 0,835 à 0,860 ; fond vers 40°, et distille à 200° environ.

Elle est insoluble dans l'eau et la glycérine, peu soluble dans l'alcool bouillant, soluble dans l'éther, surtout à chaud, le chloroforme, les huiles fixes et volatiles.

Elle est neutre et inaltérable à l'air ; inattaquable à froid par les alcalis et les acides ; non colorée par l'acide sulfurique pur. Chauffée dans une capsule de porcelaine, elle se volatilise sans répandre de vapeurs âcres et sans laisser de résidu.

Altérations. — Elle peut contenir des matières organiques et goudronneuses, qui se reconnaissent par l'action de l'acide sulfurique (coloration), et par les vapeurs qu'elles répandent, quand on la chauffe.

Falsifications. — Elle est quelquefois falsifiée :

Par des corps gras d'origine végétale ou animale. — Cette fraude se reconnaît en chauffant la vaseline avec de la soude caustique. La vaseline restera insoluble, tandis que les corps gras seront transformés en savons que l'on pourra facilement caractériser.

Avec de la cire. — On la reconnaît facilement à l'odeur et à la consistance qu'elle communique au produit. En outre, elle élève la densité de la vaseline au-dessus de 0,860, et son point de fusion au-dessus de 40°.

Avec le glycérolé d'amidon. — On reconnaît cette fraude avec l'eau iodée qui donne avec l'amidon une coloration bleue.

Usages. — A cause de sa neutralité et de son inaltérabilité, la vaseline est un excipient très fréquemment employé pour la préparation des pommades. On a cru, pendant quelque temps, qu'elle devait, dans tous les cas, remplacer les corps gras d'origine animale. Mais, une semblable généralisation était prématurée.

On a remarqué, en effet, que son inaltérabilité n'est pas aussi absolue que semble l'indiquer sa nature chimique ; que son application sur la peau est plus désagréable que celle des matières grasses ; qu'elle réduit presque aussi rapidement que l'axonge, les sels d'argent, l'oxyde de mercure ; qu'elle est beaucoup moins absorbable par la peau que les corps gras, d'où il suit qu'elle est moins propre que l'axonge à servir de véhicule pour la préparation de la plupart des pommades médicinales.

C'est ce que démontrent les expériences récentes, faites sur des animaux, par MM. Adam et Schoumacher et rapportées par M. Carles (1).

Après avoir rasé le sommet de la tête de plusieurs chiens et pris toutes les précautions possibles pour les empêcher de se lécher, ces expérimentateurs ont parallèlement enduit les parties rasées, sans frictions. avec diverses pommades ayant pour excipients l'axonge et la vaseline et contenant des sels de strychnine et d'atropine. Or, avec les pommades, ayant l'axonge pour excipient, ces médicaments ont produit leur effet particulier avec des degrés divers, tandis qu'avec les pommades à base de vaseline, il a été impossible d'observer sur

(1) *Journal de pharmacie de Bordeaux*, numéro de février 1891, p. 59.

les autres chiens la moindre action physiologique. Ces expériences, dit M. Carles, nous semblent avoir une grande importance thérapeutique et devoir engager les médecins à revenir à l'axonge lavée ou benzoïnée, qui ne rancit pas, dont l'absorption cutanée et le rôle thérapeutique ont été étudiés et établis par l'expérimentation de plusieurs générations médicales.

Quoi qu'il en soit, comme son altérabilité est moins grande que celle de l'axonge et que l'on ne cherche pas tou ours une absorption dans l'application des pommades, on s'accorde généralement à considérer la vaseline comme un excellent excipient, pouvant être employé avec avantage, et en particulier pour la préparation des pommades ophtalmiques.

3° Lanoline.

La lanoline est un corps de nature spéciale, extrait du suint de la laine de mouton (1).

Historique. — La lanoline a été connue de toute antiquité : on la trouve mentionnée dans les œuvres d'Ovide, d'Hérodote, de Pline et d'Aristophane. Sous le nom d'*œsypum*, elle figure dans la pharmacopée florentine de 1560 et dans celle de Cologne de 1627, et Nicolas Lémery, dans sa Pharmacopée universelle, année 1737, indique, à la page 124, la manière de préparer l'œsype.

D'après Liebreich, la lanoline ne serait pas un glycéride, c'est-à-dire, comme les corps gras, un éther de la glycérine, mais un *éther de la cholestérine*, tout à fait analogue à la graisse contenue dans la peau et les tissus kératiniens (corne, épidermes, ongles). Elle se trouve dans les plumes, les soies de porc, les aiguillons du hérisson et du porc-épic, les baleines, l'écaille ; mais c'est la laine et surtout celle d'Australie, qui en renferme la plus grande quantité ; de là le nom que lui a donné Liebreich, son introducteur dans la thérapeutique.

Préparation. — Pour extraire la lanoline, on lave les laines avec des solutions alcalines dans de grands appareils appelés *leviathans.* On obtient des émulsions, dont on retire la lanoline au moyen d'instruments à rotation rapide, analogues à ceux qu'on emploie pour retirer la crème du lait. On fond ensuite la matière obtenue ; on la passe dans un tissu de laine, et quand elle est froide, on y incorpore de l'eau, qui rend la lanoline blanche et douce au toucher.

(1) Le suint est une matière animale grasse qui sort du corps des moutons et qui s'attache à leur laine. — Plus une laine est fine, plus elle contient de suint ; celle des mérinos en renferme les 2/3 de son poids, les laines communes n'en contiennent environ que le 1/4 de leur poids.

Propriétés. — La lanoline purifiée est blanc-jaunâtre, neutre, soluble dans l'éther, le chloroforme, la benzine, le sulfure de carbone, insoluble dans l'alcool même chaud, et contient environ de 17 à 26 0/0 d'eau. Elle fond vers 40 à 45°.

Caractères spécifiques. — On la reconnaît aux caractères suivants :

1° Chauffée sur une lame de platine, elle se boursoufle fortement, brûle avec une flamme éclairante et doit disparaître sans laisser de résidu.

2° Chauffée vers 200° à 250° avec les bases alcalino-terreuses, elle fournit un produit, nommé *ceroïde*, qui, d'après Kotten, possède des propriétés très analogues à celles de la cire.

3° Dissoute dans l'anhydride acétique, et additionnée de quelques gouttes d'acide sulfurique, elle se colore en vert.

4° Si on dissout de la lanoline dans le chloroforme et qu'on ajoute quelques gouttes d'acide sulfurique à cette solution chloroformique, on observe une coloration rouge au contact des deux couches de liquide.

Falsifications. — Elle peut être additionnée d'une trop grande quantité d'eau, de matières minérales, de graisses, de glycérine.

La quantité d'eau contenue dans la lanoline ne doit pas dépasser 30 0/0, on la dosera par dessiccation à 110°.

Les matières minérales se reconnaîtront en incinérant la lanoline qui ne doit pas fournir plus de 0,2 0/0 de cendres.

Pour reconnaître la présence des corps gras on se base sur ce que ceux-ci sont facilement saponifiés tandis que la lanoline est difficilement saponifiable. On traite le produit par une solution alcoolique de potasse à chaud. On ajoute ensuite de l'eau ; les savons provenant de la saponification des corps gras passent en dissolution dans l'eau ; on traite cette dissolution par un acide ; les acides gras mis en liberté se séparent et on peut les recueillir et les peser.

La glycérine sera facilement décelée par un traitement par l'eau chaude qui l'entraînera. Il suffira de séparer la lanoline, d'évaporer la solution aqueuse et de caractériser la glycérine dans le résidu de l'évaporation.

Avantages. — La lanoline se signale à l'attention du médecin et du pharmacien par quelques propriétés qui paraissent devoir lui assurer une place non éphémère dans le domaine thérapeutique:

Elle absorbe facilement son poids d'eau, son poids de solutions salines concentrées, telles qu'une solution d'iodure de potassium, etc.,

etc. ; le double de son poids de glycérine, en formant un mélange homogène et stable, propriété précieuse pour l'administration des médicaments par la voie dermique.

Elle éteint facilement le mercure. Un mélange de lanoline et de mercure à parties égales peut être effectué en 10 minutes ; après une demi-heure de trituration, on ne perçoit plus, à l'aide de la loupe, aucun globule métallique. Cette propriété peut, dit M. Boymond, qui a fait une étude très remarquable sur la lanoline, servir de base à un procédé sérieux et commode d'extinction du mercure, qui pourra être substitué aux innombrables formules qui encombrent les traités de pharmacie.

Elle n'exerce pas d'action irritante sur la peau, et elle est très facilement absorbée par elle.

Elle favorise, d'une façon remarquable, l'absorption des médicaments par la peau, aussi doit-elle être, d'après les observations de Lassar, employée comme excipient des pommades destinées aux maladies de la peau.

Usages. — Elle s'emploie, en pharmacie, dans les cas suivants : pour la préparation d'un grand nombre de pommades ; pour la préparation rapide de la pommade mercurielle ; on peut la faire entrer dans la composition des masses emplastiques destinées à former des sparadraps : on l'a préconisée pour faciliter la préparation des suppositoires faits avec les extraits ; on en emploie le 1/10 de la quantité de beurre de cacao.

La lanoline étant préparée avec de la laine de moutons, on a émis, dans ces derniers temps, la crainte qu'elle contînt des bactéridies charbonneuses, pouvant provenir de la laine des moutons atteints de charbon. Fraenkel a démontré que ces craintes étaient fausses ; d'ailleurs, il faut remarquer que la bactéridie résisterait difficilement à l'action des différents traitements auxquels le suint est soumis avant d'être transformé en lanoline.

B. — Étude des formes.

Elles comprennent : les huiles médicinales ou *oléolés* ; les pommades médicinales ou *liparolés*.

1° Oléolés ou huiles médicinales.

Définition. — On appelle oléolés ou huiles médicinales des formes pharmaceutiques obtenues par l'action dissolvante des huiles sur une ou plusieurs substances médicamenteuses, de nature végétale, animale ou minérale.

Division. — On les divise en deux classes :

Huiles médicinales simples, quand elles sont préparées par l'action de l'huile sur une seule substance.

Huiles médicinales composées, quand elles sont préparées par l'action de l'huile sur plusieurs substances.

I. — Des huiles médicinales simples.

Définition. — Les huiles médicinales simples sont celles qui sont préparées par l'action de l'huile sur une seule substance.

Préparation. — Dans la préparation de ces médicaments, il faut se préoccuper : 1° du choix de l'huile ; 2° du choix des substances ; 3° du choix du mode opératoire.

Choix de l'huile. — On emploie pour la préparation des huiles médicinales : dans la plupart des cas, l'*huile d'olives*, qui se conserve longtemps sans altération dans des vases bouchés, et qui n'a pas, comme les huiles de graines, la propriété de s'épaissir à l'air ; dans quelques cas exceptionnels, l'*huile d'amandes douces*, comme dans la préparation de l'huile phosphorée.

Les huiles employées doivent être pures ; et pour s'assurer de leur pureté, on emploie les différentes méthodes d'essai que nous avons indiquées.

Choix des substances. — Les substances, destinées à la préparation des huiles médicinales simples, peuvent être tirées : *du règne végétal* ; ce sont les plus nombreuses, et on les emploie soit à l'état sec, soit à l'état frais ; *du règne animal*, les cantharides sont les seules substances, tirées du règne animal, elles servent à préparer l'huile de cantharides ; *du règne minéral*, le phosphore est la seule substance tirée du règne minéral, il sert à préparer l'huile phosphorée.

Toutes ces substances doivent être pures, bien conservées et convenablement divisées, afin de pouvoir être pénétrées plus facilemen par le liquide dissolvant.

Rapports de poids entre les substances et l'huile. — Quelles sont les proportions de véhicule et de substance que l'on emploie pour la préparation des huiles médicinales simples ?

Pour les huiles médicinales préparées : *avec des plantes sèches*, le rapport est de 1 à 10 ; c'est-à-dire qu'on emploie une partie de substance et 10 parties d'huile ; *avec des plantes fraîches*, le rapport est de 1 à 2 ; c'est-à-dire qu'on emploie 1 partie de substance pour 2 parties d'huile.

L'huile camphrée se prépare exceptionnellement en dissolvant une partie de camphre dans 9 parties d'huile.

Pour l'huile de cantharides, le rapport est de 1 à 10, c'est-à-dire qu'on emploie 1 partie de cantharides pour 10 parties d'huile.

Pour l'huile phosphorée, le rapport est de 1 à 100 (phosphore 1 p., huile d'amandes douces décolorée 95 p., éther officinal 4 p.).

Choix du mode opératoire. — Les huiles médicinales se préparent par trois procédés différents : par solution simple ; par digestion ; par coction.

	SOLUTION SIMPLE	DIGESTION	COCTION
Cas dans lesquels on l'emploie.	Elle s'emploie toutes les fois que la substance médicamenteuse est entièrement soluble dans l'huile.	Elle s'emploie pour la préparation des huiles faites avec les substances végétales sèches ; avec les substances animales.	Elle s'emploie pour la préparation des huiles faites avec des plantes fraîches.
Modes opératoires.	Divisez la substance dans l'huile et quand la dissolution est opérée, filtrez. Cette dissolution s'opère : à *froid* (huile camphrée) ; à *chaud* (huile phosphorée).	Mêler les substances avec l'huile, faire digérer le mélange dans un bain-marie couvert *pendant 2 heures pour les plantes sèches, pendant 6 heures pour l'huile de cantharides*, en agitant de temps en temps ; passer avec expression et filtrer.	Mêler les substances fraîches et contusées avec l'huile et faire bouillir le mélange sur un feu doux, jusqu'à ce que l'eau de végétation de la plante soit complètement dissipée. Retirer du feu, passer avec expression et filtrer.
Huiles préparées par ce procédé.	*Huile camphrée* Camphre râpé, 100 gr. Huile d'olives, 900 gr. *Huile de camomille camphrée* Camphre râpé, 100 gr. Huile de camomille, 900 gr. *Huile phosphorée* Phosphore blanc, 1 gr. Huile d'amandes douces décolorée, 95 gr. (1). Ether officinal, 4 gr.	*Huile de camomille* Fleurs sèches de camomille, 100 gr. Huile d'olives, 1000 gr. Préparez de même les huiles d'absinthe, rôse pâle, fenugrec, millepertuis. *Huile de cantharides* Cantharides, 100 gr. Huile d'olives, 1000 gr.	*Huile de ciguë.* Feuilles fraîches de ciguë, 1000 gr. Huile d'olives, 2000 gr. Préparez de même les huiles de belladone, jusquiame, morelle, stramoine.

(1) Pour décolorer l'huile, il faut la chauffer environ pendant 2 heures à 250°, pas au delà de cette température. L'éther, ajouté à l'huile phosphorée, a pour but d'empêcher la phosphorescence de l'huile.

Observations. — Nous venons de dire que, pour préparer les huiles médicinales avec des plantes fraîches, il était nécessaire de faire bouillir, sur un feu doux, le mélange des substances fraîches avec l'huile jusqu'à ce que l'eau de végétation de la plante soit complètement dissipée. Cette précaution est importante, parce que cette eau de végétation s'oppose au contact des matières solubles avec l'huile, et par suite à la dissolution de ces matières.

C'est ce qu'a démontré M. Labiche en 1877. Cet habile chimiste a en effet constaté que les huiles narcotiques ne contenaient pas d'alcaloïdes, quand on avait arrêté la digestion des plantes fraîches avant que l'eau qu'elles contenaient fût complètement évaporée ; c'est donc seulement après l'évaporation de toute l'eau des plantes que l'huile dissout une certaine quantité d'alcaloïdes.

A propos de la préparation des huiles faites par coction avec des plantes fraîches, il importe d'examiner la question suivante : peut-on employer des plantes sèches à la place des plantes fraîches pour la préparation des huiles médicinales faites avec des solanées vireuses ? C'est là une question intéressante à connaître, si l'on avait besoin de préparer ces huiles à un moment où on ne trouve pas de plantes fraîches nécessaires à leur préparation.

On peut parfaitement remplacer les plantes fraîches par les plantes sèches pour la préparation des huiles faites avec des solanées ; dans ce cas, on opère de la manière suivante indiquée par Huraut-Moutillard :

1° Remplacer les plantes fraîches par le quart de leur poids des mêmes plantes sèches. Exemple : si on doit employer 100 grammes de plantes fraîches, on emploiera, pour les remplacer, le quart de leur poids de substances sèches, soit 25 grammes.

2° Humecter ces plantes sèches avec 6 fois leur poids d'eau.

3° Ajouter l'huile.

4° Faire digérer le mélange à un feu doux, jusqu'à ce que l'eau ajoutée soit complètement dissipée.

Il est essentiel de chasser complètement l'eau ajoutée, eau qui remplit ici le même rôle que l'eau de végétation de la plante fraîche, et qui, comme elle, s'opposerait au contact des matières solubles avec l'huile, et par suite à la dissolution de ces matières.

M. Labiche a aussi montré que les huiles narcotiques, préparées avec des plantes sèches, humectées avec de l'eau ne contenaient pas d'alcaloïdes, quand on avait arrêté la digestion avant que l'eau ajoutée fût complètement évaporée ; que ce n'était seulement qu'après évaporation de toute l'eau que l'huile dissolvait une certaine quantité d'alcaloïdes.

M. Suin est arrivé aux mêmes constatations que M. Labiche et il a en outre donné l'explication du phénomène. Sous l'influence combinée de la vapeur d'eau et de la chaleur, une certaine quantité d'huile est saponifiée ; il se forme de l'acide oléique qui se combine aux alcaloïdes et les oléates d'alcaloïdes ainsi formés se dissolvent facilement dans l'huile.

On voit que l'eau joue un rôle important ; elle peut servir, elle sert même à augmenter l'activité thérapeutique des huiles médicinales.

M. Suin a démontré l'importance du rôle de l'eau par l'expérience suivante : il a préparé de l'huile de belladone, par digestion avec *20 gr. de belladone sèche* qui contenaient 0,087 d'atropine. L'huile obtenue renfermait 0,0435 d'atropine. Il a préparé de l'huile de belladone, par digestion avec *20 grammes de belladone humectée avec de l'eau*, qui contenaient 0,087 d'atropine (la quantité d'huile employée pour la digestion était la même que celle employée précédemment). L'huile obtenue contenait 0,058 d'atropine, c'est-à-dire 0,0145 de plus que la précédente ; elle renfermait les 2/3 de l'alcaloïde de la plante.

M. Dieterich de Halfenberg a publié en 1887, sur la préparation des huiles narcotiques, un procédé, préconisé pour la préparation de l'huile de jusquiame, mais qui pourrait être étendu à la préparation des huiles faites avec des solanées vireuses.

On sait que les sels d'alcaloïdes se dissolvent dans l'huile plus difficilement que les alcaloïdes eux-mêmes et il est probable que l'hyoscyamine se trouve dans la jusquiame, combinée à un acide végétal. M. Dieterich conseille d'ajouter une petite quantité d'ammoniaque à la poudre de jusquiame, dans le but de séparer l'hyoscyamine de l'acide avec lequel elle est combinée, et voici comment il indique d'opérer :

Ajouter à 100 p. de jusquiame pulvérisée un mélange de 36 p. d'éther, 4 p. d'ammoniaque et 10 p. d'alcool. La poudre ainsi humidifiée est tassée dans un appareil à déplacement. On attend une heure, puis on épuise complètement avec de l'éther. On mélange la solution éthérée avec 500 gr. d'huile d'olives, après quoi on enlève l'éther par distillation. L'huile de jusquiame qu'on obtient ainsi est d'un beau vert foncé, elle a une odeur très prononcée et renferme la presque totalité des alcaloïdes de la plante.

Des essais comparatifs ont montré à l'auteur que l'huile, obtenue par ce procédé, renfermait 0,158 d'alcaloïdes pour 100 gr. de jusquiame, alors que l'huile préparée par le procédé du Codex français n'en renfermait que 0 gr. 028.

Avant de terminer ce qui a rapport à la préparation des huiles faites avec les solanées vireuses, nous devons signaler certains procédés qui ont été recommandés par divers pharmacologistes, MM. Ortlieb, Pierre Vigier, Lefort.

Procédé Ortlieb. — Ce procédé consiste à prendre :

Poudre de la plante sèche.	125 grammes
Eau	25 —
Éther	25 —

On humecte la poudre avec l'eau et l'éther ; on introduit le mélange dans un appareil à déplacement, puis on lixivie avec 100 grammes d'huile d'olives. On chauffe ensuite pendant quelques instants au bain-marie, pour chasser l'éther.

On s'est demandé si les huiles, préparées par le procédé d'Ortlieb, étaient actives ; si elles renfermaient en dissolution une partie des alcaloïdes contenus dans les solanées vireuses.

La question est facile à résoudre expérimentalement ; pour s'assurer de la présence des alcaloïdes dans ces huiles, il suffit d'agiter 100 grammes de ces huiles avec de l'eau acidulée par de l'acide tartrique. La solution filtrée précipite par l'iodure double de mercure et de potassium, ce qui indique la présence des alcaloïdes.

Procédé de Pierre Vigier. — M. Vigier a proposé de remplacer les huiles des solanées, dont le dosage est peu constant, et dont la préparation ne peut se faire qu'à une seule époque de l'année, par une solution de l'alcaloïde correspondant d'après une formule analogue à la suivante :

Huile d'amandes douces	990 grammes
Acide oléique	9 —
Atropine.	1 —

Procédé de Lefort. — M. Lefort a également proposé de préparer toutes les huiles médicinales faites avec des plantes narcotiques à l'aide d'un extrait sulfo-carbonique obtenu par l'action du sulfure de carbone sur les végétaux. D'après les travaux récents de M. Lefort, le sulfure de carbone enlèverait aux végétaux tous les principes dont se chargent les corps gras.

Pour préparer les huiles médicinales rapidement, il suffit donc d'obtenir un extrait sulfo-carbonique et de dissoudre 1 gramme de cet extrait dans 200 grammes d'huile d'olives.

La méthode proposée par M. Lefort, présente-t-elle tous les avantages annoncés par son auteur? C'est là une question qui mériterait d'être étudiée.

Les procédés divers de préparation, que nous venons de signaler, n'ayant pas été encore consacrés par une sanction officielle, le pharmacien doit, jusqu'à nouvel ordre, préparer les huiles médicinales suivant les prescriptions formulées au Codex.

Composition. — La composition des huiles médicinales varie avec les substances médicamenteuses qui en forment la base ; mais, en général, elles contiennent : des essences, de la chlorophylle et d'autres principes colorants ; aussi sont-elles généralement odorantes et colorées. On y trouve aussi des matières grasses étrangères à l'huile elle-même, des résines, de petites quantités d'alcaloïdes ; en un mot, on y rencontre tous les principes dont l'huile peut se charger, c'est-à-dire les parties odorantes des végétaux, les matières huileuses et résineuses, la matière colorante verte des plantes, la partie active des cantharides, etc., etc.

Altérations. — Les huiles médicinales sont des préparations altérables qui, sous l'influence de la lumière, se décolorent peu à peu, et qui, sous l'influence de l'air, rancissent très promptement.

Conservation. — Pour les conserver, on les renferme dans des vases en grès ou en verre bien bouchés, que l'on place dans un lieu frais et autant que possible à l'abri de la lumière.

Renouvellement. — En raison de leur facile altérabilité, elles doivent être renouvelées tous les ans.

Falsifications. — Bien que rien de spécial n'ait été publié sur la falsification des huiles médicinales, il est certain cependant qu'elles peuvent être falsifiées de différentes manières : en n'employant pas la quantité voulue de substance médicamenteuse ; en substituant à la substance médicamenteuse un autre produit employé comme succédané ; en employant une substance médicamenteuse altérée ou de qualité inférieure ; en substituant à l'huile d'olives des huiles de graine (huile de sésame, de colza, de coton, d'arachide, d'œillette).

La recherche de ces falsifications étant à peu près impossible, il importe que le pharmacien prépare lui-même ces médicaments, dans l'intérêt de sa sécurité et de celle des personnes qui lui accordent leur confiance.

II. — Des huiles médicinales composées.

Définition. — Les huiles médicinales composées sont celles qui sont préparées par l'action de l'huile sur plusieurs substances médicamenteuses.

Nomenclature. — La seule huile médicinale composée, mentionnée au Codex, est le *Baume Tranquille*.

Historique. — La formule de ce baume, donnée par le P. Tranquille, Cordelier, a été souvent modifiée.

Voici celle inscrite dans les pharmacopées de Baumé et de Virey :

Feuilles fraîches de Stramoine, Morelle, Phytolacca, Belladone, Mandragore, Nicotiane, Jusquiame, Pavot blanc, Pavot noir, Persicaire.

Feuilles sèches de Romarin, Sauge, Absinthe grande et petite, Hysope, Thym, Marjolaine, Coq de jardin, Menthe.

Fleurs de Lavande, Sureau, Millepertuis.

Crapauds vivants.

Huile d'olives.

Les différents Codex publiés en 1819, 1866 ont également apporté quelques modifications à la formule primitive ; ils ont tous supprimé les crapauds vivants qui, comme le dit Beaumé, apportent peu ou point de vertus au médicament et qui inspirent, en tous cas, une grande répugnance.

La formule du Codex de 1866 était la suivante :

Feuilles fraîches de belladone, nicotiane, jusquiame,
   pavots, morelle, stramoine . . . . ââ   200 gr.
Sommités sèches de : absinthe, marjolaine, millepertuis, thym, hysope, menthe poivrée . . . . ââ   50 »
Feuilles sèches de rue, romarin, balsamite, sauge . ââ   50 »
Fleurs sèches de sureau, lavande. . . . . ââ   50 »
Huile d'olive. . . . . ââ   5000 »

Le Codex de 1884 a simplifié cette formule : il a remplacé les plantes aromatiques par les essences correspondantes fournies par ces plantes :

Feuilles fraîches de Belladone
     —   Jusquiame
     —   Morelle   } ââ 200 grammes.
     —   Nicotiane
     —   Pavot
     —   Stramoine

<table>
<tr><td>Huile essentielle d'Absinthe</td><td rowspan="7">} ââ 0 gr. 50.</td></tr>
<tr><td>—   d'Hysope</td></tr>
<tr><td>—   Marjolaine</td></tr>
<tr><td>—   Menthe</td></tr>
<tr><td>—   Rue</td></tr>
<tr><td>—   Romarin</td></tr>
<tr><td>—   Sauge</td></tr>
</table>

—   Thym

Huile d'olives   5.000 gr.

Préparation. — Contusez les plantes et mettez-les avec l'huile dans une bassine en cuivre, chauffez à un feu doux jusqu'à ce que l'eau de végétation soit entièrement dissipée, ménagez alors le feu ; et quand l'huile aura acquis une belle couleur verte, passez avec expression ; décantez après repos convenable ; ajoutez les huiles essentielles et filtrez. *Cette huile se prépare* donc, comme on le voit, par *coction.*

Lorsqu'on est obligé de préparer le baume tranquille pendant les saisons où on ne trouve pas de plantes fraîches, on peut agir, comme le conseille Hurault-Moutillard : remplacer les plantes vertes par le quart de leur poids des mêmes plantes sèches ; humecter ces plantes avec 6 fois leur poids d'eau, ajouter l'huile et faire digérer comme dans le procédé du Codex.

Caractères. — Le baume tranquille est un liquide d'un vert foncé, présentant par réfraction une couleur rougeâtre.

Composition. — Il contient : la chlorophylle, les matières grasses, les huiles volatiles des végétaux qui lui servent de base. Il contient également des alcaloïdes en dissolution, dont la présence a été pour la première fois démontrée par Valser.

Pour démontrer la présence des alcaloïdes dans le baume tranquille, on opère de la manière suivante : prendre 50 grammes de baume tranquille et les additionner de 0 gr. 50 d'acide tartrique dissous dans 40 c³ d'eau, agiter pendant un moment ; laisser reposer, filtrer sur un filtre mouillé. Le liquide filtré précipite abondamment par l'iodure double de potassium et de mercure.

Pour que le baume tranquille renferme une quantité appréciable d'alcaloïdes, il faut que la coction de plantes fraîches dans l'huile ait été poussée jusqu'à épuisement complet de l'humidité. Pourquoi ? Parce que les alcaloïdes se concentrent d'abord dans l'eau de végétation, et que, ce n'est que lorsque celle-ci est chassée, qu'ils entrent en dissolution dans l'huile. Si on poussait le feu au delà de ce terme, la proportion des alcaloïdes augmenterait sensiblement, mais le baume perdrait sa couleur verte pour prendre une couleur brune désagréable.

Altérations. — Avec le temps et sous l'influence de la lumière, le baume tranquille prend une apparence caillebotée, due à la précipitation d'une partie de la matière colorante verte des plantes (chlorophylle) ; de plus, par suite de l'altération de la chlorophylle, il prend une couleur jaunâtre, ainsi que l'a observé Save.

Conservation. — Il doit être conservé dans les flacons bouchés et à l'abri de la lumière ; ajoutons toutefois que l'altération, qui donne au baume la couleur jaunâtre, ne modifie pas ses propriétés médicinales.

Falsifications. — On vend quelquefois dans le commerce, sous le nom de Baume tranquille, une huile d'œillette ou d'olive colorée en vert, au moyen des épinards, de l'acétate de cuivre, du curcuma et de l'indigo.

Pour déceler ces falsifications, il faut opérer de la manière suivante :

A. Rechercher d'abord si le baume tranquille renferme ou ne renferme pas d'alcaloïdes. Employer pour cette recherche, le procédé indiqué plus haut.

B. Rechercher ensuite la présence de l'acétate de cuivre. Pour cela, incinérer une petite quantité de baume tranquille, traiter les cendres par l'eau distillée, acidifiée par l'acide acétique, filtrer, et rechercher dans la liqueur filtrée, la présence du cuivre à l'aide des réactif de ce corps :

1° Avec *ammoniaque*, précipité vert tendre, qui se redissout dans un excès d'AzH³, en donnant à la liqueur la coloration bleu céleste.

2° Avec le *ferrocyanure de potassium*, précipité couleur grenat de ferrocyanure de cuivre. Les liqueurs très étendues se colorent simplement en rose.

C. Rechercher enfin la présence du curcuma et de l'indigo. Pour cela on verse quelques gouttes d'une dissolution de potasse caustique dans un peu de baume tranquille et on agite ; on obtient :

Une couleur brun gris sale, tirant sur le jaune, *si le baume est coloré avec le curcuma et l'indigo.*

Une couleur blanc verdâtre, *si le baume est conforme au Codex.*

Usages. — Le baume tranquille est employé à l'extérieur contre les douleurs rhumatismales, les maux d'oreilles.

2º Pommades médicinales ou liparolés.

Définition. — On appelle pommades ou liparolés des formes pharmaceutiques de consistance molle, ayant pour excipients, soit des corps gras, soit des carbures d'hydrogène, et empruntant leurs propriétés thérapeutiques à diverses substances médicamenteuses qui y sont incorporées, dissoutes ou combinées.

Origine. — Autrefois, le mot pommade était spécialement appliqué à des préparations cosmétiques de bonne odeur, dans lesquelles on faisait entrer du suc de pomme rainette ; c'est de là du reste que vient le mot pommade (suc de pomme).

Différences avec onguents. — On confond quelquefois, dans le langage usuel, les pommades et les onguents, il y a cependant des différences entre ces deux formes pharmaceutiques : les pommades ne contiennent pas de substances résineuses ; les onguents contiennent des substances résineuses.

Choix de l'excipient. — Les corps employés pour la préparation des pommades, sont : l'axonge simple ou benzoïnée : la moelle de bœuf ; le suif de mouton ; la graisse de veau ; le beurre ; l'huile d'olives ; l'huile d'amandes douces, etc. ; la vaseline ; la lanoline.

Classification des pommades. — Les substances médicamenteuses, auxquelles les pommades doivent leurs propriétés, peuvent être : *mélangées mécaniquement à l'excipient* ; *dissoutes dans l'excipient* ; *combinées avec l'excipient* qui forme la base de la pommade ; d'où la division des pommades en trois classes :

Pommades par simple mélange. — Ce sont celles dans lesquelles la ou les substances médicamenteuses sont simplement mélangées à l'excipient, sans être dissoutes par lui ou sans être combinées avec lui.

Pommades par solution. — Ce sont celles dans lesquelles la ou les substances médicamenteuses sont dissoutes dans l'excipient, mais sans être combinées avec lui.

Pommades par combinaison chimique. — Ce sont celles dans lesquelles la ou les substances médicamenteuses sont combinées avec l'excipient.

I. — Des pommades par simple mélange.

Définition. — On donne ce nom aux pommades dans lesquelles les substances médicamenteuses sont simplement mélangées à l'excipient, par un procédé mécanique, sans être dissoutes par lui ou sans être combinées avec lui.

Préparation. — La préparation de ces pommades s'opère de la manière suivante :

1º Si la ou les substances médicamenteuses, entrant dans la pommade, sont solubles dans l'eau, l'alcool, l'éther, la glycérine, on les dissout préalablement dans une très petite quantité de liquide approprié et on les incorpore ensuite à l'excipient.

2º Si la ou les substances médicamenteuses, entrant dans la pommade sont insolubles ou peu solubles dans les dissolvants, on les pulvérise très finement, et même souvent on les porphyrise, puis on les incorpore à l'excipient.

Le mélange ou incorporation des substances médicamenteuses avec l'excipient se fait, quand on opère sur de petites quantités, à froid, dans un mortier ou sur un porphyre ; quand on opère sur de grandes quantités, on fait fondre l'excipient et quand il est en partie refroidi, on y incorpore les poudres ; on obtient, par ce procédé, avec moins de temps et de peine, un mélange plus exact. Dans ce cas, on emploiera aussi avec avantage certains appareils mécaniques, plus usités dans l'industrie que dans la pratique pharmaceutique, et parmi lesquels : les broyeuses, la machine américaine, le véloporphyre de M. Giraud, etc.

Caractères. — Au moment de leur préparation, ces pommades contiennent, à l'état de simple mélange, tous les corps qui les composent ; mais il arrive souvent que ces corps, par leur contact et aussi sous l'action oxydante de l'air, réagissent les uns sur les autres.

C'est ainsi que la pommade à l'iodure de potassium, d'abord très blanche, finit par devenir jaune, par suite de la décomposition de l'iodure de potassium et de la mise en liberté de l'iode par les acides que donne l'oxydation de la graisse. C'est encore en vertu d'une action chimique, se produisant sous l'action de l'air, que la couleur jaune de la pommade au trisulfure de potassium disparaît graduellement par suite de l'oxydation du trisulfure, qui se transforme en hyposulfite et en sulfate de potassium.

Nomenclature. — Les pommades par simple mélange, les plus usitées, mentionnées au Codex, sont :

Pommade belladonée (Codex, p. 493).

Pommade de carbonate de plomb, *ou Onguent blanc de Rhazés* (Codex, p. 493).

Pommade au chloroforme (Codex, p. 494)

N. B. La cire, qu'on ajoute, a pour but de rendre à l'axonge la consistance que le chloroforme lui a fait perdre.

Pommade de goudron (Codex, p. 497).

Pommade à l'iodure de plomb (Codex, p. 497).

Pommade au chlorure mercureux, calomel, précipité blanc (Codex, p. 497).

Pommade d'oxyde de zinc (Codex, p. 497).

Pommade d'iodure de potassium (Codex, p. 498).

N. B. Cette pommade, très blanche au moment de sa préparation, jaunit très rapidement. Pour prévenir cette altération, Mohr conséille de lui ajouter 1/100 de son poids d'hyposulfite de soude ; la préparation conserve alors sa couleur blanche.

Pommade d'iodure de potassium ioduré (Co dex, p. 498).

Pommade mercurielle à parties égales appelée aussi *Onguent mercuriel double, Onguent Napolitain* (Codex, p. 499).

Faites liquéfier l'axonge, versez-en un tiers environ dans une marmite en fonte que vous entretiendrez à une température telle que la matière reste suffisamment molle ; ajoutez le mercure peu à peu, en agitant vivement avec un pilon jusqu'à ce que tout le métal soit complètement éteint ; ajoutez alors le restant de l'axonge et remuez jusqu'à mélange parfait.

Procédés d'extinction du mercure. — L'extinction du mercure dans l'axonge récente est une opération longue et fatigante ; aussi a-t-on proposé de nombreux procédés pour rendre l'opération plus expéditive :

Division du mercure au moyen		de l'eau	(Dufilo)
—	—	— de l'huile d'amandes	(Dumesnil)
—	—	— de la pommade oxygénée	(Bertrand)
—	—	— de la chaleur	(Hernandez)
—	—	— de la graisse fondue	(Chevalier)
—	—	— de miel et jaune d'œuf	(Vivie)
—	—	— de la graisse humide	(Simonin)
—	—	— de farine de lin	(Ledoyen)
—	—	— d'axonge rance	(Desmarets
—	—	— de suif	(Calloud)
—	—	— de la cire	(Mouchon)
—	—	— de l'huile de lin	
—	—	— du beurre de cacao	
—	—	— de térébenthine	Auteurs divers.
—	—	— de styrax	
—	—	— de l'oxyde mercurique	

Division du mercure au moyen de la pommade mer- } (Thiaville)
                        curielle ancienne } (Guibourt)
—   —   — de la teinture éthérée }
                        de benjoin } (Lebeuf)
—   —   — de l'huile d'amandes }
douces et baume du Pérou } (Magnes-Lahens)
—   —   — de la vaseline   (Mounet d'Alger)
—   —   — de la lanoline   (Boymond)

Nous n'insisterons pas sur la valeur de ces divers procédés, mais nous dirons que, quelle que soit la méthode employée, on doit s'assurer que le mercure est parfaitement divisé, qu'il est éteint, que la pommade est terminée. En frottant un peu de pommade entre deux doubles de papier à filtrer, on ne doit pas apercevoir traces de globules mercuriels à l'œil nu ou à la loupe.

Caractères. — Bien préparée, la pommade mercurielle possède un aspect mat, gris foncé, sans éclat, elle ne laisse apercevoir à la loupe aucun globule métallique, lorsqu'on l'examine soit directement soit après l'avoir écrasée ou étendue sur une feuille de papier sans colle, ou sur une feuille de papier noir. Celle dans laquelle l'extinction du mercure n'est pas complète, est de couleur plus pâle et devient brillante, quand on la triture dans l'obscurité (Righini).

A quel état se trouve le mercure dans la pommade mercurielle ? D'après les recherches de Vogel, de Boullay, de Guibourt et de Soubeiran, le mercure s'y trouve à l'état métallique. Il est facile de le démontrer, en faisant l'expérience suivante pratiquée par Boullay :

Traiter 30 grammes de pommade mercurielle par de l'éther. L'éther dissout l'axonge et on obtient 15 grammes de mercure métallique. La pommade mercurielle, étant à parties égales (c'est-à-dire 30 grammes contenant 15 grammes d'axonge et 15 grammes de mercure), on voit que tout le mercure, renfermé dans la pommade, s'y trouve à l'état métallique.

Ajoutons cependant que, d'après Donavan, la pommade mercurielle renferme 1/72 de mercure à l'état d'oxyde. Mais, la proportion d'oxyde mercurique, contenue dans la pommade, est si faible que cet oxyde ne saurait être regardé comme un élément actif, aussi on peut dire que tout le mercure se trouve à l'état métallique dans la pommade.

Falsifications. — La pommade mercurielle de commerce ne contient pas toujours la proportion de mercure prescrite par le Codex ; de plus elle est souvent fraudée par de l'ardoise pulvérisée, de la plombagine, du bioxyde de manganèse, etc., etc. Pour en faire l'essai, on peut employer plusieurs moyens :

1ᵉʳ *Moyen*. — Traiter 10 grammes de pommade mercurielle par de l'éther. On doit obtenir, comme résidu, du mercure liquide dont le poids doit être environ de 5 grammes. Si le résidu est pulvérulent, on le soumet à l'analyse, pour apprécier la nature de la falsification.

2ᵉ *Moyen*. — Un moyen plus prompt, conseillé par Baudrimont, consiste à chauffer au rouge dans une cuiller de fer, un peu de la pommade à essayer. L'axonge brûle, le mercure se volatilise, et les matières étrangères, s'il en existe, forment le résidu.

3ᵉ *Moyen*. — D'après Soubeiran, on doit suspecter tout onguent mercuriel qui ne s'enfonce pas dans un mélange refroidi fait avec 4 p. d'acide sulfurique à 66° et 1 p. d'eau en poids.

4ᵉ *Moyen*. — On peut encore, d'après Baudrimont, peser comparativement et successivement, dans un petit bocal qu'on en remplit, de l'onguent pur et de l'onguent suspect. Cet essai, bien exécuté, suffit, dans la plupart des cas, pour constater si un onguent mercuriel contient bien la quantité voulue de mercure ; car l'onguent falsifié a un poids moindre que celui de l'onguent pur.

5ᵉ *Moyen*. — On peut encore essayer cette pommade par le procédé de Kremel (1) : Peser 3 grammes d'onguent mercuriel dans un petit flacon taré ; ajouter 50 cc. de solution alcoolique de potasse et chauffer au bain-marie. Au bout de peu de temps, le corps gras de la pommade est saponifié et la solution peut facilement se décanter du mercure séparé. Ce dernier est lavé quelques instants avec l'alcool, puis l'éther. Le flacon et le contenu sont séchés et pesés ; 3 gr. doivent contenir 1 gr. 50 de mercure, puisque la pommade mercurielle est à parties égales.

6ᵉ *Moyen*. — On peut enfin l'essayer par le procédé Dietrich (2) : dans un petit gobelet en verre, on met 1 gramme d'onguent mercuriel, 6 grammes d'éther, 5 grammes d'alcool et 6 à 8 gouttes d'acide chlorhydrique (*cet acide facilite la séparation du mercure et ne le dissout pas*). Pour hâter la dissolution de la graisse, on soumet à une très douce chaleur. Le gobelet est couvert avec un verre de montre et abandonné au repos jusqu'à ce que le liquide devienne clair. On sépare ce liquide du dépôt métallique ; on lave ce dépôt avec l'alcool, puis de l'éther ; on le sèche ensuite et on le pèse (1 gr. d'onguent doit contenir 0 gr. 50 de mercure).

Usages. — La pommade mercurielle s'emploie à la dose de 2 à 8 gr. progressivement, en frictions ; elle doit être employée à l'état frais,

(1) Rapporté *Pharmac. Post.*, 1889, page 227 et *American Journal of pharmacy*, juin 1889, p. 290.

(2) Rapporté dans *Helfenberg,s Annalen* et *Pharm. Centralbl.*, 1889, p. 267.

car la pommade rance détermine sur la peau des accidents locaux qu'il convient d'éviter.

Pommade mercurielle faible appelée aussi *onguent mercuriel simple*, *onguent gris* (Codex, p. 499).

Caractères. — Cette pommade est d'un gris plus pâle que la pommade mercurielle, sa densité est beaucoup moins élevée ; elle doit s'enfoncer dans l'eau ordinaire ; elle contient seulement le 1/8 de son poids de mercure. Elle est employée pour détruire différents pediculi (de la tête ou du pubis).

Pommade d'oxyde rouge de mercure, appelée aussi *pommade de Lyon* (Codex, p. 499).

Pommade à l'oxyde jaune de mercure (Codex, p. 496).

N. B. Si le médecin prescrit simplement : Pommade à l'oxyde de mercure, on doit délivrer la pommade à l'oxyde rouge. Ces pommades sont très employées dans les maladies des yeux.

Pommade du Régent (Codex, p. 500). Très employée dans les maladies des yeux.

Pommade soufrée (Codex, p. 501).

Pommade au soufre précipité (Codex, p. 500).

Ces deux pommades sont très employées dans les maladies de la peau.

Pommade stibiée appelée aussi *pommade d'Autenrieth* (Codex, p. 501).

Cette pommade est employée pour produire une éruption stibiée, dans le traitement des inflammations chroniques et rebelles du larynx, des bronches et des autres organes thoraciques ; dans celui des hydarthroses et de diverses affections chirurgicales.

Avant de terminer ce qui a rapport aux pommades par simple mélange, il est intéressant de signaler un procédé de préparation facile et rapide des pommades, devant contenir de fortes proportions d'extraits ou de sels, procédé indiqué par M. Vindevogel, pharmacien à Havré (1).

On sait combien est longue et fatigante la manipulation qui consiste à introduire dans un corps gras une quantité relativement grande d'eau ou de solution saline. Jusqu'ici, on a fait appel à toute la série des huiles pour faciliter le mélange ; mais le résultat est toujours imparfait et quelquefois nul, même en employant de l'huile en telle quantité que la pommade n'a plus la consistance voulue.

Le mélange s'opère très facilement en ajoutant 2 centigrammes de

(1) Rapporté dans le *Journal de pharmacie* d'Anvers, année 1891.

gomme adragante par gramme d'eau à incorporer. Supposons que l'on veuille préparer une pommade ainsi composée :

Axonge. . . . . 30 grammes.
Extrait de belladone.   4   —
Iodure de potassium.   4   —

On fait dissoudre l'extrait et l'iodure de potassium dans 8 grammes d'eau distillée ; on jette dans cette solution 2 × 8 c'est-à-dire 16 centigr. de gomme adragante. Lorsque le mélange est fait, on ajoute l'axonge ; et après quelques minutes de trituration, on obtient une pommade de bonne consistance, bien homogène et adhérant parfaitement au mortier.

Ce moyen réussit également très bien, en ajoutant la gomme adragante au moment où le mélange du corps gras et de la solution aqueuse est déjà commencé.

II. — Des pommades par solution.

Définition. — On appelle pommades par solution, celles dans lesquelles la substance ou les substances médicamenteuses sont dissoutes dans l'excipient, mais sans être combinées avec lui.

Analogies avec huiles médicinales. — Ces pommades ont la plus grande analogie avec les huiles médicinales ; elles se préparent par les mêmes procédés, elles ont une composition chimique semblable, elles subissent les mêmes altérations et les mêmes falsifications.

Comparons, en effet, ces deux formes pharmaceutiques :

A. *Au point de vue de leur préparation.* Comme les huiles médicinales, elles se préparent par quatre procédés : 1° par solution simple ; 2° par macération ; 3° par digestion ; 4° par coction. Ces procédés se pratiquent de la même manière et s'emploient dans les mêmes cas, pour la préparation soit des huiles médicinales, soit des pommades par solution. Nous reviendrons sur ce point plus loin.

B. *Au point de vue de leur composition.* Comme les huiles médicinales, les pommades médicinales par solution ont une composition qui varie avec les substances médicamenteuses qui en forment la base ; mais, en général, comme les huiles médicinales, elles renferment : les parties odorantes des végétaux, des matières huileuses et résineuses, la matière colorante verte des plantes (chlorophylle), la partie active des cantharides ; des alcaloïdes, etc., etc.

C. *Au point de vue de leurs altérations.* Comme les huiles médicinales, les pommades médicinales par solution sont très altérables.

Sous l'influence de la lumière, elles se décolorent peu à peu et sous l'influence de l'air, elles rancissent très promptement. Il faut donc, comme pour les huiles médicinales, prendre certaines précautions pour les conserver : les placer dans des pots bien fermés, dans un lieu frais, à l'abri de la lumière, il faut de plus les renouveler tous les ans.

D. *Au point de vue de leurs falsifications.* Comme les huiles médicinales, les pommades médicinales par solution peuvent être falsifiées de différentes manières. En n'employant pas la quantité voulue de substance médicamenteuse ; en substituant à la substance médicamenteuse un autre produit employé comme succédané ; en employant une substance médicamenteuse altérée ou de qualité inférieure ; en substituant à l'excipient habituel de ces pommades (axonge) des corps gras plus ou moins purs (suifs, etc., etc.). La recherche des falsifications des pommades étant à peu près impossible, le pharmacien doit préparer lui-même ces médicaments.

En résumé, les pommades par solution ne diffèrent des huiles médicinales que par un point : dans ces pommades, le corps dissolvant est l'axonge en général ou un corps gras d'origine animale, tandis que, dans les huiles médicinales, le corps dissolvant est l'huile d'olive en général ou un corps gras d'origine végétale.

Ces considérations générales posées, entrons dans l'étude détaillée de la préparation des pommades par solution et voyons à quelles espèces de pommades s'appliquent les divers modes de préparation usités en pharmacie.

Préparation. — Les pommades médicinales par solution se préparent par quatre procédés :

	PAR SOLUTION SIMPLE	PAR MACÉRATION	PAR DIGESTION	PAR COCTION
Cas dans lesquels on l'emploie	Elle s'emploie toutes les fois que la substance médicamenteuse est entièrement soluble dans l'excipient gras. (Axonge).	Elle s'emploie pour la préparation des pommades faites avec des substances odorantes fraîches à tissus délicats, les fleurs par exemple.	Elle s'emploie pour la préparation des pommades faites avec des substances végétales sèches ; avec des substances animales.	Elle s'emploie pour la préparation des pommades faites avec des plantes fraîches.
Modes opératoires.	Liquéfiez à une douce chaleur le ou les corps employés ; ajoutez ensuite la ou les substances médicamenteuses ; remuez jusqu'à parfaite dissolution et refroidissement complet de la pommade	Pétrir les fleurs avec le corps gras, laisser en contact pendant quelque temps, puis liquéfier le corps gras et passer avec expression. On répète deux ou trois fois ce traitement avec de nouvelles fleurs.	Mettre les substances avec le corps gras, faire digérer le mélange au bain-marie pendant un temps plus ou moins long, en agitant de temps en temps ; passer ensuite avec expression à travers une toile.	Mêler les substances fraîches avec le corps gras, faire bouillir le mélange sur un feu doux, jusqu'à ce que l'eau de végétation soit dissipée. Retirer du feu et passer avec expression (1).
Pommades préparées par ce mode	1° Pommade camphrée (Codex, p. 493). 2° Pommade phosphorée. 3° Baume Nerval (Codex, p. 492).	En parfumerie on prépare par ce procédé : 1° Pommade à la rose ; 2° Pommade au jasmin. En pharmacie on prépare par ce procédé la *pommade de concombres* (Codex, p. 495).	1° Pommade Rosat. 2° Pommade épispastique jaune (Codex, p. 496).	Pommade de laurier, appelée aussi onguent de laurier (Codex, p. 498). Pommade de bourgeons de peuplier ou onguent populeum (Codex, p. 500).

Étude spéciale. — Les principales pommades par solution, inscrites au Codex, sur lesquelles il y a lieu de présenter quelques observations, sont les suivantes :

(1) Par la coction, on dissipe l'eau de végétation, qui s'oppose au contact des matières solubles avec le corps gras et par suite à leur dissolution. Ajoutons que c'est à cette seule condition (*dissipation de l'eau de végétation*) que certains principes actifs, comme les alcaloïdes, se dissolvent.

Pommade camphrée. — 100 grammes de pommade camphrée contiennent 27,077 de camphre (*pommade préparée par solution simple*).

Il est important d'agiter la pommade jusqu'à refroidissement pour obtenir une pommade blanche et non grenue ; d'ajouter de la cire, comme le conseille le Codex, sans cela on aurait une pommade beau- comme trop molle.

Pommade ou Baume Nerval (*pommade préparée par solution simple*).

Caractères. — Cette pommade est couleur jaune brun, d'une consis- tance assez ferme et d'une odeur très aromatique, où l'on distingue principalement celles du beurre de muscade, du camphre et de l'huile volatile de romarin. Traitée par la potasse caustique, elle prend une couleur brun cannelle, caractère dû à la présence du beurre de mus- cade.

Falsifications. — Sous le nom de baume Nerval, on vend quelque- fois dans le commerce un baume ne contenant pas de beurre de muscade et fabriqué avec de l'axonge colorée en jaune par le cur- cuma. Pour reconnaître cette falsification on opère de la manière sui- vante :

Agiter 1 p. de baume Nerval fondu avec 5 p. d'alcool faible à 55° environ, on obtient : *une solution opaline*, sensiblement incolore, avec le baume Nerval bien préparé ; *une solution jaune*, passant au rouge brun par les alcalis, avec le baume Nerval coloré par le curcuma.

Usages. — Le baume Nerval est employé en frictions excitantes contre les douleurs rhumatismales, paralysies.

Pommade de concombres (*préparée par macération*). La formule de la pommade mentionnée au Codex est celle de Page, dans laquelle le baume du Pérou a été remplacé par le baume de Tolu. Cette for- mule exige la fabrication d'une quantité assez considérable de pom- made ; car pour que l'opération réussisse bien, dit M. Bourgoin, il faut opérer sur 4 kilogrammes au moins.

Pour remédier à cet inconvénient, il a été proposé différentes for- mules par MM. Pottier, Mouchon, Buron, mais les pommades prépa- rées par ces procédés sont d'un aspect un peu différent de celles faites par le procédé Page ; elles doivent donc être abandonnées.

Usages. — La pommade de concombres est employée pour adoucir la peau. Elle sert quelquefois comme excipient de pommades plus actives.

Pommade épispastique jaune (*pommade préparée par digestion*).

Caractères. — Cette pommade présente une couleur jaune citron qui passe au rouge brun au contact des alcalis. Liquéfiée, elle ne doit lais- ser aucun résidu. Chauffée, elle prend une odeur qui rappelle celle des cantharides.

Il convient de rapprocher de cette pommade deux autres pommades épispastiques, mentionnées au Codex : la pommade épispastique verte, la pommade épispastique au garou.

Pommade épispastique verte. — Elle se prépare avec :

Cantharides en poudre fine	10 grammes
Onguent populeum	280 —
Cire blanche	40 —

Faites liquéfier la cire à une douce chaleur avec l'onguent populeum ; ajoutez par petites portions la poudre de cantharides et remuez jusqu'à ce que la pommade soit en partie refroidie.

Caractères. — Elle possède l'odeur de l'onguent populeum ; triturée avec quelques gouttes de sous-acétate de plomb, elle devient jaune. Cette coloration est due à la présence d'un principe particulier contenu dans les bourgeons de peuplier qui entrent dans l'onguent populeum. Liquéfiée, elle laisse déposer de la poudre de cantharides que l'on aperçoit facilement à l'œil nu. *C'est la pommade épispastique la plus active.*

Pommade épispastique au garou. — Elle se prépare avec :

Extrait de garou	40 grammes
Axonge	900 —
Cire blanche	100 —
Alcool à 90°	90 —

Faites dissoudre l'extrait dans l'alcool, ajoutez l'axonge et la cire et chauffez modérément en agitant sans cesse jusqu'à ce que l'alcool soit évaporé. Passez à travers une toile, versez dans un pot et remuez jusqu'à ce que la pommade soit en partie refroidie.

Caractères. — Cette pommade est verte ou vert-jaunâtre, son odeur rappelle celle du garou ; sous l'influence des alcalis, elle devient jaune orange.

Les pommades épispastiques sont employées pour panser les vésicatoires, afin d'exciter une suppuration plus vive.

D'après leur ordre d'activité décroissante, elles peuvent être rangées comme suit : pommade épispastique verte ; pommade épispastique au garou ; pommade épispastique jaune.

Pommade de laurier ou onguent de laurier (*pommade préparée par coction*).

Cette pommade n'est guère employée que pour l'usage vétérinaire. A cause de la difficulté de se procurer, à toute époque de l'année, des baies de laurier récentes, on a proposé de remplacer dans la formule du Codex les feuilles et les baies par 100 grammes d'huile de laurier, que l'on fait fondre avec l'axonge à une douce chaleur ; on coule ensuite dans un pot et on agite jusqu'à refroidissement.

Pommade populeum ou onguent populeum (*pommade préparée par coction*).

Caractères. — Cette pommade a une odeur aromatique caractéristique de bourgeons de peuplier et une belle couleur verte. Triturée avec quelques gouttes de sous-acétate de plomb, elle prend une belle couleur jaune. Cette coloration jaune est due, d'après MM. Lepage et Patrouillard, à un principe particulier, contenu dans les bourgeons de peuplier.

Essai. — Cette pommade, préparée par coction et avec des feuilles fraîches de pavot, belladone, jusquiame et morelle, doit contenir des alcaloïdes, dont on décèle la présence par le procédé suivant :

Prendre 100 grammes de pommade, les triturer avec 0 gr. 50 d'acide tartrique dissous dans 40 centimètres cubes d'eau distillée. Laisser reposer, filtrer sur un filtre mouillé. Le liquide filtré précipite abondamment par l'iodure double de potassium et de mercure (Réactif de Mayer) et l'iodure cadmi-potassique (Réactif Marmé).

Falsifications. — On vend quelquefois dans le commerce, sous le nom d'onguent populeum, de l'axonge colorée en vert, au moyen du curcuma et de l'indigo, ou au moyen de l'acétate de cuivre.

Comme on le voit, ces falsifications sont identiques à celles du baume tranquille ; elles se décèlent par les mêmes procédés et pour cela, on opère de la manière suivante :

A. Rechercher d'abord si la pommade suspecte renferme ou ne renferme pas d'alcaloïdes. Opérer par le procédé indiqué plus haut.

B. Rechercher ensuite la présence du curcuma et de l'indigo. Pour cela, on prend un peu de pommade que l'on met dans un flacon, on la liquéfie en chauffant le flacon au bain-marie :

Si la pommade est pure, on obtient un liquide vert transparent. Ce liquide, traité par la potasse caustique ou l'ammoniaque, restera vert après refroidissement.

Si la pommade est colorée avec du curcuma, on obtient un liquide moins transparent. Ce liquide, traité par la potasse caustique ou l'ammoniaque, prendra une couleur rouge.

C. Rechercher enfin la présence de l'acétate de cuivre. Pour cela, faire bouillir un peu de pommade avec de l'eau acidulée par l'acide azotique, filtrer et rechercher dans la solution filtrée la présence du cuivre à l'aide des réactifs de ce métal.

Avec l'ammoniaque, précipité vert tendre, qui se redissout dans un excès d'ammoniaque, en donnant à la liqueur la coloration bleu céleste.

Avec le ferrocyanure de potassium, précipité couleur grenat de ferrocyanure de cuivre (éviter un trop grand excès d'acide azotique).

Si la pommade est bien préparée ou non colorée par un sel de cuivre, elle ne donnera pas les précipités ci-dessus indiqués.

Usages. — La pommade populeum est employée comme calmante contre les hémorrhoïdes.

III. — Des pommades par combinaison chimique.

Définition. — On appelle pommades par combinaison chimique celles dans lesquelles la ou les substances médicamenteuses sont combinées avec l'excipient.

Différences avec les autres pommades. — Dans les pommades par simple mélange et dans les pommades par solution, les corps gras jouent ou le rôle d'excipient ou de dissolvant, mais ne subissent aucune altération. Dans les pommades par combinaison chimique, au contraire, les corps gras, servant d'excipient, subissent une altération plus ou moins profonde ; tantôt cette altération se manifeste au bout d'un certain délai comme dans la pommade de Gondret, tantôt au contraire elle est immédiate, comme dans les pommades nitrique et citrine.

Nomenclature. — Les pommades par combinaison chimique sont :

Pommade nitrique ou pommade oxygénée, appelée aussi graisse oxygénée d'Alyon, dont la formule ne figure plus au Codex de 1884 et qui est à peu près inusitée.

La pommade citrine appelée aussi onguent citrin.

La pommade ammoniacale de Gondret, qui, au point de vue théorique, doit être considérée comme une pommade par simple mélange et non comme une pommade par combinaison chimique.

Pommade nitrique ou pommade oxygénée.

Préparation. Acide nitrique à 1,42 . . . . 60 grammes
           Axonge. . . . . 500 —

Liquéfier l'axonge dans une capsule de porcelaine, ajouter l'acide nitrique et continuer de chauffer, en remuant constamment avec une baguette de verre, jusqu'à ce qu'il commence à se dégager des bulles de gaz nitreux. On retire du feu et on continue l'agitation. Quand la pommade est à moitié refroidie, on la coule dans des moules de papier.

Théorie de la préparation. — Au contact de l'axonge, l'acide azotique se trouve en partie réduit en acide hypoazotique, acide azoteux et bioxyde d'azote. Ces composés, réagissant sur les corps gras, transforment l'oléine en élaïdine. Il se forme en même temps de l'eau et un grand nombre d'acides organiques tels que : acide stéarique, oléique, palmitique, acétique, butyrique, valérique, subérique, carbonique, etc.

Caractères. — Récemment préparée, la pommade oxygénée est jaunâtre, d'une odeur nitreuse, elle a une consistance ferme due à l'élaïdine, et cette consistance augmente à la longue par suite de l'action de l'acide nitrique non combiné tout d'abord. Lorsque cette action est totale, la pommade blanchit peu à peu et perd ses propriétés primitives. On doit en conséquence l'employer peu de temps après sa préparation.

Usages. — La pommade nitrique a été employée contre les dartres et la gale, mais elle est aujourd'hui complètement inusitée.

Pommade citrine ou onguent citrin.

Préparation. Axonge . . . . 400 grammes
Huile d'olives. 400   —
Mercure 40   —
Acide azotique officinal 80   —

Faire dissoudre à froid le mercure dans l'acide azotique ; d'autre part faire liquéfier l'axonge dans l'huile à une douce chaleur. Quand les corps gras seront à moitié refroidis, y verser le soluté mercuriel ; agiter pour avoir un mélange exact et couler la pommade dans des moules en papier.

Théorie de la préparation. — Il y a deux phases à considérer dans les phénomènes chimiques qui se passent dans cette préparation.

1ʳᵉ PHASE. — *Réactions qui se produisent lorsqu'on fait dissoudre à froid le mercure dans l'acide azotique.*

Lorsqu'on verse le mercure dans l'acide azotique, celui-ci est immédiatement réduit. L'oxygène qu'il fournit convertit le mercure en oxydes mercureux et mercurique, qui s'unissent à l'excès d'acide. Il se dégage en même temps du bioxyde d'azote qui, au contact de l'air, se change en acide hypoazotique (hypoazotide, vapeurs nitreuses).

En résumé, quand la réaction est terminée, la solution renferme :

de l'azotate mercureux ; de l'azotate mercurique ; de l'acide nitrique libre ; du bioxyde d'azote ; de l'hypoazotide (acide hypoazotique, vapeurs nitreuses) ; un peu d'azotite mercureux très probablement.

2ᵉ Phase. — *Réactions qui se produisent quand on verse la dissolution azoto-mercurique dans le mélange des corps gras.*

Quand on verse le soluté azoto-mercurique dans les corps gras, on observe les phénomènes suivants :

A. Solidification de l'oléine qui se transforme en un composé isomérique, l'élaïdine. La transformation isomérique de l'oléine en élaïdine, observée pour la première fois par Poutet de Marseille, a été tour à tour attribuée au nitrate mercurique et au nitrate mercureux ; mais M. Félix Boudet a démontré, par des expériences précises, que ces sels étaient sans action, et que cette transformation s'opérait surtout par l'acide hypoazotique (anhydride hypoazotique, vapeurs nitreuses) contenu dans le mélange.

B. Saponification d'une partie de l'élaïdine formée, et par suite transformation de cette élaïdine en glycérine et en acide élaïdique isomère avec l'acide oléique. L'acide élaïdique, ainsi formé, se combine au mercure pour donner de l'élaïdate de mercure.

C. Formation d'acides gras inférieurs ; dégagement d'acide carbonique et formation d'eau, l'acide nitrique, soit libre, soit combiné, continuant à réagir sur les graisses.

D. Réduction lente des nitrates de mercure, par l'action du bioxyde d'azote et de l'acide carbonique formés, et transformation de ces nitrates en sous-sels de mercure, principalement en *turbith nitreux* (sous-azotate mercureux) qui donne en partie à la pommade sa coloration jaune.

E. Formation d'une petite quantité de matière jaunâtre, de nature organique, sans doute un composé nitré, soluble dans l'alcool.

En résumé, au moment de sa préparation, la pommade citrine est formée :

1º De corps gras non altérés.
2º D'acide nitrique.
3º D'azotate mercureux et mercurique.
4º D'azotite de mercure en petite quantité.
5º D'élaïdate de mercure en petite quantité.
6º De turbith nitreux, qui lui donne sa coloration jaune.
7º D'une petite quantité de matière colorante jaune, qui lui donne sa coloration jaune.

8° De quelques corps, mal connus, dérivant des corps gras par oxydation.

9° D'élaïdine, qui lui communique sa consistance ferme.

Caractères. — La pommade citrine se présente en tablettes légèrement jaunes à la surface et d'un jaune citron à l'intérieur. Mais, à mesure qu'elle vieillit, cette couleur disparaît peu à peu, par suite des phénomènes qui s'accomplissent, phénomènes qui peuvent être ainsi résumés :

Les corps gras poursuivent leur action réductrice et transforment les azotates mercuriels en turbith nitreux. Le turbith nitreux est décomposé à son tour ; la pommade blanchit peu à peu ; enfin elle devient grise par suite de la réduction de l'oxyde de mercure en mercure métallique. Arrivée à ce terme, et même dès qu'elle a perdu sa couleur jaune caractéristique, la pommade citrine cesse d'être propre à l'usage médical et doit être rejetée.

L'action réductrice exercée sur la pommade citrine est surtout rapide, lorsqu'on additionne la pommade d'un corps gras nouveau ou d'une huile essentielle. Laudet de Bordeaux a observé qu'en mélangeant de la pommade citrine avec du cérat et de l'essence de rose, il se formait des globules mercuriels, et que le mélange ne contenait plus d'azotate de mercure.

Bien des modifications ont été proposées pour empêcher ou pour retarder cette altération, qui s'effectue lentement avec dégagement de bioxyde d'azote, et aussi d'azote, d'après une observation de Félix Boudet.

Van Mons a conseillé de mélanger la pommade oxygénée avec de la pommade mercurielle ; mais, par ce moyen, on obtient un médicament qui n'a pas la même composition que l'onguent citrin.

Thomson a proposé de substituer à l'axonge, qui était employée seule autrefois dans la préparation de la pommade citrine, un mélange d'huile d'olive et d'axonge. Cette modification, qui a été adoptée par le Codex de 1884, donne un produit d'une meilleure conservation et d'un emploi plus commode.

Falsification. — On substitue quelquefois à la pommade citrine la pommade oxygénée, qui a une couleur analogue, mais qui ne contient pas de mercure. Pour reconnaître cette substitution on emploie les moyens suivants :

MODE OPÉRATOIRE	POMMADE CITRINE	POMMADE OXYGÉNÉE
Frotter une pièce d'argent décapée avec l'onguent suspect.	Sera noircie	Ne sera pas noircie.
Frotter une pièce de cuivre décapée avec l'onguent suspect.	Sera blanchie	Ne sera pas blanchie.
Verser une goutte d'ammoniaque sur l'onguent suspect.	Sera noirci	Ne sera pas noirci.
Traiter l'onguent suspect à chaud par l'eau distillée aiguisée d'acide nitrique, filtrer la solution et rechercher le mercure à l'aide de ses réactifs.	Donnera les réactions du mercure.	Ne donnera pas les réactions du mercure.

Recherche du mercure par le procédé Bobierre. — On peut enfin employer, pour déceler la présence du mercure et même pour doser ce métal, le procédé indiqué par M. Bobierre, procédé exact, simple, d'une exécution rapide, et fondé sur l'action réductrice de l'essence de citron sur les sels oxygénés de mercure :

Prendre 4 ou 5 grammes de pommade que l'on fait fondre dans un tube à une douce chaleur, on ajoute dans la masse une petite proportion d'essence de citron et on agite. L'onguent devient gris par suite de la réduction de l'azotate de mercure, et il se forme du mercure métallique. On traite alors, à plusieurs reprises l'onguent fondu avec trois fois son volume d'éther ou de sulfure de carbone qui dissolvent le corps gras, et le mercure reste comme résidu. Ce mercure peut être pesé et reconnu par les procédés analytiques ordinaires.

Conservation. — La pommade citrine doit être conservée à l'abri de la lumière.

Usages. — Elle est employée en frictions contre les dartres et surtout contre la gale. A trop forte dose, et c'est là un point intéressant à retenir, elle occasionne la salivation dite *salivation mercurielle.*

Pommade de Gondret appelée aussi pommade ammoniacale.

Préparation. — Suif de mouton . . . . 10 gr.
             Axonge . . . . 10 »
             Ammoniaque liquide du commerce . . . 20 »

Faire liquéfier le suif et l'axonge dans un flacon à large ouverture bouché à l'émeri. Quand le mélange sera en partie refroidi, ajouter l'ammoniaque. Agiter vivement en plongeant le flacon à plusieurs reprises dans l'eau, pour hâter le refroidissement.

Pour bien réussir la pommade de Gondret, il faut prendre deux précautions indispensables : employer de l'ammoniaque qui n'ait pas une densité supérieure à 0,92, c'est-à-dire ayant la densité de l'ammoniaque liquide du commerce, densité qui est de 0,925 ; n'ajouter l'ammoniaque que lorsque le mélange est en partie refroidi.

Observation. — Au moment de sa préparation, la pommade de Gondret renferme à l'état de simple mélange avec les corps gras la presque totalité de l'ammoniaque ; peu à peu, celle-ci réagit sur les corps gras, en formant un savon ammoniacal, qui ne produit plus ni vésication ni rubéfaction. Cette pommade ne doit donc être préparée qu'au moment du besoin.

Au point de vue théorique, la pommade de Gondret *récente*, qui seule doit être employée en pharmacie, doit être considérée comme une *pommade par simple mélange*. Quant à la pommade de Gondret *ancienne*, que l'on ne doit pas employer, puisqu'elle ne produit ni vésication, ni rubéfaction, elle doit être considérée comme une *pommade par combinaison chimique*.

Usages. — La pommade de Gondret sert à obtenir une vésication rapide pour les applications médicamenteuses par la méthode endermique ; elle est également employée comme rubéfiant.

Absorption cutanée des substances incorporées dans les pommades. — Avant de terminer l'étude des pommades, il est intéressant d'examiner une question très importante, qui a fait l'objet de nombreuses controverses et études, question relative à l'absorption cutanée des substances solides incorporées ou combinées avec les corps gras.

Lorsqu'on emploie une pommade quelconque préparée par simple mélange, par solution ou par combinaison chimique, on se propose souvent de faire pénétrer les médicaments dans l'économie en les mettant en contact avec la peau recouverte de son épiderme, et en profitant de la faculté absorbante de cette membrane.

Les médicaments, ainsi appliqués sur la peau, pénètrent-ils dans l'économie ?

L'absorption cutanée des substances médicamenteuses incorporées dans les corps gras a fait l'objet de nombreux travaux, parmi lesquels nous citerons ceux de Roussin, de Rabuteau, de Gubler, de Kœbner, de Lassar, de Herbig, de Adam et Schoumacher, de Guinard et Bouret.

Jusqu'ici les auteurs ont émis des opinions plus ou moins contradictoires sur la question de savoir si les substances médicamenteuses incorporées dans les corps gras étaient facilement absorbées par la peau ; ils sont également divisés, lorsqu'il s'agit de déterminer quel est des trois excipients usuellement employés (axonge, vaseline, lanoline) celui qui favorise davantage l'absorption.

Gubler arrive à la conclusion suivante (1) :

La peau, dont l'épiderme a été aminci ou enlevé, absorbe facilement les liquides et les substances incorporées à des corps gras.

Donc, d'après Gubler, pour que les pommades soient absorbées par la peau, il faut que l'épiderme de cette peau ait été aminci. On peut amincir l'épiderme au moyen de frictions énergiques qui font tomber les couches superficielles ; au moyen de lavages au savon qui enlève les matières grasses ; au moyen de lotions à l'acide acétique qui ramollit l'épiderme et le rend plus perméable.

MM. Adam et Schoumacher ont conclu de leurs expériences faites sur le chien que l'absorption des pommades faites avec l'axonge est réelle, mais très faible, tandis qu'elle est absolument nulle pour les pommades faites avec de la vaseline si la peau est intacte.

MM. Guinard et Bouret tirent les conclusions suivantes de leurs remarquables expériences (2), relativement à l'absorption par la peau intacte :

1° La peau intacte n'absorbe pas les substances incorporées dans les corps gras, ou, si elle les absorbe, ce n'est que très lentement, en proportions infinitésimales et seulement dans les régions velues ;

2° L'axonge, la lanoline et la vaseline ne présentent aucune diffé-

----

(1) Cours de thérapeutique fait à la Faculté de Médecine de Paris et publié en 1880.

(2) Guinard et Bouret, Absorption cutanée des substances médicamenteuses incorporées dans la lanoline, l'axonge et la vaseline. *Lyon médical*, 6, 13, 20 septembre 1891 (rapporté *Répertoire de Pharmacie*, 10 octobre 1891, p. 471).

rence, aucun avantage au point de vue de la pénétration des médicaments à travers l'épiderme intact.

MM. Guinard et Bouret ont ensuite recherché quel était l'excipient
qui cédait le plus rapidement la substance médicamenteuse incorporée à sa masse, lorsqu'une pommade était appliquée sur la peau
dépourvue de son épiderme ou sur une muqueuse ou sur une plaie,
c'est-à-dire sur une surface capable d'absorption. Voici leurs conclusions à ce sujet :

Sur les surfaces absorbantes (peau privée d'épiderme, muqueuse,
etc.) les trois excipients ne cèdent pas également vite les substances
qui leur sont incorporées : c'est la vaseline qui les abandonne le plus
rapidement ; la lanoline vient en deuxième ligne ; l'axonge occupe le
troisième rang. Toutefois l'axonge prend la place de la lanoline et
vice versa, si la surface absorbante est imprégnée d'eau, au lieu
d'être imprégnée de liquides organiques.

Ces auteurs formulent ensuite les propositions suivantes très importantes au point de vue thérapeutique :

1° Si l'on applique une pommade sur une surface absorbante dans
le but de faire absorber par le derme la substance active contenue
dans la pommade, c'est avec la vaseline que cette pommade devra
être préparée ;

2° Si au contraire on veut se borner à agir localement sur la surface, c'est avec l'axonge que cette pommade doit être préparée ;

3° Toutefois, quand il s'agira d'obtenir une action locale en surface rapide et énergique, une action parasiticide par exemple, c'est
encore avec la vaseline que la pommade devra être préparée.

§ 2. — Formes à base de corps gras et de résines.

A. — Résines.

Définition. — On donne le nom de résines à des composés ter-
naires peu oxygénés, riches en carbone et en hydrogène, caractérisés
par les propriétés suivantes :

Substances ordinairement amorphes, rarement cristallisées, insolubles dans l'eau, solubles dans l'alcool, l'éther, les essences, les
huiles fixes, fondant à une température peu élevée, non volatiles et
se décomposant par l'action de la chaleur ; mauvaises conductrices
de l'électricité. Quelques-unes se comportent comme des acides faibles ; elles rougissent le tournesol et donnent, avec les alcalis et

d'autres oxydes métalliques, des combinaisons insolubles auxquelles on a donné le nom de *résinates* ou de *savons de résine*. Les solutions de ces savons dans l'eau moussent par l'agitation ; ils sont décomposés par les acides à la manière des savons ordinaires ; mais ils se distinguent de ces derniers, parce qu'ils ne sont pas précipités de leurs dissolutions par le sel marin.

Division. — On les divise généralement en un certain nombre de groupes, qui ont reçu des noms divers :

A. Résines proprement dites solides, dures au toucher. . . . . *Résines proprement dites*

B. Résines dissoutes à la faveur d'un carbure d'hydrogène ou d'une huile essentielle . . . . *Térébenthines*

C. Résines associées à de la gomme . . . . *Gommes-résines*

D. Résines contenant de l'acide benzoïque ou acide cinnamique. *Baumes*

Nomenclature et origine. — Les principales résines employées en pharmacie sont :

A. **Résines proprement dites.** — *Colophane,* colophone, arcanson, résine transparente, provenant de la distillation de diverses térébenthines des conifères.

Elémi, résine extraite de diverses espèces de Burséracées d'Amérique, de Manille, et principalement du Canarium commune.

Galipot, résine desséchée sur le tronc des pins ; elle est recueillie, en France, sur le tronc du Pinus pinaster (Conifères).

Mastic, résine retirée du Lentisque, Pistacia lentiscus (Térébinthacées-Anacardiées).

Poix Noire, provenant de la combustion imparfaite des résidus de l'exploitation de diverses térébenthines.

Poix Résine ou Résine jaune..., résidu de la distillation des térébenthines battu avec de l'eau.

Sandaraque, résine du Callitris quadrivalvis (Conifères).

Sang dragon, résine du fruit du Calamus draco (Palmiers).

Tacamahaca ou *tacamaque terreuse,* résine retirée de l'Icica heptaphylla (Térébenthacées-Bursérées).

Résines de Gaïac, de *thapsia.*

B. **Térébenthines.** — *Baume du Canada,* térébenthine liquide de l'Abies Balsamea (Conifères abiétinées).

Baume de Copahu, oléo-résine, retirée de plusieurs espèces de

Copaïfera, entre autres les Copaïfera officinalis, Guyanensis, Corriacea, Langsdorfii (Légumineuses-Cœsalpinées).

Poix de Bourgogne, Poix des Vosges, Poix jaune, térébenthine très consistante tirée par incisions de la Pesse, epicea ou faux sapin Pinus Abies (Abies Excelsa)(Conifères).

Térébenthines, retirées de diverses espèces de la famille des Conifères et des térébinthacées. — Les principales sortes sont :

A. *Térébenthine d'Alsace,* des *Vosges,* de *Strasbourg, térébenthine au citron* retirée du sapin argenté (Pinus picea) (Abies Pectinata) (Conifères). B. *Térébenthine de Bordeaux,*appelée aussi *térébenthine commune,*tirée du Pinus pinaster ou Pinus maritima (Conifères). C. *Térébenthine de Venise,* retirée du Mélèze, Pinus Larix, Larix Europœa (Conifères). E. *Térébenthine de Chio,* retirée du térébinthe (Pistacia terebinthus). (Térébinthacées-Anacardiées).

C. **Gommes-résines.** — *Asa fœtida,* gomme résine extraite des Ferula asa fœtida et F.Nartex et probablement aussi du Ferula alliacea (Ombellifères).

Bdellium d'Afrique, gomme résine produite par le Balsamodendron africanum (Térébinthacées-Burséracées).

Encens, oliban, gomme résine produite par diverses espèces de Boswelia, particulièrement le B. Carteri et B. Bau-Dajiana (Térébinthacées-Burséracées).

Euphorbe, gomme résine extraite de l'Euphorbia resinifera (Euphorbiacées).

*Galbanum,*gomme résine produite par des Ferula probablement les Ferula galbaniflua et rubicaulis (Ombellifères).

Gomme Ammoniaque, gomme résine produite par le Dorema Ammoniacum (Ombellifères).

Gomme gutte, gomme résine produite par le Garcinia Hamburii (Clusiacées).

Myrrhe, gomme résine qui découle de divers balsamodendrons et particulièrement du Balsamodendron opobalsamum (Burséracées).

Opoponax, gomme résine supposée extraite de l'Opoponax chironium (Ombellifères).

D. **Baumes.** — *Baume du Pérou noir, Baume San Salvador, Baume de Sansonate,* extrait du Myroxylon Pereirœ (Légumineuses).

Baume de Tolu, extrait du Myroxylon Toluifera (Légumineuses-Sophorées).

Benjoin, baume extrait du Styrax benzoin (Styracinées).
Styrax, baume extrait du Liquidambar orientalis (Balsamifluées).

Composition chimique. — Les substances groupées sous le nom de résines, parce qu'elles répondent à certains caractères communs (énumérés à propos de leur définition), ne forment point un groupe chimique homogène.

Les remarquables travaux du professeur Tschirch ont permis de les diviser en trois groupes répondant à une composition chimique complètement différente :

1° Les *résines à tannols*. — Elles sont formées en majeure partie d'éthers d'alcools particuliers auxquels Tschirch a donné le nom de *tannols*. Les acides éthérifiants sont des acides aromatiques dérivés soit de l'acide benzoïque soit de l'acide cinnamique.

A ce groupe appartiennent: le benjoin, le baume de tolu, le baume du Pérou, le sang-dragon, la résine d'aloès, le styrax et les gommes-résines d'ombellifères (gomme ammoniaque, galbanum, sagapenum, asa-fœtida, opoponax).

Les alcools éthérifiés dans ces résines ou tannols se rattachent à deux types distincts: les uns, *Résinols*, sont incolores et ne donnent pas les réactions des tannins ; les autres, *résinotannols*, sont colorés et donnent les réactions des tannins. On trouve des résinols dans le styrax, le benjoin, l'opoponax ; des résino-tannols dans le benjoin, le baume du Pérou, le baume de tolu, le sang-dragon, les gommes-résines d'ombellifères.

Les acides sont principalement : l'acide *benzoïque*, dans le baume du Pérou, le baume de Tolu, le benjoin de Siam, le sang-dragon ; l'acide *benzoylacétique*, dans le sang-dragon ; l'acide *salicylique*, dans la gomme ammoniaque ; l'acide *cinnamique* dans le baume de Tolu, le baume du Pérou, le styrax ; l'acide β *phényl-hydracrylique*, dans le sang-dragon ; l'acide *férulique*, dans l'asa-fœtida ; l'acide *ombellique* et son anhydride l'*ombelliférone* dans l'asa-fœtida, le galbanum, le sagapenum.

2° Les *résines à résènes*. — Leur caractère résineux est produit par des substances complètement indifférentes résistant aux alcalis, de nature chimique indéterminée et auxquelles Tschirch a donné le non de *Résènes*.

A ce groupe appartiennent : les résines des Burseracées (oliban, myrrhe, élémi, bdellium, tacamaque, mastic) et les résines des Dipterocarpées (Dammar, baume de gurgun).

3° Les *résines à acides résinoliques*. — Elles contiennent des résènes comme celles du groupe précédent, mais, en plus, des acides particuliers voisins de la série terpenique et nommés par Tschirch, *acides résinoliques*. Les résines de ce groupe ne contiennent jamais d'éthers.

Nous trouvons dans ce groupe : les résines des conifères, la résine d'agaric et les résines des Cesalpiniées (Copahu).

Nous ne croyons pas devoir insister sur l'histoire de ces résines, gommes-résines, baumes, térébenthines, dont l'étude appartient au cours de matière médicale ; nous avons tenu seulement à rappeler l'origine et la composition chimique de ces divers corps, qui entrent dans la composition de quelques-unes des formes pharmaceutiques, appartenant au 6ᵉ groupe de notre classification, formes que nous allons examiner en suivant l'ordre indiqué au commencement de ce chapitre.

B. — Onguents et emplâtres résineux.

Division. — Lorsqu'on mélange, dans des proportions plus ou moins considérables, des corps gras et des résines, on obtient deux grandes classes de formes pharmaceutiques :

1° Les onguents ; 2° les emplâtres-onguents ou emplâtres-résineux.

Rapports et différences. — Ces deux classes présentent entre elles des rapports et des différences, résumés dans le tableau suivant :

ONGUENTS	EMPLATRES-ONGUENTS appelés aussi EMPLATRES RÉSINEUX
Définition. — Médicaments pour l'usage externe, de consistance molle, composés de corps gras et de résines et souvent de cire.	Médicaments pour l'usage externe, composés de corps gras de résines et de cire, ayant une consistance dite *emplastique* plus ferme que celle des onguents, consistance qu'ils doivent à la forte proportion de résine et de cire qu'ils renferment.
Aspect et propriétés. — Consistance molle. Non adhésifs. Se fluidifient par la chaleur du corps et coulent.	Consistance emplastique plus ferme que celle des onguents. Adhésifs. Se ramollissent, sans couler, à la chaleur du corps en conservant la forme qu'on leur a donnée.
Composition. — Formés par un mélange de corps gras et de résines et souvent de cire.	Formés par un mélange de corps gras et de résines et de cire, mais contenant une plus forte proportion de résine et de cire que les onguents.
Préparation. — Se préparent en suivant les règles générales suivantes :	Se préparent en suivant les règles générales suivantes :
1° Faire fondre ensemble les substances grasses et résineuses ; on fait toutefois fondre séparément les matières dont l'onguent est composé, lorsqu'elles présentent des degrés de fusibilité très différents.	1° Même règle que pour la préparation des onguents.
2° Passer les matières fondues à travers un linge pour séparer les impuretés, et agiter la masse avec un bistortier, jusqu'à parfait refroidissement.	2° Même règle que pour la préparation des onguents.
3° Quand il entre dans la composition de l'onguent des substances odorantes ou volatiles (comme la térébenthine, le camphre, les huiles essentielles), on ne les ajoute qu'à la fin.	3° Même règle que pour la préparation des onguents.

ONGUENTS	EMPLATRES-ONGUENTS appelés aussi EMPLATRES RÉSINEUX
4° Quand on doit incorporer une poudre à un onguent, il faut qu'elle soit très fine, et triturée ou porphyrisée préalablement avec un peu d'huile.	4° Même règle que pour la préparation des onguents.

5° Toutes les matières, qui entrent dans un emplâtre, étant mélangées, on laisse refroidir cet emplâtre en grande partie, puis on le malaxe avec les mains mouillées sur une table également mouillée : on le divise ensuite en cylindres plus ou moins gros que l'on nomme *magdaléons*.

Quand un emplâtre contient beaucoup de matières solubles dans l'eau, soit extractives, soit salines, on le malaxe moins longtemps, en employant la plus petite quantité d'eau possible ou en la remplaçant par de l'huile.

Enfin, quand l'emplâtre est terminé, on le roule en magdaléons que l'on enveloppe dans du papier. Quelques emplâtres étant sujets à moisir, on doit, pour les préserver de cette moisissure, frotter leur surface avec un peu d'huile de lin, qui se dessèche en formant un vernis préservateur.

Matières actives contenues dans les préparations. — Dans la composition des onguents, les matières actives sont : La térébenthine et les substances résineuses.

L'huile ou les autres corps gras, qu'on y ajoute, n'ont d'autre effet

Le mélange des corps gras et résineux, qui forme les onguents-emplâtres, constitue :

1° Soit un mélange possédant une action propre, comme dans l'emplâtre agglutinatif et dans l'emplâtre fétide ;

ONGUENTS	EMPLATRES-ONGUENTS appelés aussi EMPLATRES RÉSINEUX

que de donner à la substance résineuse la consistance requise pour qu'elle puisse être appliquée au pansement (Soubeiran).

2° Soit un simple excipient inactif propre à recevoir la matière active et à la fixer sur un point quelconque du corps, comme dans l'emplâtre d'acétate de cuivre et dans l'emplâtre vésicatoire ; et alors, tout mélange emplastique sera bon, quelle que soit sa nature, pourvu qu'il ait une consistance convenable.

Disons, en passant, que toutes les matières qui font partie de l'excipient ne concourent pas également à lui donner de la solidité. Les résines sèches, qui se ramollissent par la seule chaleur de la main, donnent peu de consistance. Les résines ou les gommes-résines, qui contiennent de l'huile volatile, ramollissent plutôt qu'elles ne solidifient la composition ; mais l'huile essentielle sert de liant aux différents principes résineux et rend la masse plus agglutinative.

La cire contribue à donner beaucoup de consistance aux mélanges emplastiques.

Les emplâtres résineux sont employés dans les cas suivants :

1° Comme agglutinatifs, pour tenir réunis les bords des plaies ;

2° Comme résolutifs, pour fondre certaines tumeurs ou hâter la suppuration des tumeurs indolentes ;

3° Comme excipients à des matières plus actives qui sont len-

Usages. — Les onguents, très en honneur dans l'antiquité, s'emploient surtout aujourd'hui dans les cas suivants :

1° Pour le pansement des plaies ou des ulcères qui ont besoin d'être stimulés pour arriver à la cicatrisation ;

2° En applications sur les ulcères secs qui ne suppurent pas, sur les

ONGUENTS	EMPLATRES-ONGUENTS appelés aussi EMPLATRES RÉSINEUX.
ulcères sanieux, sanguinolents et putrides, sur les ulcères calleux et scrofuleux.	tement absorbées par la peau, par exemple la ciguë, la belladone, les cantharides.

ulcères sanieux, sanguinolents et putrides, sur les ulcères calleux et scrofuleux.

3° A l'imitation d'Ambroise Paré, on les applique encore sur des abcès ouverts pour hâter la suppuration.

4° Quelques-uns d'entre eux, après avoir été suffisamment ramollis, sont injectés dans les trajets fistuleux.

Nomenclature. — **Onguent dit d'Althea** (Codex, page 466).

Employé comme topique nerval, résolutif, adoucissant, ramollissant les tumeurs (Virey).

Onguent d'Arcœus appelé aussi baume d'Arcœus (Codex, page 467).

Employé comme cicatrisant antiseptique, nerval, résolutif dans les meurtrissures ; il consolide les tendons et les aponévroses et résiste à la gangrène (Virey).

Onguent Basilicum (Codex, p. 467) appelé aussi tetrapharmacum.

Cet onguent basilicum de βασιλευς (Roi ou Royal à cause de sa vertu) appelé aussi tetrapharmacum (τετρα quatre et φαρμακη drogue) est très suppuratif sur les plaies, les ulcères ; il mûrit et digère les ulcères (Virey).

tement absorbées par la peau, par exemple la ciguë, la belladone, les cantharides.

Emplâtre de ciguë (Codex, page 395).

Employé comme résolutif, comme fondant des tumeurs squirrheuses, des scrofules, des loupes. Il est aussi usité comme anticancéreux.

Emplâtre d'extrait de ciguë (Codex, p. 397).

Cet emplâtre est très actif et ne doit être délivré que sur prescription spéciale du médecin.

On prépare de la même manière les emplâtres faits avec les extraits de : belladone (semences), digitale (alcoolique), opium, stramoine (semences), etc., etc.

Emplâtre du Pauvre homme (Codex, p. 399), appelé aussi papier goudronné.

Employé contre les douleurs.

ONGUENTS	EMPLATRES-ONGUENTS appelés aussi EMPLATRES RÉSINEUX.
Onguent digestif simple (Codex, p. 468). **Onguent digestif animé** (Codex, 1866).	**Emplâtre de poix de Bourgogne** (Codex, p. 399). Employé contre les douleurs internes de la poitrine et les toux rebelles (1). **Emplâtre vésicatoire** (Codex, page 401). Cet emplâtre sera étendu, au moment du besoin, en couches minces et uniformes sur du sparadrap diachylon, en se conformant aux dimensions indiquées par le médecin. Le *vésicatoire camphré* se prépare en couvrant la surface du vésicatoire d'une couche mince de camphre pulvérisé ou de camphre dissous dans l'éther.
Onguent digestif mercuriel (Codex, 1866). Ces trois derniers onguents sont peu employés aujourd'hui. **Onguent styrax** (Codex, p. 469). Employé comme stimulant des ulcères indolents.	

(1) Les médecins prescrivent quelquefois de saupoudrer les écussons faits avec l'emplâtre de poix de Bourgogne avec le tartre stibié.

Pour préparer les écussons on se contente, en général, de répandre le tartre stibié sur la surface de l'écusson ; aussi arrive-t-il très souvent que, rendu chez le malade, l'écusson a perdu son émétique.

Il vaut mieux agir comme suit : Promener à la surface de l'écusson, en frottant légèrement, l'émétique délayé avec une petite quantité d'essence de térébenthine ou de citron qui ramollit un peu la surface emplastique.

Comme l'emplâtre de poix de Bourgogne, l'emplâtre de poix de Bourgogne stibié est employé, appliqué sur le sternum ou entre les deux épaules, contre les douleurs internes de la poitrine, les toux rebelles.

§ 3. — Formes à base de savons.

Définition. — Nous avons dit que lorsqu'on soumet les corps gras à l'action d'un oxyde métallique, il se produit une saponification de ces corps gras, c'est-à-dire que ces corps, qui sont des éthers de la glycérine, se dédoublent : en glycérine ; en acides stéarique, margarique, oléique, palmitique etc.

Les acides gras, ainsi mis en liberté, se combinent avec l'oxyde métallique, pour former des sels auxquels on a donné le nom générique *de savons.*

Division des savons.— Les savons employés en pharmacie peuvent être divisés, suivant leur nature chimique, de la manière suivante :

1° Savons alcalins, à base de potasse ou de soude ;

2° Savons de plomb ou emplâtres proprement dits ;

3° Savons de mercure ;

4° Savons d'alcaloïdes (combinaison d'acides gras et d'alcaloïdes).

I. — Savons alcalins.

Quoique le Codex de 1884 ne mentionne comme savons médicinaux que le savon amygdalin et le savon animal, les savons alcalins employés en pharmacie sont :

A. Des savons de soude ou savons durs comprenant :

1° Le savon blanc préparé avec l'huile d'olives ;

2° Le savon amygdalin préparé avec l'huile d'amandes douces ;

3° Le savon animal préparé avec la graisse de veau.

B. Des savons de potasse ou savons mous.

C. Un savon mixte de potasse et de soude ou savon d'Unna.

1° **Savon blanc.** — *Préparation.* — Le savon blanc est un savon dur, obtenu industriellement, en chauffant à l'ébullition un mélange d'huile d'olives et de lessive de soude caustique.

Composition et propriétés. — Ce savon est un mélange *d'oléate et de palmitate de sodium,* soluble dans l'eau, l'alcool et l'éther, insoluble dans les dissolutions de carbonates alcalins, de chlorure de sodium, de sel ammoniac, de sulfate de sodium, etc. Il est facilement décomposé par la chaleur et les acides, et il contient environ 45 0/0 d'eau.

Il est souvent mélangé avec un savon ferrugineux qu'on lui ajoute au moment de sa solidification, et qui lui communique une marbrure particulière. On désigne ce mélange de savon blanc et de savon ferrugineux sous le nom de *savon de Marseille*.

Le savon de Marseille (mélange de savon blanc et de savon ferrugineux) contient environ 34 0/0 d'eau ; il est complètement soluble dans l'eau, mais incomplètement soluble dans l'alcool et l'éther, car le savon ferrugineux, qu'il renferme, n'est pas soluble dans ces deux derniers véhicules.

Usages. — Il sert à préparer les **savons de pétrole** :

Ces savons sont employés, depuis quelque temps, pour le traitement de la gale ; ils ont été préconisés par M. le Dʳ Constantin Paul et par M. le Dʳ Vergely.

Préparation. — Leur préparation repose sur l'observation suivante faite par M. Livache, ingénieur des mines : Lorsqu'on dissout à chaud une certaine quantité de pétrole dans l'alcool mélissique, on obtient une dissolution qui, ajoutée à une solution aqueuse de savon, donne un produit liquide, homogène et stable ; c'est, comme le fait remarquer M. Livache, un moyen pratique de faire entrer le pétrole en dissolution dans l'eau.

Se fondant sur ce fait M. Emery, interne en pharmacie des hôpitaux de Paris, a donné un procédé pratique pour la préparation des savons de pétrole. Il emploie pour cette préparation de la cire d'abeille qui contient de l'alcool mélissique éthérifié *Myricine* ou *éther mélissi-palmitique* et il adopte la formule suivante :

Pétrole.	50 parties
Cire blanche	40 —
Alcool à 90°.	50 —
Savon de Marseille	100 —

Mettre dans un matras le pétrole, la cire et l'alcool ; chauffer au bain-marie jusqu'à dissolution complète. Ajouter ensuite le savon et faire dissoudre à nouveau. Enlever le matras, agiter jusqu'à consistance crémeuse et couler dans des moules.

L'alcool n'est pas absolument nécessaire ; il ne sert qu'à faciliter la dissolution de la cire et du savon.

Composition. — Le savon, ainsi obtenu, contient environ le quart de son poids de pétrole. Il est très homogène et de consistance ferme ; il s'émulsionne bien, surtout avec de l'eau chaude.

Usages. — Des savonnages pratiqués quatre fois par jour pendant deux jours, sont généralement suffisants pour détruire l'acare de la gale et produisent moins d'irritation que les traitements ordinaires.

M. le professeur Vergely a proposé à la Société de médecine et de chirurgie de Bordeaux dans la séance du 21 juin 1889, d'apporter à la formule de M. Emery une légère modification, consistant à y ajouter du talc pour solidifier le mélange, et de l'essence d'amandes amères pour dissimuler l'odeur désagréable du pétrole. On obtient de cette manière des savons au pétrole ressemblant au savon de toilette pour la consistance et l'odeur.

Le savon blanc sert aussi à préparer certains liniments savonneux.

2° Savon amygdalin ou savon médicinal. — Ce savon se prépare par l'action de la soude caustique sur l'huile d'amandes douces.

Préparation. — Pour le préparer, on suit le procédé indiqué au Codex, page 538.

       Huile d'amande douce. . . . .   2100 grammes.
       Lessive de savonniers.   1000   —

Mettre l'huile dans un vase en faïence ou en verre ; ajouter la lessive par portions et lentement, en ayant soin d'agiter pour obtenir un mélange exact. Exposer ensuite pendant quelques jours, le vase contenant le mélange à une température de 18° à 20° et continuer d'agiter de temps en temps le mélange avec une spatule en verre, jusqu'à ce qu'il ait acquis la consistance d'une pâte molle. On la divise alors dans des moules de faïence et on la laisse se solidifier.

Observation. — Ce savon ne peut être employé, pour l'usage médical, que lorsqu'il a perdu, par un ou deux mois d'exposition à l'air, l'excès d'alcali qu'il retient après sa préparation. Lorsqu'il a perdu cet excès d'alcali, il ne possède plus de saveur caustique et ne réduit pas le calomel.

Composition et propriétés. — Le savon amygdalin, savon dur, *formé par de l'oléo-margarate de sodium, retenant une petite quantité de glycérine*, est solide, blanc, d'une saveur douce, entièrement soluble dans l'eau et dans l'alcool.

Altérations. — Il peut être altéré : par des substances métalliques (cuivre, plomb, fer), provenant des vases dans lesquels sa préparation a pu être exécutée ; par de la soude libre retenue par le savon amygdalin récemment préparé.

Falsifications. — Il peut être préparé avec une graisse animale, ce qui constitue alors une falsification, puisque le savon amygdalin doit être fait avec de l'huile d'amande douce (huile végétale).

Pour reconnaître ces altérations ou ces falsifications, on suit la méthode indiquée dans le tableau :

MÉTHODE D'ESSAI	RÉSULTAT DE L'ESSAI	NATURE DE LA PRÉPARATION	
		Pure ou conforme au Codex.	Impure ou non conforme au Codex
Délayer un peu de savon dans de l'eau et traiter cette solution. A. *Par les réactifs du cuivre* :	Pas de changement.	Pure.	
Ammoniaque. Cyanure jaune. B. *Par les réactifs de plomb.*	Coloration bleue. Précipité grenat.		Cuivre.
Hydrogène sulfuré. Iodure de potassium. C. *Par les réactifs de fer.*	Pas de changement. Précipité noir. Précipité jaune.	Pure.	Plomb.
Avec cyanure jaune. Avec tannin. Avec potasse.	Pas de changement. Précipité bleu. Précipité noir. Précipité brun rougeâtre.	Pure.	Fer.
Examiner la saveur du savon.	Saveur douce. Saveur alcaline.	Pure.	Alcali libre.
Triturer un peu de savon avec calomel.	Pas de changement. Le savon prend une teinte grise.	Pure.	Alcali libre.
Avec bichlorure de mercure.	Pas de changement. Le savon prend une coloration rouge.	Pure.	Alcali libre.
Mélanger dans un tube 1 gr. de savon avec 6 gr. d'alcool environ.	Le mélange reste fluide. Le mélange prend une consistance gélatineuse.	Pure.	Le savon est préparé avec de la graisse animale.

Usages : *1° comme médicament.* — Le savon amygdalin a des usages nombreux et variés. On l'emploie à l'*intérieur* : comme antiacide, dans les empoisonnements, et quand on n'a pas d'autre alcalin sous la main ; comme purgatif associé à quelques substances cathartiques (rhubarbe, scammonée etc.) ; comme altérant, pour résoudre les engorgements glandulaires et viscéraux, spécialement les états morbides, tels que cirrhose et oblitération des conduits biliaires, confondus sous le nom d'obstructions du foie. A l'*extérieur*, comme fondant et maturatif.

On l'emploie : *A l'état solide* (on en taille des cônes ou suppositoires qu'on introduit dans le rectum pour faciliter la défécation). *En solution dans l'eau* (que l'on administre dans le même but). *En solution alcoolique* (la teinture de savon, faite avec 1 partie de savon amygdalin et 5 parties d'alcool à 60°, sert à frictionner les régions atteintes de contusions ou de douleurs rhumatismales ; le baume Opodeldoch liquide). *Incorporé dans des masses pilulaires* (les pilules de savon, composées de savon médicinal 1 gr.7, nitrate de potasse 0 gr.05, poudre de guimauve 0 gr.2, sont employées à la dose de 1 à 25 par jour, comme fondantes, diurétiques et dialytiques). Le savon fait également partie des pilules de scille et de rhubarbe composées. Il sert également à lier les masses pilulaires friables, celles qui contiennent des résines par exemple. *Incorporé dans des masses emplastiques.* (L'emplâtre de savon dont nous aurons occasion de parler plus tard, n'est pas autre chose que de l'emplâtre simple additionné de cire blanche et de savon médicinal. Il s'emploie comme résolutif et maturatif dans les cas d'engorgements chroniques des épididymes et des ganglions lymphatiques).

2° *Comme excipient,* il sert à faire certaines préparations désignées sous le nom impropre de *savons de résines* :

Savon amygdalin. . . . .   2 P
Résine de Jalap, scammonée ou toute autre . .   1 P

Faire dissoudre dans suffisante quantité d'alcool à 80° ; filtrer la solution ; évaporer en consistance d'extrait. 0 gr. 15 de cette préparation contiennent 0,05 de résine.

3° **Savon animal.** — *Préparation.* — Le savon animal se prépare par l'action de la soude caustique sur la graisse de veau, d'après le procédé indiqué page 538 du Codex.

Graisse de veau . . . .   500 grammes
Lessive des savonniers   250   —
Eau distillée.   1000   —
Chlorure de sodium   100   —

Mettez la graisse et l'eau dans une capsule en porcelaine et chauffez. Après fusion, ajoutez la lessive par parties, en agitant continuellement.

Entretenez la chaleur et l'agitation jusqu'à ce que la saponification soit complète. Ajoutez alors le chlorure de sodium, en favorisant la dissolution par une très légère agitation.

Le savon, étant insoluble dans la dissolution de chlorure de sodium et étant plus léger que cette dissolution, se rassemblera à la surface. On le fait égoutter, on le fond à une douce chaleur et on le coule dans des moules où il se solidifiera de nouveau par le refroidissement.

Composition et propriétés. — Le savon animal est un mélange *de stéarate et de palmitate de sodium*, qui ne contient pas de glycérine. Il est plus blanc et plus dur que le savon amygdalin et comme lui il est soluble dans l'eau, l'alcool et l'éther, insoluble dans les dissolutions de carbonates alcalins, de chlorure de sodium, de sel ammoniac, etc., etc. Il est en outre facilement décomposé par la chaleur et les acides.

Usages. — Ce savon est exclusivement employé pour l'usage externe ; il sert à préparer les **saponés**.

On appelle saponés des préparations ayant pour excipient une dissolution de savon dans l'alcool et qui, ordinairement, se prennent en une gelée plus ou moins consistante par refroidissement.

Préparation. — Pour les préparer on fait dissoudre le savon dans l'alcool à la température du bain-marie ; on ajoute les autres substances, et quand la dissolution est opérée, on filtre et on laisse refroidir. C'est par ce procédé qu'on prépare :

Le saponé d'iodure de potassium :

Savon animal	60 gr.
Iodure de potassium	42 —
Essence de citron.	4 —
Alcool à 85°	500 —

Ce saponé, appelé Baume contre le goître, contient 7 0/0 d'iodure de potassium.

Le saponé à la glycérine.

Savon animal.	40 gr.
Glycérine pure	210 —
Huile d'amandes douces { en hiver	1260 —
{ en été	1680 —
Essence de thym.	4 —
— bergamotte	8 —
— rose.	2 —

Baume opodeldoch.

Savon animal râpé et desséché	120	grammes
Camphre pulvérisé.	96	—
Ammoniaque liquide du commerce. . .	40	—
Huile volatile de romarin incolore . . .	24	—
— thym incolore	8	—
Alcool à 90°.	1000	—

Bien préparé, le baume Opodeldoch a une consistance demi-solide, une transparence opaline ; il est entièrement soluble dans l'alcool et fond à la chaleur de la main.

Ce baume, qui n'est en somme qu'un alcoolé ammoniacal de savon, est d'autant plus transparent que l'on se sert d'ammoniaque et d'alcool plus concentrés.

Il perd souvent sa transparence, par suite de la formation de cristaux arborisés, qui se développent lentement au sein de la masse. Ces cristaux sont d'après Virey, du margarate de sodium ; d'après Tournal, du bimargarate de sodium ; d'après Schwrahe, du stéarate de chaux ; d'après Chevreul, un mélange de stéarate et de margarate de chaux.

Ces arborisations sont recherchées par quelques praticiens ; mais comme elles détruisent l'homogénéité de la masse et qu'elles ne contribuent en rien à augmenter les propriétés du remède, il est préférable d'éviter plutôt que de favoriser leur formation.

Le Codex recommande de boucher le flacon contenant le baume opodeldoch avec un bouchon en liège entouré d'une feuille d'étain. C'est là une précaution utile, destinée à empêcher la coloration de ce bouchon par l'action de l'ammoniaque et des essences.

Deschamps d'Avallon a publié de nombreuses expériences tendant à démontrer que les saponés étaient les excipients les plus convenables pour faciliter l'absorption par la peau ; malheureusement, ils ne peuvent pas être employés comme excipients pour tous les agents thérapeutiques, car il faut tenir compte de leurs propriétés chimiques. Il est possible cependant, dit M. Huguet, d'en généraliser l'emploi en ajoutant quelquefois une très petite quantité d'huile dans le saponé.

4° **Savons de potasse.** — Ils se préparent dans l'industrie ; ils sont d'une consistance molle et peuvent servir comme excipient à la préparation de certains médicaments d'un usage analogue à celui des pommades.

Parmi ceux-ci nous citerons :

Le savon mercuriel d'Yvon, qui se prépare de la manière suivante :

Savon mou noir ou blanc aussi neutre que possible . .   1000 gr.
Mercure . . . .   1000 —
Opérer comme avec l'axonge.

Pendant la préparation, le savon restant en contact avec l'air par toutes ses parties, perd l'excès d'alcali caustique qu'il peut renfermer. L'extinction de mercure se fait d'une manière tout aussi parfaite qu'avec l'axonge et beaucoup plus rapidement.

Cette préparation se conserve très longtemps sans altération ; elle ne se ramollit pas sous l'action de la chaleur ; à 80°, elle est aussi ferme qu'à la température ordinaire, ce qui permet de l'employer avec avantage dans les pays chauds. Appliquée sur la peau, elle n'exerce aucune action locale irritante ; l'absorption du mercure se fait très bien et un simple lavage à l'eau froide suffit pour l'enlever et nettoyer le lieu d'application.

Le savon au calomel proposé par M. de Watrazewski. Il se prépare en mélangeant le calomel à la vapeur avec un savon de potasse dans la proportion soit de 1 pour 2, soit de 1 pour 3 ; on l'emploie en frictions pratiquées comme celles faites avec l'onguent mercuriel, à la dose pour une friction quotidienne de 2 à 3 grammes contenant 0 gr. 50, 0 gr. 75 à 1 gramme de calomel.

5° Savon mixte de potasse et de soude ou savon d'Unna. Unna, professeur à Hambourg, a proposé, depuis quelques années, l'emploi du savon comme excipient d'un très grand nombre de médicaments ; il pense que c'est un des meilleurs excipients que l'on puisse employer, à la condition qu'il soit composé suivant certaines règles. Il recommande la formule suivante :

Moelle de bœuf. . . . .   59 gr. 3
Huile d'olive. 7, 4
Lessive de soude. 22, 2
Lessive de potasse 11, 1

Ce savon contient un excès de matière grasse ; il en résulte qu'il ne dessèche pas la peau comme le fait un savon neutre. La potasse le rend plus actif que les savons à base exclusivement sodique, car cet alcali exerce sur la couche cornée de l'épiderme une action dissolvante plus énergique que celle de la soude.

On peut incorporer à ce savon la plupart des médicaments : ichthyol, acide salicylique, oxyde de zinc, etc., etc.

Usages. — On peut, suivant l'effet que l'on veut obtenir : enlever le savon aussitôt après son application, ou faire une friction avec le linge sec ; ou enfin laisser la mousse se sécher à la surface des téguments.

En terminant cette énumération des savons alcalins médicinaux, nous mentionnerons les divers savons sulfureux, les savons phéniqués, au thymol, sulfo-phénique, au goudron, prophylactique, anti-herpétiques etc., préparés en grand par M. Mollard et qui sont assez usités.

II. — Savons de plomb ou emplâtres.

Définition. — On appelle emplâtres proprement dits ou emplâtres des médicaments externes, constitués par un savon plombique additionné de diverses substances médicamenteuses, corps gras, résines, gommes-résines, cires, essence, camphre, sels métalliques, mercure, etc., etc.

Préparation. — Dans la préparation de ces médicaments, il faut tenir compte :

1º Du choix des matières grasses ;

2º Du choix de l'oxyde de plomb.

} Destinés à la préparation du savon plombique.

3º Du mode de saponification employé pour obtenir la combinaison de l'oxyde de plomb avec les acides gras ;

4º Des procédés à mettre en œuvre pour opérer le mélange du savon plombique avec les substances médicamenteuses variées que l'on fait entrer dans la composition des emplâtres.

1º Choix des matières grasses. — Toutes les matières grasses ne sont pas également propres à la préparation du savon plombique, formant la base des emplâtres.

D'après les expériences consignées dans un mémoire lu à la Société de pharmacie par M. Henry, il résulte : qu'avec l'huile blanche (huile d'œillette), la combinaison s'effectue assez bien, mais que le savon plombique obtenu est moins blanc qu'avec l'huile d'olives ; qu'il se dessèche à sa surface et qu'il devient cassant ; qu'avec l'huile de ricin, on obtient au bout de quatre heures d'ébullition, un savon plombique solide, mais qui n'est pas aussi blanc que celui préparé avec l'huile d'olives ; qu'avec l'axonge, on obtient un produit assez ferme, mais plus visqueux que celui formé par l'huile d'olives ; qu'avec les huiles mucilagineuses ou rendues telles artificiellement, on ne peut obtenir que des savons ou emplâtres peu consistants.

De ses expériences M. Henry tire la conclusion suivante : l'huile d'olives mérite la préférence sur toutes les autres matières grasses pour la confection des savons plombiques formant la base des emplâtres ; elle donne, avec facilité, un emplâtre peu coloré, d'une bonne consistance, à la condition toutefois d'employer une huile pure.

2° **Choix de l'oxyde de plomb.** — Tous les oxydes de plomb ne sont pas également propres à la préparation du savon plombique, formant la base des emplâtres, ainsi que cela résulte des expériences d'Henry et de celles de Soubeiran.

Le *Massicot* PbO, oxyde de plomb non fondu, ne donne, d'après Henry, qu'une masse emplastique sans consistance, sans doute en raison de son état d'agrégation, dit M. Bourgoin. Toutefois, Soubeiran a reconnu, qu'au bout d'un temps assez long et en employant du massicot exempt de substances étrangères, on pouvait obtenir un produit aussi bon qu'avec la litharge.

Le *minium, oxyde rouge de plomb*, formé par la combinaison du protoxyde de plomb avec l'acide plombique et ayant pour formule Pb^3O^4, donne un emplâtre peu consistant, même après cinq ou six heures de chauffe. C'est pourquoi, dans les formules où il entre du minium, on y fait entrer aussi de la cire, afin de donner à la combinaison une consistance suffisante, consistance que le minium seul est incapable de lui communiquer.

La *céruse* ou *carbonate de plomb*, que l'on pourrait employer pour la préparation du savon plombique, ne saponifie les corps gras qu'à la condition de perdre son acide carbonique. Elle ne peut du reste donner un bon emplâtre que si elle est pure. Elle doit être essayée avec soin, car on sait que cette matière est souvent *altérée* : par du fer et du cuivre, provenant des appareils et outils qui ont servi à sa fabrication ; par des matières terreuses, dues aux eaux plus ou moins impures que l'on emploie dans le cours de sa préparation. Qu'elle est souvent *falsifiée* par l'addition de sulfate de plomb ; de carbonate et de sulfate de baryte ; de carbonate et de sulfate de chaux ; de porcelaine pulvérisée.

La *litharge* PbO, oxyde de plomb fondu, est de tous les oxydes de plomb, le plus convenable pour la préparation des savons plombiques, formant la base des emplâtres.

Choix de la litharge. — La litharge se présente dans le commerce sous trois variétés : litharge d'Allemagne ou de Hambourg ; litharge de France ; litharge anglaise. Ces litharges commerciales contiennent très fréquemment des substances étrangères, provenant de la fabrication : oxydes de cuivre, de fer, d'antimoine, de la silice, du carbonate de plomb et du plomb métallique.

Il est très important pour le pharmacien de pouvoir reconnaître la présence de ces matières, car, suivant qu'elles sont en plus ou moins grande quantité dans la litharge, elles changent, d'une manière notable, ses propriétés.

Les litharges, qui ne contiennent que de faibles proportions d'oxyde de fer ou de cuivre, fournissent un emplâtre blanc et de bonne consistance. La litharge anglaise, qui ne contient que peu ou point d'oxyde de fer et de cuivre, est préférée pour la préparation des emplâtres ; elle donne un emplâtre blanc ayant la consistance et le liant que l'on recherche.

Les litharges, qui contiennent au contraire des quantités notables d'oxydes, donnent des emplâtres grenus et colorés dépourvus du liant et de la consistance recherchés. C'est ce que produit la litharge de Hambourg, qui renferme des oxydes étrangers et de la silice, qui se combinent mal et restent interposés au milieu de la masse.

Essai. — La pureté d'une litharge, destinée à la préparation des emplâtres, peut être constatée à l'aide de deux méthodes : méthode empirique, méthode chimique.

Essai par la méthode empirique. — La méthode empirique d'essai (procédé simple et excellent) consiste à prendre un peu de litharge que l'on fait servir à la préparation d'une petite dose de savon plombique. Si le savon obtenu (savon qui n'est, comme nous le verrons plus tard, que de l'emplâtre simple) est blanc et de bonne consistance, la litharge peut être considérée comme assez pure pour pouvoir être employée à la confection du savon plombique devant servir de base aux emplâtres.

Essai par la méthode chimique. — La litharge peut *être altérée* : par des oxydes de fer, de cuivre, d'antimoine, de la silice, du carbonate de plomb et du plomb métallique, provenant de la fabrication même de la litharge. Elle peut être *falsifiée* par du sulfate de baryte ou de la brique pilée.

L'essai chimique de la litharge, qui comprend la recherche de ces altérations et de ces falsifications, s'opère de la manière suivante :

A. — Traiter 1 gramme de litharge par 5 grammes d'acide azotique étendu de 7 à 8 fois son poids d'eau distillée.

Il se produit une effervescence, s'il y a des carbonates.

B. — Évaporer la liqueur à siccité, afin de chasser l'excès d'acide azotique, et reprendre par l'eau distillée.

Il y aura : *ou une solution complète* (cette solution complète contiendra, à l'état d'azotates solubles, le plomb, le fer et le cuivre, s'il en existait dans la litharge essayée) ; *ou une solution incomplète* (le résidu pourra contenir de la silice, de la brique pilée, du sulfate de baryte ou de l'oxyde d'antimoine).

C. — Traiter la solution par de l'acide sulfurique. Le plomb sera précipité à l'état de sulfate de plomb. On filtre pour séparer le sulfate de plomb insoluble.

D. — La solution, débarrassée du plomb, sera divisée en plusieurs parties, et traitée successivement par l'ammoniaque et le cyanure jaune.

α. — Elle donne avec l'ammoniaque un précipité brun-jaunâtre.
Avec le cyanure jaune, un précipité de bleu de Prusse.

> La litharge contient de l'oxyde de fer.

β. — Elle donne avec l'ammoniaque, une coloration bleue.
Avec le cyanure jaune, un précipité brun chocolat.

> La litharge contient de l'oxyde de cuivre.

E. — Le résidu, provenant de la décomposition incomplète de la litharge dans l'acide azotique, est traité à l'ébullition par l'acide chlorhydrique faible. On obtient :

Ou une solution complète. Cette solution contiendra, à l'état de chlorure soluble l'antimoine et la baryte.

Ou une solution incomplète. Le résidu pourra contenir de la brique ou de la silice qu'il sera facile de reconnaître à leurs caractères spécifiques.

La solution filtrée sera traitée :

Par l'hydrogène sulfuré ; s'il y a un précipité rouge orangé.

> La litharge contient de l'antimoine.

Par un carbonate alcalin ; s'il y a un précipité blanc.
Par l'acide sulfurique; s'il y a un précipité blanc.
Par le chromate jaune de potasse ; s'il y a un précipité jaune serin.

> La litharge contient de la baryte.

F. — Traiter un peu de litharge suspecte par de l'acide acétique en excès. Cet acide dissoudra facilement la litharge, sans toucher au plomb métallique, que l'on retrouvera dans le résidu, dans le cas où cette litharge contiendrait du plomb métallique (Rump). Pour caractériser ce plomb, on traite le résidu, préalablement lavé, par de l'acide azotique, on obtient ainsi un azotate de plomb qui donnera tous les caractères des sels de plomb.

Après avoir choisi les matières grasses et l'oxyde de plomb destinés à la préparation du savon plombique, il faut obtenir la combinaison de l'oxyde de plomb avec les acides gras et, à cet effet, employer un mode de saponification approprié.

3° Choix du mode de saponification. — La saponification des corps gras par l'oxyde de plomb, qui a pour but d'obtenir la combinaison de l'oxyde de plomb avec les acides gras, peut s'effectuer de deux manières : avec l'intermédiaire de l'eau ou sans intermédiaire de l'eau ; de là deux sortes de saponification.

SAPONIFICATION faite avec l'intermédiaire de l'eau.	SAPONIFICATION faite sans l'intermédiaire de l'eau.
Cette saponification s'opère en chauffant, pendant assez longtemps, les corps gras avec l'oxyde métallique et de l'eau. Grâce à cette eau, la température du mélange, ne dépassant pas 100°, ne provoque aucune altération des éléments en présence.	Cette saponification s'opère en portant les corps gras à une température élevée. Quand ils fument, ce qui annonce un commencement d'altération, on ajoute peu à peu la litharge. Les emplâtres que l'on obtient dans ces conditions, diffèrent beaucoup des emplâtres obtenus par l'intermédiaire de l'eau ; en raison de l'action décomposante exercée par la chaleur sur les produits du dédoublement des matières grasses, ils acquièrent une couleur brune et portent le nom d'*emplâtres brûlés.*

Altérations des emplâtres. — La plupart des emplâtres s'altèrent à la longue ; en vieillissant ils changent de couleur, deviennent plus consistants, souvent même friables, mais, le plus ordinairement, ces changements ne se manifestent qu'à leur surface ; c'est ainsi, que dans l'emplâtre simple, l'extérieur jaunit et l'intérieur reste blanc ; dans l'emplâtre divin rouge (emplâtre d'acétate de cuivre) anciennement employé, la surface noircit et l'intérieur reste rouge.

Conservation. — Toutes ces altérations sont dues à l'action de l'air ; aussi doit-on conserver les emplâtres à l'abri du contact de cet agent.

Les emplâtres altérés peuvent-ils être réparés, c'est-à-dire rendus de nouveau propres au besoin de la chirurgie ? Voici ce que disent MM. Chevalier et Idt dans leur *Manuel du pharmacien* :

« Il n'en est pas des emplâtres comme de beaucoup de préparations pharmaceutiques, dont le plus léger changement dans les caractères physiques, indique un changement dans les propriétés médicinales ; rien n'est plus facile que de les ramener à un état convenable. Il suffit pour réparer les emplâtres de les liquéfier à une douce chaleur avec une quantité d'huile suffisante, quantité qui varie avec la dureté qu'ils présentent. Cette addition d'huile rend à l'emplâtre non seulement sa consistance première, mais elle lui conserve encore longtemps celle qu'il doit avoir. »

Classification et étude particulière. — C'est en se fondant sur le mode de saponification, employé pour obtenir le savon plombique, qui forme la base des emplâtres, que l'on a divisé ces médicaments, appelés *stéréatés* en deux grandes classes ;

1° Emplâtres préparés avec l'intermédiaire de l'eau ;

2° Emplâtres préparés sans l'intermédiaire de l'eau appelés aussi emplâtres brûlés.

§ 1. — Emplâtres préparés avec l'intermédiaire de l'eau.

Les emplâtres appartenant à cette classe peuvent se diviser en deux groupes.

1ᵉʳ Groupe. — *Emplâtre simple.* — C'est un véritable savon plombique, qui sert de base à la plupart des autres emplâtres.

2ᵉ Groupe. — *Emplâtres composés.* — Ce sont des emplâtres faits avec l'emplâtre simple, additionné de diverses substances médicamenteuses, corps gras, résines, cire, essences, camphre, sels métalliques, etc., etc.

1er Groupe. — De l'emplâtre simple. — Stéréaté simple.

Préparation. — D'après le Codex de 1884, l'emplâtre simple se prépare de la manière suivante indiquée page 400 :

Litharge pulvérisée	1000 gr.
Axonge	1000 —
Huile d'olive	1000 —
Eau	2000 —

Mettez l'axonge, l'huile d'olive et l'eau dans une bassine en cuivre, dont la capacité soit environ trois fois plus grande que le volume des matières employées. Faites liquéfier sur un feu modéré, et ajoutez la litharge, en la faisant passer à travers un tamis, en remuant avec une spatule de bois pour obtenir un mélange exact. Maintenez l'ébullition, en ayant soin de remplacer de temps en temps par de l'eau chaude, celle qui s'évapore. Agitez continuellement les matières avec la spatule, jusqu'à ce que l'oxyde de plomb ait tout à fait disparu, et que la masse ait acquis une couleur blanche uniforme et une consistance solide, ce dont on s'assure en jetant une petite quantité de la matière emplastique dans l'eau froide et en la pétrissant avec les doigts. Laissez refroidir, jusqu'à ce que la masse soit maniable, et tant qu'elle est encore chaude et molle, on la malaxe pour éliminer l'eau qu'elle retient; enfin on la roule en magdaléons.

L'étude de la préparation de l'emplâtre simple est très intéressante au point de vue pratique et au point de vue théorique.

Étude pratique. — Cette étude comprend différentes questions :

Choix des matières. — Il est très important d'employer de la litharge pulvérisée et pure pour les raisons que nous avons indiquées. On emploiera aussi, conformément au Codex, un mélange à parties égales d'axonge et d'huile. L'expérience a, en effet, démontré que l'axonge, employée seule, donne une masse emplastique visqueuse, qui adhère aux doigts quand on veut la rouler en magdaléons. L'huile d'olive, qui donne surtout naissance à de l'oléate de plomb, fait disparaître cet inconvénient ; de telle sorte que l'emploi simultané de deux corps gras fournit un emplâtre préférable à celui qui serait fait avec chacun de ces corps pris isolément.

Choix des appareils. — Il faut employer une bassine dont la capacité soit environ trois fois plus considérable que ne semble le demander le volume du mélange sur lequel on opère, et cela pour les raisons suivantes : il se manifeste souvent, au commencement de l'action du feu, une effervescence qui boursoufle la matière, boursoufflement dû au dégagement d'acide carbonique produit par la décomposition de la céruse, très souvent mélangée avec la litharge et qui forme quelquefois les 14/100 du poids de la litharge, sans que cependant il y ait falsification. Bientôt, cette effervescence s'apaise ; mais l'emplâtre n'en occupe pas moins un volume considérable, pendant le cours de l'opération, parce qu'il est soulevé par la vapeur d'eau qui se dégage. D'où la nécessité d'employer une bassine de grande capacité.

Conduite de l'opération. — Il importe, pendant tout le temps que dure la cuisson de l'emplâtre, d'ajouter de temps en temps de l'eau chaude, pour remplacer celle qui s'évapore. Cette eau ajoutée a pour but : de servir de bain-marie ; d'empêcher la température de s'élever au-dessus de 100°, ce qui évite l'altération des corps gras sous l'influence de la chaleur, et empêche en même temps l'emplâtre de brûler.

Si, accidentellement et par manque d'attention on avait laissé vaporiser toute l'eau et qu'on voulût en ajouter de nouvelle, il faudrait prendre la précaution suivante : laisser préalablement refroidir l'emplâtre, avant d'ajouter de l'eau, et voici pourquoi : la température de l'emplâtre s'étant élevée par suite du manque d'eau, au-dessus de 100°, au moment où on mettrait de l'eau sur cet emplâtre très chaud, celle-ci serait instantanément réduite en vapeur ; or, cette vapeur, en se dégageant avec violence, soulèverait la matière, la projetterait au dehors et pourrait ainsi blesser l'opérateur.

On doit chauffer de manière à entretenir la matière bouillante, en l'agitant continuellement, jusqu'à ce que l'oxyde de plomb ait tout à fait disparu, jusqu'à ce que la masse ait acquis une couleur blanche uniforme et une consistance convenable ; ce que l'on reconnaît, en malaxant une petite parcelle d'emplâtre dans de l'eau froide ; elle ne doit pas s'attacher aux doigts.

On est averti que la cuisson de l'emplâtre avance aux signes suivants : l'emplâtre a perdu sa couleur, lorsqu'on l'agite, il s'échappe de sa masse des bulles légères qui sont enlevées par le courant d'air chaud. Ces bulles sont formées par l'air retenu captif au milieu d'une pellicule très mince d'emplâtre.

Étude théorique. — Les réactions chimiques, qui se passent dans la préparation de l'emplâtre simple sont très simples et consistent dans la saponification des corps gras (huile et axonge) employés à la préparation de l'emplâtre, sous l'influence de l'oxyde de plomb.

Par suite de cette saponification :

La stéarine se dédouble en acide stéarique   + Glycérine.
La palmitine se dédouble en acide palmitique +   —
L'oléine se dédouble en acide oléique   +   —

Les acides gras (stéarique, palmitique et oléique), mis en liberté, se combinent avec l'oxyde de plomb pour donner du stéarate, du palmitate et de l'oléate de plomb, dont le mélange constitue l'emplâtre simple, et la glycérine reste en dissolution dans l'eau. Ajoutons qu'un peu d'oléine non saponifiée reste mélangée à l'emplâtre et lui communique la ductibilité et le liant qu'il possède.

Autre mode de préparation. — L'emplâtre simple, étant un mélange de stéarate, de palmitate et d'oléate de plomb, peut être préparé par double décomposition, à la manière des sels insolubles. Cette préparation peut se faire à l'aide du procédé suivant indiqué par Gélis :

Savon blanc. . . . .   2 parties
Acétate de plomb cristallisé.   1   —
Eau   80   —

On fait dissoudre à chaud le savon dans la moitié de l'eau ; l'acétate de plomb dans l'autre moitié ; on mélange les deux solutions, que l'on porte à l'ébullition, en ayant soin d'agiter, jusqu'à ce que la liqueur aqueuse, qui surnage le précipité, ait repris sa transparence. On décante le liquide ; on lave le précipité à l'eau chaude, et on le roule en magdaléons.

Réactions. — Que se passe-t-il dans cette préparation ? Le savon blanc contient : du stéarate de soude ; du palmitate de soude ; de l'oléate de soude. Ces sels solubles, traités par l'acétate de plomb, sont décomposés et donnent : du stéarate de plomb insoluble et de l'acétate de soude soluble ; du palmitate de plomb insoluble et de l'acétate de soude soluble ; de l'oléate de plomb insoluble et de l'acétate de soude soluble.

Le mélange de ces trois sels insolubles constitue l'emplâtre simple.

Différences. — L'emplâtre simple, préparé par double décomposition, est plus blanc que l'emplâtre préparé par la méthode du Codex, mais il est beaucoup plus friable et beaucoup plus difficile à malaxer. Si on veut le faire rentrer dans d'autres compositions, on peut l'employer, en augmentant un peu les proportions de

cire et d'huile ; mais si on veut l'utiliser directement, il faut le ramollir avec un peu d'huile, ou suivant M. Gélis, avec un peu d'acide
gras.

Quelles sont les causes qui modifient la consistance de l'emplâtre
obtenu par le procédé du Codex ou par double décomposition ? Ces
causes sont au nombre de deux, dit M. Soubeiran :

Celle qui joue la plus grande influence, c'est la saponification encore incomplète des corps gras par l'action directe de l'oxyde de plomb.
Au moment où l'emplâtre a acquis la consistance requise, il contient
encore une portion d'oléine non saponifiée, et cette oléine joue ici le
même rôle que l'huile d'olive que l'on ajoute, après coup, à l'emplâtre fait par double décomposition.

En effet, dans la préparation de l'emplâtre simple, dit M. Soubeiran, la stéarine et la palmitine sont attaquées les premières par
l'oxyde de plomb pour donner du stéarate et du palmitate de plomb.
Ces deux sels forment, avec la litharge encore libre, des sels basi-
ques, qui attaquent l'oléine, la saponifient partiellement, en cédant à
l'acide oléique de cette oléine une partie de leur oxyde de plomb en
excès. Voilà pourquoi l'emplâtre est blanc avant d'être cuit, alors
que l'opération n'est pas encore terminée, bien que toute la litharge
soit réellement entrée en combinaison. Arrivé au degré de consistance convenable, l'emplâtre est formé par un mélange de stéaro-
palmito-oléate de plomb avec une petite quantité d'oléine.

Ajoutons enfin, avec M. Soubeiran, et c'est là la seconde raison
des différences entre les emplâtres simples préparés selon la formule
du Codex et par double décomposition, que la présence de l'axonge a
une influence marquée sur les qualités de l'emplâtre. L'axonge seule
donne une masse de consistance assez ferme, mais présentant un
aspect visqueux ; de plus, on ne peut la malaxer entre les mains sans
qu'elle s'y attache. Le savon d'huile corrige avantageusement ce défaut, et ainsi que nous l'avons déjà dit, l'emploi simultané de l'axonge
et de l'huile fournit un emplâtre préférable à celui qui serait fait avec
chacun de ces corps pris isolément.

Usages. — L'emplâtre simple sert de base à la plupart des emplâtres appartenant au second groupe des emplâtres préparés avec
l'intermédiaire de l'eau, groupe comprenant les emplâtres composés.

2° GROUPE. — **Des emplâtres composés ou stéaratés composés.**

Définition. — On appelle emplâtres composés des emplâtres faits avec l'emplâtre simple additionné de diverses substances médicamenteuses, corps gras, résines, cire, essences, camphre, sels métalliques, mercure, etc., etc.

Préparation. — L'addition des substances médicamenteuses, corps gras, résines, cire, essences, camphre, sels métalliques, mercure, etc. etc., à l'emplâtre simple doit être faite en suivant les règles générales applicables à la préparation des onguents et à celle des onguents-emplâtres.

Nomenclature. — Appliquant aux emplâtres les idées qui avaient présidé à la confection des autres médicaments galéniques, les électuaires par exemple, les pharmacologistes anciens préparaient un très grand nombre d'emplâtres composés. Ce nombre est aujourd'hui très restreint, et il pourrait même être encore réduit, sans grand inconvénient pour la thérapeutique.

Les emplâtres composés, mentionnés au Codex, sont :

Emplâtre de Canet ou *onguent de Canet* (Codex, p. 394).
Usité comme topique pour favoriser la cicatrisation des plaies et des ulcères et dont on applique quelquefois une calotte sur la tête des teigneux pour étouffer le champignon parasitaire.
Emplâtre diachylon gommé (Codex, p. 396).
Employé pour faire le sparadrap diachylon gommé très usité en chirurgie pour les pansements.
Emplâtre Diapalme (Codex, p. 396).
Le mot diapalme vient de ce que l'on préparait autrefois cet emplâtre, en se servant au lieu d'eau, d'une décoction de branche de palmier. Lemery recommandait de remuer la masse avec une stapule de palmier vert. Reuss et Plenck faisaient entrer de l'huile de palme dans la composition de l'emplâtre. Il sert à faire des sparadraps que l'on emploie comme dessiccatifs, astringents, détersifs et résolutifs.
Emplâtre de minium camphré (Codex, p. 399) appelé aussi *emplâtre de Nuremberg.*
Sert à faire le sparadrap de Nuremberg, quelquefois employé comme dessiccatif et antiseptique.
Emplâtre mercuriel appelé aussi *Emplâtre de Vigo cum mercurio* (Codex, p. 398).
Sert à faire le sparadrap mercuriel employé comme résolutif et fondant en application sur les tumeurs glanduleuses, les orchites. Il est également employé pour atténuer, anéantir les marques de la petite vérole, contre les syphilides papuleuses, tuberculeuses etc.
Emplâtre résolutif appelé aussi **Emplâtre des quatre fondants** (Codex, p. 401).

Cet emplâtre est employé comme résolutif et fondant.

Emplâtre de savon (Codex, p. 401).

Emplâtre de savon camphré.

Cet emplâtre se prépare en additionnant l'emplâtre de savon d'un centième de son poids de camphre pulvérisé.

Ces emplâtres peuvent être employés comme calmants, fondants, nervins.

Emplâtre Céroène (Codex, p. 394).

Cet emplâtre, peu usité aujourd'hui, était employé autrefois contre les douleurs résultant d'un effort violent. Il est encore employé par certains danseurs ou coureurs en applications sur les mollets pour fortifier les muscles, tendons ou aponévroses.

§ 2. — Emplâtres préparés sans l'intermédiaire de l'eau.

Définition. — On appelle emplâtres préparés sans l'intermédiaire de l'eau ou *emplâtres brûlés*, ou *stéréatés brûlés* des emplâtres obtenus en saponifiant divers corps gras par la litharge sans l'intermédiaire de l'eau.

Nomenclature. — Le seul emplâtre brûlé inscrit au Codex, est l'emplâtre brun, plus connu sous le nom d'*onguent de la Mère Thècle* (p. 393).

Préparation.

Huile d'olives	1000 gr.
Axonge	
Beurre	
Suif de mouton	ââ 500 —
Cire jaune	
Litharge.	
Poix noire purifiée.	100 —

On met les quatre corps gras et la cire dans une grande bassine en cuivre, et on les chauffe assez fortement jusqu'à ce qu'ils dégagent des vapeurs provenant de l'altération des corps gras. On ajoute alors la litharge pulvérisée en la faisant passer à travers un tamis et en agitant continuellement avec une spatule. On laisse le mélange sur le feu, en continuant de l'agiter jusqu'à ce que la matière ait pris une couleur d'un brun foncé ; on ajoute alors la poix noire purifiée. Quand l'emplâtre sera suffisamment refroidi on le coule dans des pots ou dans des moules garnis de papier.

Réactions. — Quels sont les phénomènes qui se produisent dans cette préparation ? Lorsqu'on chauffe fortement les corps gras, ils se décomposent, et dans cette décomposition complexe, on observe trois périodes distinctes, caractérisées par la nature des produits, que l'on recueille, et qui, d'après Bussy et Lecanu, sont les suivants :

A partir du moment où la décomposition commence, c'est-à-dire dans la première partie de leur décomposition, les corps gras donnent : de l'eau, de l'acide acétique, de l'acide carbonique, de l'oxyde de carbone, des carbures d'hydrogène et des acides gras (acide oléique, margarique et sébacique).

Dans la deuxième période de la décomposition, on obtient des produits empyreumatiques, sans doute formés de carbures d'hydrogène, et les acides gras disparaissent complètement.

Dans la troisième période de la décomposition, il distille un carbure d'hydrogène jaune rougeâtre, qui est, probablement, du chrysène impur.

Quand on prépare l'onguent de la mère, la décomposition des corps gras ne dépasse guère la première période : les corps gras se décomposent avec formation d'acides gras, et il se produit toujours de l'acroléine qui est un dérivé de la glycérine par déshydratation :

$$\underbrace{C^3 H^8 O^3}_{\text{Glycérine.}} - 2 H^2O = \underbrace{C^3 H^4 O}_{\text{Acroléine}}$$

C'est surtout à la présence de l'acroléine, liquide très volatil, qu'est due l'odeur forte et l'action irritante sur les yeux et les organes de la respiration des vapeurs qui s'échappent de la bassine.

Les acides gras, ayant été mis en liberté par la décomposition des corps gras sous l'influence de la chaleur, il en résulte que la saponification est en partie effectuée lorsqu'on ajoute la litharge, et que par conséquent, la saturation des acides par la litharge s'opère rapidement ; c'est ce qui explique pourquoi la préparation de l'onguent de la mère est moins longue que celle de l'emplâtre simple.

Les savons plombiques, obtenus par la combinaison de la litharge avec les acides gras, se décomposent partiellement à leur tour, en donnant naissance à des acétones particuliers, étudiés par Bussy, et que l'on désigne sous les noms de *stéarone*, de *margarone* et d'*oléone*.

Remarques sur la préparation. — Dans la préparation de l'onguent de la mère, il se produit une grande quantité de gaz, carbures d'hydrogène, qui boursouflent la masse et qui sont très inflammables. Pour éviter tout accident, il est donc nécessaire de prendre une double précaution : employer une bassine de grande capacité, pour que le produit ne passe pas par dessus les bords ; faire la préparation pendant le jour, car l'approche d'un corps enflammé, une bougie par exemple, pourrait communiquer le feu aux gaz combustibles, qui s'échappent en abondance et par suite à la masse emplastique elle-même, formée en grande partie de matières organiques.

La poix noire, que l'on fait entrer dans la composition de l'onguent de la mère, ne figurait pas dans la formule primitive ; elle a été ajoutée pour parer à la décoloration de l'emplâtre, qui se produit à la longue, par suite de la formation à la surface de l'emplâtre d'une couche d'acétate de plomb. La poix noire, étant très altérable, ne doit être ajoutée qu'à la fin de l'opération, afin d'éviter la décomposition de la matière colorante noire qu'elle contient, matière qui communique à l'onguent sa couleur brun foncé.

Usages. — L'onguent de la mère est un topique populaire, employé comme suppuratif.

III. — Savons de mercure.

Ces savons ont été, dans ces dernières années, l'objet de travaux assez nombreux parmi lesquels nous citerons ceux de MM. Véga, Yvon, Jeannel, Simon, Combret, etc.

Préparation. — Ils peuvent se préparer par plusieurs procédés, parmi lesquels nous citerons le procédé de Jeannel. Ce procédé consiste à décomposer une solution de savon amygdalin par une solution de nitrate mercureux.

    Mercure . . . .   20 gr. } Faire dissoudre
    Acide azotique. . . . . . .   40 —

D'autre part :

    Savon amygdalin . . . .   102 gr. } Faire dissoudre
    Eau distillée. . . . . . .   920 —

Mêlez les deux solutions, lavez à grande eau le précipité produit jusqu'à ce que l'eau de lavage soit insipide. Faites égoutter le savon ainsi obtenu.

Il se forme dans cette opération de l'azotate de sodium soluble et de l'oléo-palmitate de mercure insoluble.

Usages. — Un mélange de 10 grammes de ce savon mercuriel avec 90 grammes d'axonge aromatisé de 25 gouttes d'essence de citron a

II

été indiqué par M. Jeannel pour remplacer l'onguent gris. Cette préparation a été essayée avec succès au dispensaire de Bordeaux.

Si on remplace le nitrate mercureux par du bichlorure de mercure, on obtient un savon plus actif que le précédent.

IV. — Savons d'alcaloïdes.

Ces savons à base d'alcalis organiques, ont été proposés par M. Tripier, pharmacien militaire, pour remplacer les pommades contenant des alcalis végétaux. M. Tripier pensait, ce qui semble être une erreur physiologique, que les alcalis végétaux ne peuvent être absorbés par la peau qu'à la condition d'être combinés avec les acides gras.

Préparation. — Ils peuvent se préparer par deux procédés : en combinant directement des alcaloïdes (morphine, quinine, strychnine, etc.) aux acides gras ; par double décomposition du savon médicinal par le chlorhydrate de ces bases. Dans ce cas, on verse peu à peu le soluté de savon dans le soluté de chlorhydrate organique, en agitant continuellement. Le savon d'alcaloïde se précipite à l'état insoluble.

Usages. — Pour employer les savons d'alcaloïdes, on les fait dissoudre au bain-marie dans de l'axonge ou dans de l'huile et on les emploie comme pommades ou liniments.

Essai. — Pour reconnaître quelle est la nature de l'alcaloïde, on traite le savon par un acide étendu, qui s'emparera de l'alcaloïde pour former un sel alcaloïdique soluble, qu'il sera facile de caractériser à l'aide des caractères suivants :

Le sel de morphine, bleuira par le perchlorure de fer.

Le sel de quinine verdira par le chlore et l'ammoniaque.

Le sel de strychnine deviendra violet par un mélange d'acide sulfurique concentré avec 1/200 de permanganate de potasse.

§ 4. — Des formes pharmaceutiques à base de glycérine.

Historique. — Les préparations pharmaceutiques, ayant pour base la glycérine, ont été introduites par Cap dans la pratique médicale en 1853. Il les divisait en deux grandes classes :

Glycérolés, préparations faites avec la glycérine seule, et ayant la consistance liquide.

Glycérats, préparations faites avec un mélange de glycérine et d'amidon que l'on chauffe pour lui donner la consistance de l'empois, et ayant la consistance d'une pommade.

Classification. — Cette classification n'a point été adoptée par le Codex de 1884. On désigne actuellement sous le nom générique de *glycérés* tous les médicaments qui ont pour base la glycérine seule ou un mélange de glycérine et d'amidon que l'on chauffe pour lui donner la consistance de l'empois, mélange appelé glycéré d'amidon.

Division. — Nous diviserons les glycérés en deux classes : 1° glycérés à base de glycérine seule ; 2° glycérés à base de glycéré d'amidon.

1ʳᵉ classe. — Des glycérés à base de glycérine seule.

Préparation. — Dans la préparation de ces médicaments, il faut tenir compte : 1° du choix de la glycérine ; 2° du choix des matières qui doivent être associées à la glycérine ; 3° du choix du mode opératoire.

1° Du choix de la glycérine. — La glycérine, découverte par Schèele en 1779, a pour formule : $C^3H^8O^3$.

Ainsi que l'a démontré M. Berthelot, et comme nous l'avons vu en étudiant les corps gras, elle doit être considérée comme un alcool triatomique. Elle a donc la propriété de se combiner avec 1, 2, 3 molécules d'un acide monobasique, avec élimination de 1, 2, 3 molécules d'eau pour former trois corps neutres appelés éthers.

Elle s'obtient de plusieurs manières :

En saponifiant les corps gras par l'oxyde de plomb, comme dans la préparation de l'emplâtre simple. Il se produit : des savons insolubles (stéarates, palmitates, oléates de plomb) et de la glycérine, qui reste en dissolution dans l'eau qui a servi à la réaction. Cette eau contient également un peu de plomb, qu'on précipite par un courant d'acide sulfhydrique. Le liquide, filtré et évaporé au bain-marie, donne de la glycérine pure.

En saponifiant les corps gras par la chaux, comme dans la préparation des bougies stéariques. Il se produit des savons insolubles (stéarates, oléates de chaux) et de la glycérine, qui reste en dissolution dans l'eau qui a servi à la réaction. Cette eau contient également un peu de chaux, qu'on précipite par un courant d'acide carbonique ou par de l'acide sulfurique. Le liquide, filtré et évaporé au bain-marie, donne de la glycérine pure.

En saponifiant les corps gras par la vapeur d'eau à 300°. En effet, les corps gras, soumis à l'action de la vapeur d'eau surchauffée et sous pression, se dédoublent en acide gras et en glycérine ; ce moyen, soit dit en passant, est celui qui donne la glycérine la plus pure et la plus blanche.

La glycérine se présente sous forme d'un liquide sirupeux, incolore, d'une saveur sucrée, bouillant vers 285°, et ayant une densité de 1,26 à + 15° ; elle est hygrométrique, et d'après Surun (1) lorsqu'on l'abandonne à l'air elle peut absorber jusqu'au quart de son volume d'eau.

Elle est soluble en toutes proportions dans l'eau et dans l'alcool ; elle est insoluble dans l'éther, le chloroforme, les huiles grasses, les essences.

Elle dissout un très grand nombre de corps. Au point de vue pharmaceutique, il est très important de connaître ce pouvoir dissolvant, qui participe à la fois et de celui de l'alcool et de celui de l'eau, afin de pouvoir déterminer quels sont les corps médicamenteux qui peuvent être associés à la glycérine, et de fixer les formules appropriées à cette association.

Nous extrayons de la thèse publiée par M. Surun et d'un mémoire publié dans le *Journal d'Anvers* rapporté *Journal de pharmacie et de chimie* (2) les coefficients de solubilité dans la glycérine d'un certain nombre de corps.

Table des coefficients de solubilité de certains corps dans la glycérine

100 parties de glycérine dissolvent :

Acétate de cuivre.	10 grammes
Acétate de morphine	20 —
Acétate de plomb	20 —
Acide arsénieux . . . . : . . .	20 —
Acide arsénique	20 —
Acide benzoïque	10 —
Acide borique	10 —
Acide oxalique.	15 —
Acide tannique.	50 —
Azotate de strychnine	3 gr. 85
Arséniate de potasse.	50 —
Arséniate de soude.	50 —
Atropine.	3 —
Borate de soude	60 —
Brucine	2 gr. 25
Carbonate de soude	98 —
Chlorate de potasse.	3 gr. 50

(1) Thèse de l'École de pharmacie, 1862.
(2) 4ᵉ série, tome XIV, année 1871, p. 211.

Chlorhydrate d'ammoniaque	20 grammes
Chlorhydrate de morphine	20 —
Chlorure (per) de fer.	Toutes proportions
Chlorure (bi) de mercure.	7 gr. 50
Chlorure de sodium	20 —
Clorure de zinc	50 —
Cinchonine	0 gr. 50
Codéine.	Toutes proportions
Cyanure de mercure	27 —
Cyanure de potassium	32 —
Iode.	1 gr. 67
Iodure de potassium.	40 —
Iodure de zinc.	40 —
Morphine	0 gr. 45
Nitrate d'argent	Toutes proportions
Quinine.	0 gr. 50
Sulfate d'alumine et de potasse (alun) . .	40 —
Sulfate de cuivre	30 —
Sulfate de strychnine	23 —
Sulfate de zinc	35 —
Strychnine	0 gr. 25
Tartrate ferrico-potassique	8 —
Tartrate de potasse et d'antimoine (Emétique)	5 gr. 50
Vératrine	1 —

Elle dissout : les gommes, les sucres, les matières colorantes, les sucs végétaux, les teintures non résineuses, les extraits, les savons, etc.

Elle ne dissout pas : les corps gras, les essences, le camphre, les carbures aromatiques, les résines.

Elle est volatile, c'est-à-dire que sa combustion doit être complète et qu'elle ne laisse aucun résidu. Mais à la température à laquelle elle distille, c'est-à-dire vers 275° à 300°, elle se décompose en donnant : de la glycérine anhydre ; des polyglycérides condensés ; de l'acroléine ; des gaz combustibles.

Elle doit être neutre ; mais, au contact de l'air, surtout si la température s'élève, elle s'acidifie, sans doute avec formation d'acide glycérique.

Altérations. — La glycérine, obtenue par la saponification des corps gras, au moyen de l'oxyde de plomb ou de la chaux, peut être altérée par les corps suivants, provenant de son mode de fabrication :

Plomb (sel de), Traitée par l'hydrogène sulfuré, elle brunira si elle contient un sel de plomb.

Chaux, Traitée par l'oxalate d'ammoniaque, elle donnera un précipité blanc insoluble dans l'acide acétique et dans l'acide oxalique, si elle contient de la chaux.

Sulfate de chaux, La chaux ayant été reconnue au moyen de l'oxalate d'ammoniaque, on reconnaîtra la présence de l'acide sulfurique du sulfate, au moyen de chlorure de baryum, qui donnera un précipité blanc insoluble dans l'acide azotique.

Chlorure de sodium, Traitée par l'azotate d'argent, elle donnera un précipité blanc cailleboté, noircissant à la lumière, insoluble dans l'acide azotique, soluble dans l'ammoniaque, si elle contient un chlorure.

Sous le nom de glycérine pure, on trouve dans le commerce de la glycérine purifiée par des procédés chimiques et qui, appliquée sur la peau, produit de l'irritation, au lieu d'exercer une action calmante. Cette glycérine, quoique neutre, renferme de l'acide formique ou de l'acide oxalique.

Pour constater ces altérations, il faut suivre le procédé suivant (1) :

Mélanger des volumes égaux d'acide sulfurique pur à 1,83 et de glycérine. On obtient un mélange qui s'échauffe et se colore légèrement en brun. Ce mélange reste limpide et ne dégage pas de gaz, si la glycérine est pure. Il donne un dégagement de gaz plus ou moins abondant (oxyde de carbone et acide carbonique) si la glycérine est impure.

D'après Perutz, la glycérine renferme quelquefois de l'acide butyrique qui peut se former par l'action de ferments d'origine animale.

On reconnaîtra la présence de cet acide en chauffant dans un tube 1 gramme de glycérine avec 1 gramme d'alcool à 90° et 1 gramme d'acide sulfurique concentré ; il se développera de l'éther butyrique, dont l'odeur de fraises ou d'ananas est caractéristique.

Falsifications. — La glycérine peut être falsifiée :

Par un excès d'eau ; l'eau en excès dans la glycérine affaiblit sa densité. Cette densité, qui peut être déterminée au moyen des densimètres, doit être pour la glycérine officinale de 1,242.

Par du sucre ou *de la dextrine* ; on reconnaîtra cette falsification par le procédé suivant : verser dans une capsule, 5 gouttes de la glycérine à essayer, 100 à 200 gouttes d'eau distillée, une ou deux gouttes d'acide azotique étendu ; un peu de molybdate d'ammoniaque ; chauffer quelques minutes (1 minute 1/2 environ). Le mélange ne changera pas de

____

(1) *Bulletin de la Société chimique*, 1867, t. VII, p. 538.

couleur, avec de la glycérine pure ; le mélange deviendra bleu, si la glycérine renferme des traces de sucre ou de dextrine (1).

Par du glucose, faire bouillir de la glycérine avec de la potasse caustique ; le mélange ne se colorera pas, si la glycérine est pure ; il se colorera en brun, si la glycérine contient du glucose.

Glycérine officinale. — La glycérine, destinée à la préparation des glycérés appelée *glycérine officinale*, doit être pure, exempte d'altérations et de falsifications et présenter les caractères suivants : liquide, sirupeuse, incolore, inodore, saveur douce, sans arrière goût âcre ni amer, d'une densité de 1,242 ; neutre au tournesol, entièrement volatile. Elle ne doit pas précipiter par :

Hydrogène sulfuré (*Sels de plomb*).
Oxalate d'ammoniaque (*Sels calcaires*).
Chlorure de baryum (*Sulfates*).
Azotate d'argent (*Chlorure*).

Elle ne doit pas dégager de gaz (*Oxyde de carbone et acide carbonique*) quand on la mélange avec l'acide sulfurique (*Acide formique* ou *oxalique*).

Elle ne doit pas dégager d'éther butyrique, quand on la chauffe dans un tube avec de l'alcool et de l'acide sulfurique (*Acide butyrique*).

Elle ne doit pas contenir de sucre, de dextrine ou de glucose qui seront décelés par les réactions indiquées il y a quelques instants.

2° Choix des matières qui doivent être associées à la glycérine. — Il variera suivant les cas, et suivant le pouvoir dissolvant de la glycérine vis-à-vis de ces corps.

3° Choix du mode opératoire. — Pour opérer la dissolution des corps dans la glycérine on agira, en général, de la manière suivante.

Mélanger, à froid, dans un mortier, la substance soluble avec la glycérine. On peut faciliter la dissolution en chauffant le mélange au bain-marie, mais il est très important de ne pas chauffer trop fortement car, ainsi que nous l'avons dit, la glycérine s'altère assez facilement sous l'influence de la chaleur.

Propriétés, constitution et usages. — Les glycérés, à base de glycérine seule, sont liquides. Ils sont constitués par de la glycérine tenant en dissolution un ou plusieurs principes médicamenteux, et on les emploie en onctions, lotions, fomentations, embrocations, gargarismes, injections, collyres.

(1) Voir *Bulletin de la Société chimique*, 1868, t. X, p. 322.

Le Codex de 1884 ne mentionne aucun glycéré, à base de glycérine seule : c'est là une lacune, que nous croyons devoir combler, en donnant la formule d'un certain nombre de glycérés liquides qui sont assez souvent employés.

A. *Glycérés liquides employés en liniments.*

Glycéré de jusquiame.	Glycérine 30 gr. Extrait de jusquiame 30 gr.	Employé pour frictions sur le cou, dans le cas de torticolis rhumatismal.
Glycéré de digitale.	Glycérine 30 gr. Teint. digitale 6 gr.	Employé en liniments sur les jambes œdématiées.

N. B. On prépare de la même manière les glycérés d'extraits ou de teinture d'opium, de belladone, de cachou, de rue, de garou, etc.

Glycéré au cyanure de potassium.	Glycérine 30 gr. Cyanure de potassium 0 gr. 50 à 1 gr.	En compresses sur les parties douloureuses, dans les névralgies faciales.
Glycéré au chloroforme.	Glycérine 30 gr. Chloroforme 4 gr.	En applications locales dans le lumbago, la goutte, etc.
Glycéré de sulfate de strychnine.	Glycérine 30 gr. Sulfate de strychnine 0,30.	En frictions sur les membres paralysés.
Glycéré au tannin.	Glycérine 30 gr. Tannin 6 gr.	En applications à l'aide de tampons de ouate, dans le traitement de la vaginite.
Glycéré ammoniacal.	Glycérine 30 gr. Ammoniaque 4 gr.	Destiné à remplacer le liniment volatil.

B. *Glycérés liquides employés en collyres.* — Ces glycérés liquides s'emploient comme les collyres ordinaires ; en vertu de leur viscosité, ils s'étalent sur les surfaces malades et restent en contact avec elles plus longtemps que ces derniers.

Glycérine pure 30 grammes.	Borax	2 à 4 grammes
— 30 —	Sulfate de zinc. . .	1 » 3 —
— 30 —	Sulfate de cuivre. .	1 » 4 —
— 30 —	Perchlorure de fer.	1 » 4 —
— 30 —	Tannin	2 » 4 —
— 30 —	Laudanum Sydenham	2 » 4 —

C. *Glycérés liquides employés en injections :*

Injection désinfectante Glycérine 30 gr.   Eau de laurier cerise   38 gr.
—   uréthrale . .   —   30   »   Acide tannique . . .   2 »
—   vaginale. . .   —   30   »   Teinture d'iode . . .   2 »

D. *Glycérés liquides employés en gargarisme et colluloires.*

Gargarisme émollient. .   Glycérine   50 gr.   Eau d'orge. . . 150 gr.
—   astringent .   —   30   »   Infusion de roses 150 »
                                                 Alun. . . . . .   4 »

Collutoire boraté . . . .   —   30   »   Borax. . . . .   20 »
—   au nitrate aci-
de de mercure   Nitrate acide de
(Malice) . . .   —   30   »   mercure   30   »

2ᵉ classe. — Des glycérés à base de glycéré d'amidon.

Définition. — Les glycérés, à base de glycéré d'amidon, sont
des médicaments externes de consistance solide, formés par le mélange de principes médicamenteux avec le glycéré d'amidon.

Préparation. — Dans la préparation de ces médicaments, il faut
tenir compte : 1° du choix des matières entrant dans la composition
du glycéré d'amidon ; 2° de la préparation du glycéré d'amidon ;
3° du mode opératoire employé pour effectuer le mélange des principes médicamenteux avec le glycéré d'amidon, formant la base de ces
glycérés.

1° Choix des matières. — Le choix des matières, entrant dans
la composition du glycéré d'amidon est une question très importante, qui a fait l'objet d'une thèse remarquable publiée en 1873
par M. Henri Mayet (1). Des observations consignées dans ce travail, il résulte :

1° Que la glycérine trop concentrée se prête mal à la préparation
du glycéré d'amidon et que par suite, la formation de ce glycéré n'a
pas lieu avec la glycérine anhydre et est très lente avec la glycérine
concentrée ;

2° Que l'amidon de blé doit être choisi de préférence à tout autre,
en particulier aux amidons de riz et de maïs qui lui sont souvent
substitués, parce que avec l'amidon de blé, l'épaississement du mélange se fait à 90°, tandis que même avec l'arrow-root (fécule retirée du Maranta arundinacea. Zinziberacées), qui donne le plus beau
glycéré, il faut chauffer jusqu'à 100°.

(1) M. Mayet, *Etude sur la glycérine officinale et les glycérés*, thèse, 1873.

On choisira donc pour la préparation du glycéré d'amidon : de la *glycérine officinale*, ayant pour densité 1,242, pure et exempte d'altérations et falsifications ; de l'*amidon de blé* que l'on pourra reconnaître, soit à l'aide du microscope, soit à l'aide des procédés pratiques indiqués par M. Mayet.

B. *Caractères microscopiques des divers amidons.*

AMIDON DE BLÉ	AMIDON DE RIZ	AMIDON DE MAIS
Se présente en disques lenticulaires d'un volume très variable ; les plus gros mesurant 50 millièmes de millimètres ; ils portent un hile simple et transversal. (Voir *Dictionnaire Baudrimont, page* 106, *figure* 16, *le dessin représentant ces grains d'amidon en grossissement de* 146 *diamètres.*)	Remarquable par sa petitesse, par l'égalité de son volume, par sa forme polyédrique presque dodécaédrique très marquée. Il a l'aspect d'un hexagone avec un hile régulier au centre. (Voir *Dictionnaire Baudrimont, page* 107, *figure* 17, *grossissement de* 146 *diamètres.*)	Ressemble à l'amidon de riz, mais il est un peu plus volumineux, moins régulier en grosseur, et il porte toujours un hile crucial distinct. (Voir *Dictionnaire Baudrimont, page* 107, *figure* 18, *grossissement* 146 *diamètres.*)

Moyens pratiques pour reconnaître les amidons de blé, de maïs, de riz, de fécule de pomme de terre, proposés par Henry Mayet.

ESSAIS	AMIDON DE BLÉ	AMIDON DE RIZ	AMIDON DE MAÏS	FÉCULE DE POMME DE TERRE
Avec 5 grammes d'amidon ou de fécule et 50 gr. d'eau, on fait un empois en portant le mélange à l'ébullition.	L'empois sera blanc et s'épaissira promptement par refroidissement.	L'empois sera beaucoup plus long à s'épaissir.	L'empois s'épaissit plus lentement qu'avec l'amidon de blé, mais plus vivement que celui fait avec l'amidon de riz.	L'empois est très épais, très transparent, très facile à s'épaissir, mais il se sépare assez vite.
Traiter 0 gr. 50 de ces divers amidons ou fécules par 15 gouttes d'un mélange fait avec teinture d'iode 5 gouttes, eau distillée 50 grammes.	Prend une teinte rose persistant assez longtemps.	Prend une teinte légère rose qui disparaît presque instantanément.	Prend une teinte lie de vin.	Prend une teinte bleue, qui passe assez vite au violet foncé.

2º De la préparation du glycéré d'amidon. — Le glycéré d'amidon se prépare, d'après la formule (Codex, p. 433).

        Amidon en poudre . . . .   10 grammes
        Glycérine officinale   140   —

Délayer l'amidon dans la glycérine, faites chauffer le mélange dans une capsule de porcelaine en remuant continuellement jusqu'à ce que la masse commence à se prendre en gelée.

Se basant sur ces faits : que la glycérine pure et anhydre ne dissout pas l'amidon, que l'empois n'est susceptible de prendre naissance qu'autant que l'eau existe en quantité suffisante dans la préparation, M. Henry Mayet a proposé, pour la préparation du glycéré d'amidon, la formule suivante :

Prendre, d'une part, amidon 10 grammes que l'on délayera dans 10 grammes d'eau ; prendre, d'autre part, glycérine à 28º Baumé 150 grammes. Chauffer la glycérine jusqu'à ce qu'elle commence à émettre des vapeurs ; ajouter alors le mélange d'amidon et d'eau, et continuer à chauffer jusqu'à ce que la masse se prenne en gelée, ce qui a lieu vers 90°.

Caractères. — Le glycéré d'amidon, qui, en somme, n'est autre chose qu'un empois d'amidon ayant la glycérine pour excipient, ressemble beaucoup à la gelée de silice nouvellement précipitée. Il est transparent, très doux au toucher et jouit de propriétés émollientes qui le recommandent, dans les cas d'irritation de la peau, de démangaisons, etc.

Altérations. — Cette préparation doit être faite au moment du besoin, car avec le temps, elle jaunit, prend de l'odeur et perd son homogénéité sans s'acidifier.

Usage. — En dehors de l'emploi que nous avons indiqué précédemment, le glycéré d'amidon sert de base à un très grand nombre de glycérés que nous allons étudier.

3° Mode opératoire employé pour effectuer le mélange des principes médicamenteux avec le glycéré d'amidon. — Les glycérés, à base de glycérés d'amidon, peuvent se préparer par trois procédés :

1er *Procédé.* — En mêlant au glycéré d'amidon la substance médicamenteuse préalablement ramollie avec une petite quantité de glycérine. C'est par ce procédé que se préparent les glycérés d'extraits de belladone, de ciguë, de jusquiame, d'opium, etc. Exemple : glycéré d'extrait de belladone.

> Extrait de belladone . . . . 10 gr.
> Glycéré d'amidon. . . . . 90 —

Ramollissez l'extrait avec une petite quantité de glycérine et mêlez-le avec soin au glycéré d'amidon.

2e *Procédé.* — En mêlant au glycéré d'amidon la substance médicamenteuse préalablement dissoute dans de l'eau distillée. C'est par ce procédé que l'on prépare les glycérés faits avec des matières solubles dans l'eau. Exemple : Glycéré d'iodure de potassium.

> Iodure de potassium . . . . 4 gr.
> Eau distillée. . . . . 4 —
> Glycéré d'amidon. . . . . 22 —

Faire dissoudre l'iodure dans l'eau distillée et mêlez au glycéré d'amidon.

3e *Procédé.* — En mêlant au glycéré d'amidon les substances préalablement porphyrisées. C'est par ce procédé qu'on prépare le glycéré d'oxyde de zinc et celui de tannin.

Le nombre des glycérés, portés au Codex, est peu considérable, mais ces glycérés doivent être considérés comme des types, dont on peut modifier la composition et les proportions, suivant les besoins.

Voici quelques formules de glycérés employés à l'Hôpital Saint-Louis :

Glycéré cadique faible.

    Glycéré d'amidon. . . . .   860 gr.
    Huile de cade. . . . .   140 »

Glycéré cadique fort (Vidal).

    Extrait sirupeux de bois de Panama . . . . .   »
    Huile de cade. . . . .   50 »
    Glycéré d'amidon. . . . .   45 »

Glycéré tartrique.

    Acide tartrique. . . . .   50 »
    Glycéré d'amidon. . . . .   1000 »

Glycéré au calomel.

    Calomel . . . .   120 »
    Glycéré d'amidon . . . .   880 »

Usages. — Les glycérés, à base de glycérolé d'amidon, remplacent, avec avantage, les médicaments employés comme topiques locaux (pommades, liniments, etc., etc.). Ce sont, suivant les expressions de M. Debout, des pommades très élégantes, onctueuses au toucher, non susceptibles de rancir, d'une consistance fixe, échappant à l'influence de la température circonvoisine, pouvant être enlevées des parties sur lesquelles on les a étendues par un simple lavage à l'eau.

Absorption. — L'absorption des médicaments dissous dans la glycérine, très longtemps discutée et résolue en sens contraire par MM. Demarquay et Gubler, a été reprise par M. Henri Mayet qui a formulé à cet égard les conclusions suivantes : Jusqu'à plus ample informé, l'absorption par la peau des médicaments dissous dans la glycérine ou employés sous forme de glycérés n'a pas lieu, si ce n'est peut-être dans des cas exceptionnels.

Des considérations qui précèdent, il résulte qu'employés comme topiques locaux, les glycérés constituent une bonne forme pharmaceutique ; mais si l'on se propose de faire absorber par la peau, le principe actif du glycéré, on doit les considérer comme une forme mauvaise ou tout au moins douteuse.

§ 5. — Des formes pharmaceutiques à base de cire et d'huile.

Ces formes constituent une classe importante de médicaments appelés *cérats*.

A. — Cires.

Définition. — On donne le nom générique de cires à diverses substances sécrétées par certains animaux, retirées de végétaux divers ou que l'on trouve à l'état fossile ou minéral.

Division. — D'après leur provenance, on peut les diviser en trois séries :

CIRES ANIMALES	CIRES VÉGÉTALES	CIRES FOSSILES
Cire d'abeilles. Cire des Andaquies.	Cire de palmier. Cire de Carnauba. Cire d'Ocuba. Cire de Bicuhiba. Cire des cannes à sucre ou Cérosie. Cire des Myrica. Cire du Japon.	Schééretite. Ozokérite appelée aussi paraffine native.

1er GROUPE. — *Des cires animales.* — Le groupe des cires animales comprend : la cire d'abeilles, la cire des Andaquies.

De la cire d'abeilles. — Elle est sécrétée par les abeilles, *Apis mellifica*, insecte hyménoptère de la famille des apidées, auxquelles elle sert pour construire les rayons de leurs ruches.

Les organes, où cette sécrétion a lieu, sont placés sous les anneaux de l'abdomen.

Comment se forme la cire? On a émis à cet égard deux opinions : l'abondance de certaines matières cireuses dans beaucoup de végétaux a fait d'abord admettre que l'abeille ne fabriquait pas par elle-même les matériaux propres à la construction de ses admirables rayons, mais qu'elle recueillait simplement sur les fleurs ces matériaux tout formés. D'après cette opinion émise par Swammerdam, Moraldi, Réaumur, on admettait que la matière des rayons était recueillie à l'état de cire brute et que l'insecte n'avait qu'à la pétrir avec quelque sécrétion fournie par ses organes, la salive, par exemple.

Cette opinion a été combattue par Bonnet et Hunter qui, les premiers, avancèrent que la cire est une véritable sécrétion de l'abeille ; elle a été depuis démontrée fausse par Huber de Genève.

Ce savant, ayant enfermé des abeilles dans une ruche fermée, et ne leur ayant donné pour toute nourriture que du miel, du sucre et de l'eau, observa que les ouvrières captives continuaient néanmoins à construire leurs gâteaux. Les expériences de Huber confirmées plus tard par Gundlach, Dumas et Milne-Edwards, ont démontré que la cire est une production animale, un produit de sécrétion. A la vérité, l'abeille en puise les éléments dans les végétaux, mais elle les modifie, elle les transforme de manière à créer véritablement des principes immédiats nouveaux.

Pour extraire la cire des ruches, on les soumet à la presse, afin de retirer la plus grande partie du miel ; on fond ensuite le gâteau dans l'eau bouillante. Le miel qui reste se dissout, et la cire fondue vient nager à la surface du liquide aqueux. Par le refroidissement, la cire se solidifie, on la fond de nouveau et on la coule dans des vases rectangulaires en terre ou en bois. On obtient ainsi la **cire jaune** appelée par quelques auteurs *cire vierge* ou *cire brute*.

Cire blanche. — Pour obtenir la cire, désignée dans le commerce sous le nom de *cire blanche*, on peut employer les moyens suivants :

1ʳᵉ *Méthode*. — Diviser la cire jaune en lames très minces que l'on expose à l'air et à la lumière sur des toiles ou sur des claies, au soleil et à la fraîcheur des nuits. D'après Levy, l'oxygène et peut-être l'ozone se combine à la matière colorante et la décolore.

2ᵉ *Méthode*. — Soumettre la cire jaune à l'action des produits chimiques ; on arrive ainsi à la blanchir plus rapidement. On emploie à cet effet :

A. Un mélange d'acide sulfurique étendu et d'azotate de potasse. Ce mélange développe une quantité d'acide azotique suffisante pour détruire le principe colorant.

B. Le chlore ou les hypochlorites. Cette méthode a l'inconvénient de donner des produits chlorés solides, qui restent mélangés à la cire, qui dégagent, par la combustion, de l'acide chlorhydrique, et qui par suite, rendent cette cire impropre aux usages pharmaceutiques.

Propriétés. — La cire fond à 62°-63°. Elle est insoluble dans l'eau très soluble dans les huiles, les graisses, les essences. Sa densité est de 0.962.

Composition. — Elle est formée en majeure partie de deux principes immédiats, inégalement solubles dans l'alcool et dont les proportions varient considérablement suivant les provenances, ainsi que cela résulte des expériences de John, Bucholz, Brandes, Boudet, Boissenot, Brodie.

Ces deux principes sont : *l'acide cérotique*, appelé autrefois *cérine*, acide gras, soluble dans l'alcool bouillant, cristallisé, fondant à 78° et ayant pour formule : $C^{27} H^{54} O^2$; le *palmitate de myricyle*, appelé autrefois *myricine*, substance cristalline peu soluble dans l'alcool, fondant à 70° et ayant pour formule : $C^{30} H^{60} (C^{16} H^{32} O^2)$.

Soumise à la distillation sèche, la cire fournit : une petite quantité d'eau acide qui renferme, suivant M. Poleck, de l'acide acétique et de l'acide propionique ; une substance d'apparence grasse qui prend, par le refroidissement, la consistance butyreuse, et qui, d'après M. Ettling, est formé d'un hydrocarbure solide, et d'un mélange d'acides gras solides ; des produits huileux, à points d'ébullition très variables, présentant la même composition que l'éthylène dont ils sont probablement des polymères. Pendant tout le temps de la distillation, il se dégage de l'acide carbonique et de l'éthylène.

On n'observe dans cette distillation, ni la production de l'acroléine ni celle de l'acide sébacique, corps qui caractérisent la distillation des matières grasses ; ce caractère permet de découvrir dans la cire, les moindres portions de suif ou de toute autre graisse ; les corps gras fournissant à la distillation de l'acroléine et de l'acide sébacique.

D'après les expériences de Lévy, la cire blanche présente sensiblement la même composition que la cire jaune. La seule différence tient uniquement au principe colorant que renferme la cire jaune, principe que ne renferme plus la cire blanche.

Falsifications. — La cire d'abeilles est très souvent falsifiée. On y incorpore frauduleusement de l'eau ; des matières minérales ; des matières féculentes ; des matières résineuses ; des corps gras ; de la paraffine ; des cires végétales et même fossiles. La recherche de ces falsifications s'opère de la manière suivante :

Eau. — L'eau, que quelques marchands incorporent à la cire par agitation après fusion, se reconnaît par la perte de poids que la cire éprouve après la dessiccation à l'étuve. On a trouvé, dit Baudrimont, des échantillons qui contenaient jusqu'à 60 0/0 d'eau.

Matières minérales. — On fait fondre la cire avec de l'eau ; les matières minérales se déposent au fond du vase. Il est alors facile de les recueillir et de les caractériser à l'aide des procédés analytiques ordinaires. Les matières minérales les plus employées sont : le kaolin, le gypse, la craie, le sulfate de baryte, l'ocre jaune, etc., etc.

Fécule, amidon, farine. — Traiter la cire par de l'essence de térébenthine. Si la cire est impure, elle ne se dissout pas complètement dans l'essence de térébenthine ; il se forme alors un dépôt blanc de fécule, facile à reconnaître à l'aide de la teinture d'iode, qui donne une coloration bleue.

Matières résineuses. — *Galipot.* — La cire mélangée de résine ou de galipot possède une viscosité, une odeur et une couleur particulières. Traitée à froid par de l'alcool, ce véhicule dissout la résine seulement, la cire étant peu ou point soluble dans l'alcool froid. La liqueur alcoolique, évaporée, donne pour résidu les résines, que l'on reconnaît à l'odeur qu'elles exhalent lorsqu'on les projette sur des charbons ardent .

Corps gras. — Falsifiée avec les corps gras, le suif par exemple, la cire a une saveur et une odeur désagréables ; elle est moins cassante, plus onctueuse au toucher. Projetée sur des charbons ardents elle répand une fumée plus épaisse que ne le fait la cire pure.

Distillée, elle fournit un liquide contenant de l'acide sébacique, qui forme, avec l'acétate de plomb, un précipité blanc de sébaçate de plomb (Boudet et Boissenot). Si, comme le conseille M. Lepage de Gisors, on met en communication le récipient de l'appareil distillatoire avec un petit flacon contenant de l'eau distillée, on peut condenser l'*acroléine* qui se forme toujours dans la distillation des matières grasses, et que l'on reconnaît à l'action de sa vapeur sur les yeux et sur les organes de la respiration.

La cire jaune pure fond à 63°, la cire blanche pure fond à 65° ; lorsqu'elles sont mélangées au suif, elles fondent à une température notablement plus basse. L'observation exacte du point de fusion peut indiquer la proportion de suif qui a été frauduleusement ajoutée.

Paraffine. — Cette recherche est assez délicate et peut se faire par divers procédés.

Procédé Landolt. — Mettre dans une petite capsule un peu de cire avec de l'acide sulfurique fumant et chauffer. La masse se tuméfie d'abord, puis la cire est détruite en se carbonisant, tandis que la paraffine résiste à son action ; aussi la retrouve-t-on intacte et blanche après refroidissement ; on l'enlève, on la lave, on la sèche et on la pèse.

Procédé Liés-Bodart. — Ce procédé, qui est un perfectionnement de celui de Landolt, consiste à dissoudre la cire dans l'alcool amylique, et à traiter ensuite la solution par l'acide sulfurique fumant. L'alcool amylique est transformé en acide sulfo-amylique qui ne dissout pas la paraffine. On isole celle-ci par refroidissement, puis après l'avoir lavée et séchée, on la pèse.

Procédé Wagner. — D'après Wagner, la présence de la paraffine dans la cire en diminue la densité. La densité de la cire variant entre 0,962 et 0,969 et celle de la paraffine étant de 0,869 et 0,875, Wagner s'est assuré qu'en faisant des mélanges de ces deux substances, la densité du mélange correspondait à la proportion des matières employées, proportion indiquée par le tableau suivant :

SUR 100 PARTIES		DENSITÉ DE MÉLANGE
CIRE	PARAFFINE	
»	100	0.871
25	75	0.893
50	50	0.920
75	25	0.942
80	20	0.948
100	»	0.969

Cires végétales. — Pour les déceler, on recherche le point de fusion et la densité de la cire. La présence des cires végétales dans la cire abaisse notablement son point de fusion et augmente sensiblement sa densité. On peut considérer, comme à peu près certaine, la présence de la cire du Japon dans une cire dont la densité est supérieure à 0,970.

Méthode de Donath. — Pour vérifier rapidement la pureté de la cire en général, on peut employer la méthode indiquée par M. Éd. Donath, dans un mémoire qu'il a publié sur les adultérations de la cire d'abeilles et les moyens de les reconnaître :

Faire bouillir pendant cinq minutes environ, une petite quantité de cire à essayer avec une solution concentrée de carbonate de soude, et observer ce qui se passe.

A. — Si on obtient une émulsion qui persiste après le refroidissement, la cire peut contenir de la résine, du suif, de la stéarine ou de la cire du Japon.

Pour caractériser ces corps, on fait bouillir un peu de la cire suspecte avec une solution de potasse caustique de concentration moyenne, et on ajoute ensuite du sel marin.

1° S'il se précipite de gros flocons de savon, la cire contient de la résine, du suif ou de la stéarine.

2° S'il se forme un magma grenu et si, d'autre part, la densité de la cire suspecte est supérieure à 0,970, la cire contient de la cire du Japon.

B. — Si, pendant le refroidissement, la cire se rassemble en couche à la surface du liquide, qui est alors légèrement coloré en jaune, la cire est pure ou est falsifiée avec de la paraffine.

Pour s'assurer de la présence de la paraffine, on prend la densité de la cire suspecte ; si elle est inférieure à 0,960, on peut sûrement conclure à la présence de la paraffine, les essais précédents ayant démontré l'absence des autres substances (suif, résines, acide stéarique, cire du Japon).

Usages. — La cire a des usages très variés. Elle fait la base des bougies de luxe et de certains encaustiques, elle sert au moulage des figures et à la préparation des pièces anatomiques artificielles. En pharmacie, elle entre dans la composition des cérats, onguents, emplâtres et de quelques pommades.

Cire des Andaquies. — Cette cire, récoltée par les Indiens dans les plaines du Haut Orénoque, est sécrétée par un petit insecte appelé Cavéja, nom générique employé par les Espagnols, pour désigner les mélépones en général.

Elle présente une couleur légèrement jaunâtre, et fond à 77°.

2ᵉ GROUPE. — *Des cires végétales.* — Plusieurs végétaux fournissent des cires, dites végétales, présentant de la ressemblance avec la cire d'abeilles, qui peuvent être utilisées dans l'économie domestique, à la manière de la cire ordinaire, et qui servent souvent à falsifier cette dernière. Nous citerons notamment :

La cire de palmier produite par le Ceroxylon andicola fondant à 72°
La cire de Carnauba — Palmier du Brésil — 83°5
La cire d'Ocuba — Myristica Ocuba. . — 36°5
La cire de Bicuhiba — Myristica Bicuhiba —
La cire de canne à sucre ou cérosie . . . . — 82°
Les cires des myrica (obtenues en faisant bouillir dans —
   l'eau les fruits de plusieurs espèces de Myrica, no- —
   tamment ceux du Myrica cerifera). . . . . — 47°5
La cire du Japon (Cette cire, qui n'est pas autre chose —
   que de la palmitine, est extraite à chaud et par ex- —
   pression, des amandes de plusieurs espèces de fruits,
   en particulier des drupes du Rhus succedanea). . . — 42° à 54°

3ᵉ GROUPE. — *Cires fossiles.* — On trouve, dans le sol, certains hydrocarbures solides, que l'on désigne improprement sous le nom de cires, et parmi lesquels nous citerons : la schéérétite que l'on trouve dans les lignites à Usnach et près de St-Gall ; l'ozokérite ou paraffine native qui se trouve dans des grés accompagnés de lignites en Moldavie et en Galicie.

B. — Cérats.

Définition. — On appelle cérats des médicaments externes, formés de cire et d'huile, quelquefois de blanc de baleine, dont la consistance toujours molle, varie suivant les proportions dans lesquelles on unit les corps précédents, et dans lesquels on fait entrer souvent divers principes médicamenteux, eaux distillées, extraits, poudres, sels, teintures, etc.

Affinités. — Ils se rapprochent des pommades et des huiles ; par leur consistance et leur composition chimique, ils tiennent le milieu entre ces deux formes pharmaceutiques. Ils se rapprochent également des onguents et des emplâtres résineux, mais ils en diffèrent parce qu'ils ne contiennent pas de matières résineuses.

Préparation. — Dans la préparation de ces médicaments, il faut tenir compte : 1° du choix des matières formant la base des cérats ; 2° du choix du mode opératoire.

1° **Choix des matières formant la base des cérats.** — Les matières, qui forment la base des cérats, sont la cire et l'huile.

Cire. — On emploie souvent la *cire blanche* ; mais quelquefois aussi on emploie la cire jaune, qui fournit un cérat plus économique et plus adoucissant. Blanche ou jaune, la cire employée doit être pure, exempte de falsifications. Ajoutons que l'emploi des cires végétales diverses, à la place de la cire d'abeilles, constitue une véritable fraude et qu'il doit être absolument proscrit comme contraire aux règles formulées par le Codex.

Huile. — L'huile, employée à la préparation des cérats, est *l'huile d'amandes douces.* Elle doit être pure et exempte d'altérations et de falsifications.

Les anciens pharmacologistes employaient l'huile d'olives ; cette huile fournit des cérats moins blancs, mais aussi moins altérables que ceux obtenus avec l'huile d'amandes douces.

2° **Choix du mode opératoire.** — Les préparations des cérats varient suivant que le cérat contient ou ne contient pas d'eau.

A. *Préparation des cérats sans eau.* — Diviser les corps solides (cire, blanc de baleine) en fragments peu volumineux ; faire fondre ces corps dans l'huile, à une très douce chaleur et même au bain-marie ; verser le mélange fondu dans un mortier de marbre chauffé avec de l'eau bouillante ; agiter vivement jusqu'à refroidissement parfait, en ayant soin de faire retomber continuellement dans le mortier les portions de matières qui s'attachent contre ses parois. Ces précautions sont importantes, en voici les raisons : on divise la cire et le blanc de baleine en fragments peu volumineux, afin de faciliter leur dissolution dans l'huile ; on fait fondre ces corps dans l'huile à une douce chaleur, parce que si on élevait la température, les matières grasses s'altéreraient et le produit aurait moins de blancheur. On verse le mélange fondu dans un mortier de marbre chauffé avec de l'eau bouillante, pour que le refroidissement du mortier se fasse plus lentement, pour que la portion de matières, qui s'attache sur ses parois, n'y devienne pas trop promptement solide et que l'on ait le temps de la faire retomber et de la mélanger au reste de la masse avant qu'elle n'ait pris assez de consistance pour ne plus pouvoir s'y mêler. On fait retomber continuellement dans le mortier les portions de matières qui s'attachent contre ses parois ; sans cette précaution, ces portions prendraient une consistance plus grande que celle de la masse et l'on aurait beaucoup de peine à les diviser de nouveau.

B. *Préparation des cérats avec eau.* — La préparation des cérats avec l'eau s'opérait, d'après le Codex de 1866, de la manière suivante : mettre dans un vase l'huile et la cire avec une partie de l'eau et chauffer légèrement. Quand la cire est dissoute, verser le tout dans un mortier de marbre, et agiter jusqu'à refroidissement complet. On incorpore ensuite le reste de l'eau, que l'on ajoute peu à peu en continuant d'agiter la masse.

M. Capedeville a constaté, qu'en suivant ce mode opératoire, l'eau décomposait une partie des corps gras et qu'il se produisait de la glycérine (1).

Pour éviter cette saponification partielle, le Codex de 1884 prescrit d'opérer comme suit : faire liquéfier la cire dans l'huile à la chaleur du bain-marie, couler dans un mortier en marbre chauffé et remuer continuellement le mélange afin d'éviter la formation de grumeaux, et en prenant du reste toutes les autres précautions déjà

---

(1) V. *J. de Ph. et de Ch.*, t. VII, 5ᵉ série, année 1883, p. 215. Ce fait a été contesté par M. Lambert, pharmacien de l'asile public d'aliénés de Brou (Rhône). V. *J. de Ph. et de Ch.*, t. VII, 5ᵉ série, année 1883, p. 435.

indiquées pour la préparation du cérat sans eau. Quand le mélange sera refroidi, incorporer l'eau, que l'on introduit par petites quantités, en agitant continuellement. On observe que le mélange blanchit par l'interposition de l'eau et de l'air entre ses parties.

Nomenclature. — Les divers cérats mentionnés au Codex, sont :

Cérats sans eau : Cérat à la rose (p. 355) ; Cérat simple (p. 350).

Cérats avec eau : Cérat de Galien (p. 384) ; Cérat jaune (p. 355) ; Cold cream (p. 356).

Propriétés. — Les cérats ont toujours une consistance molle, une blancheur qui doit être parfaite, à moins qu'on y ajoute quelque substance médicamenteuse capable de les durcir ou de les colorer, ou à moins qu'ils ne soient faits avec de la cire jaune.

Altérations. — Ils rancissent facilement, en raison de leur nature chimique et de la grande quantité d'air incorporée dans leur masse pendant la trituration. En éprouvant cette altération, ils deviennent irritants ; de plus, ceux qui contiennent de l'eau ne restent homogènes que s'ils ont été préparés avec soin. Aussi conseille-t-on, avec raison, de n'en préparer que de petites quantités à la fois et de ne les conserver que pendant un temps assez court.

Falsifications. — Les cérats sont souvent falsifiés par la substitution de la cire végétale du Japon à la cire d'abeilles. Cette falsification peut se reconnaître à l'aide des procédés suivants :

MÉTHODE D'ESSAI	CÉRAT FAIT AVEC CIRE D'ABEILLES	CÉRAT FAIT AVEC CIRE DU JAPON
Chercher le point de fusion du cérat.	Fond à 50°.	Fond vers 30°.
Traiter le cérat par une dissolution alcoolique et concentrée de potasse caustique.	Se dissout incomplètement.	Se dissout entièrement.

Cérats composés. — Comme l'axonge, les cérats peuvent servir d'excipients à des matières médicamenteuses très diverses et donner ainsi une classe de préparations pharmaceutiques, appelée *cérats composés*. On incorpore à ces cérats les diverses substances que l'on désire leur mélanger, en suivant des procédés identiques à ceux employés pour les pommades.

Comme excipient pour les cérats composés, le Codex emploie le cérat de Galien. Les produits insolubles sont finement pulvérisés et porphyrisés ; les produits solubles sont préalablement dissous dans une petite quantité d'eau ; s'ils sont très solubles, on pourra se contenter de les mélanger au cérat, l'eau du cérat suffira pour opérer la dissolution ; les extraits doivent être préalablement ramollis.

Comme exemples de cérats composés, nous citerons :

Cérat laudanisé (Codex de 1884).	Laudanum de Sydenham. . . .	10 gr.
	Cérat de Galien . .	90 —
Cérat mercuriel (Codex de 1866).	Pommade mercurielle à P. E. . . .	100 —
	Cérat de Galien . .	100 —
Cérat opiacé (Codex de 1866).	Extrait d'opium. .	1 —
	Eau distillée . . .	1 —
	Cérat de Galien. .	58 —
Cérat soufré (Codex de 1866).	Soufre sublimé et lavé.	20 —
	H. d'amande douce.	10 —
	Cérat de Galien. .	100 —
Cérat saturné (Codex de 1884).	Sous-acétate de plomb	10 —
	Cérat de Galien . .	90 —

Les cérats étaient autrefois très employés dans les pansements externes. Aujourd'hui depuis l'introduction des méthodes antiseptiques en chirurgie, ils sont à peu près abandonnés et les seuls qui soient encore utilisés sont le cérat à la rose et le cold cream, qui sont plutôt des produits de parfumerie que des préparations véritablement pharmaceutiques.

CHAPITRE VII

ÉTUDE DU SEPTIÈME GROUPE DES FORMES PHARMACEUTIQUES.

Définition. — Le septième groupe renferme des formes pharmaceutiques, en général magistrales, destinées à l'usage interne.

Division. — Il se divise en deux classes :

1re CLASSE, *comprenant des formes solides* : pilules, bols, granules, capsules, perles ou globules, cachets, comprimés, plaques gélatineuses.

2° CLASSE, *comprenant des formes liquides* : liqueurs, mixtures, gouttes, potions, loochs, juleps.

1re classe. — Formes solides.

§ 1. — Des pilules.

Définition. — Les pilules sont des médicaments officinaux ou magistraux, de consistance ferme, ayant la forme de petites masses sphériques et destinés à être pris à l'intérieur, sans séjourner dans la bouche.

Avantages. — L'usage des pilules est fort ancien, et cette forme pharmaceutique est très usitée parce qu'elle permet de faire avaler plus facilement aux malades des médicaments d'une saveur désagréable, ou ceux qu'il est utile de ne pas laisser séjourner dans la bouche, soit à cause de la ténacité de leur saveur, soit parce qu'ils pourraient agir sur ses parties intérieures.

Étymologie. — Le mot pilule vient du latin *pilula*, diminutif de *pila*, balle, étymologie en rapport avec la forme que l'on donne au médicament.

Préparation. — Dans la préparation des pilules, il faut se préoccuper : 1° du choix des matières actives entrant dans leur composition ; 2° du choix de l'excipient ; 3° de la confection de la masse pilulaire ; 4° de la division de la masse en pilules ; 5° de l'enrobage.

1° Choix des matières actives entrant dans les pilules. — Les matières pouvant entrer dans les pilules sont très variées ; on y fait entrer en effet des poudres, des pulpes, des extraits, des résines, des gommes résines, des sels minéraux et organiques, et d'une manière générale, presque toutes les substances de la matière médicale. La composition de ces médicaments est donc très variable.

2° Choix de l'excipient. — Parmi les matières qui entrent dans la composition des pilules, il en est qui ont naturellement la consistance nécessaire pour être roulées en pilules et conserver cette forme. Quand ces matières sont très solubles, et que par conséquent elles peuvent se diviser facilement dans l'estomac, on peut les employer sans aucune addition.

Mais il en est beaucoup d'autres qui sont trop fermes ou trop molles et qui ont besoin, pour être transformées en pilules, d'être ramenées à un degré de consistance convenable.

Enfin, on en trouve qui, bien qu'ayant naturellement la consistance requise, ont besoin de recevoir une substance qui les divise, afin d'éviter, qu'en raison de leur insolubilité, elles ne traversent le canal intestinal sans se diviser, ou qu'en raison de leur âcreté, elles ne viennent agir trop activement sur quelques points limités de l'estomac ; telles sont, par exemple, les résines, que la contusion ou quelques gouttes d'alcool ramollissent suffisamment pour qu'elles puissent prendre la consistance pilulaire, mais qui, sous cet état, ne présenteraient pas les garanties nécessaires d'action ou d'innocuité.

On corrige ou on modifie ces états particuliers des matières entrant dans la composition des pilules, au moyen de corps intermédiaires variables et spéciaux, qu'on appelle *excipients*.

Les excipients, qui doivent toujours être appropriés à la nature des matières qui entrent dans la composition d'une masse pilulaire, sont très variables et peuvent être : *Mous* ou mieux *liquides*, lorsqu'il s'agit de lier des substances pulvérulentes ; *solides*, lorsqu'il s'agit de durcir des substances molles ; *spéciaux*, lorsqu'il s'agit de confectionner une masse pilulaire avec certaines substances particulières.

Les excipients mous ou liquides, destinés à lier les poudres et à leur donner la consistance pilulaire, les plus employés sont : les sirops (sirop simple, de gomme, de guimauve) ; le miel, les extraits de plantes inodores (extraits de bourrache, de chiendent, de chicorée). Ces trois excipients sont les plus convenables pour donner aux poudres la forme pilulaire.

On a conseillé également les excipients suivants : les conserves (conserves de roses, de cynorrhodons, etc.) ; les mucilages. Ces derniers excipients, celui de la gomme adragante en particulier, ont l'inconvénient de durcir beaucoup la masse en se desséchant, de sorte qu'elle devient tout à fait sèche et cassante. Il peut en résulter que les pilules, préparées avec cette masse, traversent les voies digestives sans être attaquées ; elles passent ce qu'on appelle debout dans le tube digestif ; dans tous les cas on peut craindre, si elles contiennent une substance âcre, qu'elles ne séjournent trop longtemps dans quelque repli de la muqueuse digestive et n'y déterminent une irritation plus ou moins dangereuse. On peut cependant regarder comme un bon excipient le mucilage fait avec la gomme arabique, mais à la condition d'y associer un poids égal au sien de sucre qui assure sa dissolution dans l'estomac.

Les huiles volatiles (ces huiles volatiles ou essences ne lient bien les masses pilulaires qu'autant qu'elles sont riches en parties résineuses ; autrement, les pilules où elles entrent se dessèchent et se désagrègent) ; l'huile pour diviser le savon ; l'alcool concentré pour ramollir les essences ; l'alcool faible, pour dissoudre les gommes résines ; enfin la glycérine. Ce dernier corps a été conseillé à diverses reprises, pour préserver les pilules de la dessiccation. Quelques gouttes ajoutées à une masse pilulaire lui conservent indéfiniment la consistance qu'elle offrait au moment de sa préparation. M. F. Vigier, frappé de ces avantages, a proposé d'en généraliser l'emploi dans la confection des masses pilulaires.

Les excipients solides sont employés toutes les fois que le mélange des substances, entrant dans la composition des pilules, donne une masse dont la consistance est trop molle.

Pour absorber l'humidité surabondante de la masse, sans rien ajouter aux propriétés des pilules, on emploie des poudres inertes : la poudre de guimauve (cette poudre est celle qui absorbe le plus d'humidité, mais elle a l'inconvénient de communiquer aux masses pilulaires une élasticité qui rend leur division difficile) ; la poudre de réglisse (cette poudre, moins mucilagineuse, convient dans la plupart des cas) ; la poudre d'amidon ; la poudre de gomme (elle est peu usitée, et dans tous les cas, on ne doit l'employer qu'en petites quantités, parce que les pilules qui en contiennent une forte proportion, prennent en séchant une dureté très grande, qui nuit à leur division dans le tube digestif).

Certaines substances exigent, pour être transformées en pilules, des *excipients spéciaux*. Pour les essences, mélange de carbonate de magnésie avec le baume du Pérou (Jonas) ou savon médicinal additionné de magnésie (Appolonato) ; pour les térébenthines, la magnésie ; pour l'onguent mercuriel, le phosphate de chaux ; pour les matières grasses, le savon ou le succin ; pour les matières oléorésineuses, le succin ; pour le baume de copahu, la magnésie.

On peut encore, d'après Dietrich, employer pour le baume de copahu, la masse pilulaire suivante : triturer avec soin 10 parties de baume de copahu et 2 parties de glycérine ; incorporer dans le mélange successivement 10 parties de sucre pulvérisé, 10 parties de magnésie calcinée et enfin 8 parties de poudre de racine de réglisse. La masse renferme 25 0/0 de baume de copahu ; elle se laisse facilement rouler en pilules et peut se conserver dans des vases bien bouchés. Les pilules, préparées avec cette masse, se ramollissent dans l'eau tiède, propriété qu'elles ne perdent pas en vieillissant.

Pour l'azotate d'argent et pour le permanganate de potasse, on emploie soit le kaolin, soit la pommade de kaolin. On sait que l'azotate d'argent et le permanganate de potasse sont des sels qui sont rapidement réduits par un grand nombre de substances organiques. Lorsque le pharmacien est appelé à mettre ces substances en pilules, il doit renoncer aux excipients organiques ordinairement usités et recourir à l'emploi d'une substance minérale, suffisamment plastique pour prendre la forme pilulaire, et assez cohérente pour que les pilules conservent leur forme après dessiccation sans se pulvériser au moindre choc. Enfin les pilules préparées et sèches doivent pouvoir se désagréger facilement en présence de l'eau.

Les argiles remplissent parfaitement ce but, et parmi elles le *kaolin* paraît mériter la préférence, en raison de sa pureté, de sa couleur blanche, et de la facilité avec laquelle il se désagrège en présence de l'eau ; de plus, les pilules au kaolin ne se fendillent pas en séchant (1).

En se servant du kaolin, la préparation des pilules au permanganate de potasse à 0 gr. 10 par exemple, ne présentera aucune difficulté.

On prend :

> Permanganate de potasse . . . . 1 gramme.
> Kaolin . . . . 1　　》

Pulvérisez finement le permanganate, ajoutez le kaolin et faites une masse pilulaire molle avec quantité suffisante d'eau distillée.

A la place du kaolin, on peut employer la pommade au kaolin. Cette pommade, très usitée en Angleterre, pour la confection des pilules au permanganate de potasse ou au nitrate d'argent, se prépare en prenant parties égales de vaseline, de paraffine et de kaolin. Après avoir fait fondre les deux premières substances, on y incorpore le kaolin, en agitant jusqu'à refroidissement. Pour la confection des pilules de permanganate de potasse, par exemple, on prend :

> Permanganate de potasse. . . . . . . 1 gramme ou plus.
> Pommade au kaolin . . . .　　Q. S.

Pour les pilules renfermant des huiles fixes ou volatiles ou des substances difficilement miscibles avec l'eau (extrait de fougère mâle, menthol, gaïacol, créosote, etc.), Hager a proposé d'employer comme excipient la cire amylacée (2).

Elle se prépare de la manière suivante : on râpe de la cire d'abeilles pure en copeaux très fins et on fait sécher plusieurs jours à la température ordinaire pour dissiper l'humidité. On pèse un poids

---

(1) Le kaolin est une argile très pure provenant de la décomposition des roches feldspathiques anciennes. Comme toutes les argiles, c'est un silicate hydraté d'alumine contenant, en proportions variables, de la silice, de l'alumine, de l'eau et des traces d'oxyde ferrique, de potasse, de soude et de magnésie.

(2) *Répertoire de pharmacie*, année 1889, page 362. D'après *Pharm. Zeitung*, 1889, 431 et *Am. Journ. of Pharmacy*, XIX, 1889, 294.

égal d'amidon de riz bien sec et on le broie avec la moitié des copeaux de cire dans un mortier de porcelaine, en ayant soin d'éviter que la température dépasse 16°. Après pulvérisation, on ajoute l'autre moitié de la cire en copeaux, et on continue la trituration jusqu'à obtention d'une poudre très fine. On tamise aussitôt cette poudre, on la renferme dans des flacons bouchés et on s'en sert comme excipient pour les substances indiquées plus haut.

Signalons, en terminant cet exposé, un excipient spécial, recommandé par divers journaux allemands (1). Il peut convenir à presque toutes les masses pilulaires et rendre de très bons services.

Pour le préparer on prend :

Poudre de gomme adragante, 3 grammes ; glycérine, 12 centimètres cubes ; eau, 2 centimètres cubes.

Mélanger au mortier jusqu'à ce qu'il en résulte une masse gélatineuse et homogène.

Pour se guider dans le choix des excipients à employer, il faut se rappeler qu'un bon excipient doit présenter les caractères suivants :

1° Être inerte au point de vue de ses propriétés médicinales ;

2° Être employé en minime quantité, pour ne pas trop augmenter le volume des pilules ;

3° Donner à la masse le liant convenable ; ce qui n'a lieu, pour les excipients liquides, qu'autant qu'ils seront capables de dissoudre tout ou partie de la masse, ou qu'ils auront eux-mêmes une viscosité propre à souder les particules entre elles. Quant aux excipients solides, ils rempliront d'autant mieux le but qu'on se propose, qu'ils seront susceptibles d'absorber plus facilement les liquides surabondants ;

4° Être facilement délayable dans les sucs digestifs et fournir une masse conservant longtemps une consistance convenable et ne se durcissant pas au point de donner de véritables petites balles sur lesquelles les sucs intestinaux n'auront aucune action dissolvante.

3° Confection de la masse pilulaire. — Pour confectionner une masse pilulaire, on emploie, suivant les cas, un mortier de fer, de marbre ou de porcelaine et même quelquefois une tablette de verre, de marbre ou de porphyre, avec une lame de fer, d'argent ou d'ivoire.

On emploie un *mortier de fer*, toutes les fois que la masse à confectionner est un peu considérable et qu'elle ne contient rien qui puisse agir sur le métal.

(1) *Pharm. Zeitung* et *Pharm. Centralblatt*, XXIX, 1888, 285. *Répertoire de pharmacie*, 1888, page 359.

On emploie le *mortier de marbre*, pour confectionner les masses qui sont d'une mixtion facile, comme celles qui résultent du mélange d'une poudre avec une conserve, un sirop, un extrait mou.

On emploie le *mortier de porcelaine* pour la confection des masses qui contiennent des sels métalliques.

Les *tablettes ou plaques en verre*, en *marbre* ou *porphyre*, avec une *lame de fer, d'argent* ou *d'ivoire* s'emploient pour la préparation de quelques pilules magistrales, lorsque la masse à préparer est peu considérable et qu'on risquerait d'en laisser une partie contre les parois d'un mortier.

Le choix de l'instrument ou appareil, destiné à la confection de la masse, ayant été fait, on opère pour préparer cette masse en suivant la méthode générale suivante : mélanger avec le plus grand soin, et par une trituration prolongée, toutes les substances actives devant former la base de la masse pilulaire : ajouter peu à peu l'excipient approprié : triturer et pister longtemps pour avoir une masse homogène liée, offrant une consistance ferme, n'adhérant ni aux doigts, ni au mortier, et présentant lorsqu'on la coupe, des surfaces de nuances parfaitement identiques.

La masse pilulaire ayant été obtenue, deux cas peuvent se présenter :

A. *Cette masse est officinale.* — On appelle ainsi les masses pilulaires, préparées d'après la formule du Codex, dont la composition est invariable, qui peuvent se conserver longtemps sans altération et se trouvent toutes prêtes dans les officines.

Ces masses pilulaires sont en général conservées en masse après leur préparation, et divisées en pilules au moment du besoin. Pour les conserver, on peut : soit les mettre dans un pot et les couvrir ; soit les rouler en magdaléons que l'on entoure d'une feuille de parchemin et que l'on place ensuite dans un pot couvert. Cette dernière méthode est la meilleure. Quelques auteurs ont conseillé d'huiler le parchemin destiné à entourer les magdaléons des masses pilulaires ; mais c'est là une pratique nuisible qui a l'inconvénient de communiquer à cette masse une odeur et une saveur désagréables.

B. *Cette masse est magistrale.* — On appelle ainsi les masses pilulaires, préparées d'après la formule d'un médecin, dont la composition est très variable, ne se conservant pas longtemps et qui sont destinées à être employées de suite, après avoir été divisées en pilules.

4° Division de la masse pilulaire en pilules. — Pour diviser une masse pilulaire, officinale ou magistrale en pilules, on emploie un instrument particulier, appelé *pilulier*.

Autrefois, le pilulier était formé d'une simple lame métallique dentée que l'on appliquait sur la masse pilulaire roulée en cylindre pour marquer les divisions ; on donnait ensuite avec la main une forme arrondie à chaque petite section.

Aujourd'hui, l'instrument se compose essentiellement :

1° D'une tablette portant transversalement une plaque cannelée en cuivre ou mieux en fonte.

2° D'une règle cannelée d'un côté seulement dont les demi-cannelures en s'appliquant sur celles de la plaque, forment une série de petits cylindres complets.

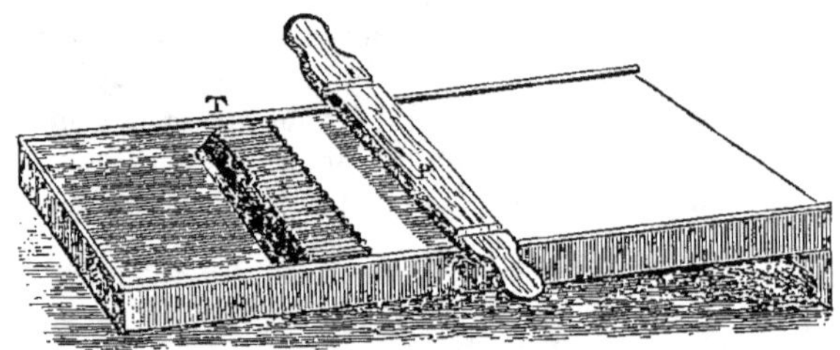

Fig. 37. — Pilulier.

Pour se servir du pilulier, on commence par étendre sur la tablette une petite quantité de poudre de lycopode, pour prévenir l'adhérence de la masse pilulaire ; on frotte de la même poudre la partie plane de la règle ; on roule entre ces deux surfaces la masse pilulaire, de manière à lui donner la forme d'un cylindre, d'un diamètre parfaitement égal dans toute son étendue, et dont la longueur correspond à un nombre déterminé de divisions du pilulier, ou en d'autres termes, à un nombre de divisions égal au nombre de pilules que l'on veut obtenir ; on porte ce cylindre entre les cannelures de la règle et celles de la tablette, en imprimant à cette dernière un mouvement de va-et-vient et en appuyant graduellement sur la masse. Les pilules, dont la grosseur est en rapport avec les divisions du pilulier, se trouvent toutes faites par ce moyen ; celles plus petites ou plus grosses, ne le sont qu'imparfaitement ; on achève de les rouler entre le pouce et l'index.

Lorsque les pilules sont divisées tant bien que mal au pilulier, on peut achever de les arrondir avec la main. Toutefois, lorsqu'on veut

faire des pilules très rondes, et surtout en rouler beaucoup à la fois,
on emploie le procédé de Giordano, légèrement modifié par Mialhe :

Un plateau de bois dur, bien plein, mais garni d'un rebord, reçoit
les pilules qui sortent du pilulier. On a un second plateau circulaire,
plus petit, muni également d'un rebord, dont la hauteur doit être inférieure au diamètre des pilules. On réunit toutes les pilules sous ce
petit plateau et on imprime avec la main à ce plateau un léger mouvement circulaire. En un instant, on obtient un grand nombre de
pilules roulées avec la plus grande régularité, à la condition qu'elles
aient toutes le même volume ; celles qui sont trop grosses deviennent
ovoïdes, et celles qui sont trop petites ne sont pas touchées.

M. Vial a modifié l'appareil de manière à le faire servir et à l'appli-

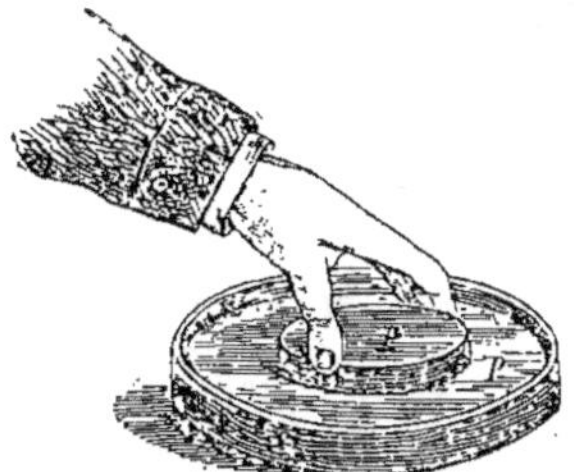

Fig. 38.— Disque à rouler les
pilules.

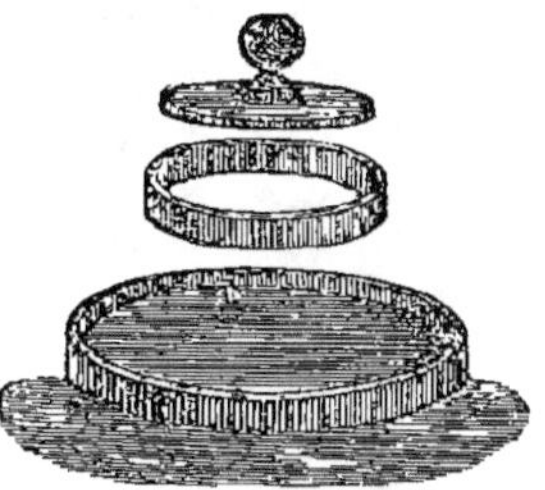

Fig. 39.— Disque à rouler les
pilules de Vial.

quer dans tous les cas, et pour toutes les grosseurs de pilules. Cet appareil se compose : d'un plateau de bois à bord élevé destiné à recevoir les pilules ; d'un plateau supérieur qui n'a pas de rebord, mais ce
plateau entre dans un cercle qui joue le rôle de rebord et permet d'employer le disque pour toutes les grosseurs de pilules.

M. Chabrol, pharmacien à Clermont, a construit un appareil analogue à celui de Vial, qui présente les particularités suivantes : les
surfaces frottantes sont en verre ; le plateau inférieur est muni d'une
petite trappe qui permet de faire écouler facilement les pilules.

M. Nègre, fabricant d'instruments pour la pharmacie, a construit
un disque mécanique, pouvant rendre des services surtout lorsqu'on
a beaucoup de pilules à arrondir.

En terminant l'étude des piluliers, signalons :

1° Le pilulier circulaire inventé par M. Viel, pharmacien à Tours.
Il comprend cinq séries de cannelures, permettant de faire des pilules de cinq grosseurs différentes : le n° 1 porte 12 cannelures ; le

n° 2, 15 ; le n° 3, 18 ; le n° 4, 22 ; le n° 5, 30. Toutes ces séries sont renfermées dans une boîte, qui porte aussi des planchettes, sur lesquelles on peut rouler les pilules et malaxer les masses pilulaires

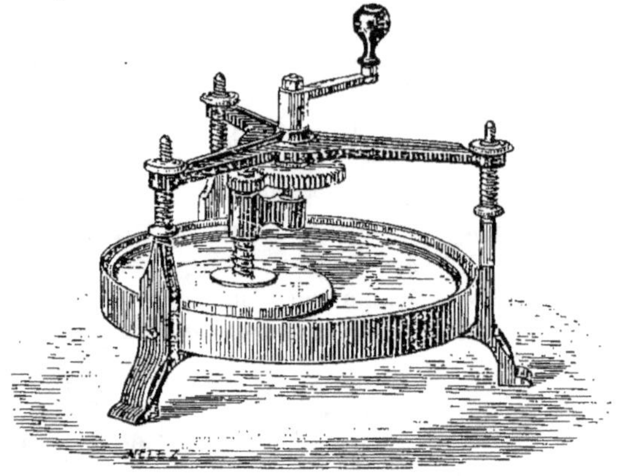

Fig. 40. — Disque mécanique de Nègre.

en cylindres de grosseur et de longueur suffisantes, pour le numéro que l'on veut employer.

2° Le pilulier automatique fabriqué par M. Nègre.

5° Enrobage des pilules. — On appelle enrobage l'opération qui consiste à recouvrir les pilules de substances très variables, afin de prévenir l'adhérence des pilules entre elles, de masquer leur odeur, de les rendre plus agréables à la vue, de les préserver de l'action des agents atmosphériques.

On emploie, pour obtenir l'enrobage des pilules, des substances et des procédés variés.

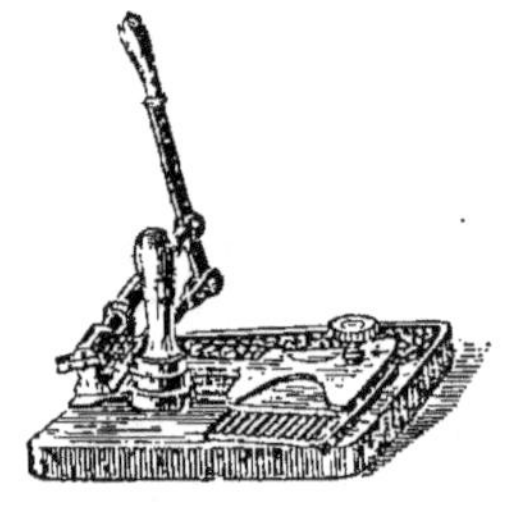

Fig. 41. — Pilulier automatique de Nègre.

1° *Emploi de poudres inertes.* — Pour empêcher l'adhérence des pilules entre elles, on emploie une poudre inerte (amidon, réglisse, guimauve ou mieux lycopode). La poudre de lycopode doit être préférée, parce qu'elle est d'une finesse extrême, non hygrométrique, et incapable dès lors de former une croûte à la surface des pilules en s'imprégnant de leur humidité.

II   15

2° *Emploi de poudres odorantes.* — Quelques praticiens, sans doute pour masquer l'odeur désagréable des pilules, emploient les poudres d'iris, de cannelle, de feuilles d'oranger.

3° *Argenture et dorure.* — Pour rendre les pilules plus agréables à la vue et pour masquer l'odeur et la saveur de certaines d'entre elles, celles faites par exemple avec des matières fétides ou très amères, on les enveloppe dans une feuille d'argent, ou quelquefois, mais plus rarement, dans une feuille d'or.

Pour cela, les pilules ayant été arrondies, on les jette dans une sphère creuse de bois, où se trouve déjà quelques feuilles d'or ou d'argent. On ferme la boîte et on l'agite circulairement, jusqu'à ce que la surface des pilules soit parfaitement argentée ou dorée.

Pour que l'argenture ou la dorure des pilules réussisse bien, ou en d'autres termes, pour que le métal s'attache bien aux pilules, il faut qu'elles ne soient ni trop molles, ni trop dures. Si elles sont trop molles, elles prennent une grande quantité de feuilles métalliques et n'ont pas de brillant ; si elles sont trop dures, le mélange ne s'y attache que par plaque ou pas du tout, et l'on est obligé de les agiter avec une quantité très minime de sirop de gomme, avant de les mettre en contact avec la feuille métallique.

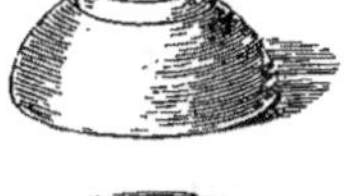

Fig.42.—Boîte à argenter.

Il est important, pour avoir des pilules bien argentées ou bien dorées, de ne pas mettre plus de feuilles de métal qu'il n'en est nécessaire, car la beauté des pilules réside dans la netteté de l'application et le brillant de leur surface ; de faire tourner longtemps les pilules dans la boîte à argenter.

Il est des pilules qui ne peuvent pas être argentées ou dorées. Ce sont celles dans la composition desquelles il se trouve quelque matière capable de s'unir au métal. Telles sont celles qui contiennent des sulfures alcalins, du kermès, de l'iode ou des iodures, des préparations mercurielles ou des sels antimoniaux.

4° *Gélatinisage.* — L'argenture et la dorure sont souvent insuffisantes, pour masquer la saveur désagréable de plusieurs mélanges. Dans ce cas, on peut alors, comme l'a conseillé Garot, recouvrir les pilules d'une couche de gélatine.

Pour gélatiniser les pilules on opère de la manière suivante : on fait dissoudre à chaud, dans 15 parties d'eau, 12 parties de grénétine (gélatine purifiée), 6 parties de sucre et 8 parties de gomme arabique, de manière à obtenir un liquide ayant la consistance d'un sirop épais. D'une main, à l'aide d'une spatule, on écarte la pellicule qui se forme constamment à la surface du liquide gélatineux ; de l'autre, on plonge dans ce liquide la pilule fixée préalablement à l'extrémité d'un longue épingle, puis on la retire aussitôt en lui imprimant un mouvement giratoire dans l'air pour la refroidir ; on enferme alors la tête de l'épingle dans du sable ou tout autre corps dans lequel cette épingle puisse être facilement fixée. On peut gélatiniser 60 pilules et même plus à la suite.

Quand l'enduit gélatineux est suffisamment refroidi, on retire les épingles avec précaution, en ayant soin de commencer par la première pilule gélatinisée. Pour obtenir des pilules plus parfaites, on chauffe le milieu de l'épingle à la flamme d'une bougie ; la chaleur se communique bientôt à la gélatine qui entoure la pointe de l'aiguille, et celle-ci est alors retirée par une légère traction. De cette manière, la pilule est parfaitement ronde, brillante et ne porte qu'un trou à peine visible. On peut, du reste, boucher ce trou laissé par l'épingle, en passant sur lui, cette épingle encore chaude.

Pour opérer la gélatinisation d'une manière plus rapide, on peut employer différents moyens.

1ᵉʳ *Moyen*. Fixer un grand nombre d'épingles sur un rond de liège ou de bois, on met des pilules aux pointes, on trempe le tout dans un vase à large ouverture contenant le bain gélatineux, et l'on retire avec promptitude comme précédemment.

2ᵉ *Moyen*. Disposer les pilules à gélatiniser sur un tamis, fin, métallique et les arroser avec le liquide gélatineux ; on recouvre d'un seul coup toutes les surfaces, sauf les points en contrat avec le tamis. Quand, par l'exposition à l'air, là couche gélatineuse est suffisamment refoidie et sèche et même avant que la dessiccation soit complète, on agite le tamis pour rompre le point d'attache des pilules.

3ᵉ *Moyen*. Deschamps d'Avallon conseille simplement de verser dans la main un peu du mélange gélatineux, d'y rouler les pilules qu'on laisse ensuite tomber dans une capsule de papier légèrement huilé ou mieux dans une capsule de fer blanc amalgamée.

La gélatinisation convient pour les pilules de copahu, de térébenthine, de musc, d'asa fœtida, et de quelques autres substances à odeur très pénétrante.

5° *Procédé Blancard*. — Blancard verse dans une capsule de la teinture éthérée de baume de Tolu faite au 1/4 ; il y roule les pilules, puis il les reçoit dans des moules en fer-blanc dont la surface est amalgamée. Après une heure d'exposition à l'air, il achève la dessiccation de ces pilules à l'étuve.

6° *Procédé Soubeiran.*— Soubeiran emploie la teinture de mastic, et il recommande, aussitôt que les pilules commencent à adhérer entre elles, de les rouler dans de la poudre de mastic.

7° *Procédé Unna.* — Il arrive souvent que les médecins prescrivent en pilules des médicaments qui ne doivent agir que dans l'intestin ; il y a donc nécessité à ce que ces médicaments soient protégés contre l'action du suc gastrique. M. le docteur Unna de Hambourg a eu l'idée d'employer dans ce but la *kératine*.

On appelle *kératine* une substance organique qui se trouve dans la corne, les os, les tiges des plumes et qu'on obtient en soumettant soit la corne, soit les os râpés, soit les tiges de plumes à l'action digestive de la pepsine et de l'acide chlorhydrique. Ce sont les tiges de plume qui donnent la kératine la plus pure :

Que se passe-t-il dans cette préparation ? La corne, les os et les tiges de plumes renferment : une substance cornée ou kératine ; de la gélatine ; de l'albumine etc. Sous l'influence de la pepsine acide, il se produit une digestion artificielle, les matières gélatineuses et albumineuses se dissolvent et la kératine reste indissoute dans la liqueur.

La kératine est insoluble dans les acides et soluble dans les alcalis ; donc, elle ne peut pas se dissoudre dans le suc gastrique qui est acide, mais elle peut se dissoudre dans le suc intestinal qui est alcalin.

Pour kératiniser les pilules on dissout 1 partie de kératine dans 4 parties d'ammoniaque et on opère comme pour gélatiniser les pilules. Les pilules kératinisées sont noires et luisantes, on les fait sécher à l'air sur du papier ciré.

8° *Procédé au salol.*— Le Docteur Ceppi, considérant que le *salol* ne se dissout pas dans l'estomac, mais est seulement attaqué par le suc pancréatique, conseille de l'employer pour enrober les pilules destinées à n'agir que dans l'intestin. M. Yvon a publié, dans le *Progrès médical* du 15 août 1891 la formule d'une solution permettant de pratiquer cet enrobage :

Salol (appelé aussi salicylate de phényle). . . .   2 gr.
Tannin. . . . .   0 » 50
Éther à 56°.   10 »

On vernit les pilules comme on le fait avec la teinture éthérée de baume de tolu (procédé de toluisation de Blancard) et on renouvelle l'opération jusqu'à ce que la couche protectrice ait acquis une épaisseur convenable.

9° *Procédé Durden*. — Emploi du collodion.

10° *Procédé Jozeau*. — Emploi de la caséine rendue soluble par l'ammoniaque et ramenée à l'état de couche insoluble par l'eau acidulée.

Ces deux derniers procédés sont défectueux, car ils ont le grave inconvénient de former des couches insolubles à la surface des pilules et de s'opposer à leur dissolution.

11° *Procédé Calloud*. — Saccharure de lin.

12° *Dragéification*. — Quelquefois, on dragéifie les pilules en employant la méthode de dragéification usitée chez les confiseurs. A cet effet, on met les pilules dans une bassine étamée, de forme ronde, suspendue au plafond au moyen d'une corde qui passe dans les deux anses. On verse sur elles une solution de gomme au tiers, tout juste ce qu'il faut pour les humecter et on remue pour qu'elles s'humectent uniformément ; on ajoute un mélange à parties égales de sucre en poudre et d'amidon et on remue de nouveau la bassine en tous sens pour que les pilules se recouvrent d'une couche mince de sucre, puis on porte à l'étuve à 25°, les produits enrobés disposés sur des tamis de crin ; on renouvelle trois fois au moins la même opération. A la dernière couche, on doit remuer longtemps, pour que les dragées se lissent mieux et que le glaçage soit plus parfait. Pour que l'opération réussisse, il faut opérer sur 4 à 5 kilog. de pilules environ.

Pour de petites quantités de pilules, on peut agir de la manière suivante : mettre les pilules dans la boîte employée pour l'argenture des pilules ; les humecter avec un peu de mucilage clair et de blanc d'œuf et les enrober, à la manière ordinaire, c'est-à-dire en remuant la boîte comme si on voulait les argenter, avec un mélange à parties égales de gomme, de sucre et d'amidon.

On peut encore, comme le conseille Calloud d'Annecy, faire un mucilage composé de :

Gomme adragante. . . . .   1 partie
Eau. . . . .   2 —
Lactose. . . . . 20 —

On fait sécher à l'étuve et on roule dans cette poudre les pilules légèrement humectées.

La dragéification peut être employée avec avantage pour l'enrobage des pilules très amères, celles qui sont altérables à l'air ou celles qui sont hygrométriques.

13° *Emploi du beurre de cacao*. — M. Ditten a proposé l'emploi du beurre de cacao pour l'enrobage des pilules. Voici comment on opère :

Faire fondre le beurre de cacao dans une capsule à fond plat ou dans une assiette ; on y roule vivement les pilules, que l'on jette ensuite dans une assez grande quantité de poudre d'amidon, on agite et on laisse refroidir dans ces conditions. Le beurre de cacao, en se

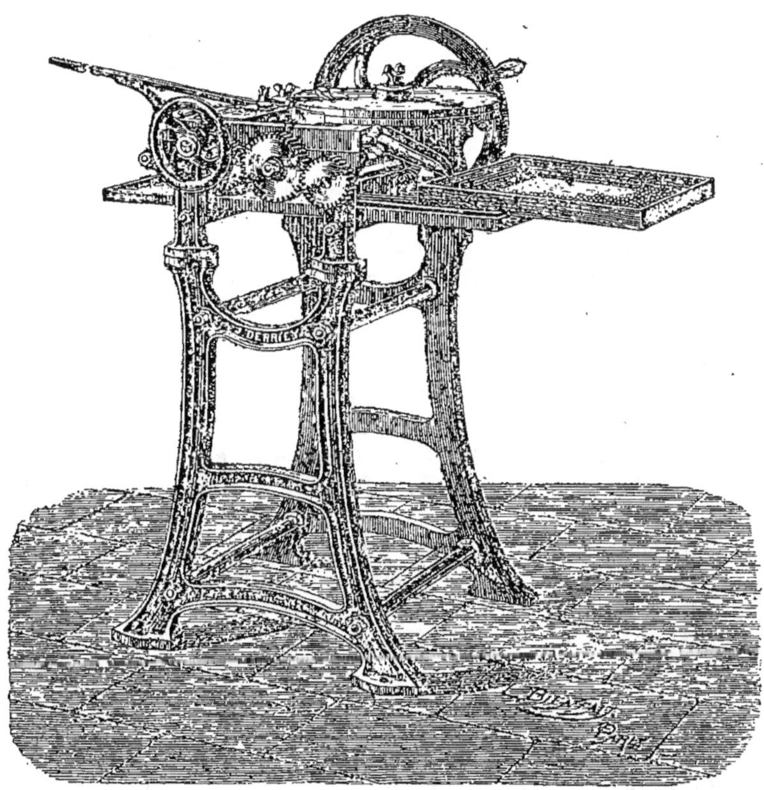

Fig. 43. — Machine Derriey.

solidifiant, forme, avec la poudre d'amidon, une couche isolante et imperméable à l'air, qui préserve efficacement la masse de toute altération et de toute évaporation. Cette couche se conserve très bien et ne se fendille pas, même quand la pilule se déforme.

Toutes les opérations, que nous venons de décrire, relatives à la fabrication des pilules, se font à la main, et sont employées quand on ne prépare qu'une petite quantité de pilules. Mais, lorsqu'il s'agit de satisfaire aux besoins d'une grande fabrication, on emploie les machines à faire les pilules dont on connaît un grand nombre de modèles. Parmi ces appareils, citons :

L'appareil Derriey, à l'aide duquel on peut fabriquer de 80 à 100.000 pilules par jour ; les presses à pilules servant à diviser la masse pilulaire en magdaléons que l'on divise ensuite en pilules au moyen de cylindres à pilules, les piluliers à moteur ou à pédale de Palau et Nègre ; les machines à timbrer, à enrober, à argenter, à dragéifier, de Nègre.

Avant de terminer ce qui a rapport à la préparation des pilules, signalons une méthode de préparation de pilules composées, proposée par le Dʳ Granville, dans le *British medical journal*, qu'il désigne sous le nom de *Concentric composite Pills*.

Au lieu de mélanger les substances, qui entrent dans la composition de certaines pilules composées, M. Granville conseille de les disposer en couches concentriques, séparées par un excipient isolant et soluble tel que la kératine. Grâce à ce procédé, on pourrait administrer en même temps deux substances destinées l'une à agir dans l'estomac et qui occuperait la couche extérieure, l'autre dans l'intestin et qui formerait le noyau. Ce serait un moyen sûr d'appliquer un traitement scientifique et de donner à la médication toute la précision d'une expérience physiologique.

L'idée du Dʳ Granville, très ingénieuse, n'est pas nouvelle, ainsi que le dit très justement M. Ferrand dans l'*Union pharmaceutique* ; déjà et depuis longtemps, M. Le Couppey d'une part et M. Tisy d'autre part, avaient fait connaître des procédés qui réalisaient d'une manière complète l'idée émise par M. Granville. Ces procédés, sur lesquels nous n'insisterons pas, sont décrits dans l'*Union pharmaceutique*, année 1887, p. 170.

Manière dont les médecins formulent les pilules. — Les médecins formulent les pilules de plusieurs manières :

Ils donnent la formule d'une seule pilule et indiquent ensuite de faire un nombre déterminé de pilules semblables.

Aloës.	0, 05
Rhubarbe	0, 05
Fer réduit.	0, 05

Pour 1 pilule. Faire 10 pilules semblables.

Dans ces conditions, pas de difficultés pour calculer la composition de la masse pilulaire.

Quelquefois, ils formulent les pilules de la manière suivante :

Aloës. . . . . 5 grammes
Rhubarbe. 5   »
Fer réduit. 5   »
F. S. A. 50 pilules.

Dans ce cas aucune difficulté pour calculer la composition de la masse pilulaire.

Quelquefois enfin, après avoir indiqué la ou les bases des pilules, ils prescrivent excipient : Q S, et de diviser en pilules d'un poids qu'ils déterminent. Exemple :

Fer réduit. . . . . 5 grammes
Aloës. 5   »
Rhubarbe. 5   »
Excipient. . . . . Q. S.
Faire des pilules du poids de 0 gr. 15.

Dans ce cas, le pharmacien est quelquefois embarrassé pour savoir si, pour faire cette division en pilules, il doit tenir compte uniquement du poids de la ou des substances actives, ou bien s'il doit tenir compte du poids de toute la masse. Deschamps d'Avallon pense que le pharmacien ne doit jamais tenir compte du véhicule et des substances accessoires (excipient) qu'il faut employer pour faire une masse pilulaire ; il ne doit prendre en considération que la somme des substances actives.

A ce sujet, signalons une table dressée par Deschamps d'Avallon, table qui permet de calculer la composition des masses pilulaires, la composition d'une pilule étant donnée ; de connaître, une formule de plusieurs pilules étant donnée, le poids des subtances constituantes que représente une pilule, de modifier facilement une formule si les pilules ne sont pas bien dosées. Cette table peut rendre les plus grands services dans la pratique (1).

Des pilules magistrales ou officinales. — Ainsi que nous l'avons dit, les pilules peuvent se diviser en deux classes : *Pilules magistrales* (c'est-à-dire celles préparées sur la prescription spéciale d'un médecin et dont la formule est très variable) ; *pilules officinales* (c'est-à-dire celles préparées d'après une formule régulière fixe, inscrite au Codex).

(1) *Journal de pharmacie et de chimie*, 3ᵉ série, t. 2, année 1842, p. 116.

Pilules magistrales.— Rien de particulier à dire sur ces pilules, si ce n'est qu'il faut éviter, dans leur préparation : *les incompatibilités pharmaceutiques* (par exemple, ne pas argenter les pilules contenant des sulfures alcalins, de l'iode, des iodures, des préparations mercurielles, des sels antimoniaux ; les *incompatibilités chimiques* (c'est-à-dire ne pas associer des substances qui, par une réaction mutuelle, peuvent donner naissance à des composés nouveaux et toxiques). Nous reviendrons sur ces incompatibilités chimiques, quand nous étudierons la pharmacie chimique.

Pilules officinales.— Les pilules officinales, inscrites au Codex, sont assez nombreuses, et peuvent se ranger en six sections : purgatives, calmantes, arsénicales, balsamiques, ferrugineuses, mercurielles.

A. — Pilules purgatives.

Pilules d'aloës simples, Codex, p. 480.
Chaque pilule contient 0 gr. 10 d'aloës. On en prend une ou deux avant le repas.

Pilules d'aloës et de gomme gutte appelées aussi *Pilules Écossaises, Pilules d'Anderson,* Codex, p. 480.
Chaque pilule contient 0 gr. 10 d'aloës et 0 gr. 10 de gomme gutte. Employées comme purgatives à la dose de 2 à 6 pilules.

Pilules d'aloës et de savon appelées aussi *Pilules aloétiques savonneuses,* Codex, p. 481.
Chaque pilule contient 0 gr. 10 d'aloës et 0 gr. 10 de savon médicinal. Employées comme purgatives à la dose de 2 à 6.

Pilules Ante Cibum, Codex, p. 481.
Chaque pilule contient 0 gr. 10 d'aloës et 0 gr. 05 d'extrait de quinquina. Employées comme apéritives et stomachiques à la dose de 1 à 2 avant le repas.

Pilules de Bontius appelées aussi *Pilules Hydragogues,* Codex, p. 482.
Employées comme purgatives à la dose de 3 à 6 par jour.

Pilules de coloquinte composées (Codex, p. 485). Ces pilules remplacent les anciennes pilules catholiques, de Rudius, panchymagogues, cochées mineures, etc.
Chaque pilule contient 0 gr. 05 d'aloës, de coloquinte et de scammonée. Comme purgatives à la dose de 1 à 4 par jour.

B. — Pilules calmantes.

Pilules de cynoglosse opiacées appelées aussi *Pilules de cynoglosse,* Codex, p. 485.

Chaque pilule contient 0 gr. 02 d'extrait d'opium, 0 gr. 02 de semence de jusquiame ; employées comme calmantes à la dose de 2 à 4 par jour.

Pilules de jusquiame et de valériane composées, appelées aussi *Pilules de Méglin*, Codex, p. 487.

Chaque pilule contient 0 gr. 05 d'extrait de semence de jusquiame, 0 gr. 05 d'extrait de valériane, 0 gr. 05 d'oxyde de zinc. Employées comme calmantes à la dose de 2 à 10 par jour.

C. — Pilules arsénicales.

Pilules arsénicales appelées aussi *pilules asiatiques*, Codex, p. 482.

Chaque pilule contient 0 gr. 005 d'acide arsénieux. Employées à la dose de une par jour.

D. — Pilules balsamiques.

Pilules de térébenthine, Codex, p. 489.

Chaque pilule contient 0 gr. 20 de térébenthine. Employées à la dose de 3 à 30 par jour.

Pilules de térébenthine cuite, Codex, p. 479.

Préparez la térébenthine cuite de la manière suivante : mettre la térébenthine dans une bassine de cuivre étamée avec 2 ou 3 litres d'eau distillée, et faites bouillir jusqu'à ce qu'une portion de résine jetée dans l'eau froide, y prenne une consistance plastique dure. On obtient ainsi la térébenthine cuite. Pour transformer cette térébenthine cuite en pilules, on la ramollit avec de l'eau chaude et on fait des pilules de 0 gr. 20 que l'on conserve dans l'eau ou roulées dans la poudre de carbonate de magnésie.

La térébenthine cuite est de la térébenthine dont la consistance a été augmentée, par suite de la volatilisation, par l'action de la chaleur, d'une partie de l'essence qu'elle contient. Elle est formée par de la résine amollie par un peu d'huile volatile.

Ces pilules se prennent à la dose de 5 à 30 par jour.

Les **Pilules balsamiques de Morton** dont la formule figurait au Codex de 1837 n'est pas mentionnée au Codex de 1884.

E. — Pilules ferrugineuses.

Pilules ferrugineuses de Blaud, Codex, p. 486.

Dans cette formule, il y a un notable excès de carbonate alcalin, qui reste mélangé à la masse, de telle sorte que celle-ci renferme : du sulfate de potasse ; du carbonate ferreux ; du carbonate de potasse ; un peu de sel ferrique.

Le sel ferrique provient de la suroxydation d'une partie du fer, soit pendant la préparation, soit avec le temps. C'est pour entraver cette oxydation, et aussi pour éviter l'action de l'humidité sur le carbonate de potasse, qui est, comme on le sait, un sel déliquescent, qu'il faut argenter les pilules et les renfermer dans un flacon bouché. — Dose 2 à 6 par jour.

Pilules de carbonate ferreux, ou *Pilules selon la formule de Vallet*. Codex, p. 483.

La masse étant terminée, pour faire les pilules, on prend 3 parties du composé et 1 partie de poudre de réglisse. On mêle et on divise en pilules du poids de 0 gr. 25 que l'on conserve dans un flacon bouché.

Que se passe-t-il dans la préparation des pilules de Vallet? Il se forme, par l'action du carbonate de soude sur le sel ferreux : du carbonate ferreux insoluble, qui est la base des pilules de Vallet ; du sulfate de soude soluble, qui est entraîné par les eaux de lavage.

Afin d'éviter l'oxydation du carbonate ferreux au contact de l'oxygène de l'air, on doit prendre toutes les précautions énumérées dans le Codex : ébullition de l'eau, flacon entièrement plein, linge imprégné de sirop, miel, etc... Il est en effet très important d'éviter la peroxydation du sel ferreux, Claude Bernard ayant démontré que c'est sous forme de sel au minimum, que les préparations ferrugineuses agissent dans l'économie.

D'après M. Bourgoin, les pilules de Vallet, bien préparées, ne renferment que du carbonate ferreux, avec des traces seulement de sel ferrique, de telle sorte que leur composition est plus simple et mieux définie que celles de Blaud.

Pilules d'iodure ferreux, ou *Pilules selon la formule de Blancard*. Codex, p. 486.

Chaque pilule contient sensiblement 0 gr. 05 d'iodure ferreux. Pour éviter l'action de l'air sur les pilules, on les jette, à mesure qu'on les forme, dans de la limaille de fer porphyrisée, puis on les enrobe d'une légère couche de mastic et de baume de tolu dissous dans l'éther. Après dessiccation, on les enferme dans des flacons en verre bien bouchés.

Pilules de bromure ferreux, Codex, p. 483.

Chaque pilule contient 0 gr. 05 de bromure de fer ; elles doivent être enrobées comme les pilules d'iodure de fer.

Pilules de chlorure ferreux, Codex, p. 484.

Chaque pilule contient 0 gr. 10 de chlorure ferreux que l'on enrobera comme les pilules d'iodure de fer.

Les pilules de chlorure, bromure, iodure de fer, exigent de grandes précautions pour leur préparation ; car les sels qui les composent et en particulier le chlorure ferreux, ont une grande tendance à attirer l'humidité de l'air et à tomber en déliquescence.

M. A. Simon, pharmacien militaire, a proposé pour la préparation des pilules de protochlorure de fer, la formule suivante :

Protochlorure de fer. . . . . 5 grammes
Sucre pulvérisé 1   —
Poudre de guimauve 1   —
— de gomme adragante. . . . . 0 gr. 20.
Sirop simple . . . . QS et strictement
nécessaire, de façon à obtenir des pilules un peu dures.

F. S. A 50 pilules que l'on roule dans la limaille de fer porphyrisée et qu'on enrobe ensuite avec du baume de tolu dissous dans l'éther.

Aussitôt que les pilules ont été humectées de la solution balsamique, on les roule dans du sucre pulvérisé ; on laisse sécher, on enlève au crible l'excès de sucre et on donne une seconde couche de baume de tolu. Ce tour de main, imaginé par M. Berthod, pharmacien militaire, donne de bons résultats ; la pellicule offre plus de résistance. On conserve dans un flacon.

La formule de M. Simon ne modifie pas les doses de principe actif fixées par le Codex et donne des pilules de poids sensiblement égal à 0 gr. 20 environ ; de plus, ces pilules se conservent assez longtemps. Elles sont encore, après trois mois, dit M. Simon, de bonne consistance, et présentent à la coupe une couleur blanche très légèrement jaunâtre, indice de leur parfaite conservation.

F. — Pilules mercurielles.

Les pilules mercurielles renferment le mercure sous divers états :

1° *A l'état métallique.*

Pilules mercurielles simples appelées aussi *Pilules bleues*, Codex, p. 489.

Chaque pilule contient 0 gr. 05 de mercure métallique. On les emploie beaucoup en Angleterre, sous le nom de *blue pills*, à la dose de 2 à 5 par jour comme cholagogues, c'est-à-dire purgatives agissant sur l'appareil biliaire.

Pilules mercurielles savonneuses appelées aussi *Pilules de Sédillot*, Codex, p. 488.

Chaque pilule contient 0 gr. 05 de mercure. Employées dans la médication altérante, à la dose de 2 à 3 par jour.

Pilules mercurielles purgatives appelées aussi *Pilules de Belloste*, Codex, p. 488.

Chaque pilule contient 0 gr. 05 de mercure, 0 gr. 05 d'aloès, 0 gr. 25 de rhubarbe, 0 gr. 017 de scammonée. Employées dans la médication altérante à la dose de 2 par jour.

2° *A l'état de bichlorure*.

Pilules de chlorure mercurique opiacées appelées aussi *Pilules de Dupuytren*, Codex, p. 484.

Chaque pilule contient un centigramme de sublimé corrosif et deux centigrammes d'extrait d'opium. Employées comme antisyphilitiques à la dose de 1 à 3 par jour. Il est important de ne préparer ces pilules qu'au moment du besoin, parce que sous l'action des matières organiques, il se produit une réduction lente du bichlorure de mercure.

3° *A l'état de protoiodure*.

Pilules de protoiodure de mercure appelées aussi *Pilules de Ricord*. Inscrites au Codex sous le nom de pilules d'iodure mercureux opiacées (Codex, p. 488).

Chaque pilule contient 0 gr. 05 de protoiodure de mercure et 0 gr. 02 d'extrait d'opium. Employées comme antisyphilitiques à la dose de une le soir, 5 heures après le repas, puis une matin et soir.

§ 2. — Des bols.

Définition. — Les bols sont de très grosses pilules ayant une forme sphérique ou olivaire et une consistance un peu molle.

Affinités. — Ils ressemblent donc aux pilules, mais ils en diffèrent parce qu'ils sont plus gros et en général plus mous. Le poids des pilules varie entre 1 centigramme et 30 centigrammes, tandis que celui des bols est de 1 à 2 grammes.

Les bols peuvent être enrobés comme les pilules, mais le plus souvent on les administre après les avoir enveloppés dans du pain azyme ou après les avoir gélatinisés par le procédé Garot.

En pharmacie vétérinaire, dans laquelle on n'emploie que des bols, ces médicaments ont le poids suivant :

50 grammes environ pour les grands animaux.

5 grammes pour les animaux moyens.

§ 3. — Des granules.

Définition. — D'après le Codex, les granules sont des pilules très petites du poids de 3 à 5 centigrammes, contenant des doses très faibles de médicaments très actifs.

Historique. — Les granules nous viennent de l'homéopathie ; c'est en effet la médecine homéopathique qui a eu, la première, l'idée d'administrer les doses infinitésimales de ses médicaments sous forme de granules.

Préparation par le procédé homéopathique. — Pour préparer ces formes pharmaceutiques, l'homéopathie employait un procédé qui fut rapidement adopté par la pharmacie allopathique. Il consiste à arroser de petites graines de pavots ou de petits fragments de sucre, appelés *non-pareilles* d'une solution alcoolique, chloroformique ou aqueuse de la matière active, à faciliter l'évaporation du dissolvant à l'aide de l'agitation et de la chaleur, et à envelopper ces graines ou non-pareilles d'une couche de sucre et d'amidon.

Ce procédé, quelquefois suivi par le commerce de la droguerie, présente des inconvénients graves et même des dangers. Il est en effet facile de comprendre que lorsqu'on verse la solution alcoolique, chloroformique ou aqueuse de la matière active sur les graines de pavots ou les non-pareilles, il se produit une imprégnation très inégale et une répartition très variable de cette matière entre les différents granules, de telle sorte que les uns se chargent plus que les autres et l'on a souvent vu, par de fréquents exemples, qu'à côté de granules trop chargés de principes médicamenteux il en existait de tout à fait inertes.

Chaque granule est donc plus ou moins exactement dosé ; or c'est là un grand danger, alors surtout qu'il s'agit de médicaments très actifs comme la digitaline, l'aconitine, l'acide arsénieux, etc.

Ce procédé commercial, ne présentant aucune garantie de dosage, condamné par tous les pharmacologistes, doit être rejeté et remplacé par le procédé du Codex.

Procédé de préparation du Codex. — Le Codex donne deux types de préparation des granules :

1º *Granules d'acide arsénieux* (granules de Dioscoride) :

Acide arsénieux porphyrisé	0 gr. 10
Poudre de sucre de lait.	4 grammes
Poudre de gomme.	1 —
Mellite simple	QS

Triturez longtemps l'acide arsénieux dans un mortier en porcelaine avec le sucre de lait, que vous ajouterez par petites portions ; mêlez la gomme arabique, et faites, avec le mellite, une masse pilulaire bien homogène. Divisez cette masse en 100 granules, que vous argenterez. Chacun de ces granules contient 1 milligramme d'acide arsénieux.

2° *Granules d'aconitine cristallisée* :

Poudre officinale au 100ᵉ d'aconitine cristallisée .	1 gr.
Sucre de lait pulvérisé.	3 »
Poudre de gomme arabique.	1 »
Mellite simple	QS

Triturez longtemps et soigneusement la poudre officinale d'aconitine cristallisée avec le sucre de lait. Lorsque le mélange présentera une couleur uniforme, ajoutez la poudre de gomme, triturez de nouveau et versez une quantité suffisante de mellite simple pour obtenir une masse pilulaire que vous diviserez en 100 granules.

Ces granules seront colorés en rose et renfermeront chacun *un dixième* de milligramme d'aconitine cristallisée.

On prépare de la même manière et en se conformant au même dosage les granules de digitaline cristallisée, d'azotate d'aconitine cristallisée, de strophantine.

La poudre officinale au 100° se prépare de la manière suivante :

Aconitine cristallisée	1 gr.
Sucre de lait pulvérisé.	96 gr. 50
Carmin n° 40.	2 gr. 50

Triturez longtemps et soigneusement, dans un mortier en verre, l'aconitine avec une petite partie du sucre de lait, ajoutez ensuite le carmin puis peu à peu le reste du sucre, continuez la trituration jusqu'à ce que vous ayez obtenu une poudre présentant une couleur *absolument uniforme*. Tamisez plusieurs fois pour assurer l'homogénéité du mélange.

Un gramme de cette poudre renferme *un centigramme* d'aconitine cristallisée.

Préparez de même les poudres suivantes :
Poudre de digitaline cristallisée au centième.
Poudre d'azotate d'aconitine au centième.
Poudre de strophantine au centième.

Les indications, que nous venons de donner, sur la préparation des granules, sont les seules inscrites au Codex ; elles sont insuffisantes et nous les compléterons en étudiant certaines questions qui présentent le plus grand intérêt au point de vue pratique.

1ʳᵉ *Question*. — Quelles précautions spéciales faut-il prendre pour la confection des granules ?

Dans la confection des granules, deux choses sont importantes à observer : l'exactitude des pesées ; l'égale répartition du principe actif dans la masse granulaire.

A. — Il est essentiel, et cela se comprend sans que nous ayons besoin d'insister longuement, de peser avec précision les substances actives qui doivent entrer dans les granules. Or, lorsqu'il s'agit de milligrammes, ou de fractions de milligramme, l'exactitude des pesées est souvent difficile à obtenir avec les trébuchets des officines. D'ailleurs, ceux-ci seraient-ils aussi parfaits que les balances d'analyse dont on se sert dans les laboratoires, que la trépidation, causée par le voisinage de la rue, rendrait leur précision inutile.

C'est pour obvier à cet inconvénient que le Codex a adopté certaines particularités dans les modes de préparation des granules :

1° Les doses qu'il donne sont calculées pour 100 granules ; quoiqu'il n'indique pas ce nombre comme un minimum, il est prudent de le considérer comme tel et de ne jamais opérer sur une dose inférieure à celle qui correspond à ce nombre. On comprend sans peine que les erreurs commises dans les pesées des substances actives seront relativement d'autant plus faibles que la quantité pesée sera plus considérable.

2° Afin de mieux réduire les erreurs de pesées, le Codex adopte pour les substances très actives comme l'aconitine, la digitaline, la strophantine, l'emploi d'une poudre titrée au 100ᵉ ; de cette manière, les erreurs portant sur le dosage de la substance active sont 100 fois plus faibles.

Ce dernier procédé pourrait avec grand avantage s'appliquer aussi aux granules des substances moins actives dont la préparation se fait d'après le Codex suivant le type « granules d'acide arsénieux ».

Mais comme ces substances sont généralement prescrites à des doses 10 fois plus fortes que l'aconitine, une poudre titrée au 100ᵉ serait trop diluée, car à elle seule elle introduirait dans la masse des granules environ deux fois plus de sucre de lait qu'il n'en faut. Aussi est-ce une poudre titrée au 10ᵉ qui conviendrait parfaitement dans ce cas :

<pre>
Acide arsénieux . . . . 1 gr.
Sucre de lait pulvérisé. . . . . 9 »
</pre>

Pour préparer des granules identiques à ceux dont la formule est inscrite au Codex, au lieu de peser directement dans le trébuchet 0 gr. 10 d'acide arsénieux, on pèsera un gramme de la poudre préparée à l'avance ; ce gramme contiendra 0 gr. 10 d'acide arsénieux et 0 gr. 90 de sucre de lait ; aussi au lieu de 4 gr. de sucre de lait ne devra-t-on en ajouter que 4 gr. — 0 gr. 90 = 3 gr. 10.

Si l'on avait à préparer 100 granules d'acide arsénieux à 1/2 milligramme, il faudrait 0 gr. 05 d'acide arsénieux ; au lieu de peser directement dans le trébuchet 0 gr. 05 d'acide arsénieux, on pèserait 0 gr. 50 de la poudre préparée à l'avance. Cette poudre contiendrait 0 gr. 05 d'acide arsénieux et 0 gr. 45 de sucre de lait.

Pour préparer 100 granules d'acide arsénieux à 1/4 de milligramme il faudrait 0 gr. 025 d'acide arsénieux ; on pèserait 0 gr. 25 de la poudre préparée à l'avance. Cette poudre contiendrait 0 gr. 025 d'acide arsénieux et 0 gr. 225 de sucre de lait.

On mélange ensuite ces 0 gr. 50 ou 0 gr. 25 de poudre avec 3 gr. 55 ou 3 gr. 775 de sucre de lait, 1 gramme de poudre de gomme, mellite simple Q. S. pour faire 100 granules.

On le voit, dans ces différents cas, ce n'est plus sur des milligrammes que l'on opère, mais sur des centigrammes, des décigrammes, des grammes. Dans ces conditions, divisée par cent, mille, dix mille l'inexactitude de la pesée devient une quantité négligeable.

B. — Après avoir pesé les subtances actives devant entrer dans les granules, il importe de les répartir exactement et pour ainsi dire mathématiquement dans la masse granulaire ; d'après le Codex, il suffit pour cela de triturer longtemps la substance active avec le sucre de lait. Ce moyen a été jugé long ou insuffisant par certains manipulateurs qui ont proposé les suivants :

1ᵉʳ *Moyen*. — Pulvériser dans un mortier de porcelaine le principe actif ; ajouter ensuite, peu à peu, le sucre de lait, puis la gomme, en ayant soin de triturer longtemps, de façon à obtenir un mélange bien intime. Lorsque le mélange est bien opéré, on le passe à travers un tamis dont le tissu est un peu clair, de façon à éviter qu'il y ait le moindre grumeau dans la masse. On fait ensuite, avec cette poudre tamisée et quantité suffisante de mellite simple, une masse pilulaire bien homogène que l'on divise au pilulier à la méthode ordinaire.

2ᵉ *Moyen*. — Dissoudre le principe actif dans un liquide approprié, alcool, chloroforme, eau etc., employé en très faible proportion. Verser cette solution, goutte à goutte, sur un peu de sucre de lait placé dans un mortier de porcelaine. Ajouter le reste du sucre de lait par petites portions, en triturant toujours. Mêler enfin la gomme arabique et triturer longtemps de façon à avoir un mélange bien homogène. Lorsque le mélange est bien opéré, on le passe à travers un tamis dont le tissu est un peu clair, de façon à éviter qu'il y ait le moindre grumeau dans la masse. On fait ensuite, avec cette poudre tamisée et quantité suffisante de mellite simple, une masse pilulaire bien homogène que l'on divise au pilulier.

11 16

M. Adrian, qui s'est occupé avec soin de la fabrication des granules d'alcaloïdes, pense qu'en agissant par l'un ou par l'autre de ces procédés, on peut affirmer que la division des substances actives dans la masse granulaire est faite aussi régulièrement que possible. C'est également l'opinion émise par M. Champigny qui a publié, sur la préparation de quelques granules des observations intéressantes (1).

Dans la préparation des granules du type aconitine il est facile de s'assurer de l'intimité du mélange et de l'exacte répartition des éléments qui le composent, grâce à la présence de la matière colorante, introduite d'ailleurs dans ce but. La durée de la trituration sera suffisante lorsque la masse aura acquis une couleur uniforme.

Ce moyen excellent devrait aussi être appliqué à la préparation des autres granules du type acide arsénieux.

Avant de terminer ce qui a rapport à la confection des granules, il importe d'attirer l'attention sur le fait suivant : si, pour répondre aux besoins de sa clientèle et aux ordonnances des médecins, on prépare à l'avance une certaine quantité de granules, d'après la formule du Codex, on verra qu'au bout d'un certain temps, ces granules deviennent durs, secs et cassants.

Pour éviter cet inconvénient, MM. Champigny et Benoît conseillent d'ajouter au mellite simple, employé comme excipient pour la confection des granules, 1/10 de glycérine. Si l'on prend la précaution d'employer comme excipient ce mellite glycériné et d'enfermer les granules aussitôt faits dans un flacon sec et bien bouché, on obtiendra des granules qui se conserveront très bien sans devenir durs, secs et cassants.

2° Question. — Quelles formules pourrait-on adopter pour obtenir des granules titrés et contenant des doses variables de substances actives ?

Il est évident que le Codex, dans les procédés qu'il donne pour la préparation des granules, impose simplement le *modus faciendi* et non les doses formulées du principe actif, qui pourront varier selon les prescriptions du médecin.

Quelle formule devra-t-on suivre dans le cas où la dose du principe actif n'est pas identique à celle du Codex ?

Quelle quantité de substance active, de poudre, de sucre de lait, de poudre de gomme, faudra-t-il employer ?

Si l'on consulte le Codex pour se guider dans ces occasions, on ne

(1) *Union pharmaceutique et Répertoire de pharmacie*, année 1888.

trouve aucun renseignement se rapportant à des granules dosés aux titres que nous venons d'indiquer. C'est là une lacune, que nous allons essayer de combler, en donnant des formules qui permettront d'obtenir des granules titrés et contenant des doses variables de substances actives.

1° Granules du type acide arsénieux.

Il suffira dans ce cas de faire varier la dose du principe actif, tout en conservant celle de l'excipient ; c'est-à-dire quelle que soit la quantité du médicament, on prendra pour 100 granules :

Sucre de lait. . . . . 4 grammes
Gomme. 1   »
Mellite simple. . . . . Q. S.

le poids des granules sera sensiblement de 0 gr. 05.

Formules pour la préparation des granules dosés à divers titres et faits en pesant la substance active pure

GRANULES DOSÉS	Nombre de granules à préparer	POIDS de la substance active à employer	POIDS du sucre de lait à employer	POIDS de la poudre de gomme à employer	POIDS du mellite à employer
à 1 milligramme 0 gr. 001	100	0 gr. 10	4 gr.	1 gr.	Quantité suffisante.
à 1/2 milligramme 0 gr. 0005	100	0 gr. 05	4 gr.	1 gr.	qs.
à 1/4 milligramme 0 gr. 00025	100	0 gr. 025	4 gr.	1 gr.	qs.
à 1/10 milligr. 0 gr. 0001.	100	0 gr. 01	4 gr.	1 gr.	qs.

Nous avons dit, il y a un instant, que pour obtenir l'exactitude des pesées, il était très pratique de faire à l'avance un mélange de substance active avec le sucre de lait, et d'employer ce mélange pour faire les granules. Nous avons dit aussi que le mélange le plus convenable était celui au 10ᵉ, c'est-à-dire fait avec : 1 gramme de substance active et 9 grammes de sucre de lait.

Si l'on veut employer ce mélange pour faire des granules, on adoptera les formules suivantes, où la quantité de sucre de lait à employer est diminuée en raison de celle qui s'introduit avec le mélange titré.

Formules pour la préparation des granules dosés à divers titres et faits avec un mélange de substance active et de sucre de lait preparé à l'avance et contenant une partie de substance active pour 9 parties de sucre de lait (mélange au 1/10).

GRANULES DOSÉS	Nombre de granules à préparer	POIDS du MÉLANGE A EMPLOYER		POIDS du sucre de lait	POIDS de la gomme	POIDS de mellite
à 1 milligr. 0 gr. 001	100	1 gr. contenant	0 gr. 10 substance active 0 gr. 90 sucre de lait	3 gr. 10	1 gr.	qs.
à 1/2 milligr. 0 gr. 0005	100	0.50 contenant	0 gr. 05 substance active 0 gr. 45 sucre de lait	3 gr. 55	1 gr.	qs.
à 1/4 milligr. 0 gr. 00025	100	0.25 contenant	0 gr. 025 substance active 0 gr. 225 sucre de lait	3 gr. 775	1 gr.	qs.
à 1/10 milligr. 0 gr. 0001	100	0.10 contenant	0 gr. 01 substance active 0 gr. 09 sucre de lait	3 gr. 91	1 gr.	qs.

2° Granules du type aconitine.

Dans ce cas on ajoutéra la quantité de sucre de lait suffisante pour faire environ 4 grammes avec celle qui se trouve dans la poudre titrée.

Formules pour la préparation des granules dosés à divers titres et faits avec un mélange de substance active et de sucre de lait préparé à l'avance et contenant une partie de substance active pour 99 parties de substances inertes (mélange au 100ᵉ).

GRANULES DOSÉS	NOMBRE de GRANULES à préparer	POIDS DU MÉLANGE à employer	POIDS du sucre de lait	POIDS de la gomme	POIDS de mellite
A 1/4 milligr.	100	2 gr. 50	1 gr. 50	1 gr.	qs
A 1/10 » ...	100	1 gr.	3 gr.	1 »	qs
A 1/20 » ...	100	0 gr. 50	3 gr. 50	1 »	qs

Observation . — Il importe que le pharmacien prépare lui-même les granules destinés au service de sa pharmacie ; c'est le seul moyen de pouvoir affirmer, avec certitude, la présence, la pureté et le dosage des substances actives entrant dans ces médicaments.

Falsifications. — On sait, en effet, que les granules commerciaux peuvent être falsifiés de plusieurs manières. Ils peuvent ne pas contenir de substance active ; avoir été préparés avec une substance active impure ; contenir une dose de principe actif ou trop forte ou trop faible, lorsqu'ils ont été inexactement dosés.

Le pharmacien engagerait sa responsabilité, en livrant des granules présentant une de ces falsifications ; aussi, doit-il, dans le cas où il ne préparerait pas lui-même ces médicaments, les analyser avant d'en faire la délivrance.

Essai. — L'essai des granules commerciaux comprend trois opérations : détermination de l'identité, de la pureté, de la dose du principe actif contenu dans les granules.

1ʳᵉ *Opération. Détermination de l'identité du principe actif contenu dans les granules.*

Pour faire cette détermination, on suit la méthode générale suivante : prendre une vingtaine de granules, les pulvériser, et les traiter par un véhicule capable de dissoudre le principe actif contenu dans les granules. Filtrer la solution et l'essayer par les réactifs caractéristiques de ce principe actif.

Prenons quelques exemples :

Veut-on s'assurer si des granules d'acide arsénieux (granules de Dioscoride) contiennent de l'acide arsénieux, que faudra-t-il faire ?

Prendre 20 granules, les réduire en poudre, les traiter par 30 grammes d'eau distillée, chauffer pour favoriser la dissolution et filtrer. La solution filtrée sera essayée par les réactifs de l'acide arsénieux, et si elle contient cet acide, elle donnera :

Avec le chlorure de baryum, précipité blanc d'arsénite de baryte, soluble dans l'acide azotique ou l'acide chlorhydrique.

Avec l'azotate d'argent, précipité jaune clair d'arsénite d'argent, soluble dans les acides et dans l'ammoniaque.

Avec le sulfate de cuivre neutre ou ammoniacal pour les solutions acides, précipité vert pomme d'arsénite de cuivre.

Avec l'acide sulfhydrique, précipité jaune orangé d'orpiment, après addition préalable d'acide chlorhydrique. Ce précipité est soluble dans l'ammoniaque en donnant une liqueur incolore.

La solution introduite dans un appareil de Marsh, donnera des taches et des anneaux.

Veut-on s'assurer si des granules de digitaline contiennent de la digitaline ? que devra-t-on faire ?

Prendre 20 granules, les réduire en poudre, les traiter par 20 centimètres cubes de chloroforme à 90°. Filtrer la liqueur chloroformique qui contiendra la digitaline renfermée dans les granules. Evaporer ensuite cette liqueur et traiter le résidu par les divers réactifs de la digitaline ; on obtiendra :

Avec l'acide chlorhydrique, coloration jaune passant au vert émeraude.

Avec un mélange à P E d'alcool et d'acide sulfurique auquel on ajoute 1 goutte de perchlorure de fer (réactif de Lafon), coloration bleu verdâtre persistante.

En suivant la méthode générale indiquée on pourra démontrer, dans les divers granules, la présence ou l'absence du principe actif qu'ils doivent contenir.

2° *Opération. Détermination de la pureté du principe actif contenu dans les granules.*

Pour faire cette détermination, on suit la méthode générale suivante : Prendre une vingtaine de granules, les pulvériser, les traiter par un véhicule capable de dissoudre le principe actif contenu dans ces granules. Filtrer la solution. Rechercher ensuite, soit dans cette solution, soit dans le résidu non dissous par le véhicule, les falsifications ou les altérations que peut contenir le principe actif des granules.

Cette recherche est en général extrêmement délicate étant donné la faible quantité de principe actif sur laquelle on opère et la présence de l'excipient (sucre de lait, gomme, miel) qui empêche souvent de se prononcer sur l'existence des altérations ou falsifications.

Prenons comme exemple les granules de strychnine. La strychnine introduite dans ces granules pouvait être altérée par de la brucine ; falsifiée par du sulfate de chaux, de la magnésie, de l'amidon, du sucre, des matières grasses.

La seule recherche qui ait un sens dans ce cas est celle de l'altération par la brucine.

On pulvérise 20 granules et on les traite par du chloroforme qui s'empare de l'alcaloïde. Il faut avoir soin d'ajouter quelques gouttes d'ammoniaque dans le cas où on aurait substitué du sulfate de strychnine à la strychnine. On évapore la solution chloroformique et sur le réside on essaye la réaction de la brucine (coloration rouge par l'acide azotique),

On pourrait aussi rechercher dans les granules l'existence du sulfate de chaux, de l'amidon, de la magnésie. La présence de ces substances pourrait simplement faire soupçonner une falsification de la strychnine, sans cependant en être une preuve, car elles auraient pu être introduites avec le sucre de lait, la gomme ou le miel. Seul le dosage de la strychnine permet de formuler une opinion.

3ᵉ *Opération. Détermination de la dose du principe actif contenue dans les granules.*

Pour faire cette détermination, on suit la méthode générale suivante : Prendre 50 ou 100 granules, les pulvériser, les traiter par un véhicule capable de dissoudre le principe actif contenu dans ces granules : filtrer la solution. Doser ensuite, dans cette solution, par les diverses méthodes chimiques ou alcaloïmétriques la quantité de principe actif qu'elle renferme. On aura ainsi la quantité de principe actif contenue dans 50 ou 100 granules et par suite celle contenue dans un granule.

Il n'est pas besoin d'insister pour faire comprendre combien sont longues, délicates et minutieuses les opérations nécessaires pour déterminer l'identité, la pureté et la dose du principe actif contenu dans les granules. Le pharmacien évitera ces opérations en préparant lui-même les granules destinés au service de sa pharmacie.

Usages. — Les granules sont des formes pharmaceutiques très employées, et actuellement on administre, sous cette forme, la plupart des médicaments actifs, comme la digitaline, l'aconitine, l'atropine, etc.

Solutions titrées. — Pour remédier aux dangers que présentent les granules mal dosés, M. Petit a proposé à la Société de pharmacie de Paris, dans la séance du 4 février 1891, de les remplacer par des solutions titrées au millième.

La solution proposée par M. Petit est appelée *glycéro-alcoolé* : elle est faite avec de la glycérine, de l'eau distillée et de l'alcool mélangés en proportions telles que le mélange a une densité égale à celle de l'eau ; dans ces conditions, on peut indifféremment peser ou mesurer la liqueur titrée.

Ce mélange glycéro-alcoolé se prépare de la manière suivante :

 Glycérine (D $= 1, 250$ à 15°). . . . . . . 333 cent. cubes
 Eau distillée. . . . . 147 — —
 Alcool à 95°. . . . . 520 — —

    Total: 1000 cent. cubes ou 1 litre ou 1000 grammes.

Pour préparer une solution titrée au millième, il faut employer :

 Principe actif (digitaline, atropine). . . . 1 gramme
 Mélange glycéro-alcoolé . . . . 1000 —

1 gramme ou 1 centimètre cube de ce mélange correspond à 50 gouttes et contient 0 gr. 001 de principe actif ; on peut donc administrer le principe actif à des doses très faibles pouvant s'abaisser jusqu'à 1/50 de milligramme.

Le Codex a adopté ces glycéro-alcoolés pour la digitaline cristallisée. Il a légèrement modifié la formule proposée par M. Petit.

Soluté officinal de digitaline cristallisée au millième.

 Digitaline cristallisée. . . . . . 1 gr.
 Glycérine d. $= 1,250$ . . . . . 333 centimètres cubes.
 Eau. . . . . 146 centimètres cubes.
 Alcool à 95 q. s. pour faire 1000 centimètres cubes de solution.

Faites dissoudre la digitaline dans quantité suffisante (environ 500 cc.) d'alcool, ajoutez la glycérine et l'eau, puis assez d'alcool pour obtenir un volume de 1000 centimètres cubes, filtrez.

Cinquante gouttes comptées au compte-gouttes normal ou *un gramme* de ce soluté renferment un milligramme de digitaline cristallisée.

Cette nouvelle méthode d'administration des substances actives par les solutions titrées nous paraît très recommandable ; elle permet en effet d'administrer des doses très faibles et parfaitement dosées de substances actives ; or c'est là un point capital sur lequel on ne saurait trop insister.

Question de pharmacie légale. – Avant de terminer l'étude des granules, nous croyons utile d'examiner une question très intéressante de pharmacie légale qui a soulevé, dans ces dernières années, quelques difficultés et qui a fait l'objet de jugements et d'arrêts très discutables.

Les granules, contenant des alcaloïdes, doivent-ils être placés par les pharmaciens dans l'armoire aux poisons?

Dans l'étude de la législation des substances vénéneuses (voir t. I, pages 154 et suivantes), nous avons démontré : que la législation des substances vénéneuses s'applique exclusivement aux produits compris dans le tableau annexé au décret du 8 juillet 1850 qui a remplacé le tableau annexé à l'ordonnance du 29 octobre 1846 ; que la nomenclature des substances vénéneuses, fixée par le décret du 8 juillet 1850, était essentiellement limitative et qu'il n'était pas permis aux tribunaux de l'étendre ou de la restreindre.

Si l'on consulte le tableau de 1850, on voit qu'il porte, parmi les substances vénéneuses :

1° Alcaloïdes végétaux vénéneux et leurs sels, mais non leurs préparations.

2° Arsenic et ses préparations.

Pour que les pharmaciens fussent obligés de mettre sous clef et dans l'armoire aux poisons les granules d'alcaloïdes, il faudrait qu'à la suite des mots alcaloïdes végétaux et leurs sels, le décret eût ajouté les mots : *Et leurs préparations*, ce qu'il n'a pas fait. Donc, au point de vue légal, on peut formuler les conclusions suivantes :

1° Les granules, contenant de l'acide arsénieux, doivent être placés dans l'armoire aux poisons, puisque aux termes du décret du 8 juillet 1850, l'arsenic et ses préparations sont compris dans le tableau des substances vénéneuses.

2° Les granules, contenant des alcaloïdes végétaux vénéneux et leurs sels, n'ont pas besoin d'être placés dans l'armoire aux poisons, puisque aux termes du décret du 8 juillet 1850, les préparations des alcaloïdes végétaux et leurs sels ne figurent pas dans le tableau des substances vénéneuses.

Cette doctrine juridique n'a pas été adoptée par certains tribunaux et par la Cour de cassation. En effet, par un jugement en date du 6 décembre 1886, le tribunal correctionnel de Limoges a condamné à 15 francs d'amende un pharmacien pour n'avoir pas enfermé les granules d'aconitine dans l'armoire aux poisons. « Attendu, dit le jugement, que dans les granules d'aconitine, l'effet de l'aconitine subsiste et n'est pas neutralisé. » Ce jugement fut confirmé par la Cour d'appel de Limoges, le 13 janvier 1887.

Sans manquer du respect dû à la justice, il nous sera permis de faire remarquer combien est singulier le considérant du jugement du Tribunal de Limoges. L'auteur n'a peut-être pas réfléchi à ceci, que si l'aconitine devait perdre ses propriétés dans la préparation, il serait inutile d'en mettre ; qu'il faudrait supprimer tous les pharmaciens immédiatement, si les substances actives introduites par eux dans les médicaments, devaient perdre leurs propriétés après avoir été transformées en granules ou mélangées à d'autres préparations.

L'Association générale des pharmaciens de France ne pouvait pas laisser établir une pareille jurisprudence sans épuiser tous les moyens juridiques et elle forma un pourvoi devant la Cour de cassation. Ce pourvoi a été rejeté par la Cour de cassation dans son audience du 6 mai 1887.

Sans aborder la question de droit soulevée devant elle, la Cour suprême s'est bornée à dire que la Cour de Limoges avait souverainement jugé une question de fait en décidant que les granules préparés avec un alcaloïde n'étaient autre chose que l'alcaloïde lui-même.

Voici, d'ailleurs les considérants principaux de l'arrêt rendu par la Cour de cassation :

« Attendu que l'arrêt attaqué constate que les granules renfermés dans le flacon dont il s'agit, étaient composés de sucre et de gomme, substances inertes, et d'aconitine qui conservait dans ce mélange, tous ses effets toxiques ; que ces granules ne sont en réalité que l'alcaloïde lui-même, préparé de façon à en faciliter l'usage et l'emploi ; attendu que ces constatations de fait sont souveraines ; que l'alcaloïde végétal rentre dans la catégorie des substances vénéneuses figurant dans le décret annexé au décret du 8 juillet 1850 et que les pharmaciens doivent tenir dans un endroit sûr et fermé à clef. »

D'après la doctrine de la Cour de cassation, il faut enfermer dans l'armoire aux poisons les granules contenant des alcaloïdes végétaux vénéneux et leurs sels.

Cette doctrine sera-t-elle immuable ? Si elle n'est pas changée, il faudra, comme le fait observer très justement M. Ferrand dans l'*Union pharmaceutique* (février 1887, p. 76), mettre dans l'armoire aux poisons, non seulement les granules d'alcaloïdes, mais encore tous les médicaments quelconques où entrent une ou plusieurs des substances vénéneuses mentionnées sur la liste : élixirs, pâtes, électuaires, masses pilulaires etc., car, dans toutes ces préparations « l'effet du toxique subsiste et n'est pas neutralisé ».

Cette jurisprudence nouvelle de la Cour de cassation, empiète sur les attributions du pouvoir exécutif, car, nous le répètons, la nomenclature des substances vénéneuses est essentiellement limitative ; il n'est pas permis aux tribunaux de l'étendre ou de la restreindre ; et c'est aux seules substances comprises dans cette nomenclature que s'applique la législation sur les substances vénéneuses.

Il y aurait peut-être un certain intérêt, pour les pharmaciens, à ne pas tenir compte de l'arrêt de la Cour suprême et à provoquer ainsi une révision de cette jurisprudence. Mais ce qu'il importe surtout, c'est de souhaiter une révision sérieuse et rapide de la législation sur les substances vénéneuses, parce que, ainsi que nous l'avons déjà dit et comme l'étude que nous venons de faire le démontre encore, cette législation présente des lacunes, des obscurités ou des incertitudes qui en rendent l'application souvent difficile ou même impraticable.

Nomenclature. — En terminant, rappelons que les granules les plus fréquemment employés sont les suivants :

Granules dosés à 1/10 de milligr. 0 gr. 0001	Granules dosés à 1/2 milligramme 0 gr. 0005	Granules dosés à un milligramme 0 gr. 001	Granules dosés à un centigramme 0 gr. 01
Aconitine cristallisée	Arséniate de strychnine	Acide arsénieux	Acide salicylique
Digitaline cristallisée	Atropine	Arséniate d'antimoine	Acide tannique
Strophantine	Hyoscyamine	» de caféine	Benzoate d'ammoniaque
	Valérianate d'atropine	» de fer	» de lithine
	Vératrine	» de manganèse	» de soude
		» de potasse	Bromhydrate de quinine
		» de quinine	Camphre monobromé
		» de soude	Carbonate de lithine
		» de strychnine	Ergotine
		Atropine	Hypophosphite de chaux
		Caféine (et citrate)	» de soude
		Chlorhydrate de morphine	Iodure de soufre
		Codéine	Iodoforme
		Digitaline amorphe	Protoiodure de mercure
		Dioscoride	Sulfure de calcium
		Hydroferrocyanate de quinine	Valérianate de zinc
		Hyoscyamine	
		Iodoforme	
		Phosphure de zinc	
		Quassine	
		Strychnine	
		Sulfate d'atropine	
		Sulfate de strychnine	
		Valérianate d'atropine	
		Vératrine	

§ 4. — Des capsules.

Définition. — On appelle capsules des enveloppes préparées au moyen d'une composition élastique, à laquelle on donne une forme sphérique, olivaire ou aplatie, et qui contiennent ordinairement des substances dont on veut dissimuler l'odeur ou la saveur désagréables.

Historique. — Les capsules ont été inventées et préparées, pour la première fois en 1838 par M. Mothes. Les premières capsules fabriquées étaient des nouets de baudruche enduite de gélatine, puis la fabrication s'est améliorée et a atteint le degré de perfectionnement que nous allons faire connaître.

Fabrication. — Elle comprend trois opérations distinctes :

1° *La capsulation*, c'est-à-dire la fabrication des enveloppes élastiques destinées à recevoir les substances à odeur ou à saveur désagréables.

2° *Le remplissage*, c'est-à-dire l'opération qui consiste à remplir les capsules des médicaments qu'elles doivent contenir.

3° *L'occlusion*, c'est-à-dire l'opération qui consiste à fermer les capsules préalablement remplies de médicament.

Capsulation. — La capsulation, ou fabrication des enveloppes destinées à recevoir les substances à odeur ou à saveur désagréables, comprend deux opérations : 1° préparation de la composition destinée à la fabrication des capsules ; 2° fabrication de ces capsules.

La composition du mélange, destiné à la fabrication des capsules, est assez variable ; mais, quelque variable que soit cette composition, il faut qu'elle permette d'obtenir des capsules ou enveloppes élastiques présentant les conditions suivantes : ces enveloppes ne doivent pas être attaquées par les médicaments qu'elles sont destinées à recevoir ; elles doivent pouvoir se dissoudre aisément dans le tube digestif ; elles doivent être constituées par des substances inactives.

On emploie le plus ordinairement pour la préparation des capsules la formule suivante, rapportée au Codex de 1884, page 348.

Gélatine incolore (Grénétine).	25 grammes
Glycérine	10 —
Sucre.	8 —
Eau distillée	45 —

Faire dissoudre au bain-marie.

Pour fabriquer les capsules, à l'aide de ce mélange, on opère de la manière suivante : on plonge dans cette solution de petites olives en fer étamé légèrement huilées et fixées sur un plateau au moyen d'une tige mince. Au bout de quelques instants, on retire le plateau et on lui imprime un mouvement circulaire en tous sens jusqu'à ce que la matière gélatineuse soit un peu refroidie, puis on porte le tout dans une étuve légèrement chauffée. Lorsque la capsule est assez sèche, on la retire par un brusque mouvement de traction et on coupe, avec des ciseaux, l'excédant qui termine l'olive.

Remplissage. — Les capsules étant préparées, on procède à leur remplissage, c'est-à-dire qu'on les remplit des médicaments qu'elles doivent contenir. Pour cela, on les dispose sur des supports de bois percés de trous et on y introduit le liquide avec une burette à bec effilé. Quand la substance offre une consistance très épaisse comme le copahu, par exemple, on la chauffe au bain-marie pour la rendre plus fluide.

Occlusion. — Les capsules étant remplies des médicaments qu'elles doivent contenir, on procède à leur occlusion. Pour cela, on passe

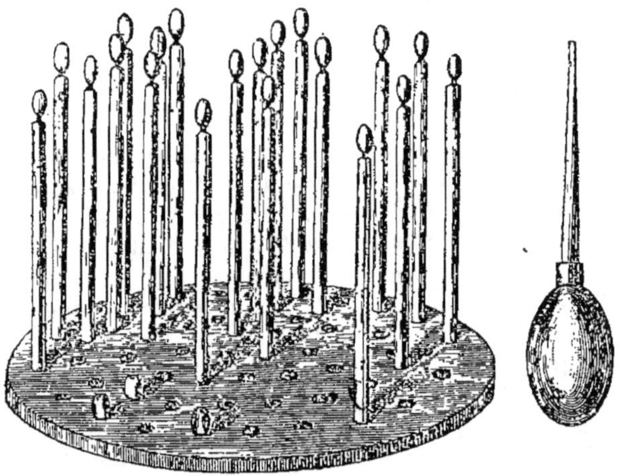

Fig. 44. — Appareil pour la fabrication des capsules.

sur l'ouverture de chaque capsule un pinceau de blaireau enduit de la solution gélatineuse chaude, puis pour rendre plus unie la partie supérieure des capsules, on les plonge de nouveau jusqu'au quart environ de leur longueur dans la solution gélatineuse, et on les laisse sécher à l'air ou dans une étuve très légèrement chauffée.

Procédé industriel. — Ce procédé de fabrication des capsules a été remplacé par un procédé industriel perfectionné analogue à celui employé pour la fabrication des perles et globules, procédé que nous allons indiquer dans la suite.

Usages. — On administre sous forme de capsules des huiles, des poudres etc. : huile de foie de morue, de ricin, goudron.

§ 5. — Des globules ou perles.

Définition. — On appelle globules ou perles des capsules renfermant des médicaments très liquides ou volatils.

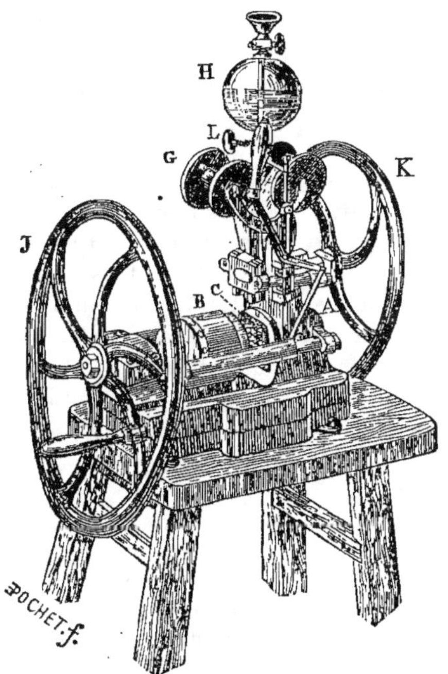

Fig. 45. — Capsulateur Viel.

Préparation. — Ces globules ou perles s'obtiennent à l'aide d'un ingénieux appareil inventé par M. Viel de Tours, perfectionné plus tard par M. Thévenot de Dijon et qui porte le nom de capsulateur, ou encore à l'aide de l'appareil Nègre.

Nous ne décrirons pas ces appareils purement industriels, nous

nous contenterons de dire que l'opération de la capsulation comprend deux phases :

1° Fabrication d'une grande poche de gélatine pleine de liquide à inclure dans les perles.

2° Division de cette poche en perles.

L'occlusion de la grande poche se fait en comprimant fortement sur les bords deux plaques de gélatine au moyen de cadres métalliques convenablement chauffés ; la division de cette poche s'opère aussi au moyen d'une compression énergique entre deux plaques métalliques épaisses percées de trous de la dimension des perles que l'on veut obtenir ; sous l'influence de la pression les bords de ces trous soudent et coupent la gélatine, celle-ci se distend en face des trous et le liquide est emprisonné dans des sphères de gélatine.

Usages. — On administre sous forme de perles ou globules un grand nombre de médicaments : éther, teintures éthérées, essence de térébenthine, etc., etc.

Capsules Le Huby. — MM. Le Huby et Mezeray ont inventé des enveloppes médicamenteuses fabriquées avec le mucilage de carragahen, et formées de deux petits tubes, ayant l'une des extrémités fermée, s'emboîtant très exactement l'un dans l'autre par leur extrémité ouverte à la manière d'un étui, formant une capsule cylindrosphérique. Ces enveloppes sont très commodes pour envelopper extemporanément les médicaments de saveur ou odeur désagréables, liquides ou solides réduits en poudre : il suffit de mettre la substance dans l'un des tubes et de recouvrir par l'autre, et cela au moment du besoin.

§ 6. — Cachets médicamenteux.

Les cachets médicamenteux sont formés par deux feuilles de pain azyme, découpées en forme ronde ou ovale, plates sur leur bord et concaves dans la partie centrale, destinées à recevoir les substances médicamenteuses.

Historique. — L'idée d'administrer dans du pain azyme certaines poudres amères ou nauséeuses, comme la rhubarbe, l'aloès, le sulfate de quinine etc., afin d'en masquer la saveur et l'odeur, est une idée très ancienne. Au début, on se bornait à ramollir avec de l'eau une feuille de pain azyme, dans laquelle on enfermait ensuite la poudre à dissimuler. Plus tard, quelques praticiens tentèrent de remplacer cette feuille par deux disques de la même substance dont les bords étaient collés au pinceau. C'était un premier pas fait dans une voie qui ne devait devenir pratique que beaucoup plus tard. En 1853, M. Guillermond réalisa un progrès réel sur les essais primitivement tentés ; il proposa d'introduire les poudres entre deux rondelles de pain azyme, larges de deux centimètres, creuses au centre et dont les bords aplatis étaient soudés au moyen d'une très légère humidité. Il donna à cette nouvelle forme pharmaceutique le nom d'*Enazymes*. Bien que susceptibles d'applications utiles et nombreuses, les Enazymes ne se propagèrent point. L'idée lancée par M. Guillermond, fut reprise en 1872, par un très habile pharmacien de Paris, M. Limousin, qui la perfectionna, et qui, avec la collaboration de M. Toiray, dota la pharmacie des cachets médicamenteux dont l'usage s'est rapidement répandu.

Affinités. — Ils se rapprochent beaucoup des paquets parce que comme eux ils renferment des poudres simples et composées ; ils se rapprochent aussi des pilules par leur composition variable et par la facilité qu'ils donnent d'absorber les médicaments sans en percevoir l'odeur et le goût.

Préparation. — Pour les préparer on dispose la poudre dans la concavité d'un pain azyme ; on le recouvre par l'autre, dont on a préalablement humecté les bords ; on comprime légèrement et on soude les deux feuilles à l'aide d'un instrument approprié. Pour faciliter cette manipulation on peut employer différents appareils : Cacheteur Limousin ; Expéditif Digne ; Appareil de Ceyte ; Cacheteur Simplex, etc., etc.

Pour introduire la poudre dans la concavité de l'un des pains azymes, on peut opérer de plusieurs manières ; la verser à l'aide d'une carte ou d'une feuille de papier, absolument comme on le fait pour les paquets ; se servir d'un petit entonnoir spécial, comme dans le cacheteur Limousin ; employer la cuillère à fond mobile de Limousin ; se servir du compresso-doseur de Digne.

Nous n'insisterons pas sur la description et sur le mode de fonctionnement de ces appareils dont on apprend l'usage et l'utilité dans le stage officinal ; nous nous contenterons seulement de rappeler qu'avec ces différents appareils, on peut préparer des cachets de dimensions diverses, désignés par les numéros 0, 1, 2, 3.

Conservation. — Les cachets peuvent être considérés comme un assez bon moyen de conservation des poudres, à la condition de les renfermer dans de petits cylindres en fer-blanc à l'abri de l'humidité.

Néanmoins il ne faut pas oublier que certaines substances facilement altérables à l'air ne sont pas suffisamment protégées par les enveloppes de pain azyme et par conséquent ne doivent jamais être prescrites en cachets, soit parce qu'elles perdent leurs propriétés en se décomposant, soit parce qu'elles détériorent l'enveloppe du cachet.

Ces substances peuvent être divisées en deux groupes :

1º Celles qui absorbent facilement l'humidité de l'air et se liquéfient ; tels sont : les phosphates acides, le glycérophosphate de soude, le bromure de sodium, le chlorure de strontium, le citrate de fer ammoniacal, le tartrate ferrico-potassique, le chloral, les extraits végétaux secs, les extraits d'organes d'animaux, les peptones, etc...

2º Celles qui sont altérées par l'oxygène de l'air ; tels sont, par exemple : les iodures alcalins et alcalino-terreux, les aristols.

Incompatibilités. — Les cachets formant un mode d'administration très commode des médicaments, il est facile de concevoir que l'on soit tenté d'y introduire les mélanges les plus variés répondant à l'indication thérapeutique. Il convient, à ce propos, d'attirer l'attention sur ce fait que l'association de certaines substances solides donne un mélange liquide, ce qui est évidemment une contre-indication de l'administration en cachet. Il existe un certain nombre d'exemples de ces mélanges, que le hasard des associations fait découvrir de temps en temps. Nous nous bornerons à signaler le mélange fréquemment prescrit d'antipyrine et de salicylate de soude, qui se liquéfie au bout de quelques heures, il ne doit donc pas être introduit dans des cachets.

§ 7. — Plaques gélatineuses.

Les plaques gélatineuses sont de minces plaques de gélatine dans lesquelles on a incorporé des substances médicamenteuses. Ces plaques sont quadrillées et chaque petit carré représente un poids connu de médicament.

Ces plaques gélatineuses proposées par Limousin ne sont point mentionnées au Codex et sont inusitées bien qu'elles soient susceptibles d'être utilement employées.

§ 8. — Comprimés.

On donne le nom de *comprimés* ou *tabloïdes* à des sortes de tablettes constituées par une substance médicamenteuse agglomérée par compression.

Cette forme pharmaceutique est d'origine américaine. C'est vers 1878 qu'elle a paru dans le commerce de la droguerie sous le nom de *compressed tabloids*. La compression n'a été appliquée au début qu'à certains sels dont la poudre prenait par cette seule opération une consistance convenable ; mais la méthode a été bientôt étendue à des substances très variées, non salines, grâce à l'addition d'une petite quantité d'excipient agglutinatif, tel que du beurre de cacao, de l'amidon, du mucilage de gomme arabique ou de gomme adragante.

La préparation de ces médicaments est encore du domaine de l'industrie qui utilise des machines à comprimer spéciales très puissantes. Mais on a recherché depuis quelque temps à rendre cette fabrication possible pour les pharmaciens en construisant des machines peu encombrantes et d'un maniement simple, qui paraissent d'ailleurs donner des résultats satisfaisants. Nous citerons parmi elles : le *Pazo* compresseur, la presse à comprimer de *Liebau*, la presse de *Keyl*, les différents modèles de presse de *Freck*.

Nous ne pouvons entrer dans la description de ces machines que nous nous contentons de figurer.

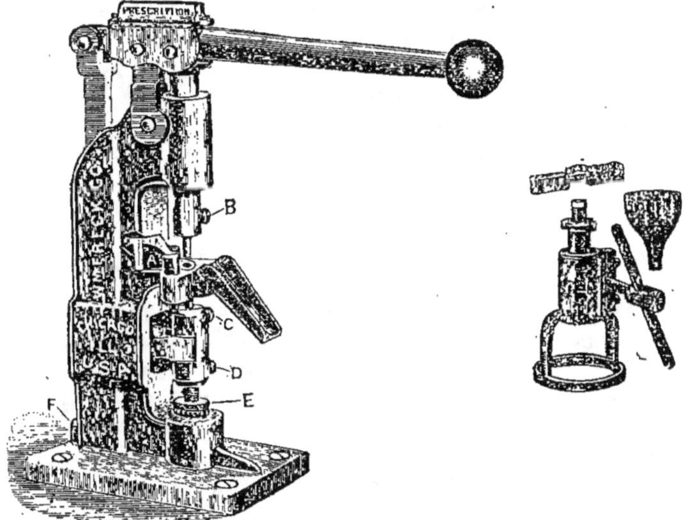

<table>
<tr><td>Fig. 46. — Presse de Freck.</td><td>Fig. 47. — Presse de Keyl.</td></tr>
</table>

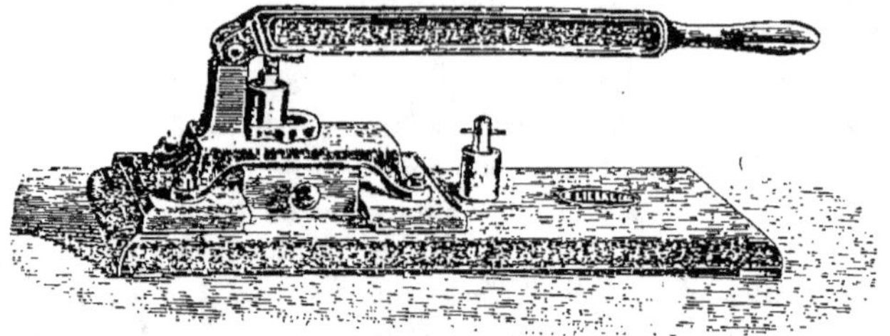

Fig. 48. — Presse de Liebau.

2ᵉ classe. — Formes liquides.

§ 1. — Des liqueurs.

Définition. — On donne le titre très vague de liqueurs à des préparations, nommées ainsi par leurs auteurs, et que l'usage a conservé.

Ces liqueurs appartiennent aux diverses formes pharmaceutiques que nous avons déjà étudiées, et parmi elles nous citerons :

La liqueur arsénicale de Pearson
La liqueur arsénicale de Fowler } Appartenant à la classe des
La liqueur de Van-Swieten eaux médicamenteuses.

La liqueur d'Hoffmann (mélange à PE
d'alcool à 90° et d'éther ordinaire } Appartenant à la classe des
d = 0,72). teintures alcooliques.

§ 2. — Des mixtures.

Définition. — Le mot mixture peut s'appliquer à tous les médicaments préparés par mixtion, et le nombre en est grand.

Deschamps d'Avallon dit : on a donné le nom de mixtures à des médicaments internes composés de plusieurs liquides ayant des densités différentes. Ces médicaments ont besoin d'être agités avant d'être administrés, car leurs principes constituants ne sont pas tenus en suspension à l'aide d'un auxiliaire. On trouvera, parmi ces préparations, dit encore Deschamps d'Avallon, des formules qui ne répondent pas à cette définition ; la faute doit en être attribuée aux auteurs de ces formules.

M. Dorvault, dans son Officine, définit ainsi les mixtures : on appelle mixtures un mélange liquide de médicaments très actifs destiné à être pris par gouttes, sur du sucre, dans un verre d'eau ou d'un liquide approprié. Ce sont en général des liquides aqueux, alcooliques, éthérés, etc.

Les deux définitions, que nous venons de donner, sont défectueuses, et pour s'en convaincre, il suffit d'ouvrir un formulaire. On verra alors qu'il existe un grand nombre de formules de mixtures, qui ne répondent pas aux définitions citées plus haut. Si l'on consulte le Codex on y trouve mentionnée une seule mixture, *la mixture cathérétique ou collyre de Lanfranc* composée d'aloës, de myrrhe, de sous-nitrate de cuivre, de sulfure jaune d'arsenic, d'eau distillée de rose, de vin blanc. Cette préparation, comme on le voit, ne répond ni à la définition de Deschamps d'Avallon ni à celle de Dorvault.

Sans insister plus longtemps sur ce sujet, nous croyons être dans la vérité en disant que le mot mixture est un mot très commode et très élastique, servant à désigner des produits bâtards, qui ne peuvent être rangés dans aucune des formes pharmaceutiques nettement définies.

§ 3. — Des potions.

Définition. — Les potions sont des préparations magistrales, dont la composition est extrêmement variable et qui sont toujours prescrites par le médecin au moment même du besoin. Elles sont liquides et on les administre par cuillerées à des époques plus ou moins rapprochées (Codex).

On peut définir les potions d'une manière plus simple et dire : les potions sont des préparations magistrales liquides destinées à être prises par cuillerées.

Préparation. — Cette forme très usitée ne présente, en général, aucune difficulté sérieuse dans sa préparation. Cependant, de toutes les formes pharmaceutiques, c'est peut-être celle qui doit être faite avec le plus de soin, le plus d'attention et le plus de régularité. Il arrive, en effet, souvent qu'une potion doit être renouvelée ou faite plusieurs fois de suite ; or, le moindre changement dans le mode opératoire (par exemple la filtration au papier ou à l'étamine, ou l'absence de filtration) peut amener des différences de couleur ou de goût, qui sont remarquées par le malade.

On nous permettra donc, malgré la simplicité d'un pareil sujet, d'insister sur les règles à suivre pour l'obtention de ces médicaments.

Composition. — La composition des potions est très variable, car on peut à la rigueur administrer sous cette forme, presque tous les médicaments destinés à l'usage interne ; on évite cependant d'y faire entrer des substances ayant un goût par trop désagréable.

En général, on y trouve trois éléments : un véhicule ; un sirop ; un principe actif. Chacun de ces éléments peut être multiple ; quelquefois, le principe actif est constitué par le véhicule ou par le sirop, ce qui réduit à deux le nombre des composants.

Classification. — Cette variété, cette complexité de composition, qui se modifie au gré du médecin, et dans le remède et dans les doses, rend impossible toute classification méthodique de ces préparations.

Autrefois, on désignait sous le nom de *Juleps* (de l'arabe Jelab, potion faite avec du miel et de l'eau) des potions transparentes obtenues avec des sirops et des eaux distillées ; mais ce mot a vieilli. Il n'est plus guère usité aujourd'hui que pour désigner deux ou trois préparations, ne différant en rien des potions : le julep gommeux ou potion gommeuse (Codex, p. 505) ; le julep simple ou potion simple (Codex, p. 506).

Division. — Avec le Codex de 1884, nous diviserons les potions en deux classes : 1° Potions proprement dites, ou simplement potions. 2° Loochs, potions ayant pour base une émulsion.

A. — Potions proprement dites, ou potions.

Ainsi que nous l'avons dit, une potion se compose, en général, de trois éléments : un véhicule liquide ; un sirop ; un principe actif.

Le **véhicule liquide** peut être de l'eau pure, une eau distillée, du vin, de l'eau-de-vie et très souvent, un macéré, un infusé ou un décocté.

Si le véhicule est un macéré, un infusé ou un décocté, le médecin indique quelquefois la proportion de médicament que doivent contenir ces infusés, ces macérés ou ces décoctés. Mais s'il néglige d'indiquer cette proportion, ce qui est le cas le plus fréquent, il faudra adopter pour leur préparation les proportions suivantes indiquées par le Codex de 1884 :

Pour les feuilles et les fleurs 2 pour 100 (2 grammes pour 100 grammes d'eau).

Pour les bois, les tiges et les racines 4 pour 100 (4 grammes pour 100 grammes d'eau).

L'eau gommée pour les potions sera faite également dans la proportion de 4 pour 100 (4 grammes pour 100 grammes d'eau).

Observons cependant qu'il faut excepter de cette règle les substances très actives et vénéneuses, comme la belladone, la morelle noire, la digitale etc., dont les doses doivent toujours être déterminées par le médecin.

Le **sirop**, introduit dans les potions, peut être destiné uniquement à édulcorer la potion (sirop de sucre) ; mais souvent, il est recherché pour son efficacité et sert alors de principe actif (sirop d'éther, d'opium, de ratanhia, etc.).

Le **principe actif** entrant dans les potions est très variable ; aussi, est-il utile de donner quelques indications pratiques sur la manière d'introduire ce ou ces principes dans les potions.

Le principe actif est :

Une teinture ou *des teintures*. — On pèse d'abord le sirop, on agite de manière à recouvrir toutes les parois du flacon ; on ajoute la ou les teintures, et on agite de nouveau, de manière à obtenir un mélange intime. Ces précautions sont surtout nécessaires quand les teintures sont résineuses ; on évite ainsi la formation possible de flocons blancs, et on obtient un mélange intime, qui donne une préparation toujours identique à elle-même.

Un extrait ou *des extraits*. — On les fait dissoudre à froid, en les triturant dans un mortier avec de l'eau ou avec la partie de la potion qui les dissoudra le mieux ; on filtre la liqueur, à moins que les parties indissoutes ne soient efficaces, ce qui est l'exception, *alors seulement on les laisse dans la potion et à un état de division aussi grand que possible*, et on verse le soluté sur le sirop.

La dissolution, faite à froid, est surtout utile quand on opère sur des extraits imparfaitement solubles, dont les éléments résinoïdes s'agrégeraient sous l'influence de la chaleur, et retiendraient dans leur masse, une partie des principes solubles.

Des poudres. — Elles doivent être réduites en poudre très ténue. En général, on les délaye avec le sirop, puis on ajoute le reste de la potion ; quelquefois, on ajoute de la gomme, pour retarder leur précipitation. Quelques-unes, comme le kermès minéral, les résines, les gommes résines, le musc, sont préalablement triturées avec un peu de sucre. D'autres, comme le musc, par exemple, exigent un traitement spécial conseillé par Deschamps d'Avallon. Mettre le musc soit 0 gr. 30 dans un mortier ; on y ajoute, en 3 fois, 30 gouttes d'alcool ordinaire ; en général autant de gouttes d'alcool qu'il y a de centigrammes de musc ; on triture chaque fois le mélange de manière à obtenir une pâte très fine, que l'on délaye ensuite dans le sirop.

Il faut éviter, avec le plus grand soin, d'introduire, sous forme de poudre dans les potions, certains médicaments irritants qui pourraient produire des accidents en se déposant sur les muqueuses. C'est ainsi qu'on proscrit, avec raison, la poudre de cantharides que l'on remplace, soit par de l'huile cantharidée, soit par de la teinture de cantharides. Même observation pour le phosphore que l'on prescrivait jadis en essayant de le diviser dans un mucilage de gomme, opération impraticable et très dangereuse. On se servira soit du phosphore dissous dans l'éther, comme l'a conseillé Soubeiran, ou on emploiera l'huile phosphorée préparée au 1/000, Codex, p. 445 ; chaque gramme d'huile représentant 0 gr. 001 de phosphore.

Des pulpes, électuaires. — Ils doivent être délayés dans le sirop.

Des substances volatiles. — Elles doivent être ajoutées à la fin.

Des substances cristallines. — Antipyrine, sulfonal, salol, etc. Triturer le produit avec son poids de sucre ou de gomme et le délayer ensuite dans le véhicule aqueux prescrit (Carles).

En résumé, pour faire une potion, on pèse le sirop, on délaie le principe actif dans le sirop, après l'avoir finement pulvérisé, s'il est insoluble, ou après l'avoir dissous et filtré, s'il est soluble ; on agite doucement pour ne pas faire mousser ; on ajoute le reste du véhicule et on termine par l'addition des substances volatiles s'il y en a.

Altérations. — Les potions sont des médicaments très altérables; les sirops, les extraits, les eaux distillées qu'elles renferment, étant presque toujours fermentescibles ; aussi faut-il ne les préparer qu'au moment du besoin, et les renouveler souvent, au moins toutes les 24 heures.

Nomenclature. — Le Codex a donné la formule d'un certain nombre de potions qui pourraient être appelées *officinales*. Ces potions peuvent être prescrites, en effet, par le médecin sous les dénominations indiquées au Codex et doivent être préparées par le pharmacien, d'après les formules inscrites au livre officiel.

Potion antispasmodique (Codex, 502).
Potion antispasmodique opiacée (Codex, 502).
Potion au baume de copahu ou *potion de Choppart* (Codex, 503).
Potion cordiale (Codex, 503).
Potion gazeuse ou potion *antivomitine de Rivière* (Codex, 504).
Potion gommeuse ou *julep gommeux* (Codex, 505).
Potion calmante ou *julep diacodé* (Codex, 505).

Potion pectorale (Codex, 505).
Potion purgative à la magnésie (Codex, 506).
Potion simple ou *julep simple* (Codex, 506).
Potion de Todd (Codex, 506).

B. — Loochs ou potions ayant pour base une émulsion.

On désignait autrefois sous le nom de loochs, tous les médicaments ayant une consistance de miel et qu'on léchait ou suçait à l'aide d'un pinceau de réglisse. Les loochs étaient les *eclegmes* des anciens pharmacologistes (la'oq de la'aq, lécher, lamper ; en grec, λειχω, sucer ; en latin; lingo, lécher).

On appelle looch aujourd'hui des potions préparées avec une émulsion et rendues plus ou moins consistantes à l'aide d'un mucilage.

Comme les potions ordinaires, les loochs servent souvent d'excipients à des médicaments actifs comme l'ipécacuanha, le kermès, etc. .

Nomenclature. — Le Codex de 1884 mentionne deux loochs : 1° Le looch blanc ou potion émulsive gommée ; 2° le looch huileux ou potion émulsive huileuse.

Le **looch blanc**, ou potion émulsive gommée se prépare, d'après la formule suivante (Codex, 1884) :

Amandes douces mondées.	30 grammes
Amandes amères mondées.	2 —
Sucre blanc	30 —
Poudre de gomme adragante	0 gr. 50
Eau distillée fl. oranger	10 grammes
Eau distillée.	120 —

F S A. — Le looch entier doit peser 150 grammes.

Comme on le voit, ce looch est préparé à l'aide d'une émulsion naturelle, puisqu'il est obtenu à l'aide de semences émulsives, d'amandes.

M. Vée a proposé, pour la préparation du looch blanc, l'usage d'une *pâte d'amandes sucrée* préparée à l'avance et dont voici la formule :

Amandes douces mondées.	140 grammes
Amandes amères mondées.	60 —
Sucre blanc.	600 —
Eau de fleurs d'oranger	200 —

Pour préparer un looch, il suffit de délayer 30 grammes de cette pâte dans l'eau, de passer et d'ajouter à l'émulsion, du sucre et de la gomme adragante.

Cette pâte à looch peut rendre des services dans les hôpitaux et dans tous les établissements où se fait une importante consommation de loochs ; mais il convient de faire remarquer que cette pâte étant sujette à s'aigrir, il ne faut la préparer qu'en petite quantité et seulement pour quelques jours, surtout en été. Observons aussi qu'elle doit être bannie de l'office des pharmaciens, parce que l'émulsion qu'elle fournit ne présente ni la composition exacte, ni la saveur agréable de celle préparée à l'aide de la formule du Codex.

On peut rapprocher de la pâte de Vée, le *looch solide de Gallot* dans lequel il entre en outre de la gomme arabique ; ce looch présente, du reste, les avantages et les inconvénients signalés à propos de la pâte à looch.

Usages. — Le looch blanc est à peu près le seul que l'on ait à préparer dans les officines. On l'additionne souvent de différentes substances : ipécacuanha, kermès, sirop diacode ; dans ce dernier cas, il constitue le looch diacodé.

On l'additionne quelquefois de calomel, mais dans ce cas, il faut supprimer les amandes amères entrant dans la préparation du looch blanc, ou mieux, comme le dit le Codex de 1884, remplacer le looch blanc par le **looch huileux**, dont voici la formule :

Huile d'amandes douces. . . . . 15 grammes
Poudre de gomme arabique. . . . . . 15 —
Sirop de gomme . . . . 30 —
Eau distillée de fleurs d'oranger . . . 45 —
Eau distillée. . . . . 100 —

Remarquons en passant que le looch huileux est préparé à l'aide d'une émulsion artificielle.

Quelles sont les raisons pour lesquelles il faut supprimer les amandes amères dans la préparation d'un looch dans lequel il entre du calomel ?

On sait que les amandes amères contiennent un principe spécial l'amygdaline, qui est un diglucoside benzylalocyanhydrique. Or, ce principe peut, sous l'influence de la synaptase ou émulsine, matière albuminoïde renfermée dans les amandes, se dédoubler et fournir : du glucose, de l'essence d'amandes amères, de l'acide cyanhydrique. Bien qu'il ne se forme, dans cette réaction, qu'une quantité très minime d'acide cyanhydrique, moins d'un milligramme dans un looch ordinaire, la présence de ce corps produit avec le calomel une réaction qui a causé des accidents redoutables.

Cette réaction, signalée pour la première fois, en 1820 par Buchner, en 1829 par Regimbeau, alors élève en pharmacie à Lyon, étudiée par Soubeiran, Deschamps et Mialhe, Bussy et Buignet, a été complètement élucidée par les travaux de MM. Fouquet et Cheynet.

L'acide cyanhydrique en liqueur très étendue, agissant sur le calomel, donne du cyanure mercurique, de l'acide chlorhydrique et du mercure libre :

$$Hg^2 Cl^2 + 2\ C\ AzH = Hg\ (C\ Az)^2 + 2\ HCl + Hg .$$

De ces observations, il faut tirer la conclusion suivante : il ne faut jamais associer le calomel à un liquide qui renferme de l'acide cyanhydrique, comme le looch blanc (formule du Codex), l'eau de laurier-cerise, l'eau d'amandes amères, etc., parce que, sous l'influence de cet acide sur le calomel, il se forme du cyanure mercurique.

Avant de terminer ce qui a rapport aux potions julep et looch, il convient de rappeler les observations présentées à propos de la contenance en cuillerées à bouche, à dessert, à café des fioles de pharmacie et des gobelets gradués (Voir t. I, p. 335 et suiv.).

CHAPITRE VIII

ÉTUDE DU HUITIÈME GROUPE DES FORMES PHARMACEUTIQUES.

Sommaire. — Définition et division du groupe : 1re classe (sparadraps, taffetas, papiers, mouches, écussons, collodions). — 2e classe (bougies, pessaires, suppositoires, crayons). — 3e classe (cataplasmes, sinapismes).— 4e classe (fomentations, lotions, liniments, injections, lavements, collutoires, gargarismes, collyres). — 5e classe (bains, douches, fumigations, sachets, cigares, cigarettes, trochisques fumigatoires). — 6e classe (caustiques, trochisques-escharrotiques, moxas).

Définition. — Division. — Préparation. — Usages et nomenclature de ces différentes formes.

Etudes sur les injections hypodermiques, sur l'hydrothérapie, sur la désinfection hygiénique.

Etude et revue générale de la pharmacie vétérinaire et de la pharmacie homéopathe.

Définition. — Le huitième groupe renferme des formes pharmaceutiques, en général magistrales, à composition variable, destinées à l'usage externe.

Division. — Il se divise en six classes :

1re *classe*, comprenant les sparadraps, les taffetas, les papiers, les mouches, les écussons, les collodions.

2e *classe*, comprenant les bougies, les pessaires, les suppositoires et les crayons.

3e *classe*, comprenant les cataplasmes et les sinapismes.

4e *classe*, comprenant les fomentations, les lotions, les injections, les lavements, les collutoires, les gargarismes, les collyres, les liniments.

5e *classe*, comprenant les bains, les douches, les fumigations, les sachets, les cigares et cigarettes, les trochisques-fumigatoires.

6e *classe*, comprenant les caustiques, les trochisques-escharrotiques, les moxas.

1ʳᵉ Classe du 8ᵉ groupe des formes pharmaceutiques.

Sparadraps, taffetas, papiers, mouches, écussons, collodions.

§ 1. — Des sparadraps.

Définition. — On appelle sparadraps des bandes de tissu de fil, de coton, de soie, ou même des feuilles de papier, dont on enduit une face, et quelquefois les deux, avec une couche de masse emplastique.

Caractères. — Un sparadrap, bien préparé, doit présenter les caractères suivants : être recouvert d'une couche égale de matière et qui y adhère convenablement, assez consistante, pour que les surfaces mises en contact ne puissent pas s'attacher l'une à l'autre, assez souple pour que le sparadrap puisse être plié en différents sens, sans que la couche emplastique se froisse ou se détache.

Préparation. — La préparation d'un sparadrap comprend plusieurs opérations : 1° choix des tissus destinés à recevoir la composition emplastique ; 2° choix de la composition emplastique ; 3° application de la masse emplastique sur le tissu.

Choix des tissus. — Un soin important dans la préparation des sparadraps, c'est le choix des tissus. Si on emploie la toile, on la choisira à fils plats. Le calicot ne devra être ni trop fin, ni trop lisse, ni gommé, toutes choses qui ne sont bonnes que pour flatter l'œil ; mais on prendra du calicot écru et muni, du moins d'un côté, d'un duvet suffisant. Ce duvet sert à retenir l'emplâtre plus fortement. Si l'on veut repasser ces tissus, pour les rendre plus unis, ce qui est quelquefois utile, on ne passera le fer que d'un côté du tissu et on étendra la masse emplastique sur le côté opposé.

Choix de la composition emplastique. — Toute masse emplastique peut servir à la confection des sparadraps et le choix de sa nature est évidemment lié à celle du sparadrap que l'on veut obtenir. Elle devra être de consistance convenable à la température ordinaire, ni trop molle ni trop dure ; dans le premier cas elle adhèrerait trop facilement aux doigts et coulerait à la moindre chaleur, dans le second elle donnerait des sparadraps cassants.

Application de la masse emplastique. — La masse emplastique peut être appliquée ou étendue sur la toile, à l'aide de divers

instruments, qu'une main exercée peut indistinctement employer.
On peut opérer :

Au moyen d'un pinceau, par exemple pour la préparation du sparadrap de colle de poisson (taffetas d'Angleterre) ou pour celle de la
baudruche gommée. Pour cela, on étend sur un châssis des bandes
de taffetas noir, rose ou blanc. On les recouvre au moyen d'un pinceau, d'une couche de la liqueur gélatineuse dont la formule est ins-

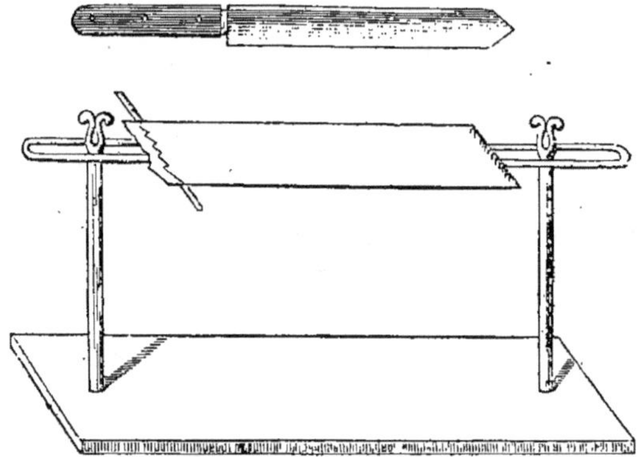

Fig. 49. — Peigne à dents avec supports.

crite au Codex, p. 577, liqueur gélatineuse entretenue liquide par une
douce chaleur. On laisse sécher, et on continue à mettre successivement plusieurs couches du même soluté, jusqu'à ce que le taffetas
soit suffisamment chargé. Lorsqu'il sera séché, on le coupe en petites bandes rectangulaires.

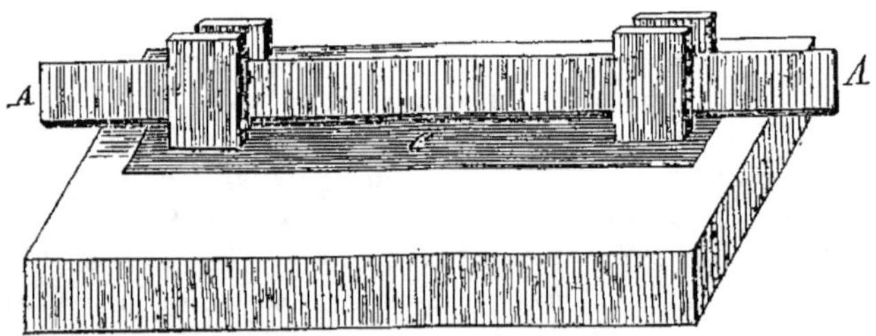

Fig. 50. — Sparadrapier.

On peut aussi fixer le taffetas à ses deux extrémités par des peignes à dents placés sur des supports disposés sur une table ou par tout autre moyen, peu importe.

Au moyen du couteau. — On peut étendre l'emplâtre sur la toile au moyen d'un couteau à lame étroite. Pour cela, on fait fondre la masse emplastique ; on la verse sur une toile tenue par deux aides ou fixée, à ses deux extrémités, par des peignes à dents placés sur des supports disposés sur une table et l'on étend uniformément à l'aide du couteau légèrement chauffé. On recommence au besoin deux ou trois fois l'opération jusqu'à ce que la couche soit suffisamment épaisse.

Au moyen du sparadrapier. — On peut enfin étendre la masse emplastique sur la toile au moyen du sparadrapier.

Le sparadrapier le plus simple se compose d'une table en bois, dans laquelle est encadrée une plaque en fer C parfaitement lisse. Aux extrémités de cette plaque s'élèvent deux montants métalliques, qui laissent entre eux un espace suffisant pour l'introduction sur champ d'un couteau en fer A A pesant, taillé en biseau.

On fait passer un bout de la toile sous le couteau légèrement chauffé, et on le tient soulevé d'une quantité proportionnée à l'épaisseur que l'on veut donner au sparadrap ; ce qui est facile, en plaçant entre la planche et le couteau un ou plusieurs morceaux de carte. Un aide tient la toile par l'autre extrémité ; on verse l'emplâtre sur la toile, et on la tire en la tenant tendue jusqu'à ce qu'elle ait passé tout entière sous le couteau, dont le biseau doit être tourné du côté opposé à l'opérateur.

Le sparadrapier a été modifié de bien des manières : on a remplacé le couteau par un entonnoir contenant une certaine quantité de masse emplastique : quelquefois cet entonnoir possède de doubles parois renfermant de l'eau chaude qui empêche l'emplâtre de se refroidir. On a muni les sparadrapiers de rouleaux tenseurs en avant, de pièces directrices en arrière, obligeant à tirer le sparadrap sous le même angle. Enfin la plaque inférieure a été perforée, de façon à ce que l'excès de masse emplastique, qui ne reste pas sur le sparadrap, retombe dans un récipient placé sous le sparadrap.

Nous mentionnerons également le nouveau modèle de sparadrapier proposé par M. Simon, pharmacien-major.

« La plupart des appareils employés, en dehors des grands établissements, à la préparation des sparadraps sont constitués, en principe, par une plate-forme en bois ou en métal, sur laquelle glisse la bande de calicot ; un couteau en fer donne l'épaisseur convenable à la couche d'emplâtre dont l'excès est retenu en arrière du couteau par divers artifices : plaques ou oreilles en métal, entonnoirs, etc.

Tous ces sparadrapiers, outre la complication de leur mécanisme, présentent un défaut capital : le couteau glisse entre des *doubles lames* en U, formant rainure, fixées sur la plate-forme, et il est maintenu à la hauteur voulue au moyen de vis de pression qui l'appliquent fortement contre la lame postérieure. Or, quelle que soit la solidité de la construction de l'appareil, on ne peut éviter qu'à chaque opération, ces *doubles lames* ne prennent un jeu de plus en plus considérable, par suite de l'écartement auquel les soumet le serrage du couteau. De plus, ces rainures sont d'un entretien et d'un nettoyage difficiles.

Le modèle proposé par M. Simon à la Société de pharmacie, et qui a été construit au Val-de-Grâce pour l'instruction des élèves, n'a aucun de ces inconvénients.

Les *doubles lames* sont remplacées par deux plaques verticales en fer, portant une fenêtre longitudinale où passent librement deux vis en fer soigneusement rivées sur le couteau.

Les vis sont munies d'écrous à oreilles dont la base est plus large que les fenêtres longitudinales, de sorte que pour fixer le couteau à la hauteur convenable, il suffit, les vis étant engagées dans les fenêtres, de serrer les plaques verticales entre le couteau et les écrous.

Le dessin joint à cette note permet de se rendre facilement compte du mécanisme extrêmement simple de l'appareil.

Les mêmes lettres indiquent les mêmes objets dans les diverses figures.

AA'. Plaques verticales ;

B. Plateforme en bois, dans l'épaisseur de laquelle sont noyés les écrous qui fixent les plaques verticales ;

C. Vis en fer rivées sur le couteau et passant avec un peu de jeu dans les fenêtres des plaques AA' ;

D. Couteau ;

F. Plaque en fer mince, qu'il est bon de maintenir au milieu par un écrou noyé dans le bois, pour éviter qu'elle ne se soulève, lors du tirage des bandes, par suite de la dilatation ;

R. Réglettes en fer à section carrée. Des réglettes se placent, en arrière, contre le couteau de chaque côté de la bande de calicot. Elles forment, grâce à l'inclinaison de la plate-forme, une sorte de réservoir destiné à contenir le léger excès d'emplâtre nécessaire au tirage régulier de la bande de sparadrap.

Le sparadrapier de M. Simon possède les avantages suivants :

1º Facilité d'entretien et de nettoyage après la préparation des bandes de sparadrap, toutes les parties étant découvertes et d'accès facile ;

2° Simplicité de construction, et par suite diminution de prix de l'appareil ;

3° Suppression d'une cause rapide et certaine de détérioration, le couteau étant maintenu à hauteur voulue par *serrage direct* et non par *résistance à l'écartement.* »

Conservation. — Destinés à être appliqués sur la peau, les sparadraps doivent être lisses et suffisamment adhésifs. On doit les renouveler fréquemment, les tenir debout, et autant que possible dans des boîtes de fer-blanc, qui ferment exactement, car sous l'influence du temps et de l'air, ils s'altèrent et deviennent cassants.

Nomenclature. — Les sparadraps employés se font au moyen de masses emplastiques très diverses. Les principaux sont les suivants :

Mouches de Milan (Codex, p. 576).

Ces mouches, à moins d'indication spéciale, se délivrent de la manière suivante : on enveloppe dans un morceau de taffetas noir de 6 centimètres de diamètre et replié sur lui-même, un gramme environ de masse emplastique. Au moment du besoin, on ouvre le morceau de taffetas et on étend l'emplâtre en laissant un rebord suffisant.

Sparadrap de cire ou *Toile de mai* (Codex, p. 576).

Ce sparadrap est ordinairement recouvert de masse emplastique des deux côtés, mais on peut aussi ne recouvrir qu'une seule face du tissu, à la manière des autres sparadraps.

Sparadrap de colle de poisson ou *Taffetas d'Angleterre* (Codex, p. 577).

Ce sparadrap est étendu sur des bandes de taffetas noir, rose ou blanc que l'on coupe en petites bandes rectangulaires.

La baudruche gommée (1) est de la baudruche sur laquelle on a étendu la dissolution de colle de poisson, qui sert à préparer le taffetas d'Angleterre, et dont la formule est inscrite au Codex, p. 577.

Sparadrap diachylon gommé fait avec l'emplâtre diachylon gommé dont la formule est rapportée au Codex, p. 396.

Sparadrap diapalme (Codex, p. 578).

Sparadrap mercuriel ou *sparadrap de Vigo*, se prépare avec l'emplâtre mercuriel (Codex, p. 398).

Sparadrap de ciguë, se prépare avec l'emplâtre de ciguë (Codex, p. 395).

(1) La baudruche ordinaire est une pellicule provenant d'une des membranes du cœcum bien dégraissé soit du bœuf, soit du mouton et préparé par les parcheminiers.

Fig. 1 Sparadrapier vu de face
à droite on a coupé la vis C au niveau de la plaque verticale A
Fig. 4. Reglette vue en plan
Fig. 2. Coupe suivant l'axe de la vis C & de l'écrou P
Fig. 3 Sparadrapier disposé pour
le tirage d'une bande de sparadrap
Bande de calicot

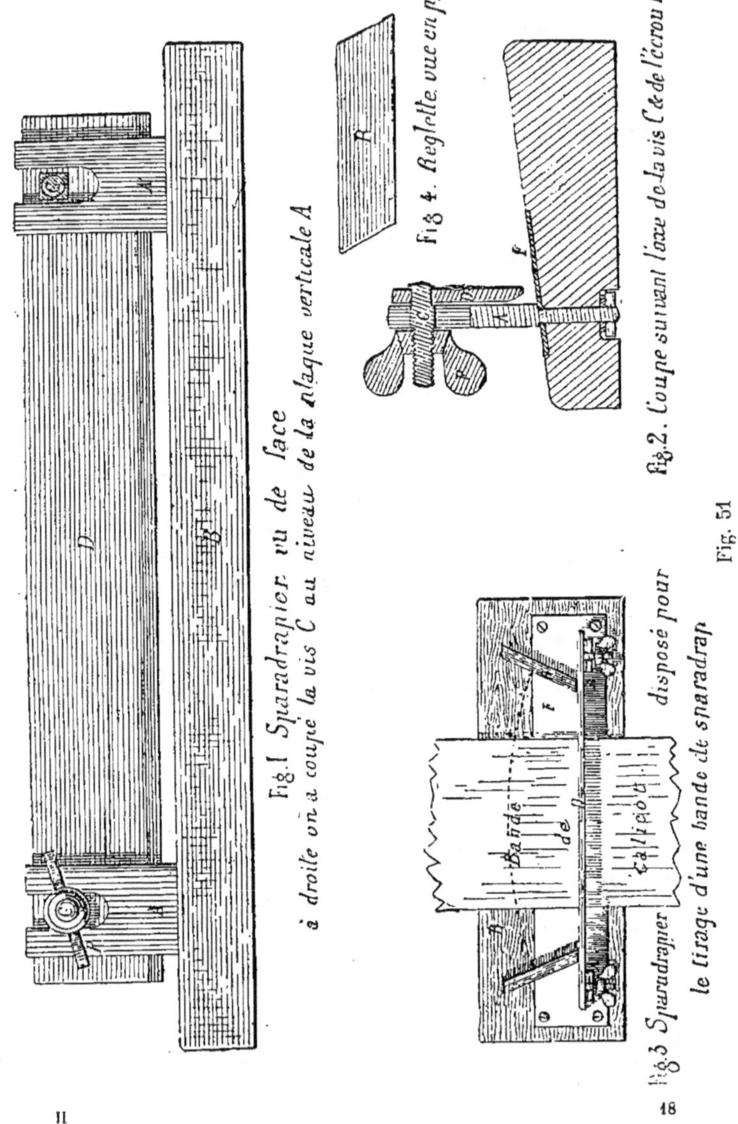

Fig. 51

Sparadrap de minium ou *de Nuremberg*, se prépare avec l'emplâtre de minium (Codex, p. 399).

Sparadrap de thapsia ou *sparadrap d'onguent de thapsia* (Codex, p. 579).

Sparadrap vésicant (Codex, p. 579).

Sparadraps caoutchoutés. — A cette catégorie se rattachent des sparadraps divers ayant comme caractère commun de renfermer du caoutchouc dans leur masse emplastique. Leurs auteurs leur ont appliqué des noms différents, emplâtres, épithèmes, topiques, dénominations inexactes, mais que nous leur conserverons puisqu'elles sont consacrées par l'usage.

1° **Epithèmes antiseptiques de F. Vigier.** — M. Ferdinand Vigier de Paris prépare des topiques spéciaux auxquels il donne le nom d'*épithèmes antiseptiques*. Ces épithèmes sont très employés aujourd'hui pour remplacer les topiques d'Unna, dans le traitement des maladies de la peau, par les principaux dermatologistes de Paris, MM. Fournier, Besnier, Hallopeau, etc.

Préparation. — Voici le mode de préparation adopté par M. F. Vigier : il fait une masse emplastique avec de la gutta-percha, de la gomme élastique, de la vaseline et de la benzine ; il introduit dans cette masse des médicaments très variés (ichthyol, résorcine, oxyde de zinc, iodoforme, iodol, extrait de belladone, extrait d'opium, iodure de plomb, salol, calomel, acide borique, tannin, créoline, créosote, acide salicylique, naphtol, huile de cade, etc., etc.. Ces médicaments sont employés en général à la dose de 10 0/0 du médicament actif, mais cette dose peut varier au gré du médecin) ; il coule le mélange sur un tissu imperméable coloré en rose, qui a été préalablement rendu antiseptique au moyen de l'acide borique et de la résorcine, puis il recouvre d'une gaze légère blanche qu'on enlève au moment du besoin.

Pour se servir de ces épithèmes, on enlève la gaze blanche et on les applique sur la partie malade. Avant de les renouveler, il faut avoir soin de nettoyer la peau avec un peu d'huile et de savonner. Ces tissus pharmaceutiques présentent, dit M. Vigier, les avantages suivants : par leur adhérence, ils empêchent l'action de l'air, maintiennent le médicament en contact avec les téguments et facilitent son absorption. Ils peuvent remplacer avec avantage dans la pratique, les emplâtres, sparadraps, onguents, pommades, etc.

2° **Emplâtres de Cavaillès.** — M. Cavaillès, pharmacien à Paris, prépare pour remplacer les topiques d'Unna, des emplâtres faits avec des médicaments variés, incorporés dans une masse emplastique composée de caoutchouc dissous dans la benzine et additionnée de lanoline. Il étend cette masse sur toile au sparadrapier et il obtient ainsi des sparadraps simples, non cassants, se conservant très bien et possédant toutes les propriétés des substances qui entrent dans leur composition (1).

3° **Emplâtres de Grüning.** — *Grüning* a proposé en 1890 au Congrès de la Société pharmaceutique de Russie les formules suivantes (2) :

A. — *Emplâtre adhésif.*

Caoutchouc en feuilles	4 parties
Benzine de pétrole (appelée aussi essence de pétrole. Ether de pétrole)	16 —
Huile minérale.	3 —
Colophane.	8 —
Cire du Japon	6 —

On dissout le caoutchouc dans la benzine ; on ajoute l'huile minérale et on chauffe au bain-marie. D'autre part, on fond ensemble la colophane et la cire du Japon ; on ajoute le mélange à la solution de caoutchouc chaude et on continue à chauffer pendant une heure environ jusqu'à ce qu'on n'aperçoive plus de bulles d'air dans la masse. On étend ensuite la masse sur calicot à la manière ordinaire.

B. — *Emplâtre mercuriel.*

Caoutchouc	6 parties
Benzine de pétrole	24 —
Huile minérale.	5 —
Colophane.	8 —
Cire du Japon	6 —
Mercure.	6 —

On dissout le caoutchouc dans la benzine. On fait fondre la colophane dans l'huile minérale, et on éteint le mercure dans 4 parties du mélange fondu, après l'avoir additionné d'un peu de benzine pour le rendre plus mou. On fait fondre ensuite la cire du Japon avec le reste du mélange de colophane et d'huile minérale ; on ajoute la solution chaude de caoutchouc, puis le mercure éteint précédemment et on étend à chaud sur calicot.

C. — *Emplâtre vésicatoire camphré.*

Caoutchouc.	2 parties
Benzine	8 —
Vaseline	2 —
Cire du Japon.	2 —
Cantharides.	4 —
Camphre	1 —

(1) Voir *Union pharmaceutique*, année 1889, page 193, année 1890, page 301.
(2) *J. de ph. et de ch.*, année 1890, t. XXI, 5ᵉ série, page 421.

On dissout le caoutchouc dans la benzine. On ajoute le camphre dissous dans la quantité de benzine strictement nécessaire et on chauffe jusqu'à ce que le mélange commence à entrer en ébullition. On ajoute alors successivement le mélange préalablement fondu de vaseline et de cire, puis les cantharides pulvérisées. On laisse à la chaleur pendant une heure environ et on étend sur calicot à la manière ordinaire. Il convient d'enduire d'huile le sparadrap ainsi obtenu avant de l'employer.

4° Emplâtres de Schneegans et Corneille. — Après la communication faite par M. Grüning au Congrès russe, MM. Schneegans et Corneille, pharmaciens des hôpitaux civils de Strasbourg, ont proposé pour la préparation des emplâtres de caoutchouc le procédé suivant :

A. — *Emplâtre de caoutchouc à l'oxyde de zinc*, 20 0/0.

Résine Dammar	15	parties
Suif benzoïné	25	—
Lanoline	15	—
Solution de caoutchouc dans la benzine	30	—
(5 de caoutchouc pour 25 de benzine).		
Glycérine	20	—
Oxyde de zinc	20	—

Faire fondre la résine à feu nu ; ajouter le suif et passer à travers une gaze repliée trois ou quatre fois sur elle-même. A cette masse, encore fluide, incorporer, en agitant constamment, la lanoline et la solution de caoutchouc. On obtient ainsi une masse très homogène qui est portée au bain-marie pour évaporer la benzine. On ajoute à la masse l'oxyde de zinc finement broyé au préalable dans la glycérine. Lorsque les bulles d'air ont disparu et que la masse est assez refroidie pour couler difficilement, on l'étend au sparadrapier sur la toile à emplâtre. L'épaisseur de l'emplâtre ne doit pas dépasser celle d'une carte à jouer ; on le laisse sécher à l'air durant 2 ou 3 jours ; on le couvre d'une gaze et on l'enveloppe dans du papier.

D'après les auteurs, la lanoline et le suif ont pour but d'éviter toute action irritante sur la peau ; la glycérine empêche l'emplâtre de se dessécher et de devenir cassant. La résine Dammar et le caoutchouc sont en quantité suffisante pour assurer à la masse une bonne adhérence.

B. — *Emplâtre de caoutchouc à l'iodoforme*, 20 0/0.

Résine Dammar	15	parties
Suif benzoïné	30	—
Lanoline	20	—
Solution de caoutchouc dans la benzine	30	—
(5 de caoutchouc pour 25 de benzine).		
Glycérine	10	—
Iodoforme	20	—

Opérer comme pour l'emplâtre à l'oxyde de zinc. L'iodoforme est trituré avec la glycérine et ajouté à la masse convenablement refroidie pour empêcher la volatilisation de l'iodoforme. L'emplâtre doit être conservé dans des étuis en fer-blanc.

C. — *Emplâtre de caoutchouc au mercure*, 20 0/0.

Résine Dammar	20 parties
Suif benzoïné.	34 —
Lanoline.	20 —
Solution de caoutchouc.	36 —
(6 caoutchouc... 30 benzine).	
Mercure métallique.	20 —

Faire fondre la résine de Dammar à feu nu, ajouter le suif et passer à la gaze. Ajouter ensuite la solution de caoutchouc, évaporer la benzine au bain-marie. A ce mélange tiède, on ajoute le mercure préalablement éteint dans la lanoline. On laisse reposer à une douce température pour laisser dégager les bulles d'air, et l'on coule la masse à peine fluide dans des boîtes en fer-blanc que l'on conserve dans un endroit frais.

§ 2. — Des taffetas.

Définition. — Les taffetas sont des sparadraps obtenus en remplaçant la toile par du taffetas ; il n'y a par conséquent pas de différence fondamentale entre ces deux sortes de produits ; nous n'avons donc rien de particulier à en dire.

§ 3. — Des papiers.

Définition. — Sous le nom de papiers, on désigne une forme pharmaceutique caractérisée par ce fait que le papier est le véhicule, l'excipient du médicament.

Division. — On peut diviser les papiers en deux classes :

1° Papiers imprégnés dans toute leur masse du principe médicamenteux, constituant les *papiers dits fumigatoires*.

2° Papiers recouverts seulement à la surface du principe médicamenteux, constituant les papiers *dits emplastiques*.

1ʳᵉ CLASSE. — **Papiers fumigatoires.** — Les papiers, dits fumigatoires, c'est-à-dire ceux qui sont imprégnés dans toute leur masse du principe médicamenteux, se préparent de la manière suivante : on fait une solution du principe médicamenteux, on le fait absorber par du papier à filtrer, dit Berzélius, et on fait sécher. En divisant le papier en un certain nombre de morceaux, et en connaissant la quantité de substance absorbée par la feuille de papier, on obtient des feuilles titrées.

Nomenclature. — Les papiers fumigatoires, mentionnés au Codex, sont :

Carton fumigatoire *ou carton antiasthmatique* :

Papier gris sans colle.	120	grammes
Poudre d'azotate de potasse.	60	—
— de belladone (feuilles)	5	—
— de stramoine	5	—
— de digitale	5	—
— de lobélie enflée.	5	—
— de myrrhe	10	—
— d'oliban.	10	—
— de phellandrie aquatique.	5	—

Déchirez le papier par morceaux et faites-le tremper dans l'eau jusqu'à ce qu'il soit parfaitement ramolli. Laissez s'égoutter la majeure partie de l'eau et pilez la pâte pour la rendre bien homogène ; incorporez les poudres préalablement mélangées avec soin. Étendez ensuite le produit dans des moules en fer-blanc en le tassant aussi régulièrement que possible et faites sécher à l'étuve. Lorsque le carton sera bien sec, divisez-le en 36 morceaux rectangulaires.

Papier arsénical ou *cigarettes arsénicales* (Codex, p. 427) :

Arséniate de soude cristallisé	1	gramme
Eau distillée	20	—

Dissolvez le sel dans l'eau, faites absorber la totalité de cette solution par une feuille de papier, dit Berzélius. Faites sécher, et divisez cette feuille en 20 parties égales. Chaque partie contiendra 5 centigrammes (0 gr. 05) d'arséniate de soude.

Papier nitré (Codex, p. 428) : Solution saturée à froid d'azotate de potasse Q S. Trempez dans cette solution des feuilles de papier blanc non collé que vous étendrez sur une corde pour les faire sécher.

Papiers antiseptiques. — On peut rapprocher des papiers fumigatoires les papiers antiseptiques de Bédouin, médecin militaire, préparés par Desnoix.

Ces papiers, qui se préparent comme les papiers fumigatoires, sont constitués par du papier à filtrer imbibé de différentes, solutions antiseptiques et sont employés dans l'antisepsie chirurgicale, pour remplacer la charpie.

Nomenclature. — Les principaux papiers antiseptiques employés sont :

Le papier boriqué préparé en trempant du papier à filtrer dans une solution saturée à 40° d'acide borique et en faisant sécher.

Le papier au sublimé, contenant 0 gr. 02 de sublimé par feuille.

Le papier à l'iodoforme, contenant 0 gr. 50 d'iodoforme par feuille.

Le papier à la cocaïne contenant 0 gr. 03 de cocaïne par feuille.

On a reproché à ces papiers non collés, appelés *papiers charpies*, de se dessécher facilement ; c'est un reproche mal fondé. Il suffit, pour éviter la dessiccation, de recouvrir les pansements d'une enveloppe imperméable (gutta-percha, toile cirée, taffetas gommé, Mackintosch de Lister). On leur a reproché d'avoir un pouvoir hydrophile restreint. Des expériences comparatives faites par M. Bédouin lui permettent d'affirmer que ces papiers sont doués d'un pouvoir hydrophile égal et même supérieur à celui de la charpie de fil ou autres substances employées pour les pansements.

2ᵉ CLASSE. — **Papiers emplastiques.** — Les papiers dits emplastiques, c'est-à-dire ceux qui sont recouverts seulement à la surface du principe médicamenteux, se préparent par des procédés analogues à ceux usités pour la préparation des sparadraps.

Préparation. — Cette préparation comprend trois opérations : 1° choix du papier destiné à recevoir la composition emplastique ; 2° choix de la composition emplastique ; 3° application de la masse emplastique sur le tissu.

Le *papier*, destiné à recevoir la masse emplastique, doit être beau, solide, coupé en bandes, et bien ébarbé.

On prépare les papiers emplastiques, à l'aide des *masses emplastiques* suivantes, dont la formule est indiquée au Codex :

Papier à cautère (Codex, p. 470).
Papier dit chimique (Codex, p. 470).
Papier épispastique (Codex, p. 472).

Suif de mouton.	240 grammes
Axonge benzoïnée.	360 —
Cantharides en poudre grossière.	100 —

Faites digérer au bain-marie pendant deux jours, passez avec expression, et filtrez à chaud ; vous obtiendrez ainsi une masse emplastique, qui servira à préparer les papiers épispastiques, n° 1, n° 2 et n° 3 de la manière suivante :

PAPIER ÉPISPASTIQUE N° 1.	PAPIER ÉPISPASTIQUE N° 2.	PAPIER ÉPISPASTIQUE N° 3.
Masse emplastique ci-dessus . . . . 360 gr. Axonge benzoïnée. 150 » Suif de mouton. . 100 » Cire blanche . . . 60 »	Masse emplastique ci-dessus . . . . 450 gr. Axonge benzoïnée. 90 » Suif de mouton. . 60 » Cire blanche . . . 60 »	Masse emplastique. 600 gr. Pas d'axonge. Pas suif de mouton. Cire blanche . . . 60 »
Faire fondre à une douce chaleur, le suif et la cire et mélangez-les avec la pommade et l'axonge.	Comme ci-contre.	Comme ci-contre.
Moins forte.	Plus forte que le n° 1.	Plus forte que les n°° 1 et 2.

Papier goudronné ou *emplâtre du pauvre homme* (Codex, p. 473).

La masse emplastique peut, comme pour les sparadraps, être étendue ou appliquée sur le papier : *à l'aide d'un pinceau* (papier chimique) ; *en faisant lécher par le papier la surface de la masse* emplastique préalablement fondue et maintenue à l'état demi-fluide (préparation des papiers épispastiques) ; *à l'aide d'un sparadrapier* (papier à cautère, papier goudronné.

§ 4. — Des écussons. Des épithèmes. Des mouches.

Définition. — On appelle écussons des fragments de sparadrap, de peau blanche ou d'un tissu quelconque, recouverts partiellement d'un médicament adhésif. Les médicaments adhésifs employés pour la préparation des écussons peuvent être, le plus souvent, un emplâtre ; quelquefois, un onguent, un extrait, un électuaire, une pommade.

Noms divers. — On désigne vulgairement les écussons sous le nom impropre d'*emplâtres*.

On appelle *épithèmes*, les écussons préparés avec des électuaires.

On appelle *mouches*, les écussons préparés avec la masse de Milan ou l'extrait d'opium.

Formes. — La forme des écussons est très variée et déterminée par le médecin ; ils sont carrés, rectangulaires ou ovales, etc.

Préparation. — La préparation des écussons comprend trois opérations : 1° confection du moule ; 2° collage du moule sur la peau ou le sparadrap ; 3° étendage de la masse emplastique.

Confection du moule. — Dans un papier fort, on fait une découpure de même dimension que l'écusson désiré. Quelques praticiens ont conseillé de se servir de moules en fer-blanc, qui déterminent l'épaisseur de la masse emplastique ; mais outre qu'il n'est pas facile d'en posséder de toutes les dimensions, ces moules sont d'un nettoyage minutieux.

Collage du moule sur la peau blanche ou le sparadrap. — Si l'écusson doit être sur peau blanche, on colle le moule du côté rugueux ; quand la masse emplastique est étendue, on enlève le moule, et on le remplace généralement par un bourrelet de ouate.

Si l'écusson doit être sur diachylon, le moule adhère très bien par simple application, quelquefois même, il adhère trop ; dans ce dernier cas, pour le détacher, on l'imbibe avec un peu d'éther ou d'eau.

Étendage de la masse emplastique. — Pour étendre la masse emplastique sur l'espace limité par le moule, on agit d'une manière différente, suivant la consistance de la masse emplastique.

Si la masse est malléable, on l'étend au moyen d'un couteau spatule, en partant de la périphérie du moule pour aller au centre. On fait ainsi le tour de l'écusson ; puis, avec le couteau légèrement chauffé, on étale uniformément la masse en poussant le couteau d'une extrémité à l'autre. On peut égaliser ou lisser la surface de l'écusson, en passant l'écusson au-dessus de la flamme d'une lampe à alcool, ou en frottant cette surface avec un cylindre (une bouteille par exemple) légèrement huilé ou mouillé.

Si la masse emplastique n'est pas suffisamment malléable, on peut : soit fondre cette masse à une douce chaleur (en évitant qu'elle soit assez chaude pour traverser la peau), la verser au milieu de l'écusson, et l'étaler rapidement au moyen d'une spatule ; soit placer sur la surface à couvrir une quantité suffisante de masse, que l'on étale au moyen d'un fer à écusson, suffisamment chauffé. On lisse l'écusson, en passant à sa surface soit le fer à écusson, soit un cylindre (flacon mouillé ou huilé).

On ne trouve dans aucun formulaire la quantité de masse emplastique nécessaire pour faire un écusson. M. Falières propose de la fixer à 0 gr. 20 centigr. par centimètre carré ; ce qui donne une couche d'une épaisseur moyenne de 2 millimètres.

Divers écussons. — Le médecin prescrit souvent :

De recouvrir les écussons de poudre. — Pour cela, on ramollit la surface de l'écusson à une douce chaleur, ou au moyen d'un peu d'alcool, et on étend ensuite la poudre, de façon que la couche soit uniforme.

De recouvrir les écussons de teintures ou de solutés médicamenteux. — C'est ainsi, que pour camphrer les vésicatoires, on fait une dissolution de camphre dans l'éther ou dans le chloroforme et on donne deux ou trois couches de ce soluté avec un pinceau.

D'entourer l'écusson d'une bande de diachylon gommé, qui a pour but de maintenir l'écusson sur la peau et de l'empêcher de couler après son application.

De le recouvrir d'une feuille de papier de soie imprégnée d'huile ; cette feuille de papier étant destinée soit à empêcher l'écusson d'adhérer à la peau, soit à affaiblir son énergie.

Avantages. — Aujourd'hui, on tend de plus en plus à remplacer les écussons par les sparadraps, dont l'emploi offre cependant moins de sécurité. Les écussons ont, en effet, l'avantage d'être préparés au moment du besoin, avec des substances dont la conservation est plus facile que celles des sparadraps.

§ 5. — Des collodions.

Définition. — On appelle collodion un agent adhésif, constitué par une solution éthéro-alcoolique de fulmicoton. Le collodion est d'importation américaine ; il a été inventé à Boston, en 1847, par un étudiant en médecine nommé John Parker Maynard.

Usages. — Employé en médecine, comme moyen de protection, de contention et de compression. Il remplace l'épiderme sur les surfaces excoriées ; par la rétraction qu'il subit en se desséchant, il maintient rapprochées les lèvres des divisions superficielles. Le plus souvent, il agit de plusieurs manières à la fois, aussi rend-il des services réels contre les fissures des lèvres, des mamelons, de la région anale, contre les brûlures et les plaies superficielles. Quand il est étalé à la surface de la peau, l'éther s'évapore en quelques secondes et laisse une couche membraniforme d'une substance sèche, résistante et très adhérente.

Préparation. — Le collodion se prépare d'après la formule suivante, inscrite au Codex de 1884 :

Fulmicoton	5 grammes
Ether rectifié du commerce.	75 —
Alcool à 95°	20 —

Faites dissoudre le fulmicoton dans le mélange d'éther et d'alcool.

Le fulmicoton, destiné à la préparation du collodion s'obtient de la manière suivante :

Acide sulfurique officinal	1000 grammes
Acide azotique officinal.	500 —
Coton cardé et séché	55 —

Versez l'acide sulfurique dans l'acide azotique et laissez refroidir le mélange jusqu'à la température de 30° environ. Introduisez-y le coton par petites portions, afin d'éviter un trop grand développement de chaleur. Abandonnez le tout pendant 24 heures si la température est de 35° ; 36 heures si la température est de 25° ; 48 heures si la température est de 15°. Retirez alors le coton, et lavez-le à grande eau, pour lui enlever jusqu'à la dernière trace d'acide. Faites-le sécher à l'air libre, et conservez le fulmicoton à l'abri de l'humidité.

Le fulmicoton, appelé aussi pyroxiline, pyroxyle, n'est pas un composé nitré, mais un composé nitrique. On le considère, comme de la cellulose pentanitrique, ou un éther azotique de la cellulose.

La formule, donnée par le Codex pour la préparation du collodion, est excellente ; mais elle a l'inconvénient de ne pas se prêter à une préparation rapide.

En effet, lorsqu'on verse le mélange éthéro-alcoolique sur le fulmicoton, il se forme à la surface de celui-ci, une couche glutineuse qui protège la partie interne contre la pénétration du dissolvant, et en dépit de l'agitation, le collodion reste floconneux, parfois un temps très long, après sa préparation. On est alors porté à augmenter la quantité du liquide dissolvant ou à faire intervenir des substances étrangères, qui déterminent une solution plus rapide mais qui ont le grave inconvénient de modifier sensiblement les propriétés du produit.

C'est ainsi que M. Blacher (1) a proposé l'addition d'éther azotique dont les propriétés irritantes en rendraient l'application douloureuse dans le pansement des plaies d'une certaine étendue ou des dermatoses inflammatoires.

(1) Voir *Journ. de pharm. et de chimie*, 5ᵉ série, t. XV, p. 365.

Sans recourir à ces moyens défectueux, il est facile d'obtenir rapidement un collodion homogène et rigoureusement conforme au Codex. Pour cela, il suffit, d'après M. Chevreau (1) de faire agir successivement l'éther et l'alcool sur le fulmicoton et d'opérer de la manière suivante :

                Fulmicoton . . . .   5 grammes
                Éther officinal   75   —
                Alcool à 95°   20   —

Verser l'éther sur le fulmicoton ; agiter pour imbiber la masse et ajouter l'alcool. La dissolution est instantanée et complète.

Collodion élastique. — Le collodion ordinaire, appliqué sur la peau, se dessèche rapidement en donnant un enduit dur et rétracté. Cet inconvénient disparaît lorsqu'on ajoute à sa composition une certaine quantité d'huile de ricin ; la couche devient alors flexible et se rétracte beaucoup moins. Le collodion contenant de l'huile de ricin porte le nom de *collodion élastique*. Il se prépare de la manière suivante :

                Collodion simple . . . .   100 grammes
                Huile de ricin   7   —

Comme on le voit, le collodion élastique contient 1/15 de son poids d'huile de ricin.

Collodions médicamenteux. — Ils sont constitués par la dissolution d'un principe médicamenteux dans le collodion ordinaire ou élastique. Ils ont été préconisés par Aran.

Bien que ces collodions soient peu employés, nous croyons devoir donner les formules de ces diverses préparations.

Collodion mercuriel, appelé aussi *collodion corrosif* et *collodion caustique.*

                Collodion élastique . . . .   90 grammes
                Bichlorure de mercure.   10   —
Employé contre le zona et les taches syphilitiques.

Collodion mercuriel (Delioux) :

                Collodion du Codex. . . . .   60 grammes
                Térébenthine de Venise   3   —
                Sublimé corrosif. . . . .   0 gr. 40 à 0 gr. 60
Employé comme abortif des pustules varioliques.

Collodion iodoformé (Martin) :

                Iodoforme . . . .   5 grammes
                Collodion élastique   95   —

____

(1) Voir *Journ. de pharm. et de chim.*, 5ᵉ série, t. XV, p. 556, année 1887.

Collodion morphiné :

Collodion	30 grammes
Chlorhydrate de morphine	0 gr. 50

Collodion iodé :

Collodion	95 grammes
Iode	5 —

Collodion phéniqué :

Collodion	98 grammes
Acide phénique	2 —

Collodion salicylé :

Collodion	98 grammes
Acide salicylique	2 —

Collodion au thymol :

Thymol	10 grammes
Collodion	90 —

Collodion contre les cors (formule Vigier) :

Acide salicylique	1 gramme
Extrait alcoolique de Cannabis indica . .	0 gr. 50
Alcool à 90°	1 —
Ether	2 gr. 50
Collodion élastique	5 —

Pour se servir de ce collodion, qui, d'après M. Vigier, remplace avantageusement toutes les pommades connues, on en passe avec uu pinceau, à plusieurs reprises, sur la partie cornée; on renouvelle cette opération tous les deux jours pendant une semaine ; quelques jours après le cor s'enlève avec la plus grande facilité sous la pression du doigt ou à la suite d'un bain de pieds.

2e Classe du 8e groupe des formes pharmaceutiques.

Bougies, Pessaires, Suppositoires, Crayons.

§ 1. — Des bougies.

Définition. — Les bougies sont de petits cylindres grêles et flexibles, de longueur variable, effilés en cône par un bout, destinés à être introduits dans le canal de l'urèthre.

Division. — On divise les bougies en deux classes :

1° Bougies emplastiques.

2° Bougies élastiques.

I. — Des bougies emplastiques.

Composition. — Les bougies emplastiques sont faites avec des bandelettes de toile ou des fils de soie ou de coton, disposées en mèches et enduites d'un mélange emplastique (cire fondue, cérats, emplâtres, soit seuls, soit additionnés de substances médicamenteuses actives) qui leur communique une consistance spéciale.

Préparation. — Pour préparer les bougies emplastiques, on trempe la mèche conique de coton, de filasse ou de toile, dans la masse emplastique liquéfiée, on les roule ensuite sur un plan uni, pour leur donner la forme nécessaire, et on les polit avec un instrument particulier. On leur donne une longueur de 10 à 30 centimètres.

Nomenclature. — Les plus employées sont :

Bougies de Piderit appelées bougies emplastiques proprement dites, qui se font avec le mélange suivant : cire jaune, 6 ; huile d'olive, 1 p.

Bougies de Goulard, dans lesquelles il entre des quantités variables d'acétate de plomb liquide.

	Faibles	Moyennes	Fortes
Cire jaune.	24	12	12
S-Ac. Plomb.	1	2	4

Bougies camphrées : Graisse de mouton 500, cire 10, camphre pulvérisé 150 grammes.

Bougies iodurées, à l'iodure de plomb, de mercure, de fer,

Bougies au calomel, au sublimé, à l'opium.

Bougies de Daran, préparées avec le mélange suivant :

Feuilles de ciguë, de nicotiane, de lotier odorant, de millepertuis	30 grammes
Huile de noix	5000 —
Axonge et suif de mouton	1500 —
Cire jaune	1000 —
Litharge	2000 —

F. S. A.

Usages. — Les bougies emplastiques peuvent être employées : comme corps dilatant, ou comme fondant, cathérétique et siccatif.

Comme elles ont l'inconvénient de se briser facilement, elles sont presque inusitées et sont remplacées avec avantage par les bougies élastiques.

II. — Des bougies élastiques.

Préparation. — Les bougies élastiques se font avec de l'huile de lin cuite rendue siccative par de la litharge, et à laquelle on ajoute : un tiers de succin ; un tiers d'essence de térébenthine ; un vingtième de caoutchouc.

On plonge dans ce liquide des fils disposés en faisceaux légèrement coniques, ou un tissu de soie fin et peu serré qui doit constituer le canevas de la bougie. Quand la première couche est sèche, on en met une seconde, puis une troisième et on polit ensuite la bougie sur un marbre. Bien préparées, ces bougies élastiques doivent être parfaitement lisses et flexibles.

En tête de ces bougies, on fait un bourrelet en cire à cacheter, qui sert au besoin à attacher l'instrument. Leur longueur est de 27 à 30 centimètres. Leur grosseur est indiquée par des numéros, qui vont en croissant du n° 1 au n° 24. Les grosseurs les plus employées sont du n° 5 au n° 8.

Pour prendre le numéro d'une bougie, et par suite pour déterminer sa grosseur, on emploie une lame en métal, percée de trous, nommée *filière*. Les numéros de la filière augmentent du premier au dernier numéro, c'est-à-dire du n° 1 au n° 15.

Usages. — Les bougies élastiques ne sont guère employées que pour dilater le canal de l'urèthre, dans le cas d'obstruction.

On emploie, depuis quelque temps, des *bougies uréthrales* faites avec de la glycérine pure à 30° solidifiée à laquelle on peut incorporer des médicaments variés : tannin, sulfate de zinc, ichthyol, aristol, iodoforme, etc. (Voir fig. 52).

Ces bougies uréthrales, préparées par MM. Passemard et Vigier sont d'une consistance molle, mais suffisamment résistante, d'un calibre calculé d'après l'anatomie de l'urèthre normal, et d'un maniement aussi facile que la sonde en caoutchouc. Leur introduction ne produit aucune gêne et aucune douleur au malade. Elles contiennent une quantité déterminée de principe actif et agissent rapidement dans le traitement des hémorrhagies et des uréthrites infectieuses.

Sondes élastiques. — On fabrique, par des procédés analogues aux bougies élastiques, des sondes élastiques qui

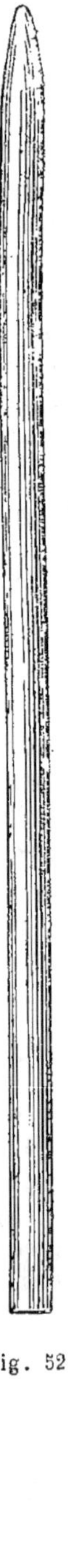

Fig. 52.

sout parcourues dans toute leur longueur par un canal, ce qui les rend propres à expulser l'urine, dès que leur extrémité mousse et arrondie a franchi le col de la vessie.

Sondes en argent. — On fait aussi des sondes en argent, en or, en ivoire flexible ; mais ces appareils, comme les bougies et les sondes élastiques du reste, sont plus spécialement du ressort des fabricants d'instruments de chirurgie.

L'introduction des sondes uréthrales est quelquefois difficile ; aussi a-t-on l'habitude, lorsqu'on veut pratiquer plus facilement le cathétérisme de l'urèthre et de la vessie, de lubréfier ces sondes avec différentes substances : vaseline, huile, axonge, glycérine. M. le professeur Guyon a proposé une pommade aseptique, beaucoup plus glissante que les substances employées habituellement et qui n'exerce aucune action irritante sur le canal. Cette pommade est ainsi composée :

<pre>
Poudre de savon. . . . .   50 gr.
Glycérine . . . .   25 »
Eau . . . .   25 »
Sublimé . . . .   0 » 02
</pre>

§ 2. — Des pessaires.

Définition. — On appelait autrefois Pessaires (de πεσσος, plumasseau) des sortes de suppositoires, destinés à être introduits dans le vagin et que l'on désignait aussi sous le nom de *suppositoires vaginaux.*

Ces suppositoires vaginaux que certains praticiens emploient encore quelquefois, sont des sortes de cylindres creux, comme un doigt de gant, faits de toile ou de taffetas et remplis de poudres ou de substances médicinales. On les introduit dans le vagin pour guérir les relâchements de l'utérus, contre les hémorrhagies ou pour exciter la menstruation.

Voici un exemple de suppositoire vaginal, appelé *Pessaire emménagogue.*

<pre>
Zestes d'oranges, racine d'angélique . . ââ 6 grammes
Safran   4   —
Souci, Dictame de Crète . . . . . .   ââ 8   —
</pre>

Faites une poudre que vous diviserez en 4 pessaires.

On a employé également contre les leucorrhées opiniâtres, les ulcérations superficielles du col utérin, des poudres médicamenteuses (quinquina gris, ratanhia, sous-nitrate de bismuth, borax, calomel, belladone, opium) dont on remplit des sachets cylindriques de mousseline grossière faits en forme de doigt de gant, fermés au moyen d'une coulisse ou d'un fil. On les baigne dans un peu d'eau tiède, avant de les introduire dans le vagin.

On a également employé comme pessaires des sortes de suppositoires faits en liège, en éponge, en coton, que l'on enduisait d'un liniment approprié à la maladie, comme de la teinture de castoreum et de camphre, mêlés à l'onguent d'althœa ou à une huile empyreumatique pour l'hystérie, ou de l'huile rosat et des poudres astringentes contre les relâchements du vagin ; on attachait un petit ruban à ces pessaires pour les retirer.

Aujourd'hui on appelle *pessaires* des instruments de formes variées, mais ayant le plus généralement celle d'un bourrelet circulaire ou d'un disque troué à son centre pour laisser passer les liquides. Ils sont en bois, en liège, en ivoire, mais le plus souvent en gomme élastique.

Les pessaires sont employés contre les chutes de matrice, rarement on leur ajoute des matières médicinales.

Nous n'insistons pas sur ces instruments dont on trouvera la description dans tous les traités des maladies des femmes, en particulier dans ceux de Courty, Pozzi, Emmet, etc.

§ 3. — Des ovules médicinaux.

Les ovules médicinaux sont constitués par de *la glycérine pure à 30° solidifiée* avec de la gélatine à laquelle on donne la forme et la grosseur d'un œuf de pigeon (Voir fig. 53).

Ils sont destinés à être introduits dans le vagin et remplacent les anciens suppositoires vaginaux ou pessaires proprement dits, le nom de pessaire étant réservé aujourd'hui, comme nous venons de le voir, à des instruments.

On sait que la glycérine jouit de propriétés osmotiques et décongestionnantes utilisées pour la première fois par l'éminent gynécologue le Professeur Sims dans le traitement des maladies utérines et vaginales.

Sims portait sur le col utérin un tampon de ouate fortement imbibé de glycérine. L'un de ses élèves préférait se servir d'une sonde

en gomme élastique, recouverte de glycérine et tenue sur place, avec
des mouvements alternatifs de va et vient ; mais dans les deux cas,
le pansement local présentait le triple inconvénient : de faire intervenir un corps étranger, de nécessiter la présence du médecin et l'em-

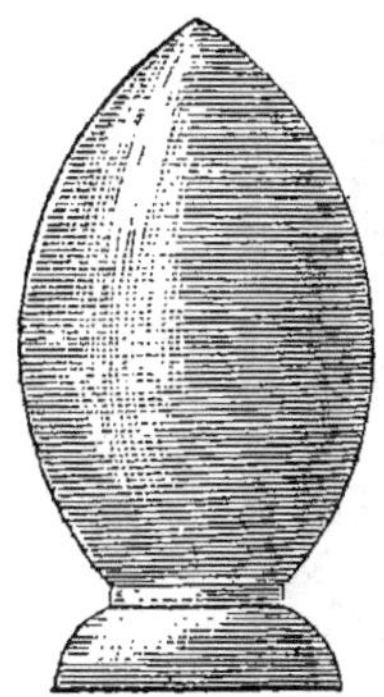

ploi du spéculum. Dans ces conditions, la généralisation de la méthode devenait très probléma-
tique. Elle est devenue aujourd'hui très pratique,
grâce aux ovules médicamenteux, fabriqués par
plusieurs pharmaciens distingués : MM. Chau-
mel du Planchat, Passemard et Vigier.

Ces ovules, ainsi que nous l'avons déjà dit,
ont la forme et la grosseur d'un œuf de pigeon ;
ils sont pourvus à leur extrémité la plus volu-
mineuse d'un bourrelet circulaire très facilement saisi par la main et qui les empêche de
sortir une fois introduits.

Fig. 53.   Ils peuvent être faits avec de la glycérine
pure à 30° solidifiée avec de la gélatine ou avec de la glycérine solidifiée à laquelle on a incorporé des substances actives les plus variées,
appropriées aux différentes indications cliniques ; dans ce cas, ils
constituent de véritables *topiques médicamenteux*. Ils sont introduits
par la malade elle-même le soir en se couchant ; leur emploi nécessite la position horizontale et leur fusion demande 6 à 8 heures,
c'est-à-dire une partie de la nuit. Pour éviter toute déperdition de
substance active, il est bon d'appliquer extérieurement un tampon
ouaté après l'introduction de l'ovule.

Les principaux ovules employés sont :

1° *Les ovules simples à la glycérine*, employés comme décongestifs
dans les cas si multiples de congestion utérine.

2° *Les ovules antiseptiques* (acide borique, iodoforme, salol, créoline, iodol, aristol, résorcine, ichthyol, sublimé, naphtol) employés
contre les écoulements leucorrhéiques et les sécrétions fétides et persistantes.

3° *Les ovules astringents* (tannin, alun, sulfate de zinc, acide gal-
lique, chlorure de zinc, perchlorure de fer, rétinol, etc.), agissant
avec efficacité contre les granulations internes et l'hypersécrétion qui
en est la conséquence.

4° *Les ovules résolutifs* (iodure de potassium, iodure de plomb),
employés au début des néoplasmes.

5° *Les ovules sédatifs* (belladone, morphine, camphre, cocaïne, oxyde de zinc, antipyrine, etc.), pour calmer, dans tous les cas, l'élément douleur, élément qui accompagne toujours les états congestifs et inflammatoires.

La dose des substances actives, entrant dans la composition de ces différents ovules, doit être fixée par le médecin.

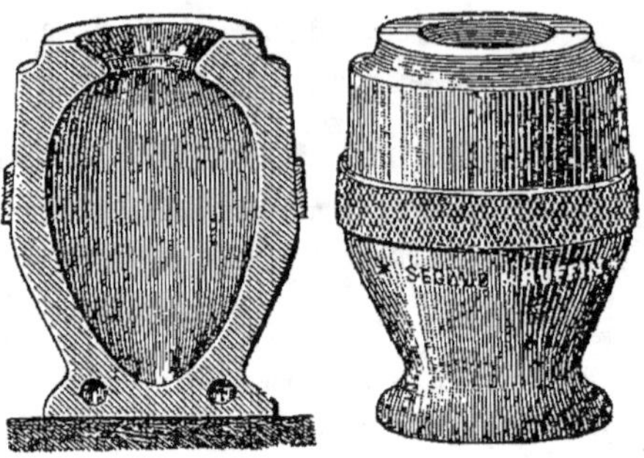

Fig. 54. — Moules à ovules en étain de Segaud.

Préparation. — La préparation de ces médicaments peut être faite facilement par le pharmacien à l'aide de différents moules parmi lesquels nous citerons ceux de Segaud.

On prend :

    Gélatine pure (greneline). . . . . 30 grammes
    Eau distillée 45   —

On laisse en contact deux ou trois heures et on ajoute :

    Glycérine pure à 30° . . . . 165 grammes

Autant que possible il faut ajouter préalablement le produit actif à la glycérine ; s'il ne s'y dissout pas, on doit le pulvériser finement et le délayer dans ce véhicule.

On fait fondre le tout au bain-marie et quand la masse est homogène on laisse refroidir à demi et on coule dans des moules.

§ 4. — Des suppositoires.

Définition. — Les suppositoires sont des médicaments de consistance solide destinés à être introduits dans le rectum. On leur donne une forme conique et un poids qui est ordinairement de 4 grammes pour les adultes, et de 2 grammes pour les enfants.

Division. — Les suppositoires peuvent être divisés en :

Suppositoires simples, quand ils sont formés par une seule substance.

Suppositoires composés, quand ils sont formés par une substance servant d'excipient à un ou plusieurs principes médicamenteux.

Suppositoires simples.

Définition. — Les suppositoires simples sont ceux qui sont formés par une seule substance.

Nomenclature. — Les suppositoires appartenant à cette classe sont :

Les suppositoires de savon ; on les prépare en taillant un morceau de savon en cône au moyen d'un couteau.

Les suppositoires de suif ; on les prépare en liquéfiant le suif et en le laissant couler dans de petits moules en papier, ayant la forme d'un cornet ou cône allongé.

Les suppositoires de beurre de cacao ; on les prépare en liquéfiant le beurre de cacao et en le coulant dans un moule en papier ayant la forme d'un cornet ou cône allongé.

Les suppositoires de miel ; on les prépare en faisant cuire le miel jusqu'à ce qu'il prenne par le refroidissement, une consistance solide ; on le coule, pendant qu'il est chaud, dans des moules en papier ayant la forme d'un cône allongé.

Suppositoires composés.

Définition. — Les suppositoires composés sont ceux formés par une matière servant d'excipient à une ou plusieurs substances médicamenteuses.

Les substances médicamenteuses introduites dans les suppositoires peuvent être : des *poudres* végétales (aloès, etc.) ; animales (castoreum, etc.) ; minérales (émétique, iodoforme, etc., etc.) ; des *extraits* (extraits de belladone, de ratanhia, thébaïque, etc.) ; des *onguents* (onguent populeum) ; des *teintures*.

Le médicament est généralement réparti uniformément dans la masse du suppositoire ; mais, lorsque cette répartition devient impossible ou difficile par suite de la nature ou de la quantité de la substance à introduire, on enferme celle-ci au centre d'un suppositoire creux fait d'une substance inerte. Nous étudierons successivement les *suppositoires pleins* et les *suppositoires creux*.

1° Suppositoires pleins.

Préparation. — **1° Choix de l'excipient.** — Le Codex de 1884 prescrit, comme excipient des suppositoires composés, le *beurre de cacao*. C'est aussi celui qui est généralement employé.

On a récemment proposé, pour remplacer le beurre de cacao, une substance désignée sous le nom de *copraol*; c'est une matière grasse végétale, solide, retirée par procédé, tenu secret, de l'huile de palme brute. Il se rapproche, par ses propriétés physiques, du beurre de cacao ; il est insipide, inodore, de couleur blanc-jaunâtre et peut être considéré comme une graisse chimiquement pure, car il contient 99,918 de matière grasse.

Il fond à 30°,3 soit 1° plus bas que le beurre de cacao ; il se solidifie à 28° tandis que le beurre de cacao ne se solidifie qu'à 21°. Cette dernière particularité en fait un corps particulièrement propre à la préparation des suppositoires. Si, en effet, on laisse refroidir dans les mêmes conditions, du copraol et du beurre de cacao fondus, on constate que le premier est complètement solidifié en dix minutes, tandis qu'il faut cinquante minutes pour atteindre le même résultat avec le second.

Une autre supériorité du copraol sur le beurre de cacao c'est qu'on peut lui incorporer jusqu'à 50 0/0 de glycérine ou de liquides aqueux, sans qu'il perde pour cela la propriété de se prendre en une masse solide par le refroidissement.

Le copraol pourrait même absorber plus de 50 0/0 de solutions aqueuses à la condition de l'additionner de 10 0/0 de lanoline anhydre.

On peut aussi employer comme excipient des suppositoires de la *gélatine glycérinée* préparée selon la formule usitée pour la confection des ovules (voir p. 291) ; ou encore de la glycérine solidifiée par 'agar-agar suivant la formule suivante :

> Agar-agar en petits fragments. . . . . 10 grammes
> Eau distillée 200   —

faire fondre à l'aide de la chaleur et ajouter ensuite :

> Glycérine officinale . . . . 200 grammes

Il faut remarquer que ces deux derniers excipients ne sont pas dépourvus d'activité par eux-mêmes en raison de la proportion considérable de glycérine qu'ils contiennent.

Enfin dans quelques cas spéciaux on emploie comme excipient, soit un savon, soit un mélange de savon et de beurre de cacao ou de stéarine. Nous indiquerons plus loin un exemple d'utilisation de ces excipients.

2º **Confection du suppositoire**. — La forme conique du suppositoire s'obtient par deux procédés différents : par fusion et par compression. Suivant le procédé employé, l'introduction des substances médicamenteuses a lieu d'une manière différente.

a) PAR FUSION. — C'est le procédé indiqué au Codex, et il peut s'appliquer aux différents excipients que nous avons mentionnés.

On fait fondre le beurre, et au moment où, par le refroidissement, il commence à perdre sa transparence, on ajoute les poudres ou les solutions des substances ne pouvant pas être pulvérisées, comme les extraits, on agite vivement et on coule dans les moules.

Il est très important de délayer les extraits dans la plus petite quantité d'eau possible, et de les mélanger très exactement au beurre de cacao, au moment de couler dans les moules.

L'introduction des extraits dans les suppositoires est une opération assez délicate à réussir. Aussi a-t-on proposé différents moyens, pour la rendre plus facile.

M. Communeau, pharmacien à Châteaudun, a recommandé le procédé suivant : faire dissoudre les extraits dans la glycérine, les mélanger avec le beurre de cacao fondu et en partie refroidi, couler dans des moules et faire refroidir les moules dans l'eau froide.

M. Brontin, pharmacien à Somain, a proposé d'employer la lanoline comme excipient des extraits ; elle facilite, dit-il, beaucoup l'introduction des extraits dans les suppositoires. Comme exemple de préparation, il indique la formule suivante qui lui a donné de bons résultats :

        Extrait d'hamamelis . . . . 1 gr. 75
        Lanoline. . . . . , ... 9 »
        Beurre de cacao . . . . 90 »

Pour 25 suppositoires.

On chauffe l'extrait dans la quantité d'eau nécessaire pour le dissoudre, on mélange intimement la lanoline à la solution, on ajoute peu à peu le beurre de cacao préalablement fondu et l'on coule dans les moules quand la masse commence à s'épaissir. On obtient de cette façon des suppositoires très homogènes.

Les moules ordinairement employés à la confection des suppositoires par fusion sont : des moules en papier ou en feuilles d'étain ayant la forme d'un cône allongé, c'est ordinairement un petit cornet ; des moules en fer-blanc ayant 7 cent. de longueur, et 22 millimètres de diamètre à la base, que l'on graisse avec de l'huile d'olive, proposés par Deschamps d'Avallon, ou encore des moules métalliques plus élégants tels que ceux de Segaud (fig. 55).

Suppositoires de glycérine. — Parmi les suppositoires préparés par fusion, les plus intéressants à considérer sont ceux dans lesquels doit entrer une quantité relativement considérable de glycérine y jouant le rôle de substance active.

On comprend qu'il faille s'adresser à des formules spéciales pour

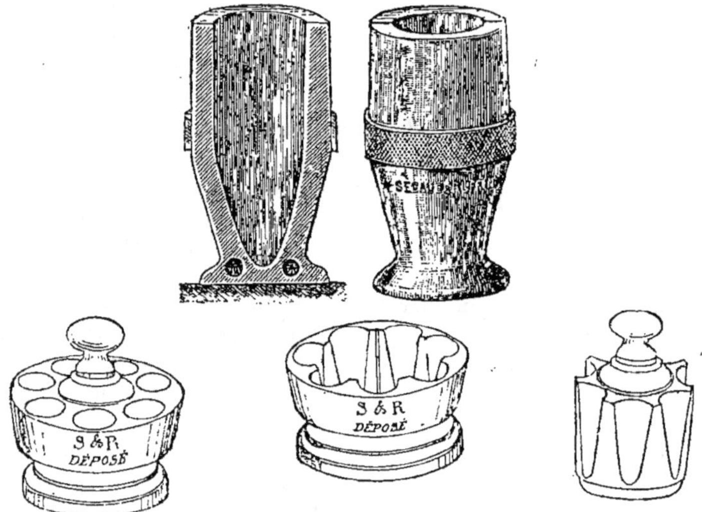

Fig. 55. — Moules à suppositoires de Segaud.

obtenir un mélange bien homogène de la glycérine avec l'excipient et une masse solide malgré la proportion élevée de cette substance liquide.

Un très grand nombre de procédés ont été indiqués pour cette préparation. Nous nous contenterons d'en citer quelques-uns.

1° Solidification de la glycérine par la gélatine ou l'agar-agar.

2° Emploi du beurre de cacao ou du copraol.

Ces substances peuvent être utilisées comme excipient lorsque la quantité de glycérine ne dépasse pas 50 0/0.

On fond les corps gras et on les agite dans un flacon avec la quantité de glycérine prescrite, jusqu'à ce que le mélange recommence à se solidifier ; on coule alors dans un moule.

3° Emploi d'un savon de soude :

Formule de Dietrich :

Glycérine	90 parties
Savon de stéarine dur, dyalisé.	19 —
Eau	QS —

Faire dissoudre le savon dans l'eau chaude, ajouter la glycérine, filtrer à chaud (dans un entonnoir à filtration chaude) et évaporer jusqu'à réduction à 100 parties. Le mélange est ensuite coulé dans des moules à suppositoires.

Ces suppositoires peuvent être additionnés de beurre de cacao.

Formule de Remington :

Carbonate de soude	2 gr. 60
Acide stéarique	5 » 20
Glycérine	69 »

On dissout le carbonate de soude dans la glycérine, on ajoute l'acide stéarique et on chauffe au bain-marie jusqu'à ce que toute effervescence ait cessé. On coule dans des moules.

Les doses ci-dessus donnent 12 suppositoires : chacun renferme environ 90 0/0 de glycérine, ils doivent être conservés à l'abri de l'air humide qui aurait tendance à les liquéfier.

Autre formule :

Acide stéarique.	5 grammes
Carbonate de soude cristallisé.	2 gr. 70
Glycérine	120 à 150 grammes

Diviser la stéarine et la chauffer dans une capsule avec le carbonate de soude, un peu d'eau et de glycérine. Ajouter ensuite la masse fondue au reste de la glycérine chauffée et couler dans des moules.

Formule de Eckstein :

Glycérine	100 grammes
Savon	10 —
Beurre de cacao	50 —

Dissoudre le savon dans la glycérine au bain-marie ; ajouter le beurre de cacao ; après fusion, agiter jusqu'à consistance convenable pour couler dans des moules en papier.

Formules de Hackenberger :

1° Suppositoires à 90 0/0 de glycérine.

    Carbonate de soude desséché.   4
    Savon en poudre   2
    Glycérine   90

Triturez ensemble et ensuite chauffez au B. M. jusqu'à disparition de l'écume ; ajoutez alors :

    Stéarine   4

Chauffez de nouveau jusqu'à disparition de l'écume, filtrez et versez dans des moules.

2° Suppositoires à 50 0/0 de glycérine.

    Glycérine   250
    Eau.   200

Mêlez et ajoutez :

    Savon en poudre   20
    Carbonate de soude desséché   15

Chauffez au B. M. jusqu'à disparition de l'écume et ajoutez :

    Stéarine   15

Chauffez de nouveau au B. M. jusqu'à disparition de l'écume ; filtrez et coulez dans des moules ;

3° Suppositoires de glycérine à préparer sur le champ.

    Carbonate de soude anhydre. . . . .   1 gramme
    Stéarine râpée   2   —

Versez dessus :

    Alcool 15   —

Chauffez au B. M. jusqu'à évaporation de l'alcool, ajoutez ensuite :

    Glycérine Q. S. pour faire . . . .   60 grammes

Chauffez de nouveau au B. M. jusqu'à obtenir une solution limpide que vous mettez dans des moules. La préparation demande en tout trente minutes.

b) PAR COMPRESSION. — Ce procédé consiste essentiellement à donner une consistance pilulaire au mélange de la substance médicamenteuse et de l'excipient, qui est dans ce cas généralement du beurre de cacao, à diviser exactement cette masse en autant de fragments que l'on veut obtenir de suppositoires et à donner à ces fragments une forme conique par compression soit à la main soit à l'aide d'un moule à suppositoire métallique ordinaire ou spécialement construit dans ce but tels que ceux de Berquier ou de Gautier (fig. 56 et 57).

1er *Moyen*.— Faire une masse avec le beurre de cacao et les substances actives, en pistant au mortier, et en chauffant légèrement au besoin. Peser ensuite la masse totale et la diviser en autant de parties égales

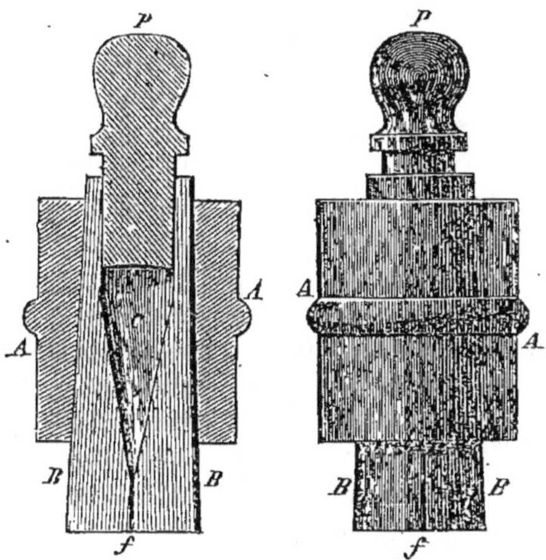

Fig. 56. — Moules à suppositoires de Berquier.

que l'on a de suppositoires à faire. Chacune de ces parties est ensuite façonnée en forme de suppositoire, soit à la main, ce qui est assez difficile, soit à l'aide d'un moule à suppositoire, parmi lesquels nous cite-

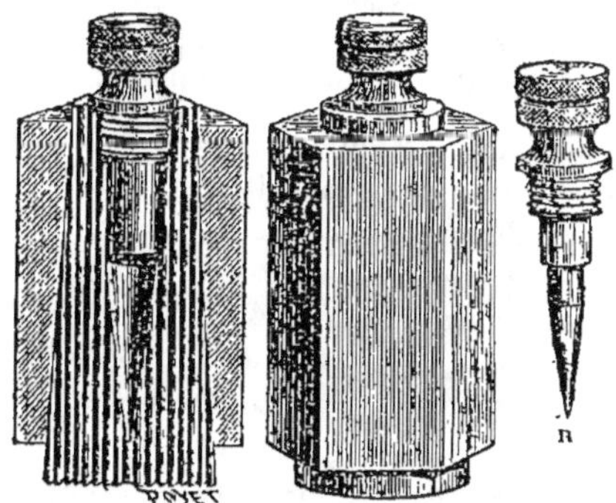

Fig. 57. — Moule à suppositoire de Gautier.

rons ceux de MM. Billard, Davidson, Berquier, Gautier, Segaud et dont nous parlerons plus loin.

2e *Moyen*. — M. Leboutte, pharmacien à Spa (*Bulletin de la Société de pharmacie de Bruxelles*), a proposé le procédé suivant qui permet de fabriquer rapidement les suppositoires : Pulvériser dans un mortier le beurre de cacao, préalablement réduit en râpure au moyen d'un couteau, incorporer ensuite à la poudre la substance médicamenteuse (poudre ou extrait) ; ajouter une petite quantité de savon médicinal en poudre et quelques gouttes d'eau ; on obtient ainsi une pâte homogène que l'on peut diviser au pilulier et à laquelle on peut donner la forme conique à l'aide d'un moule à suppositoire. D'après M. Leboutte, on peut ainsi préparer une douzaine de suppositoires en cinq minutes. Ces suppositoires sont bien dosés et d'une application facile.

On peut reprocher à ce procédé d'introduire dans les suppositoires, le savon médicinal, substance étrangère douée d'une activité non négligeable et qui ne figure pas dans la formule magistrale prescrite par le médecin.

3ᵉ *Moyen*. — Beaucoup de praticiens opèrent de la manière suivante : Écraser le beurre de cacao dans un mortier en bronze, ajouter au beurre écrasé quelques gouttes d'huile d'amandes douces, puis les poudres et les extraits, et battre vivement. Après quelques minutes, diviser la masse malléable en parties égales au pilulier et façonner chaque partie en suppositoire à l'aide du moule à suppositoire.

4ᵉ *Moyen*. — D'autres patriciens conseillent le moyen suivant : Mélanger intimement les poudres et les extraits avec une faible quantité de vaseline. Pulvériser grossièrement le beurre de cacao dans un mortier bien sec et mêler le tout. Ramollir la masse avec quelques gouttes d'éther et tasser rapidement dans un moule à suppositoire. On obtient ainsi des suppositoires très homogènes et de consistance convenable. Cette méthode donne aussi de très bons résultats ; elle est applicable à la préparation de tous les suppositoires, elle supprime aussi l'action de la chaleur ; quant à l'éther, il s'évapore très promptement.

Le procédé par compression présente sur celui par fusion l'avantage de pouvoir donner des suppositoires rigoureusement dosés. En effet dans le procédé par fusion, le médicament qui généralement n'est pas miscible au beurre de cacao s'en sépare avec facilité et il est difficile d'obtenir une masse homogène ; pendant le coulage, une partie gagne le fond de la capsule, de sorte que les derniers suppositoires coulés sont généralement plus chargés en substance active que les premiers.

2º Suppositoires creux.

Les suppositoires creux consistent en un cône creux généralement en beurre de cacao, dans la cavité duquel est contenu le médicament.

L'usage des suppositoires creux, fabriqués à l'aide des appareils Segaud et Gautier, s'est beaucoup généralisé, surtout en Angleterre et en Amérique, et depuis quelques années en France, non seulement pour l'administration des médicaments, mais aussi pour celle des peptones, des extraits de viande ou aliments concentrés.

Ils peuvent se préparer, comme les suppositoires pleins, soit par fusion soit par compression.

1° *Par fusion*. — On se sert d'un moule à suppositoire métallique ordinaire ; on y coule du beurre de cacao additionné de 1/5 de cire blanche. Au bout de quelques instants, les parties avoisinant la paroi métallique se sont solidifiées, tandis que le centre du cône est encore liquide. On renverse alors le moule de manière à faire écouler

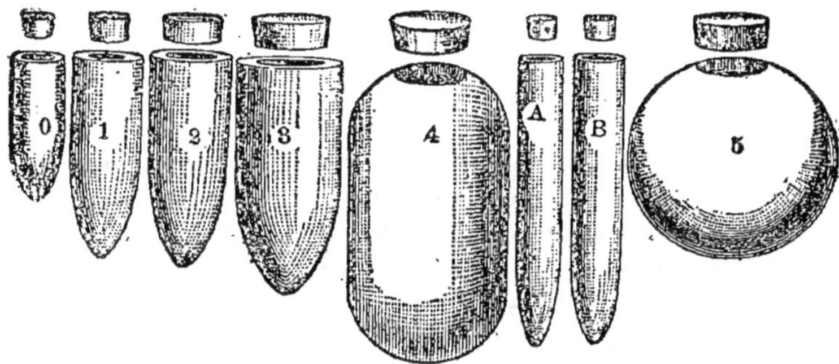

Fig. 58. — Suppositoires capsules ou suppositoires creux,

cette partie liquide ; on obtient ainsi un cône creux, dans lequel on introduit le médicament voulu ; puis on ferme la cavité au moyen d'un couvercle de beurre de cacao, que l'on y soude par pression en s'aidant d'une légère chaleur.

2° *Par compression*. — Ce procédé nécessite l'emploi de moules spéciaux parmi lesquels nous citerons celui de Gautier. La masse se prépare comme pour des suppositoires pleins sans médicament, mais sa compression dans le moule s'effectue au moyen d'un piston conique (fig. 57 R).

Posologie. — Avant de terminer la question des suppositoires, il nous reste à étudier la question suivante : Quelles sont les doses de substances actives qui doivent entrer dans les suppositoires ?

Ces doses sont indiquées par le médecin ; elles sont donc très variables et magistrales ; cependant le Codex de 1884, donne la formule de quelques suppositoires, fréquemment employés, et qui, s'ils sont prescrits par le médecin, sans indication de doses, devront être préparés par le pharmacien, conformément à la prescription du livre officiel.

Suppositoire d'aloès. Aloès en poudre 0 gr.50. Beurre de cacao 4 grammes ;

Suppositoire de beurre de cacao. Cacao 4 grammes ;

Suppositoire d'extrait de ratanhia. Extrait de ratanhia 1 gramme. Beurre de cacao 3 grammes.

Absorption rectale. — L'absorption des médicaments, par la voie rectale, se fait d'une manière très rapide et très énergique ; c'est là un fait qu'il importe de retenir lorsqu'on veut prescrire ou vérifier la dose du principe actif que doit ou peut contenir un suppositoire.

§ 5. — Des crayons.

Définition. — On donne le nom de crayons à des préparations obtenues sous la forme de petits cylindres, soit par la fusion d'un sel que l'on coule dans une lingotière, soit en incorporant la substance active dans une pâte molle qui est ensuite divisée, roulée en cylindres et durcie par la dessiccation.

Division. — D'après leur mode de préparation, on les divise en deux classes :

1re CLASSE. — *Crayons obtenus par la fusion d'un sel que l'on coule dans une lingotière.*

Nomenclature. — Les crayons appartenant à cette classe, mentionnés au Codex sont :

Crayons d'azotate d'argent (nitrate d'argent fondu. Pierre infernale).

Azotate d'argent cristallisé Q. V.

Faire fondre les cristaux dans un creuset en argent ou en porcelaine et couler le sel liquéfié dans une lingotière où il se solidifiera en se refroidissant.

Employés comme caustiques dans un grand nombre de cas.

Crayons de sulfate de cuivre.

Ces crayons se préparent comme ceux d'azotate d'argent. On aura seulement soin d'opérer la fusion à une température moins élevée, et de concasser les cristaux de sulfate de cuivre pour faciliter leur fusion.

Crayons d'azotate d'argent mitigé.

     Azotate d'argent cristallisé. . . . . 9 parties
     Azotate de potasse. . . . . 1 partie

Triturer l'azotate d'argent avec l'azotate de potasse. Faire fondre le mélange dans un creuset en argent ou en porcelaine et couler dans une lingotière.

On prépare des crayons d'azotate d'argent mitigé contenant 1/3, 1/2, 1/4 d'azotate d'argent.

A côté de ces crayons il convient de signaler les *crayons de menthol*, préparés aussi ordinairement par fusion.

Ils ont été préconisés, dans ces dernières années, contre la migraine et vendus sous le nom de *crayons anti-migraine*.

Ils peuvent être préparés par divers procédés parmi lesquels nous citerons les suivants :

1er *Mode*. — Faire un mélange de menthol et de camphre que l'on place sur des plaques portant en creux la forme à donner au produit. Les plaques, réunies deux à deux, sont fortement serrées et chauffées jusqu'à fusion de la matière. A ce moment, on refroidit brusquement, afin de permettre aux crayons de se détacher ; enfin on lisse et on pare les crayons ainsi obtenus.

2e *Mode*. — Mettre le mélange de menthol et de camphre dans un tube cylindrique, faire chauffer ; quand la fusion est complète, refroidir brusquement, afin de détacher facilement le crayon.

3e *Mode*. — M. G. Vulpius a proposé de préparer les crayons de menthol avec le beurre de cacao. Il conseille le mode opératoire suivant :

Faire fondre le beurre de cacao au bain-marie avec 3 ou 5 0/0 de cire. Le mélange étant refroidi, mais encore liquide, on l'additionne de menthol dans les proportions prescrites par le médecin (habituellement 2 à 4 0/0 de la masse totale).

Le menthol dissous, il ne reste plus qu'à couler le produit en crayons. Pour cela, on prend un tube de verre dont la grosseur varie depuis celle d'une aiguille à tricoter jusqu'à celle d'un gros crayon, afin d'obtenir des crayons d'une grosseur plus ou moins considérable. On mouille ce tube intérieurement avec de la glycérine étendue, on le plonge dans la solution grasse liquide et on aspire de façon à remplir le tube de cette solution. Quand le tube est plein de la masse liquide, on le porte immédiatement dans l'eau froide et au bout de quelque temps, on fait sortir le crayon de menthol en le poussant avec une baguette de verre (1).

(1) *J de Ph. et de Ch.*, année 1883, t. XVIII, p. 76.

On donne plus fréquemment aujourd'hui aux crayons de menthol la forme d'un cône. Il suffit pour cela de couler les mélanges indiqués dans un moule à suppositoires.

2ᵉ CLASSE. — *Crayons obtenus en incorporant la substance active dans une pâte molle qui est ensuite divisée, roulée en cylindres et durcie par la dessiccation.*

Nomenclature. — Les formules de la pâte, qui forme l'excipient de ces crayons, sont variées ; elles peuvent être à base de gomme arabique, de savon, d'un mélange de gomme adragante, d'amidon, de dextrine et de sucre, de gélatine glycérinée, de gomme ou de sucre de lait, etc. Parmi celles qui ont été indiquées, nous citerons les suivantes :

1° *Crayons du Codex.*

Crayons de tannin.

    Tannin pulvérisé. . . . . 10 grammes
    Gomme pulvérisée . . . . 0 gr. 50
    Eau distillée. . . . . ⎱ Q. S. (le moins possible).
    Glycérine officinale. ⎰

Mélangez le tannin et la gomme. Faites, à l'aide de l'eau et de la glycérine, une masse pilulaire que vous roulerez et diviserez en cylindres, de dimensions différentes selon la demande.

Crayons d'iodoforme.

Se préparent comme les crayons de tannin.

2° *Crayons médicamenteux plastiques à base de savon.* Ils se préparent d'après le procédé de M. Garesnier, interne en pharmacie des hôpitaux de Paris.

M. Garesnier prépare des crayons divers : à base de sulfate de cuivre, à base de créosote, à l'iodure de potassium, à l'acide phénique etc...

Pour préparer les crayons à base de sulfate de cuivre, on opère de la manière suivante :

    Sulfate de cuivre. . . . . 1 gramme
    Savon blanc de Marseille 30   —

On pulvérise le sulfate de cuivre dans un mortier de porcelaine chauffé, on triture la poudre ainsi obtenue avec le savon râpé auquel on ajoute 30 gouttes de glycérine et 10 gouttes d'huile de ricin. On introduit le mélange pâteux dans un vase à précipiter que l'on chauffe au bain-marie à 100°, de manière à obtenir une pâte semi-liquide. A ce moment on aspire la pâte dans des tubes de verre du diamètre voulu et à l'aide d'un mandrin, constitué par un fil de fer terminé par un tampon de ouate, on comprime la masse de manière à assurer son homogénéité. Après refroidissement, on pousse les crayons au dehors ; on les recueille sur un papier buvard ; on les coupe à la longueur voulue et on les conserve dans un flacon bouché.

Pour préparer les crayons à base de créosote, d'iodure de potassium etc., on opère de la même façon, en prenant :

Créosote ou toute autre substance. . . . . . .   1 partie
Savon blanc de Marseille. . . . .   4 —

3° *Crayons d'Unna.*

Sous le nom de *pencil* (pinceau ou crayon) les Anglais emploient des sortes de crayons médicamenteux signalés par Unna, dans le *Pharmaceutical journal*, et qu'il désigne sous le nom de *stilus dilubilis* (1).

Ces crayons se préparent de la manière suivante : mélanger, dans des proportions que nous indiquerons plus loin, de la gomme adragante, de l'amidon, de la dextrine, du sucre. Ajouter à ce mélange des proportions variées de substances médicamenteuses. Donner à ce mélange, en lui ajoutant une quantité suffisante d'eau et d'éther, une consistance plastique. On roule la masse plastique en bâtons de 5 mm.4, ou on la passe sous pression à travers un orifice d'un diamètre déterminé. On dessèche ces cylindres sur du parchemin à la température ordinaire, puis on les enroule dans une feuille d'étain. On fixe une étiquette sur chaque cylindre.

(1) V. *J. de Ph. et de Ch.*, année 1887, t. XV, p. 568.

Formules des crayons ou cylindres médicamenteux anglais, appelés Pencil et désignés par Unna sous le nom de stilus dilubilis.

	Acide salicylique (16 parties).	Acide salicylique (40 parties).	Acide arsénieux (10 parties). Bichlorure de mercure (5 parties).	Chlorhydrate de cocaïne (5 parties).	Ichthyol (20 parties).	Iodoforme (40 parties).	Acide pyrogallique 40 parties	Résorcine 40 parties	Bichlorure de zinc 10 parties	Oxyde de zinc 20 parties	Sulfophénate de zinc 10 parties.
Gomme Adragante...	5	5	5	5	5	5	5	5	5	5	5
Amidon.............	30	10	30	35	30	10	13	10	25	30	25
Dextrine	35	25	30	35	35	30	20	25	40	25	30
Sucre.............	20	20	20	20	10	15	20	20	20	30	20
Eau.............	QS	QS	QS	QS	QS	QS	QS	QS	QS	QS	QS
Ether.............	»	»	»	»	»	»	»	2	»	»	»
Nombre de cylindres.	40-45	45-48	39-41	48-50	39-40	32-33	40-41	39-40	44-45	52-43	35-36

4° Crayons à base de gélatine glycérinée.

MM. Passemard et Vigier ont proposé des crayons médicamenteux faits avec de la glycérine pure à 30° solidifiée par la gélatine, à laquelle on incorpore des doses variables des médicaments suivants : sublimé, sulfate de cuivre, créosote, chlorure de zinc, tannin, acide phénique, lysol, iodoforme, ichthyol, cocaïne, antipyrine.

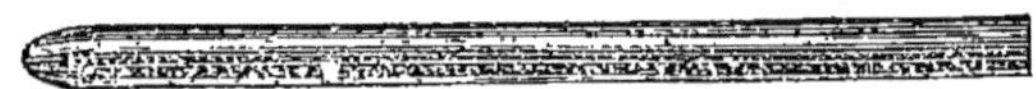

Fig. 59. — Crayons intra-utérins.

Ces crayons sont d'une longueur de 7 centimètres, d'une consistance ferme et élastique ; ils peuvent être facilement portés dans l'intérieur de l'utérus. On les emploie dans le traitement des affections utérines et on les appelle, à cause de cet usage, *Crayons intra-utérins.*

5° Les crayons intra-utérins peuvent être préparés d'après la formule suivante donnée par M. Péquart :

Gomme pulvérisée . . . .   5 gr.
Sucre de lait . . . .   20 »
Miel.   1 »
Glycérine à 30° . . . .   1 » 50
Médicament actif. . . . .   quantité prescrite

Rouler en crayons de 2 millimètres de diamètre et de 7 centimètres de long, qui devront peser environ 1 gramme ; laisser sécher un jour ou deux. Tremper ensuite chaque crayon dans de la glycérine solidifiée par la gélatine (formule des ovules, voir p. 291).

On laisse ensuite refroidir le crayon, et quand il est refroidi, on le conserve dans des tubes de verre de longueur appropriée, parfaitement secs et que l'on bouche avec des bouchons paraffinés quand le médicament contenu dans les crayons est susceptible de s'altérer.

Usages. — Les crayons médicamenteux sont employés comme cathérétiques, caustiques et antiseptiques.

3ᵉ Classe du 8ᵉ groupe des formes pharmaceutiques.

Cataplasmes. — *Sinapismes.*

Définition. — Les cataplasmes sont des médicaments, ayant la consistance d'une pâte molle, destinés à l'usage externe, et résultant du mélange de farines ou d'autres poudres avec un liquide.

Matières employées. — Les matières les plus employées pour la préparation des cataplasmes sont :

La *farine de lin*. — Elle est surtout recherchée, en raison de la grande abondance du mucilage qu'elle contient, et aussi en raison de la facilité avec laquelle elle se prête à confectionner les cataplasmes. Elle contient 20 0/0 de substance mucilagineuse et 35 0/0 d'huile grasse fixe. Celle que l'on emploie doit être fraîche, car l'huile grasse qu'elle renferme, rancissant promptement au contact de l'air, provoquerait à la surface de la peau des érythèmes.

La *fécule de pomme de terre*, matière amylacée identique avec l'amidon de blé.

La *poudre d'amidon*, matière amylacée retirée de la farine de froment ou de blé.

La *poudre de riz*, fournie par l'Oriza sativa, graminées.

Ces trois dernières poudres (fécule de pomme de terre, amidon, riz) sont préférées par quelques praticiens, parce qu'elles absorbent encore plus d'eau que la farine de lin, et parce qu'elles subissent moins promptement peut-être la fermentation acide.

La *farine de moutarde*. Elle est employée pour faire des cataplasmes appelés *sinapismes*.

Les *pulpes de certaines plantes* (pommes de terre, carottes, oignons, etc.). On utilise parfois les pulpes faites avec des plantes fraiches, où même les pulpes cuites, suivant l'effet qu'on veut produire. C'est ainsi, par exemple, que la pulpe d'oignon cru donne un cataplasme excitant, tandis qu'elle agit à la manière des émollients, quand son huile âcre a été éliminée par la coction.

Liquides employés. — Les liquides employés pour la préparation des cataplasmes sont : l'eau simple froide ou chaude ; les décoctés ou infusés de plantes odorantes, émollientes ou calmantes ; quelquefois du lait ou même du vin.

Division. — On divise les cataplasmes en deux classes :

Cataplasmes crus ou froids. — Ce sont ceux que l'on fait avec des pulpes crues, c'est-à-dire avec des pulpes préparées sans feu, ou ceux obtenus avec des produits altérables par la chaleur, comme ceux faits avec la farine de moutarde, qui perdraient toutes leurs propriétés par la chaleur.

On les prépare en délayant la poudre dans l'eau froide, en quantité suffisante, pour donner de suite la consistance convenable.

Quant aux cataplasmes faits avec des pulpes crues, il est inutile d'ajouter de l'eau, puisque ces pulpes ont déjà la consistance molle nécessaire.

Cataplasmes cuits ou chauds. — Ce sont les plus nombreux ; ils se préparent en délayant la farine dans l'eau froide de manière à former une pâte un peu claire et bien homogène ; on fait cuire en remuant continuellement. Par là, on facilite la combinaison du mucilage ou de l'amidon avec l'eau, en même temps que l'agitation conserve à la pâte son homogénéité et l'empêche de brûler au fond de la chaudière.

Substances actives ajoutées. — La masse emplastique, qui constitue les cataplasmes, est tantôt employée seule ; tantôt elle sert d'excipient à quelque corps plus énergique. Ainsi, on y ajoute des substances actives, poudres, camphre, sels, huiles, onguents, teintures alcooliques, savon.

Toutes ces matières demandent, suivant leur nature particulière à être incorporées aux cataplasmes d'une manière différente :

On incorpore au cataplasme tiède les substances énergiques qui perdraient par l'action du feu, une partie de leurs vertus ; tels sont la poudre de ciguë, le safran, le camphre, l'acétate de plomb. Tantôt on mêle ces matières à la masse du cataplasme ; d'autres fois on se contente d'en recouvrir la surface. Cette dernière méthode mérite d'être préférée, parce que la portion de matière active, engagée dans le cataplasme, est à peu près inutile. Toute l'action est exercée par celle qui touche la partie malade.

Le savon, les extraits doivent être dissous dans une petite quantité d'eau, avant d'être ajoutés au cataplasme.

Les onguents, incorporés aux cataplasmes, doivent être délayés dans un peu d'huile ; le mélange s'en fait plus exactement et ils restent unis plus intimement au cataplasme.

Application. — Les cataplasmes une fois faits, sont placés dans de la mousseline ou de la tarlatane. Quelques praticiens recouvrent le cataplasme en entier de l'enveloppe de mousseline ou de tarlatane ; d'autres veulent que la partie malade soit en contact direct avec la farine et ils suppriment l'étoffe sur un des côtés du cataplasme. La première méthode doit être seule employée, car le contact direct de la farine avec la partie malade n'ajoute rien aux propriétés thérapeutiques du cataplasme qui ainsi appliqué salit et encombre la partie malade.

Les cataplasmes peuvent être appliqués : *froids* : par exemple si les tumeurs sur lesquelles on les applique sont rouges, enflammées et douloureuses ; le plus souvent *tièdes* (tous les cataplasmes calmants), *chauds* (cataplasmes maturatifs, cataplasmes révulsifs, sauf ceux qui contiennent de la moutarde). On les renouvelle au moins deux fois par jour.

Les meilleurs cataplasmes sont ceux qui conservent le plus longtemps leur eau, parce qu'ils constituent des réservoirs d'humidité, qui forment, à la surface de la peau, un bain d'humidité, effet que l'on recherche généralement dans cette sorte d'agents.

Nomenclature. — Les cataplasmes, mentionnés au Codex, sont :
Cataplasme de farine de lin que l'on prépare de la manière suivante :

Farine de lin Q. V. Eau Q. S.
Délayez la farine dans l'eau froide, de manière à faire une bouillie très claire, et faites chauffer, en remuant continuellement jusqu'à ce que la masse ait pris une consistance convenable.

Cataplasme de fécule de pomme de terre.
Cataplasme de poudre de riz.
Cataplasme de poudre d'amidon.

Ces trois cataplasmes se préparent comme suit :

Fécule de pomme de terre (poudre de riz
  ou d'amidon) . . . .   100 grammes
Eau.   1000   —

Délayez la fécule, la poudre de riz ou d'amidon dans 200 grammes d'eau, ajoutez-y peu à peu le reste de l'eau portée à l'ébullition. Faites bouillir pendant quelques instants, en agitant la masse.

Cataplasme rubéfiant. Sinapisme.

> Farine de moutarde récente . . . . 200 grammes
> Eau tiède à peine. . . . . Q. V.

Délayez la farine de moutarde dans l'eau à peine tiède, pour obtenir une masse en consistance de cataplasme.

Remarquons, en passant, que les semences de moutarde noire, ne contiennent pas, toute formée, l'essence de moutarde ou huile volatile, à laquelle la moutarde doit ses propriétés irritantes et même caustiques. D'après les expériences de Bussy, cette essence se forme, sous l'influence de l'eau, par suite de l'action de la *myrosine*, matière albuminoïde, sur le *myronate de potassium*, principe cristallisable. Cette métamorphose du myronate de potassium en essence de moutarde a reçu le nom de *fermentation sinapisique*. Cette fermentation offre les plus grandes analogies avec celle qui produit l'essence d'amande amère. Sous l'influence de la myrosine, la myronate de potassium se dédouble en glucose, sulfate acide de potassium, essence de moutarde.

Rappelons aussi que l'essence de moutarde est de l'éther allyl-isosulfocyanique ou de l'iso-sulfocyanate d'allyle répondant à la formule $C^8 H^5 Az CS$.

Succédanés des cataplasmes. — On a proposé, dans ces dernières années, des inventions destinées à remplacer les cataplasmes ordinaires.

En première ligne, nous trouvons les *cartons-cataplasmes*, inventés il y a déjà longtemps par le Dr Bernard de la Couronne (Charente). Ces cartons consistent dans le tourteau d'une plante (mauve ou guimauve), disposé en plaques carrées ou ovales, recouvertes d'un tissu-canevas assez fin. Pour s'en servir, on met ces plaques sur le feu dans une casserole avec autant d'eau qu'elles en peuvent absorber. Lorsqu'elles sont gonflées, on les applique.

La seconde invention, d'origine anglaise, est appelée : *spongiopiline imperméable*. Ce sont des sortes de petits coussins plats dont l'une des faces est perméable, et l'autre imperméable, et dans l'intérieur desquels se trouve de l'éponge feutrée. Pour s'en servir, on leur fait absorber soit de l'eau chaude, soit tout autre liquide contenant en dissolution le médicament que l'on veut employer sous forme de cataplasme.

Sous le nom de *tissu-cataplasme*, le docteur Blatin a proposé une invention, qui peut rendre quelques services. C'est un tissu de coton pelucheux que l'on trempe dans le liquide (mucilage, etc.etc.) à employer, et que l'on applique sur le point désigné, après l'avoir recouvert, par la face supérieure d'une enveloppe de taffetas gommé. Ce tissu se lave au besoin.

M. le Dr Mougeot, de Bar-sur-Aube, a proposé d'employer, pour cataplasmes, de la silice ou acide silicique en gelée, sous le nom de *silicade*.

Enfin, en terminant, nous mentionnerons : le *son mucilagineux de Durand* ; la *toile cataplasme de Hamilton* ; le *cataplasme de Lelièvre* préparé avec de la ouate cardée sur laquelle on a répandu une infusion concentrée et mucilagineuse de fucus crispus.

Ces cataplasmes peuvent rendre quelques services, mais on leur préfère, en général, les cataplasmes de farine de lin ou de fécule.

Le cataplasme de farine de lin, offrant l'inconvénient de déterminer des éruptions pustuleuses, quand la farine n'est pas fraîche, l'huile grasse qu'elle renferme rancissant promptement au contact de l'air, M. Lallier a proposé d'employer, pour la préparation de ces cataplasmes, de *la farine de lin privée d'huile*, soit partiellement par expression, soit totalement par lixiviation, au moyen du sulfure de carbone.

Les cataplasmes préparés avec de la farine déshuilée, jouissent-ils des mêmes propriétés émollientes que ceux faits avec de la farine de lin entière ? Oui, disent M. Deschamps d'Avallon et M. Lallier, et même, ajoutent-ils, la farine déshuilée jouit en plus de la propriété de fournir, à poids égal, une plus grande quantité de cataplasme. Non, disent d'autres pharmacologistes.

La question n'étant point encore définitivement résolue, on ne doit, pour la préparation des cataplasmes, employer que de la farine de lin non déshuilée, mais fraîche, ainsi que le recommande le Codex.

Dans ces dernières années, on a également proposé pour remplacer les *sinapismes* (cataplasmes rubéfiants faits avec la farine de moutarde) diverses préparations qu'il importe de signaler :

Papier moutarde de Rigollot. — Ce papier, que le Codex appelle *sinapisme en feuille, papier moutarde*, se prépare d'après la formule indiquée page 539.

Cette préparation exige deux conditions : 1° Emploi d'une farine de moutarde privée de toute matière grasse ; 2° Emploi d'un liquide agglutinatif, ne contenant ni eau, ni alcool, ni résine, ni matière grasse ou emplastique.

Pour réaliser la première condition (*emploi d'une farine de moutarde privée de toute matière grasse*) on prend de la poudre de graine de moutarde, on la soumet à une forte pression, puis on la lave avec du sulfure de carbone, ou de l'essence de pétrole ; de cette manière, on sépare complètement la matière grasse contenue dans la poudre de moutarde.

Pour réaliser la seconde condition (*emploi d'un liquide agglutinatif, ne contenant ni eau, ni alcool, ni matière grasse ou emplastique*) on dissout : 4 ou 5 parties de caoutchouc dans 100 parties d'un mélange de sulfure de carbone et d'essence de pétrole.

Lorsqu'on s'est procuré la farine de moutarde privée de matière grasse et le liquide agglutinatif, on procède à la préparation du papier moutarde. A cet effet, on étend, sur des bandes de papier, au moyen d'une brosse ou d'un appareil construit d'après le système du sparadrapier, une couche uniforme du liquide agglutinatif. A mesure que le papier sera recouvert de ce liquide, on agite au-dessus un tamis contenant la poudre de moutarde préparée. On fait ensuite passer la feuille de papier entre deux rouleaux suffisamment rapprochés. La poudre se trouve ainsi fixée et par la viscosité du liquide et par la pression opérée entre les rouleaux. On place ensuite ce papier dans une étuve modérément chauffée pour hâter la volatilisation complète du liquide ; enfin on découpe ces feuilles en morceaux de grandeur voulue.

La moutarde en feuilles, étant dépouillée d'huile fixe, possède une énergie supérieure à celle de la moutarde ordinaire. Son application est cuisante, mais on peut modérer ses effets, en interposant une toile fine ou une feuille de papier de soie entre la peau et le papier moutarde.

M. Rigollot est-il, comme on l'a dit, le véritable inventeur de la moutarde en feuilles ? Non, dit M. Pierre Vigier (1).

M. Rigollot a eu deux précurseurs : Huraut et Boggio. C'est Huraut, pharmacien à Paris, qui a trouvé qu'en privant la farine de moutarde, soit par la presse, soit par le sulfure de carbone des 28 0/0 environ d'huile fixe qu'elle contient, cette farine se conserve presque indéfiniment et prend une activité prodigieuse.

Boggio, pharmacien à Paris, frappé de la petite quantité de moutarde sèche qu'il fallait pour obtenir un révulsif énergique, résolut de tirer parti de cette précieuse propriété. Il couvrit une feuille de pa-

(1) *Union pharmaceutique* du 15 septembre 1887.

pier d'une solution très concentrée de gomme, il la saupoudra d'une forte couche de farine de moutarde privée d'huile et très sèche ; il fit passer cette feuille au laminoir pour égaliser la surface et compléter l'adhérence, il la recouvrit enfin d'une mousseline très claire destinée à retenir la moutarde qui se séparait du papier, dès que la gomme se trouvait en présence de l'eau.

Boggio, dit M. Vigier, est donc le véritable inventeur du papier-moutarde ; son sinapisme n'est pas parfait, c'est vrai, mais il était facile à perfectionner, c'est ce qu'a parfaitement compris M. Rigollot, et il a cherché dans les vernis hydrofuges, si communs dans l'industrie, le vernis nécessaire à la bonne confection du sinapisme.

M. Rigollot a donc simplement remplacé la solution gommeuse, employée par Boggio, par une solution de caoutchouc dans le pétrole. C'est beaucoup puisque le sinapisme par lui est devenu pratique ; mais ce n'est pas ce que tout le monde s'imagine, dit M. Vigier. Rendons à chacun ce qui lui est dû et disons que Huraut, Boggio et Rigollot ont chacun une large part dans cette découverte qui rend, il faut bien le dire, de très grands services.

M. Lebaigue, est aussi l'inventeur d'un autre genre de sinapismes fondé sur la production de l'essence de moutarde. Ils se composent de deux fragments de tissu : l'un imprégné de myronate de potassium ; l'autre imprégné de myrosine. Lorsqu'on mouille les deux tissus, et qu'on les met en contact, il se produit de l'essence de moutarde ; ce couple fonctionne alors comme le papier de Rigollot.

Enfin, sous le nom de *sinapisme éponge*, Richardson a proposé l'emploi d'éponges imprégnées d'une pâte molle faite avec de l'eau et de la farine de moutarde. On enferme l'éponge ainsi préparée dans une toile humide, que l'on réchauffe par immersion dans l'eau tiède au moment de l'appliquer sur la peau. La même éponge peut servir trois ou quatre fois et on la remet à neuf en la lavant à l'eau chaude.

De toutes ces préparations proposées pour remplacer le sinapisme, la moutarde en feuilles est certainement la meilleure.

4ᵉ Classe du 8ᵉ groupe des formes pharmaceutiques.

*Fomentations, lotions, embrocations, liniments, lavements,
collutoires, gargarismes, collyres.*

§ 1. — Des fomentations.

Définition. — Les fomentations sont des médicaments liquides,
qui ont pour but d'humecter, de réchauffer certaines parties du corps.

Pratique. — On les pratique au moyen de linges, de flanelle, de
coton, d'éponges, de compresses que l'on applique chaudes, tièdes ou
froides, suivant les indications du médecin. Si les fomentations sont
appliquées chaudes, on maintient la chaleur des compresses en les
recouvrant de serviettes, de taffetas gommé ou de toile cirée.

Préparation. — La formule des fomentations est très variée et
suivant les indications du médecin ces médicaments consistent : en
solutés, infusés, décoctés, liqueurs vineuses, acétiques, alcooliques ou
éthérées. Parfois, ce sont des dissolutions alcalines ou salines.

Formules. — Les fomentations se prescrivent ordinairement au
moment du besoin, suivant des formules particulières analogues à
celles dont nous allons donner quelques exemples :

Fomentation aromatique.

    Espèces aromatiques . . . .   30 grammes
    Eau . . . .   Q. S.

Faites infuser les espèces aromatiques, pendant une heure, dans une
quantité suffisante d'eau, pour obtenir un litre d'infusion. Passez et exprimez.

On prépare de la même manière : la *fomentation narcotique*, faite
avec les espèces narcotiques ; la *fomentation de fleur de sureau*, faite
avec la fleur de sureau ; la *fomentation de belladone*, faite avec les
feuilles de belladone ; la *fomentation de ciguë*, *de digitale*, *de
jusquiame*, *de morelle* faite avec les feuilles.

Fomentation émolliente.

    Espèces émollientes . . . .   50 grammes
    Eau . . . .   Q. S.

Faites bouillir pendant 10 minutes les espèces émollientes dans une quantité d'eau suffisante pour obtenir un litre de décoction. Passez, exprimez.

Fomentation vineuse.

Vin rouge 1000. Miel blanc 100.
Faites dissoudre le miel dans le vin.

Fomentation vinaigrée.

Se prépare avec du vinaigre blanc ou du vinaigre aromatique . . . .   1 partie
Eau.   4 —

Fomentation calmante.

Racine de guimauve. . . . .   30 grammes
Casules de pavot privées de leurs semences.   10   —
Eau . . . .   Q. S.

Faire bouillir pendant 1/2 heure, passer pour avoir un litre de décocté.

§ 2. — Des lotions.

Définition. — Les lotions sont des médicaments liquides destinés à laver, à nettoyer une partie quelconque du corps. Elles diffèrent des fomentations, en ce que les liquides ne séjournent pas sur la peau.

Les lotions s'appliquent en promenant sur la surface du corps un linge trempé dans le liquide médicamenteux.

Nomenclature. — Les principales lotions employées et dont a formule figure au Codex sont :

Lotion alcaline.

Carbonate de potasse. . . . .   50 grammes
Eau distillée   1000   —

Dissoudre et filtrer.

Lotion sulfurée ou *lotion sulfureuse.*

Trisulfure de potassium solide ou Trisulfure de sodium solide . . . .   20 grammes
Eau distillée.   1000   —

Dissoudre et filtrer.

Lotion à l'acétate de plomb, appelée eau *blanche.*

Sous-acétate de plomb liquide.	20 grammes
Eau commune.	980 —

Mêlez, agitez chaque fois au moment du besoin.

Lotion dite de Goulard ou eau *végéto-minérale.*

Sous-acétate de plomb liquide	20 grammes
Alcoolat vulnéraire	80 —
Eau commune	900 —

Mêlez, agitez chaque fois au moment du besoin.

Lotion ammoniacale ou *eau sédative.*

Ammoniaque liquide officinale.	60 grammes
Alcool camphré.	10 —
Chlorure de sodium.	60 —
Eau distillée	100 —

Faire dissoudre le sel dans l'eau, ajoutez l'alcool camphré puis l'ammoniaque, agitez au moment du besoin. Cette formule donne l'eau sédative n° 1 ; c'est la formule adoptée par le Codex.

L'eau sédative n° 2 contient 80 gr. d'ammoniaque.

L'eau sédative n° 3 contient 100 gr. d'ammoniaque.

Lotion antiseptique (F.H. M.).

Chlorure de chaux sec	50 gramme
Eau-de-vie camphrée.	50 —
Eau.	1000 —

Délayez le chlorure de chaux dans l'eau, filtrez et ajoutez l'eau-de-vie camphrée.

Lotion phéniquée (F.H. M.).

Acide phénique cristallisé.	10 grammes
Acide acétique à 1,060.	200 —
Eau	790 —

Mêlez. Cette solution s'emploie pure ou étendue d'eau.

Lotion de Gowland.

Amandes amères	90 grammes
Eau	500 —
Sublimé corrosif	1 —
Sel ammoniac.	2 —
Alcool.	15 —
Eau de laurier-cerise.	15 —

Monder les amandes, les piler et faire avec l'eau une émulsion que l'on passe à travers une étamine. D'autre part, faire dissoudre les sels dans l'eau de laurier-cerise et l'alcool ; mêler ensuite les deux solutions.

La lotion de Gowland, ainsi nommée du nom de son inventeur, jouit en Angleterre, depuis un siècle, d'une grande réputation comme médicament et comme cosmétique. Il faut agiter la bouteille vivement avant d'imbiber les compresses et les éponges avec lesquelles on lotionne les parties malades. Pour la toilette, cette lotion doit être étendue d'eau.

§ 3. — Des embrocations.

Définition. — Les embrocations sont des préparations huileuses ou graisseuses, destinées à être appliquées sur quelques parties du corps pour les étendre, les adoucir et les assouplir.

Affinités. — Elles ont beaucoup de rapports avec les fomentations, mais elles en diffèrent parce que leur véhicule contient un corps gras.

Dans la pratique, on est très loin de s'en tenir à la définition que nous venons de donner du mot embrocation, et l'on confond souvent les embrocations avec les fomentations, les lotions et les liniments.

§ 4. — Des liniments.

Définition. — Les liniments sont des médicaments, généralement liquides, quelquefois de consistance ferme, analogue à celle des pommades dont on se sert pour oindre ou frictionner la peau. On les désigne parfois sous le nom de *frictions*.

Composition. — La composition des liniments est extrêmement variée. On y fait entrer des liquides alcooliques, de l'huile chargée de principes médicamenteux, des mélanges de matières grasses ou de liquides spiritueux, du savon, du camphre, de l'opium, du laudanum, du chloroforme, des sels, etc., etc. Mais le véhicule ordinaire de ces préparations est presque toujours une huile médicinale ou une liqueur alcoolique, dans lesquels on introduit, par dissolution ou par simple mélange, les médicaments variés dont nous avons parlé tout à l'heure, qu'on traite à froid ou à chaud, suivant leurs propriétés.

Les substances, insolubles dans le véhicule, s'en séparent plus ou moins rapidement après leur mélange. Pour retarder cette précipitation et pour rendre les liniments plus homogènes, Deschamps a proposé d'additionner les liniments huileux de 1/10 de cérat de Galien, que l'on mélange d'abord avec l'huile.

Nomenclature. — Les principaux liniments employés ou dont la formule figure au Codex sont :

Le *liniment ammoniacal* appelé aussi *liniment volatil.*

Huile d'amandes douces.	90 grammes
Ammoniaque liquide du commerce. . . .	10 —

Le *liniment ammoniacal camphré* ou *liniment volatil camphré.*

Huile camphrée.	90 grammes
Ammoniaque liquide	10 —

Liniment excitant (*hôpitaux de Paris*).

Alcoolat de Foraventi.	40 grammes
Huiles d'amandes douces	40 —
Alcool camphré.	15 —
Ammoniaque.	3 —
M. S. A.	

Liniment camphré opiacé.

Huile camphrée	80 grammes.
Cérat de Galien	10 —
Teinture d'opium.	10 —

Liniment narcotique.

Baume tranquille.	80 grammes.
Cérat de Galien	10 —
Laudanum de Sydenham.	10 —

Liniment de Rosen.

Beurre de muscades	5 grammes.
Huile volatile de girofles	5 —
Esprit de genièvre ou teinture d'essence de genièvre	90 —

Triturez dans un mortier l'huile volatile de girofle avec le beurre de muscades, ajoutez ensuite peu à peu l'esprit de genièvre.

D'après M. Pierre Vigier, cette préparation est assez longue, même assez difficile à réussir lorsqu'on suit exactement le *modus faciendi* du Codex. En ajoutant à la masse un ou deux grammes d'huile de ricin, on obtient, avec a plus grande facilité, un liniment parfaitement homogène.

M. le professeur Gay de Montpellier propose de modifier la formule de ce liniment de la manière suivante :

Beurre de muscade.	5 grammes
Huile volatile de girofle	5 —
Teinture de quillaya.	10 —
Teinture d'essence de genièvre.	80 —

Pistez le beurre dans un mortier de manière à le ramollir et étalez-le sur la paroi. Ajoutez peu à peu l'essence de girofle en triturant jusqu'à mélange exact sans grumeaux, puis la teinture de quillaya, jusqu'à émulsion homogène. Ajoutez l'esprit de genièvre en agitant.

Le liniment, ainsi obtenu, forme une émulsion blanc jaunâtre qui n'offre qu'après un temps assez long (deux ou trois jours) des lignes de séparation dans la masse émulsionnée ; la moindre agitation rétablit l'homogénéité primitive.

Liniment calcaire :

Huile d'amandes douces.	100 grammes
Eau de chaux.	100 —

M. S. A. employé contre les brûlures.

Liniment au chloroforme.

Huile d'amandes douces.	90 grammes
Chloroforme.	10 —

Liniment savonneux.

Teinture de savon.	50 grammes
Huile d'amandes douces.	5 —
Alcool à 80°	45 —

M. S. A.

Liniment savonneux camphré.

Teinture de savon.	50 grammes
Huiles d'amandes douces	5 —
Alcool camphré.	45 —

Liniment savonneux opiacé.

Huile d'amandes douces.	90	grammes
Savon pulvérisé.	5	—
Teinture d'opium	5	—

Liniment savonneux sulfuré ou *liniment de Jadelot.*

Huile d'olive.	640	grammes
Savon de Marseille	320	—
Sulfure· de potasse.	60	—

Mettre le savon râpé dans un bain-marie fermé, avec 15 grammes d'eau ; réduire le mélange en une pâte bien homogène à l'aide d'un bistortier, ajouter ensuite l'huile par petites parties, puis le sulfure de potasse récemment pulvérisé.

Le liniment de Jadelot se détériore promptement à l'air, par suite de la fixation de l'oxygène, qui fait passer le sulfure à l'état de sulfite sulfuré et par l'absorption de l'eau qui détermine la séparation des corps gras. Il ne faut donc le préparer qu'au moment du besoin.

On remplace souvent cette préparation antisporique par le *savon soufré de Lugol* :

Savon blanc.	3	parties
Soufre sublimé.	3	—
Eau.	6	—

Dissoudre à chaud le savon dans l'eau et triturer cette solution avec le soufre dans un mortier.

Baume opodeldoch liquide.

Savon médicinal râpé et lavé.	100	grammes
Camphre pulvérisé.	90	—
Huile volatile de romarin incolore .	20	—
— de thym incolore .	10	—
Ammoniaque liquide.	30	—
Alcool à 80°.	1000	—

On obtient le baume opodeldoch chloroformé et le baume opodeldoch laudanisé en ajoutant 10 grammes de chloroforme ou 10 grammes de laudanum à 90 grammes de baume opodeldoch liquide. Le mélange se prend assez difficilement.

§ 5. — Des injections.

Définition. — Les injections sont des médicaments liquides destinés à être introduits à l'aide d'une seringue :

1° Dans une cavité naturelle du corps, parfois même dans des cavités accidentelles (comme les abcès froids, les trajets fistuleux, etc.). Ce groupe constitue *les injections proprement dites* ; ·

2° Dans le gros intestin; ce groupe constitue *les lavements* ;

3° Sous la peau ; ce groupe constitue *les injections sous-cutanées ou injections hypodermiques.*

1ᵉʳ Groupe. — Injections proprement dites.

Définition. — Le premier groupe des injections comprend les injections proprement dites, c'est-à-dire celles qui sont destinées à être introduites dans une cavité naturelle du corps et même dans des cavités accidentelles (abcès froids, trajets fistuleux).

Composition. — La composition de ces injections est très variable ; mais ordinairement elles sont composées par de l'eau, chargée par solution, infusion ou décoction, de principes médicamenteux divers (tannin, iode, sels, teintures, etc.). On prescrit aussi quelquefois des injections vineuses, alcooliques ou vinaigrées.

Appareils employés. — L'opération se pratique avec des instruments variés : seringues en verre, en étain à piston ou à poire de caoutchouc remplissant le rôle de piston, irrigateurs et clysopompes.

Nous n'insistons pas sur ces divers appareils; observons toutefois, en passant, qu'il est très important d'employer des instruments faits avec une matière qui ne soit pas attaquée par les principes dissous dans l'injection.

Nomenclature. — Parmi les injections les plus employées, comme *injections uréthrales* (destinées à être introduites dans l'urèthre) ou comme *injections vaginales* (destinées à être introduites dans le vagin), nous citerons :

L'*injection saturnine* (injection d'acétate de plomb).

> Acétate de plomb cristallisé. . . . .　1 gramme
> Eau distillée. . . . .　100　　—

L'*injection antisyphilitique* (injection mercurielle).

> Bichlorure de mercure . . . .   0,10 grammes
> Eau distillée   100   —

Injection d'azotate d'argent.

> Azotate d'argent . . . .   0,05 grammes
> Eau distillée   100   —

Injection calmante.

> Alcoolé d'extrait d'opium . . . .   1 gramme
> Fomentation émolliente   100   —

Injection astringente.

> Tannin . . . .   1 gramme
> Sulfate de zinc   1   —
> Eau de roses   100   —

Injection de feuilles de Morelle.

> Morelle . . . .   50 grammes
> Eau bouillante   1000   —

Faites infuser pendant 1 heure. Passez la liqueur avec expression à travers une étamine.

On préparera de la même manière les injections de capsule de pavot blanc, d'espèces aromatiques, d'espèces astringentes, de feuille de belladone, ciguë, jusquiame, noyer.

Injection d'iodure de potassium ioduré.

> Iode . . . .   5 grammes
> Iodure de potassium   5   —
> Alcool à 90°   50   —
> Eau distillée   90   —

Cette injection, parfaitement dosée, adoptée par le Codex de 1884, sous le nom de *soluté d'iode ioduré*, remplace avec avantage les premières solutions iodurées préconisées par Velpeau, pour injections dans les trajets fistuleux et dans les kystes ou les cavités séreuses (hydarthrose, hydrocèle, hydropisie enkystée de l'ovaire, etc., etc.).

Avant de terminer ce qui a rapport aux injections proprement dites, il convient de signaler :

Les injections gazeuses d'acide carbonique, préconisées par Demarquay, Follin, Fordos, etc., dans les cas de cancer du sein ou de l'utérus.

Les injections rectales de divers gaz proposées par M. Bergeon (Lyon). La plus usitée est celle qu'il emploie contre la phtisie pulmonaire et dans laquelle il injecte 4 ou 5 litres d'acide carbonique traversant 250 gr. à 500 gr. d'eau minérale sulfureuse.

Pour faire ces injections, on emploie des appareils variés : appareils Bardet, injecteur gazogène de Faucher.

Nous n'insisterons pas sur les avantages du traitement des affections pulmonaires par les injections gazeuses rectales ; ceux qui voudraient approfondir la question pourront consulter les documents signalés à la note (1).

2· Groupe. — Lavements.

Définition. — Le deuxième groupe des injections comprend les lavements, c'est-à-dire des médicaments liquides, destinés à être introduits dans le rectum. Ils s'administrent à l'aide d'appareils divers (irrigateurs, clysopompes, seringues, etc.).

Poids. — Le lavement ou clystère pèse ordinairement.   500 gr.

Le 1/2 lavement. . . . . 250 —

Le 1/4 de lavement. . . . . 125 —

Composition. — La composition des lavements est très variable. Le Codex de 1884 mentionne les lavements suivants :

Lavement à l'amidon.

Amidon . . . . 15 grammes

Eau 500   —

Délayer l'amidon dans 100 grammes d'eau froide ; portez le reste du liquide à l'ébullition et versez-le peu à peu dans le premier mélange en agitant quelques instants.

(1) 1° *Bulletin de thérapeutique*, numéro du 30 novembre 1886, page 449. Etude de Dujardin-Beaumetz.

2° *Comptes rendus de l'Académie des sciences*, n° 103, page 176, année 1886, dans lesquels se trouve un article sur les injections de médicaments gazeux par le rectum de L. Bergeon.

3° *Journal de pharmacie et de chimie*, t. XV, 15 février 1887, p. 206, dans lequel on trouve un article de M. A. Petit, ayant pour titre : Sur les lavements gazeux d'acide carbonique et d'hydrogène sulfuré.

Lavement laxatif.

Mellite de mercuriale	100 grammes
Eau	400 —

Lavement purgatif.

Feuilles de sené	15 grammes
Sulfate de soude	15 —
Eau bouillante	500 —

Faire infuser les feuilles de sené une demi-heure dans l'eau bouillante ; passez avec expression à travers une étamine, et ajoutez le sulfate de soude.

3ᵉ Groupe. — Injections hypodermiques.

Définition. — On appelle injections hypodermiques ou sous-cutanées des injections destinées à être introduites sous la peau.

§ I.— **Considérations générales.**— La méthode hypodermique consiste à introduire dans le tissu conjonctif sous-cutané au moyen d'une piqûre faite à la peau, une substance médicamenteuse dissoute ou suspendue dans un liquide qui lui sert de véhicule.

Cette méthode, dit Gubler, est l'une des plus grandes conquêtes de la thérapeutique moderne, c'est le moyen le plus parfait d'assurer et de mesurer les effets des médicaments. En effet, le tissu conjonctif sous-cutané, sillonné de réseaux vasculaires sanguins et de lymphatiques, dont les lacunes sont de véritables bouches absorbantes, est admirablement disposé pour l'absorption.

Historique. — L'idée première de cette méthode revient à l'illustre chimiste Fourcroy. En effet, dès 1785, il écrivait ce qui suit : « Pourquoi n'introduit-on pas, sous la peau, dans le tissu lamellaire (il a changé de nom) des substances actives qui trouveraient là les conditions de l'absorption intégrale et qui détermineraient alors, d'une façon sûre, tous les effets dont elles sont capables ».

Langenbeck, Trousseau l'ont employée en se servant de la lancette et introduisant sous la peau des médicaments solides. Mise en œuvre dans les laboratoires par Magendie, Claude Bernard et quelques autres expérimentateurs, elle n'a été réellement appliquée à la thérapeutique humaine qu'en 1853.

C'est en effet en 1853, que fut créée la véritable méthode hypodermique. Elle est due à Alexandre Wood d'Edimbourg. Il imagina de se servir de la seringue inventée par Pravaz de Lyon, pour introduire sous la peau des substances actives.

Depuis cette époque, elle a été perfectionnée et généralisée.

En France : par Béhier, Courty, Hérard, Vulpian, Bourdon, Follin, etc.

En Angleterre : par Olivier, Bonnar, Bell, Hunter, etc.

En Allemagne : par Franque, Eulemburg, Nüssbaum, Scanzoni.

En Italie : par Gherini, Guala, Scarenzio, etc.

En Amérique : par Ruppaner, Baker, Elliot.

Aujourd'hui, cette méthode est partout pratiquée. Elle tend à se répandre de plus en plus et on peut dire, avec Gubler, que toutes les fois que l'on trouve l'occasion d'utiliser, sous cette forme, les substances médicamenteuses, on ne manque pas de la saisir avec empressement, car elle présente des avantages qui peuvent être résumés dans ces deux mots : action prompte et certaine.

Questions préjudicielles. — Avant d'aborder l'étude de cette méthode, il est un certain nombre de questions préjudicielles, qu'il faut tout d'abord examiner :

1° L'absorption sous-cutanée est-elle certaine ?

2° Comment s'effectue cette absorption ?

3° Cette absorption est-elle égale dans toutes les régions du corps ?

4° Quelle est la région du corps qui doit être choisie pour pratiquer l'injection ?

1re *Question.* — L'absorption sous-cutanée est-elle certaine ?

L'absorption sous-cutanée, ou l'absorption par le tissu cellulaire sous-cutané est admise aujourd'hui par tous les auteurs ; elle est constante, régulière, et s'effectue avec une très grande rapidité, moindre pourtant que l'absorption par la muqueuse respiratoire ou par les veines (injection intra-veineuse).

2e *Question.* — Comment s'effectue cette absorption ?

A cet égard, nous trouvons plusieurs opinions : absorption par les veines, les capillaires, les lymphatiques, etc. Cependant, avec MM. Bourneville et Bricon, nous pensons que, dans l'état actuel de nos connaissances, on doit admettre que l'absorption dans le tissu cellulaire sous-cutané se fait surtout par l'intermédiaire du système lymphatique.

3e *Question.* — L'absorption est-elle égale dans toutes les régions du corps ?

L'absorption des substances actives, introduites sous la peau, est plus ou moins rapide, plus ou moins facile, suivant que l'injection est faite dans telle ou telle partie du corps ; il est donc très important, comme on le voit, de connaître, sous ce rapport, les propriétés des diverses régions.

On ne sait point encore d'une manière précise, quelle est la partie du corps humain dans laquelle l'absorption se fait de la manière la plus sûre et la plus rapide ; cependant, d'après Denis et Eulemburg, qui ont fait, à ce sujet, des recherches très sérieuses, on peut classer les diverses parties du corps, par ordre de puissance absorbante, de la manière suivante :

1° Tempes et joues ;

2° Epigastre ;

3° Partie antérieure du thorax ;

4° Régions sous et sus-claviculaires ;

5° Parties internes du bras et de la cuisse ;

6° La nuque ;

7° Parties externes du bras et de la cuisse ;

8° L'avant-bras ;

9° La jambe ;

10° Le pied ;

11° Le dos.

Observons que la région dorsale a été fréquemment choisie, à cause de sa faible sensibilité, pour pratiquer des injections douloureuses, et notamment celles de sublimé, et que cependant, dans la grande majorité des cas, l'absorption a eu lieu, ainsi que l'ont montré les effets physiologiques et curatifs obtenus ; elle est très lente au dos, cela est vrai, mais elle s'y manifeste.

Si l'on jette un coup d'œil d'ensemble sur le tableau indiquant la puissance absorbante des diverses régions, on voit que les régions les plus centrales sont celles qui absorbent le mieux et que plus on se rapproche de la périphérie, plus on voit diminuer les facultés absorbantes du tissu cellulaire sous-cutané.

4° *Question*. — Quelle est la région du corps qui doit être choisie pour pratiquer l'injection ?

Le choix de la région doit varier avec le but poursuivi, avec la substance employée pour l'injection.

S'agit-il d'obtenir des effets rapidement diffusés ? Il faut faire l'injection dans les régions où l'absorption est la plus rapide. Or, l'expérience a démontré, ainsi que nous l'avons déjà dit, que l'absorption est d'autant plus prompte que l'injection a été faite plus près du centre circulatoire. Le ventre, les parois thoraciques, la région sous-claviculaire seront donc choisis dans ce cas.

S'agit-il, au contraire, d'obtenir des effets locaux, et ceci s'applique aux injections anti-douloureuses, il faut injecter le plus près possible du siège de la douleur.

Il est bien certain qu'une névralgie du sciatique pourra être calmée par une injection de morphine faite à la tempe ; mais sera-t-elle calmée aussi vite que par une injection faite à la partie postérieure de la cuisse ? Non.

La pratique journalière montre que les injections de morphine, faites *loco dolenti*, apaisent plus rapidement la douleur que lorsqu'elles sont pratiquées dans toute autre région.

C'est que, avant de passer dans la circulation, la solution de morphine se répand dans le tissu cellulaire, agit localement sur les extrémités nerveuses, les imbibe et modifie leur sensibilité.

S'agit-il d'injecter certaines substances pouvant irriter le tissu cellulaire, comme les sels de mercure par exemple ?

Il faut choisir, pour faire l'injection, la région la plus tolérante. On choisira la région du dos entre les omoplates.

Ces considérations générales posées, voyons comment doivent être préparées et pratiquées les injections hypodermiques ou sous-cutanées faites dans un but thérapeutique.

Pour mettre de l'ordre dans cette exposition, nous examinerons successivement :

1° L'appareil instrumental destiné à pratiquer ces injections ;

2° Les solutions à employer ;

3° Le manuel opératoire ;

4° Les accidents qui peuvent survenir.

§ II. — **Appareil instrumental.** — Les appareils destinés à pratiquer les injections hypodermiques se divisent de la manière suivante :

1° *Appareils de petite capacité :*

α. Seringues à piston comprenant : seringue de Pravaz, seringue de Roux, seringue de Debove.

β. Seringues sans piston comprenant : seringue de Chamberland, seringue de Barthélémy.

2° *Appareils de grande capacité :*

Seringue Gimbert.

Appareils de Burlureaux et Guerder.

1° *Appareils de petite capacité* :

α. Seringue à piston.

On a proposé un grand nombre de modèles de seringues pour pratiquer les injections hypodermiques, mais, la seringue dont on se sert le plus habituellement est la seringue qu'on appelle communément seringue de Pravaz (fig. 60).

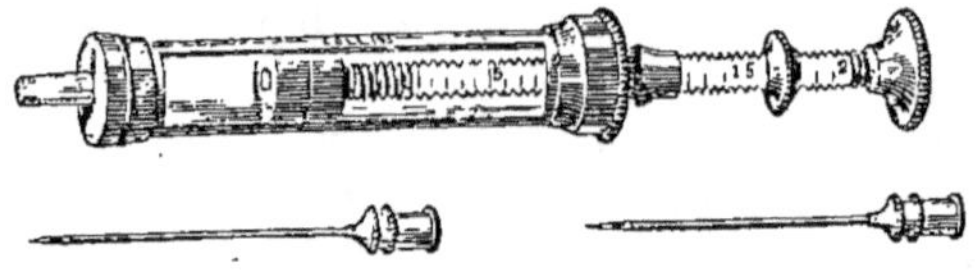

Fig. 60.

Elle se compose d'un corps de pompe en cristal, protégé par deux tiges verticales ; ces tiges sont reliées ensemble par deux ajutages qui ferment l'appareil en haut et en bas. L'ajutage inférieur présente une canule, destinée à s'adapter dans la canule de l'aiguille ; l'ajutage supérieur est percé d'un trou dans lequel s'engage la tige du piston. Cette tige présente vingt divisions et porte une sorte de curseur ou cran d'arrêt ; ce qui permet, en mettant le curseur sur une division quelconque, d'arrêter l'introduction du remède au moment décidé d'avance.

La seringue a une contenance de un centimètre cube d'eau distillée, par conséquent, elle doit contenir 1 gramme d'eau distillée.

Il est absolument nécessaire d'évaluer exactement la capacité de la seringue, qui varie, suivant les constructeurs, et suivant les soins pris pour la construction de l'appareil.

Pour cela, on peut employer plusieurs moyens.

1ᵉʳ *Moyen*. Peser la seringue pleine d'eau distillée ; puis vide. On verra si le poids de l'eau distillée est égal exactement à 1 gramme.

2° *Moyen*. Remplir la seringue d'eau distillée, la vider lentement sans l'aiguille et compter le nombre de gouttes qui s'écoulent. Si la seringue a une capacité de un centimètre cube, on devra compter 20 gouttes d'eau, chaque goutte correspondant à 1/20 de centimètre cube et pesant 0 gr. 05, lorsque l'ajutage inférieur a exactement trois millimètres de diamètre extérieur, ce qui d'ailleurs est le cas le plus fréquent.

Nous avons dit, tout à l'heure, que la tige du piston de la seringue portait 20 divisions.

Si l'on pousse le piston de 1 division, on chassera 1/20 du liquide contenu dans la seringue, ou 1 goutte ;

Si l'on pousse le piston de 2 divisions, on chassera 2/20 du liquide contenu dans la seringue ou 2 gouttes et ainsi de suite.

Mais, pour chasser exactement 1/10, 2/10, 3/10 etc. de centimètre cube, en poussant le piston de 1, 2, 3 etc. divisions, il faut, de toute nécessité, que la seringue soit bien calibrée.

Pour s'assurer que la seringue est bien calibrée, ou, si on le préfère, pour vérifier la quantité exacte du liquide versée par chaque cran de la graduation, on procède de la manière suivante : Peser la seringue remplie jusqu'à un niveau donné ; on pousse ensuite le piston d'un certain nombre de crans, 10 divisions par exemple ; on repèse ensuite la seringue et l'on divise la différence de poids par 10. Prenons des exemples pour nous faire mieux comprendre :

1er Cas. — *A. Supposons que la seringue soit remplie jusqu'à la 15e division.* Pesons-la ; elle pèse, par exemple, 15 grammes.

B. Poussons ensuite le piston de 10 divisions et repesons la seringue ; elle pèse, par exemple, 14 gr. 50.

La différence entre 15 gr. et 14 gr. 50 est = 0 gr. 50 ;

C. Si nous divisons par 10, nous trouvons 0 gr. 05 : Donc chaque division correspond à 0 gr. 05 ; par conséquent, la seringue est parfaitement calibrée.

2e Cas. — *A. Supposons que la seringue soit remplie jusqu'à la 15e division.* Pesons-la ; elle pèse, par exemple 15 gr.

B. Poussons ensuite le piston de 10 divisions et repesons la seringue ; elle pèse, par exemple, 14 gr. 55.

La différence entre 15 gr. et 14 gr. 55 est = 0 gr. 45.

C. Si nous divisons par 10, nous trouverons 0 gr. 045. Donc chaque division correspond à 0 gr. 045, au lieu de 0 gr. 05 ; par conséquent la seringue est mal calibrée.

Ainsi que nous le disions tout à l'heure, l'ajutage inférieur de la seringue porte une canule destinée à s'adapter sur la canule de l'aiguille qui sert à pénétrer les tissus dans lesquels on veut pratiquer l'injection.

Les aiguilles employées sont toutes de petit calibre, généralement courtes et terminées par une pointe effilée ; elles se vissent, ou mieux elles s'appliquent par frottement à l'ajutage inférieur de la seringue. Elles sont en or, en argent, en acier nickelé.

M. Debove a recommandé les aiguilles en platine iridié (*alliage de platine et d'iridium*) qui peuvent se stériliser sans détérioration par tous les moyens d'emploi de la chaleur, y compris le flambage.

La seringue que nous venons de décrire présente certains inconvénients signalés par M. Delâge, pharmacien à Paris (1). Voici en quoi ils consistent :

Le piston de la seringue est formé, comme on l'a vu, par deux cuirs emboutis, aux bords finement découpés, traversés par la tige graduée et retenue par un écrou dans le creux du cuir inférieur.

Ces deux cuirs emboutis permettent d'obtenir un vide complet, mais ils pèchent par l'espace nuisible, et c'est sur ce point qu'il convient d'insister, au point de vue du nettoyage et de l'entretien des cuirs.

Si, avec une seringue, on faisait toujours la même injection, la présence, dans l'espace nuisible, de quelques gouttelettes de l'injection précédente n'aurait pas grand inconvénient ; mais il n'en est pas ainsi, quand on change de principe actif.

Il est donc urgent de démonter la seringue très souvent, d'en laver les pistons avec le plus grand soin à l'eau distillée et quelquefois à l'aide d'un pinceau un peu dur, car il arrive souvent de trouver des sels déposés dans le creux des cuirs, transformés en véritables cristallisoirs par la chaleur de la poche dans laquelle le médecin porte la seringue.

Les cuirs, nettoyés et essuyés, doivent être légèrement passés à l'huile de vaseline avant d'être remis en place.

Le choix et l'entretien des aiguilles ne sont pas moins importants. Une bonne aiguille doit être en acier poli bien trempé, au biseau très fin ; appliquée sur l'ongle elle doit, sous une légère pression, décrire une courbe et reprendre ensuite d'elle-même sa forme primitive sans aucune trace du travail produit.

Pour les désinfecter et les entretenir, il n'y a rien de mieux que le passage à l'alcool, le flambage et après le graissage à l'huile de vaseline.

Toutes ces opérations doivent être faites avec le plus grand soin, puisque c'est le seul moyen d'éviter les affections diathésiques que l'on ne peut prévoir et que le médecin doit tant redouter.

Le flambage est un moyen sûr, mais il présente cependant un grave inconvénient, puisque l'acier se détrempe, et souvent, à la première piqûre, l'aiguille s'émousse et forme hameçon. De là l'intérêt

____

(1) *Bulletin de Thérapeutique*, année 1890, tome 119, page 549.

pour le médecin d'avoir toujours sous la main des aiguilles de rechange.

Pour répondre à ce besoin, M. Delâge a construit un petit appareil qu'il appelle *étui isolateur*.

Cet étui se compose de trois parties cylindriques en métal nickelé : 1° Un corps rempli de moelle de sureau stérilisée dans laquelle sont isolées et piquées six aiguilles de différents calibres, au centre se trouve une rallonge qui permet les injections interstitielles dans les cavités profondes. 2° Deux bouchons à vis ferment les extrémités du cylindre du milieu (1).

Cet étui isolateur, dit M. Delâge, est appelé à rendre service au médecin et sera pour lui le complément de la seringue de Pravaz ; il lui évitera des nettoyages successifs et très méticuleux et il lui donnera des aiguilles neuves et en parfait état, présentant toute sécurité pour ses malades.

La seringue de Pravaz est d'une stérilisation difficile ; aussi a-t-on cherché à apporter dans sa construction des modifications sur lesquelles il est intéressant d'insister.

Comme on vient de le voir, cette seringue se compose de quatre parties : un corps de pompe ; un piston ; une armature métallique, qui maintient le tout ; une aiguille, qui permet de porter le liquide sous la peau.

Examinons séparément chacune de ces parties et voyons quelles sont les modifications qu'on a cherché à introduire dans chacune d'elles.

Corps de pompe. — Le corps de pompe des seringues est constitué presque toujours par un réservoir en verre auquel viennent s'ajouter les parties métalliques. Roussel a proposé une seringue dont toutes les parties sont en celluloïd.

Armature métallique. — Dans beaucoup de modèles de seringues proposés, on s'est efforcé de séparer la partie métallique du corps de

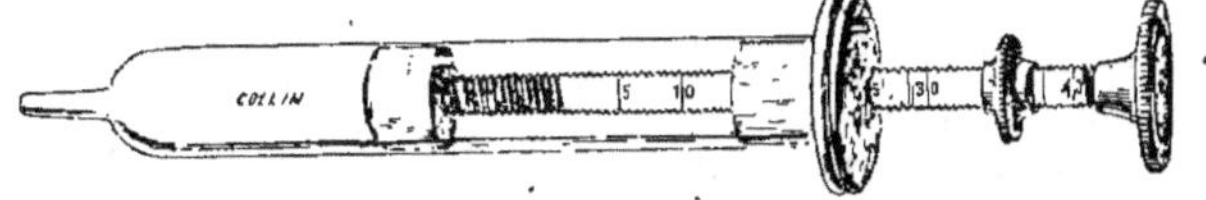

Fig. 61. — Seringue de Roux.

pompe, afin d'éviter les joints et les substances adhésives qui servent à l'union des pièces. De cette façon, il est beaucoup plus facile

____

(1) *Bulletin de Thérapeutique*, année 1892, tome 119, page 559.

d'aseptiser ou de stériliser ces instruments. C'est ce qu'a fait Roux,

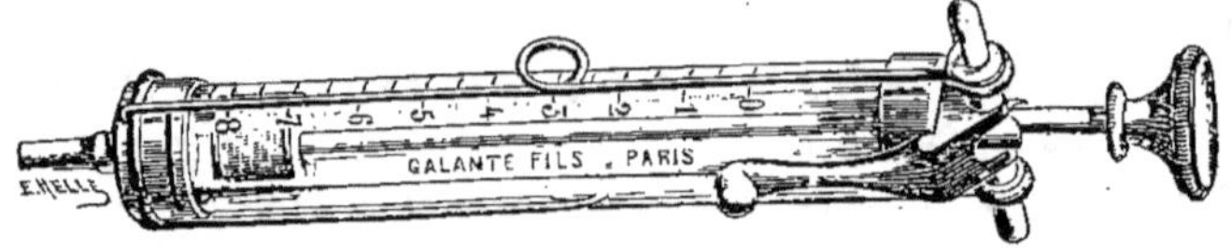

Fig. 62. — Seringue de Debove.

dans la seringue qu'il a proposée où chacune des parties constituant le corps de pompe peut être séparée ; c'est aussi ce qu'a fait M. De-

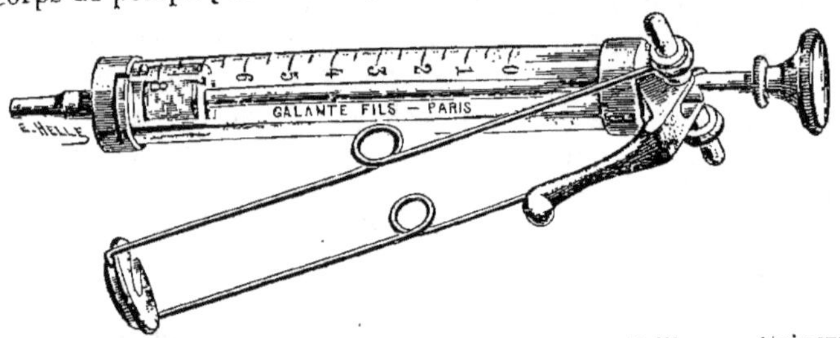

Fig. 63. — Seringue de Debove avec son armature métallique extérieure mobile.

bove, en perfectionnant encore, d'une manière fort ingénieuse, ce mode d'assemblage.

Piston. — La partie la plus délicate des seringues, c'est le piston. Jusqu'à l'époque de l'introduction des méthodes de stérilisation par la chaleur, le piston était en cuir; mais comme ce piston ne peut pas supporter des températures élevées et que, par conséquent, il serait d'une stérilisation difficile ou impossible par la chaleur, on a proposé de le remplacer par différentes substances. Dans la seringue de Strauss, le piston est en moelle de sureau et supporte l'eau bouillante et la vapeur d'eau ; dans celle de Malassez, il est en amiante ou en caoutchouc vulcanisé ; dans celle de Roux, il est en rondelle de sureau ; dans celle de Répin, il est en celluloïd vulcanisé.

Malgré leur supériorité sur les seringues ayant un piston en cuir, les nouvelles seringues présentent un inconvénient grave : c'est que quand on est forcé de faire de très nombreuses injections en stérilisant l'instrument à chaque opération, ces pistons en moelle de sureau ou en celluloïd sont rapidement détériorés et par conséquent hors d'usage. Aussi, cherche-t-on à remplacer le cuir par une substance

moins altérable que la moelle de sureau et l'on pense avoir résolu le
problème par l'emploi de piston en amiante.

Il convient de signaler une seringue construite par Luer et dans
laquelle le corps de pompe et le piston sont constitués uniquement
par du verre.

Aiguilles. — L'aiguille, qui termine chaque seringue, a aussi subi
quelques perfectionnements ; on a supprimé tout d'abord le pas de
vis qui existait autrefois aux seringues hypodermiques pour fixer l'aiguille au corps de pompe ; aujourd'hui, c'est par frottement que se
fait cette jonction. Mais, la modification la plus importante est l'em-

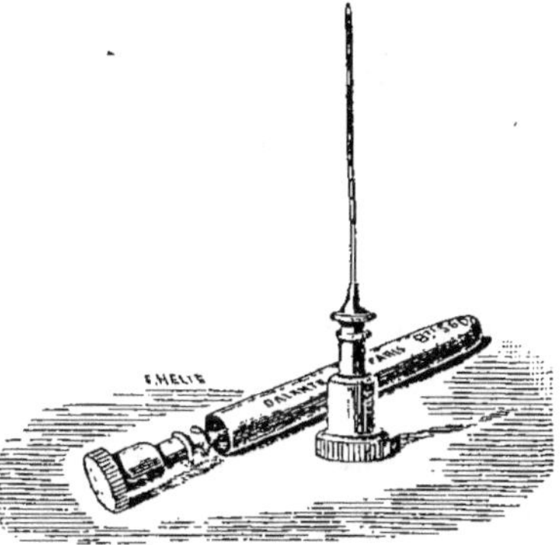

Fig. 64. — Etui isolateur à aiguilles.

ploi des aiguilles en platine iridié de Debove, qui peuvent se stériliser par tous les moyens d'emploi de la chaleur, y compris le
flambage, et qui remplacent avec avantage toutes les aiguilles, en
or, argent, acier nickelé primitivement usitées.

La longueur des aiguilles est très variable ; quelques fabricants
les font courtes, d'autres longues. M. Dujardin-Beaumetz estime avec
raison que chaque trousse devrait contenir : une aiguille courte, qui
servirait à faire les injections ordinaires ; une aiguille longue qui
servirait à pénétrer dans les parties profondes des tissus, et qui pourrait encore servir à aller chercher dans les cavités le liquide qui y
est contenu ; en d'autres termes, elle servirait à faire des injections
exploratrices qui rendent journellement de si grands services pour
le diagnostic des épanchements thoraciques.

Ajoutons pour être complet, que les aiguilles ont été recouvertes
d'un étui isolateur qui les protège du contact extérieur.

β. Seringues sans piston. — On a construit des seringues sans piston. Une des premières a été faite par M. Chamberland qui, pour pratiquer ses injections contre le charbon, se servait d'un appareil où la projection se faisait à l'aide d'un rouleau extérieur comprimant un corps de pompe en caoutchouc flexible.

La présence du corps de pompe en caoutchouc empêchant l'instrument d'être stérilisé par la chaleur, on a pensé à chasser le liquide en se servant de l'air, enfermé dans une poire de caoutchouc comme

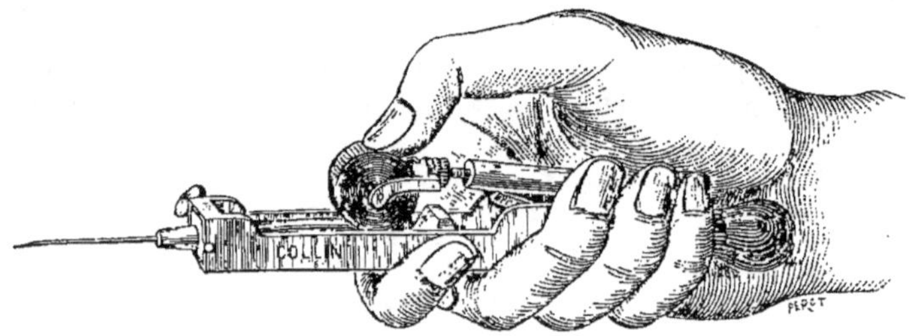

Fig. 65. — Seringue sans piston de Chamberland.

propulseur. C'est cette méthode qui a été employée par Koch pour ses injections de tuberculine ; elle est également utilisée par M. Barthélemy.

Avec l'appareil Barthélemy, on peut faire, dit M. Dujardin-Beaumetz, des injections absolument aseptiques. Le corps de pompe de cet appareil est formé par l'ampoule même qui contient la solution à injecter ; cette ampoule, fermée à la lampe, est munie d'une aiguille.

Quand on veut se servir de l'instrument, on brise l'extrémité de l'ampoule scellée à la lampe, on adapte ensuite la partie qui reste de l'ampoule à un tube en caoutchouc correspondant à un réservoir d'air. La pression de ce réservoir chasse le liquide de l'ampoule dans la canule et de là sous la peau. L'air qui arrive du réservoir est purifié en passant sur une couche de coton antiseptique placé entre le réservoir d'air et l'ampoule.

L'appareil Barthélemy est coûteux, puisque, pour chaque injection, il nécessite une ampoule spéciale munie de son aiguille ; il est donc peu pratique.

2° *Appareils de grande capacité.*— Les grands appareils servent à njecter une assez grande quantité de liquide.

Parmi ces appareils nous citerons :

1° Appareils destinés aux injections sous-cutanées d'huile créoso-

tée, selon la méthode de Gimbert et de Burlureaux, permettant d'injecter par jour des quantités considérables de liquides, 200 grammes ;
le plus ordinairement cependant, on injecte 15 grammes.

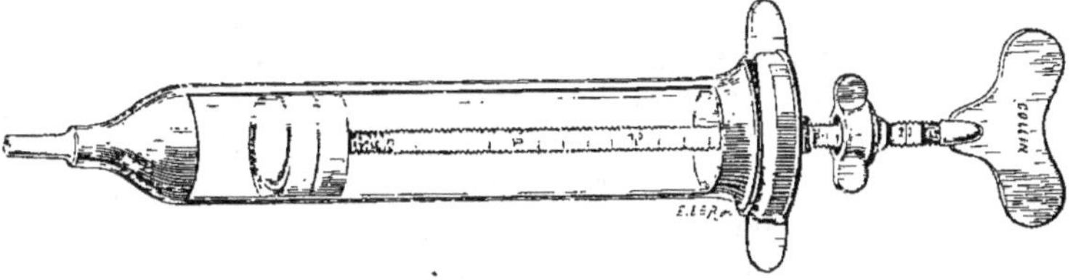

Fig. 66. — Seringue de Gimbert.

On pratique ces injections soit avec la seringue de Gimbert (fig.66),

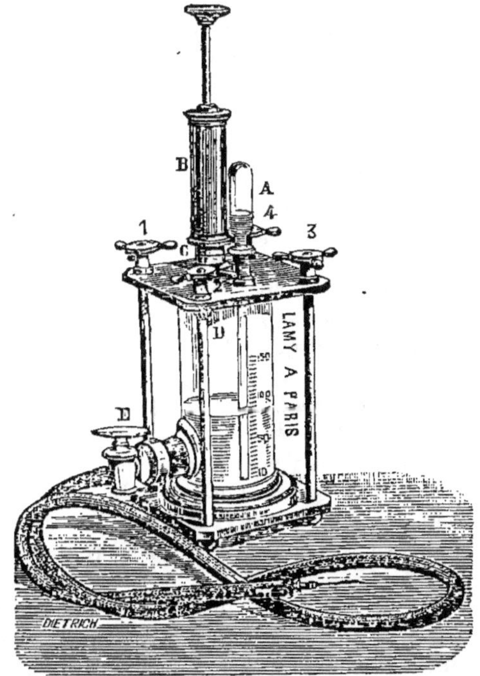

Fig. 67. — Appareil Burlureaux et Guerder.

soit avec l'appareil de Burlureaux et Guerder, construit par Lamy
(fig. 67).

2° Appareils destinés aux injections sous-cutanées d'extraits liquides de divers organes : liquide testiculaire, suc nerveux, etc., etc.

3° Appareils employés dans l'hématothérapie (injections sous-cutanées de sang d'animaux) ;

4° Appareils employés dans la sérothérapie (injections sous-cutanées de sérum du sang d'animaux et de sérums rendus antitoxiques par l'immunisation préalable des animaux qui fournissent ce sérum).

Nous ne croyons pas devoir insister sur les modèles d'instruments usités dans ces diverses transfusions hypodermiques ; nous dirons simplement qu'on emploie, en général, des seringues ayant une capacité plus ou moins grande, suivant les cas, et qui permettent d'injecter des doses très variables de liquides pouvant aller de 15 grammes à 120 grammes.

§ III. — **Des solutions à employer.** — Pour préparer les solutions hypodermiques, il faut examiner successivement :

1° Le choix des substances destinées à entrer dans ces solutions ;

2° Le choix du véhicule destiné à dissoudre ou à suspendre les corps injectés ;

3° La préparation de la solution ;

4° Le titre des solutions ;

5° La conservation des solutions.

1° **Choix des substances destinées à entrer dans les solutions.** — Les substances, employées en injections hypodermiques, sont, le plus souvent, et dans la majorité des cas, des substances solubles. Quelquefois, on injecte certains corps insolubles, le calomel, que l'on introduit à l'état de suspension. On injecte également des liquides, l'éther, le chloroforme.

Il nous est impossible d'énumérer ici toutes les substances qui sont ou ont été employées dans la méthode hypodermique; ce serait rééditer un formulaire ou un manuel; pour l'énumération de ces substances, on pourra consulter les traités spéciaux, parmi lesquels nous citerons :

Manuel des injections sous-cutanées de MM. Bourneville et Bricon ;

Le formulaire pratique de thérapeutique et de pharmacologie de MM. Dujardin-Beaumetz et Yvon (article Injections hypodermiques) ;

Le formulaire de Bouchardat (Nouvelle éd tion), article Injections hypodermiques.

Nous nous bornerons à signaler les médicaments les plus fréquemment usités.

Parmi les sels métalliques, les seuls employés sont les sels de mercure ; on les emploie à l'état :

De sels insolubles : calomel, oxyde jaune de mercure métallique utilisé sous le nom d'huile grise. Disons, à ce propos, qu'on a proposé un grand nombre de formules d'huile grise. La plus usitée est celle de P. Vigier, ainsi composée :

Mercure purifié.	1 gr. 50
Pommade mercurielle	1 gr.
Vaseline blanche molle.	9 gr. 50
Vaseline liquide	20 gr.

De sels solubles : bichlorure de mercure, benzoate de mercure, peptones mercuriques ammoniques.

Parmi les hydrocarbures ou les corps qui s'y rattachent : eucalyptol ;

Parmi les phénols ou leurs dérivés : le gaïacol, la créosote ;

Parmi les glucosides : la digitaline ;

Parmi les corps se rattachant aux bases pyridiques : l'antipyrine ;

Parmi les alcaloïdes : morphine (chlorhydrate), atropine (sulfate neutre), quinine (chlorhydrate basique, chlorhydrate neutre sont surtout employés) ; cocaïne (chlorhydrate), caféine (formule de Tanret), théobromine, ergotinine ;

Parmi les extraits : ergotine, qui s'emploie d'après la formule de Moutard Martin :

Ergotine	2 grammes	
Glycérine. , , , ...	15	—
Eau distillée.	15	—

2° Choix du véhicule destiné à la préparation des solutions. — Les véhicules, qui doivent servir, soit à dissoudre, soit à suspendre les corps injectés, doivent remplir les trois conditions suivantes : être tolérés par les tissus sous-dermiques ; ne pas subir d'altérations qui modifieraient la solution ; dissoudre les corps actifs que l'on veut injecter, ou les tenir en suspension.

Les liquides, qui remplissent ces conditions, sont :

L'eau distillée. — Elle vient en première ligne. Quoiqu'elle provoque un certain degré d'irritation du tissu conjonctif et même de la douleur plus marquée que certaines solutions, l'eau pure est absorbée avec la plus grande facilité. On a pu introduire sous la peau des quantités d'eau relativement considérables qui disparaissent avec une grande rapidité.

C'est donc à l'eau qu'il faut s'adresser, chaque fois que la chose est possible, et même dans certaines circonstances où il semble que les médicaments soient notablement moins solubles dans l'eau que dans d'autres véhicules, il faut encore donner la préférence à l'eau chaque fois que l'on pourra, même en employant des quantités plus considérables, s'en servir utilement.

L'eau destinée à la préparation des injections doit être de l'eau distillée ; on doit la faire bouillir, pour détruire les micro-organismes qu'elle peut contenir ; de cette manière, elle est aseptique, et les solutions dans lesquelles elle entre se conservent mieux (Constantin Paul). On pourrait en outre filtrer cette eau au filtre Chamberland.

L'eau distillée de laurier-cerise (Dujardin-Beaumetz) ;
L'eau distillée d'ulmaire (Patrouillard) ;
L'eau distillée d'eucalyptus globulus (Gubler) ;
L'eau distillée de menthe. }
L'eau distillée de cannelle, } Delioux de Savignac.

Ces eaux distillées aromatiques retardent, dit-on, l'altération des solutions.

On a également proposé, et on emploie comme véhicules :

La glycérine. — Les solutions dans la glycérine se conservent très bien, mais elles ont deux inconvénients : le premier est d'avoir une densité trop forte et de ne pas être assez fluide pour passer facilement à travers les aiguilles ; le second c'est d'attaquer le cuir du piston de la seringue, et par suite de le mettre bientôt hors d'usage.

L'alcool . . . . { Ces trois dissolvants sont irritants, il faut
L'éther. . . . . . . } par conséquent en employer la moin-
Le chloroforme . . . } dre proportion possible, lorsqu'on y a
{ recours (Gubler).

Les huiles pures d'olives, d'amandes douces.

Les vaselines liquides, proposées par M. Albin Meunier de Lyon, sont un excellent véhicule pour les injections hypodermiques. Il résulte des recherches de cet expérimentateur, confirmées par les travaux de Dujardin-Beaumetz, Balzer, Vigier, que les vaselines liquides présentent les avantages suivants : elles permettent de faire absorber certaines substances qu'il est impossible d'employer par la méthode hypodermique avec d'autres véhicules ; elles sont bien tolérées par le tissu conjonctif ; elles sont sans danger pour la santé générale.

A propos de la vaseline liquide, il importe de présenter quelques considérations générales très importantes au point de vue pharmaceutique.

Sous les noms multiples de : paraffine liquide, vaseline liquide, huile de vaseline, naphtaléine, oléo-naphtine, neutraline, caucasine, huile russe, pétrobaseline, huile lourde, et beaucoup d'autres désignations encore, car chaque fabricant a un nom spécial, on désigne des produits ayant entre eux la plus grande ressemblance.

Ces produits, retirés des pétroles du Caucase, sont constitués par un mélange de carbures plus ou moins liquides, les paraffènes, qui se rattachent aux hydrures de benzine.

Pour être acceptée, comme propre aux usages médicaux, la vaseline liquide ou huile lourde minérale, nom sous lequel la vaseline liquide est ordinairement désignée dans le commerce, doit présenter les caractères suivants, indiqués par la pharmacopée allemande et complétés par M. Adrian :

1° Etre liquide, incolore, non fluorescente, inodore, insipide, neutre aux réactifs colorés ;

2° Avoir une densité comprise entre 0,875 et 0,890.

3° Chauffée à 50°, elle ne doit dégager aucune odeur de pétrole.

4° Distillée, elle ne doit laisser passer aucun produit avant la température de 360°.

5° Ne doit renfermer aucune substance paraffinoïde, et ni se troubler, ni se congeler, par refroidissement à — 15°.

6° Traitée à chaud par l'alcool, elle ne doit pas communiquer de réaction acide à cet agent.

7° Battue avec l'acide sulfurique, maintenue ensuite pendant 24 heures au bain-marie, avec agitations fréquentes, elle ne doit prendre qu'une coloration légèrement brunâtre.

Il est essentiel, pour le pharmacien, de s'assurer des qualités de la vaseline liquide destinée aux injections hypodermiques, car les vaselines liquides impures peuvent occasionner des abcès ou des phlegmons.

M. Dujardin-Baumetz a proposé de donner conventionnellement le nom de *vaseline liquide médicinale* au produit remplissant les conditions de pureté, de densité et de neutralité que nous venons d'examiner.

La vaseline liquide médicinale dissout en grandes proportions les corps suivants : l'iode, le brome, le phosphore, l'éther, le chloroforme, l'iodoforme, les huiles grasses et volatiles en général, le myrtol, l'eucalyptol, le menthol, le thymol, le terpinol, la benzine, le sulfure de carbone, l'hydrogène sulfureux gazeux.

Elle ne dissout pas les corps suivants : eau, alcool, acide salicylique, sels mercuriels, terpine, chloral, naphtol, alcaloïdes, glucosides, iodol ; elle dissout très peu l'acide phénique.

3° **Préparation des solutions.** — Les solutions hypodermiques, faites avec des substances actives, sont le plus ordinairement préparées d'avance, en faisant dissoudre le sel soit à froid, soit à chaud dans le véhicule.

Si la solution est trouble, doit-on la filtrer ?

Eulemburg et quelques auteurs recommandent de ne pas filtrer les solutions troubles, en raison de la nature du médicament, parce que cette pratique, disent-ils, peut diminuer la force de la solution.

Si la solution obtenue est primitivement claire, mais si plus tard elle devient trouble, doit-on la filtrer ?

Les solutions anciennes deviennent troubles, par suite du développement de filaments cryptogamiques ; ces solutions ont alors perdu une grande partie de leurs propriétés, que la filtration ne pourrait pas leur rendre. Ces solutions doivent donc être non filtrées, mais renouvelées (Bourdon).

Quelquefois, au lieu de préparer à l'avance les solutions hypodermiques on les prépare au moment même où on va s'en servir. Pour préparer ces solutions hypodermiques extemporanément, on emploie : soit de petites pastilles, contenant une quantité dosée de la substance active que l'on dissout dans le véhicule choisi (Méthode anglaise) ; soit de petits carrés de gélatine, contenant une quantité dosée de la substance active que l'on dissout dans le véhicule choisi (Méthode suédoise).

Parmi ces pastilles, carrés ou disques, nous citerons les disques de Samson, de Moore et Savory, de Cian à Venise, les discoïdes de Midy et les lentilles de Chanteau.

4° **Du titre des solutions.** — Le titre des solutions, destinées aux injections hypodermiques, est une des questions les plus importantes et les plus débattues de la méthode sous-cutanée.

Pour certains auteurs, les solutions faibles doivent avoir la préférence ; pour d'autres, il vaut mieux avoir recours à des solutions concentrées, qui permettent de n'injecter qu'une petite quantité de véhicule et d'obtenir avec cette faible quantité, un effet plus grand qu'avec la même quantité d'une solution faible.

A cet égard, on ne peut pas formuler de règle absolue ; cependant, il est important, pour se diriger dans le titre de ces solutions, de se rappeler le conseil donné par Gubler dans son *Cours de thérapeutique* :

« Il y a, dit-il, obligation morale et matérielle à n'employer qu'une seringue pour chaque injection, c'est-à-dire qu'une dose doit pouvoir être contenue dans un centimètre cube, puisque la seringue a une capacité de 1 centimètre cube et ne contient qu'un gramme d'eau distillée. Répéter la piqûre, c'est, sur un sujet un peu pusillanime, répéter la douleur. De plus, si le traitement dure, on ne trouvera plus un coin de peau qui n'ait été traversé. »

Pour satisfaire à ces exigences, on peut adopter trois degrés de concentration des solutions, degrés faciles à retenir, et répondant à tous les besoins de la pratique journalière.

A. Pour les médicaments qui se donnent à la dose de 0 gr. 50 à 1 gramme, comme le sulfate de quinine, l'ergotine par exemple, on emploie des solutions au 1/5. La seringue entière contient donc 0 gr. 20 de substance active. Exemple :

> Sulfate de quinine. . . . .   1 gramme
> Eau distillée.   5   —

B. Pour les médicaments qui se donnent à la dose de 0 gr. 01 à 0 gr. 05, comme la morphine par exemple, on emploie des solutions au 1/50. La seringue entière contient donc 0 gr. 02 de substance active. Exemple :

> Chlorhydrate de morphine . . . .   1 gramme
> Eau distillée   50   —

Ou, en divisant par 5 les proportions ci-dessus indiquées :

> Chlorhydrate de morphine . . . .   0 gr. 20
> Eau distillée. . . . .   10 grammes

C. Pour les médicaments qui se donnent par milligrammes ou fractions de milligramme, comme le sulfate d'atropine, par exemple, on emploie des solutions au 1/500. La seringue entière contient donc 0 gr. 002 de substance active. Exemple :

        Sulfate neutre d'atropine. . . . .   1 gramme
        Eau distillée. 500   —

Ou, en divisant par 50 les proportions ci-dessus indiquées :

        Sulfate neutre d'atropine . . . .   0 gr. 02
        Eau distillée. . . . .   10 grammes

Toutes les indications, que nous venons de fournir sur la contenance de la seringue, sur le titre des solutions sont résumées dans le tableau récapitulatif suivant :

Tableau récapitulatif des degrés de concentration des solutions pour injections hypodermiques.

N.-B. — La seringue pour injection hypodermique contient 1 cent. cube, ou 1 gramme de solution.

	MÉDICAMENTS SE DONNANT A LA DOSE DE :		
	0 gr. 50 à 1 gr.	0 gr. 01 à 0 gr. 05 centigr.	0 gr. 001 ou fractions de milig.
Titres de solutions	au 1/5	au 1/50	au 1/500
Exemples de formules	Sulfate de quinine.. 2 gr. Eau distillée........ 10 gr.	Chlorhydrate de morphine .... 0 gr. 20 Eau distillée..... 10 gr.	Sulfate neutre d'atropine... .... 0 gr. 02 Eau distillée..... 10 gr.
La seringue entière contenant 1 gr. de solution renferme en principe actif.	0 gr. 20	0 gr. 02	0 gr. 002
La demi-seringue contenant 0 gr. 50 de solution renferme en principe actif.	0 gr. 10	0 gr. 01	0 gr. 001
Le quart de la seringue contenant 0 gr. 25 de solution renferme en principe actif.	0 gr. 05	0 gr. 005	0 gr. 0005

OBSERVATION IMPORTANTE : En injections hypodermiques, les quantités de médicaments employées *pour une dose* doivent être généralement diminuées de moitié.

5° Conservation des solutions. — Les solutions hypodermiques aqueuses s'altèrent assez rapidement; au bout de très peu de temps, elles se troublent par la formation de dépôts floconneux.

Ces dépôts sont dus à des algues filamenteuses, appartenant au genre *leptonitus,* qui se développent d'une manière rapide et on peut dire fatale, dans toute solution faite depuis un certain temps.

La présence de ces algues dans les solutions hypodermiques présente plusieurs inconvénients.

Ces algues sont des corps étrangers qui, introduits sous la peau, peuvent produire une inflammation ; elles vivent aux dépens de la substance azotée du médicament en solution (quand ce médicament est un alcaloïde) : elles sont un centre d'attraction pour les substances qui peuvent se déposer dans le sein d'une solution, de telle sorte qu'elles favorisent la cristallisation des sels contenus dans la solution qui se déposent au contact de tubes du mycelium, d'où il résulte, qu'au bout d'un certain temps, le titre de la solution est considérablement diminué ou affaibli.

Quels sont les moyens d'empêcher le développement de ces algues ? Pour retarder ou prévenir l'altération de ces solutions, on peut utiliser différents moyens :

1° Employer de l'eau aseptique : eau distillée filtrée au filtre Chamberland, ou eau distillée bouillie (Constantin Paul).

2° Employer de l'eau à laquelle on a ajouté une substance antiseptique.

Parmi les substances antiseptiques proposées, nous citerons : la glycérine, l'acide phénique, le borax, l'acide salicylique, le camphre, les eaux distillées d'eucalyptus globulus, de laurier-cerise, de menthe, de cannelle, d'ulmaire.

3° Stériliser les solutions.

Pour stériliser les solutions hypodermiques, on peut se servir de divers procédés.

1° Procédé Limousin. — 1° Préparer à chaud les solutions titrées et avec de l'eau ordinaire bouillie et filtrée au filtre Chamberland. « J'emploie rarement l'eau distillée, dit M. Limousin, car l'expérience m'a prouvé que, probablement à cause de l'absence des sels contenus normalement dans l'eau ordinaire, elle est rapidement envahie par les conferves et les moisissures. »

2° Prendre des ampoules, ayant la forme d'un minuscule ballon un peu ovoïde, terminées par un tube de verre effilé et ayant une contenance un peu supérieure à 1 C³

3° Stériliser l'intérieur de ces petits récipients par le procédé Pasteur en les soumettant à l'étuve chauffée à 200° environ.

4° Remplir ces ampoules avec la solution médicamenteuse, soit en introduisant la pointe de l'ampoule chauffée dans le liquide froid soit en injectant le liquide chaud avec un petit injecteur à pointe très effilée.

5° Fermer à la lampe l'ampoule remplie, en portant l'extrémité du tube ouvert dans le jet de la flamme.

Dans ces conditions, la solution se conserve à l'abri des germes contenus dans l'air, sans qu'elle puisse être modifiée dans son titre, soit par évaporation d'une partie du liquide, soit par la cristallisation du sel.

Pour pratiquer une injection avec l'ampoule, on procède de la manière suivante : On donne un léger trait avec une lime fine à la partie inférieure du col, qui se brise facilement alors sous la pression du doigt. On fixe le réservoir sur une griffe, qui lui sert de support, puis on absorbe le liquide avec la seringue de Pravaz, après y avoir introduit l'aiguille, en faisant manœuvrer le piston.

2° Procédé Girbing (1). — Employer pour faire les solutions, de l'eau qui a été distillée deux fois sur un mélange de 2 pour 100 de potasse caustique et de permanganate de potasse ; on rejette les premières portions d'eau passées à la distillation si le réactif de Nessler y décèle la présence de l'ammoniaque. On ajoute à cette eau, ainsi distillée et essayée, 1 p. 100 de son poids de chloroforme.

On dissout la substance (alcaloïde, sel, etc.) devant former la base de l'injection dans cette eau distillée chloroformée ; on chauffe jusqu'à 60° à 62° pour volatiliser le chloroforme, et on filtre sur un papier spécialement préparé pour cet usage et qu'on a stérilisé en le maintenant pendant au moins une heure, dans une étuve à air sec chauffé à 125°-130° C.

On ajoute ensuite une quantité suffisante d'eau distillée, passée sur le filtre précédent, pour obtenir le poids voulu de la solution. La solution est reçue dans des vases lavés avec la même eau distillée et séchés à 125°-130° ; ces vases sont bouchés avec des bouchons lavés à la même eau distillée et séchés à 125°-130°.

Le Dr Pohl assure qu'il a pu conserver, pendant des mois entiers

____

(1) *American journal of pharmacy*, 1886, p. 601, rapporté *Journal de Ph. et de Ch.*, t. XV, 5ᵉ série, 8ᵉ année, p. 145.

et sans altération, des solutions hypodermiques préparées par ce procédé.

Ces deux procédés de stérilisation des injections hypodermiques sont plus intéressants au point de vue théorique qu'au point de vue pratique ; ils sont trop longs et trop compliqués pour pouvoir être employés journellement.

En général, pour éviter l'altération des solutions hypodermiques aqueuses, par conséquent pour assurer leur conservation, on a recours à l'un des procédés suivants :

1° Employer comme véhicule de l'eau distillée de laurier-cerise ;

2° Employer comme véhicule de l'eau distillée bouillie et placer dans le flacon contenant la solution, un petit fragment de camphre. Par l'un quelconque de ces procédés, on peut retarder assez longtemps le développement des algues pour qu'on puisse user la fiole contenant la solution, sans qu'il s'en soit développé une grande quantité.

3° **Procédé du Codex.** — Ce procédé très simple et très pratique s'exécute de la manière suivante : dissoudre dans de l'eau distillée bouillie le principe actif ; après dissolution, filtrer et recevoir le liquide dans un flacon bouchant à l'émeri. Pour stériliser le soluté, interposer un fil entre le bouchon et le goulot du flacon, pour prévenir l'adhérence et permettre la sortie de l'air ; placer le flacon dans l'eau froide jusqu'à la naissance du col, puis porter l'eau à l'ébullition que l'on maintiendra pendant un quart d'heure ; laisser refroidir et fermer ensuite exactement le flacon.

§ IV. — **Du manuel opératoire.** — Comment doit-on préparer les injections hypodermiques ? ou en d'autres termes quel est le manuel opératoire de ces injections ?

Ce manuel opératoire comprend trois parties distinctes : 1° Conditions relatives à la seringue ; 2° Conditions relatives à la piqûre ; 3° Nettoyage de la seringue après la piqûre.

Des conditions relatives à la seringue. — Avant de se servir d'une seringue, il est nécessaire de s'assurer de son parfait état de propreté, de son asepsie complète. Le moyen le plus simple et le plus facile de nettoyage, c'est de laver la seringue dans l'eau bouillante. Il faut de plus s'assurer du bon fonctionnement de la seringue ; vérifier l'état de l'aiguille, pour voir si son extrémité est très aiguisée et l'aseptiser soit en a flambant, soit en la passant à l'eau bouillante.

L'asepsie de la seringue est ordinairement obtenue en plongeant la seringue dans l'eau bouillante ; tout le monde paraît en effet d'accord pour reconnaître à l'eau bouillante une action antiseptique très efficace. Mais l'eau bouillante présente un sérieux inconvénient : c'est d'amener la fêlure du corps de pompe de la seringue, corps de pompe qui est, comme on le sait, ordinairement en verre.

Pour remédier à cet inconvénient, MM. Berlioz et Duflocq ont proposé un petit appareil qui sert d'enveloppe à la seringue et qui permet d'obtenir très facilement une stérilisation presque immédiate de cet instrument (1).

La seringue ayant été stérilisée, on la remplit avec la solution préparée à l'avance, en ayant soin qu'elle ne contienne pas d'air ; on trempe ensuite l'aiguille dans un peu d'huile phéniquée, ou dans la vaseline boriquée ou non, pour en rendre la pénétration plus facile.

Conditions relatives à la piqûre. — L'instrument ayant été parfaitement préparé, il s'agit de faire la piqûre, pour faire pénétrer l'aiguille dans le tissu. Disons qu'avant de faire cette piqûre il est toujours nécessaire de nettoyer avec soin l'endroit de la peau que l'on va ponctionner ; ce lavage doit être fait avec des solutions antiseptiques (sublimé, acide phénique).

Cette piqûre peut se faire par deux procédés :

Procédé de la pelote. — Après avoir tendu la peau, la piquer perpendiculairement à sa surface et enfoncer l'aiguille jusqu'à sa garde avec un mouvement tout à fait analogue à celui que l'on emploie pour piquer une épingle sur une pelote. Cette méthode, qui se pratique avec une aiguille courte, est applicable à tous les points charnus de la peau, et en particulier à la région fessière.

Procédé du pli. — Faire un pli à la peau avec le pouce et l'index, et introduire la pointe de l'aiguille à la base de ce pli sous un angle d'environ 45°. Quand l'aiguille a pénétré profondément, retirer les doigts qui maintiennent le pli de la peau.

Cette méthode, qui se pratique avec une aiguille plus longue, permet de faire des injections dans les points où la peau est très mince. Les injections, faites d'après le procédé du pli, sont moins profondes que celles faites par le procédé de la pelote.

La piqûre doit-elle être faite avec l'aiguille déjà ajustée à la seringue, ou avec l'aiguille seule à laquelle on ajoutera ensuite la seringue ?

____

(1) Voir *Archives de médecine expérimentale*, 1er janvier 1894.

Le plus ordinairement, on introduit la seringue armée de son aiguille ; cependant quelques médecins, M. E. Besnier entre autres, conseillent d'introduire l'aiguille seule d'abord puis d'y ajuster ensuite la seringue. On évite ainsi, dit M. Besnier, certains accidents : si par exemple l'aiguille a pénétré dans une veine, la sortie du sang ou la mobilité de l'aiguille avertit l'opérateur.

Nous croyons, disent MM. Bourneville et Bricon, que les accidents sont peu à redouter ; en tous cas les avantages de la méthode indiquée par H. Besnier, sont loin de compenser ses inconvénients, tels que de nécessiter un temps plus long, d'amener plus facilement des dilacérations du tissu cellulaire, etc., etc.

Lorsqu'on a injecté 5, 10, 15 gouttes ou même la seringue entière, on retire l'aiguille en lui faisant suivre la même direction que lors de son introduction; il faut avoir soin aussi d'appuyer l'index gauche au niveau de la piqûre, afin d'éviter la sortie du liquide ou son introduction dans le derme.

Nettoyage de la seringue après la piqûre. — Lorsque l'opération a été terminée, il faut nettoyer, et au besoin désinfecter l'instrument, en employant pour ce lavage des solutions antiseptiques (eau boriquée, eau phéniquée, solution de sublimé).

Il est important de chasser avec le plus grand soin tout le liquide qui pourrait rester dans l'aiguille.

Comme les aiguilles s'oblitèrent avec la plus grande facilité, il est nécessaire, après les avoir nettoyées après chaque injection, de maintenir dans leur intérieur un petit fil d'argent ou une soie de cochon ou de sanglier.

§ V. — Accidents qui peuvent survenir à la suite d'injections hypodermiques. — Comme toutes les méthodes thérapeutiques, la méthode hypodermique présente quelques inconvénients. Ces injections sous-cutanées peuvent en effet occasionner un certain nombre d'accidents rangés par MM. Dujardin-Baumetz et Yvon sous les quatre titres suivants :

1°. Lésions inflammatoires.

2° Lésions des nerfs.

3° Lésion des vaisseaux.

4° Accidents généraux.

Voyons rapidement en quoi consistent ces accidents.

1° Lésions inflammatoires. — Les lésions inflammatoires sont de beaucoup les plus fréquentes. Tantôt, il n'y a qu'une simple irritation, avec un peu de douleur ou de rougeur de la peau, tantôt il y a de l'induration qui persiste plus ou moins longtemps, tantôt il se produit un véritable abcès ; tantôt enfin il se manifeste de la gangrène des tissus. Ces symptômes inflammatoires se produisent quelquefois immédiatement après l'injection, ou bien à une époque plus tardive ; c'est ce qui arrive, par exemple, pour les injections de calomel, qui ne sont pas douloureuses au moment de l'injection, mais qui le deviennent le lendemain ou le surlendemain.

Les accidents inflammatoires peuvent dépendre des causes suivantes :

A. *Du liquide injecté.* — Le corps injecté peut être irritant par lui-même, ou le devenir par suite des modifications qu'il éprouve dans l'économie (Ex. calomel se transformant en sublimé). Le corps injecté n'étant pas irritant, la solution peut, par l'action des poussières, champignons qui s'y forment à la longue, provoquer des accidents.

B. *De la propreté de l'instrument.* — Les aiguilles rouillées, les seringues mal nettoyées ou ayant servi à des malades atteints d'affections septiques, peuvent occasionner des accidents locaux.

C. *Du manuel opératoire.* — Les injections sous-cutanées, trop superficielles, peuvent déterminer des accidents locaux. En règle générale, plus l'injection est profonde, plus la tolérance est grande.

D. *Du point où se pratique l'injection.* — Certains points de la peau sont plus susceptibles que d'autres. D'une façon générale plus l'injection est pratiquée loin du tronc, plus elle expose à des complications locales ; il y a lieu de tenir compte : de l'irritation que les frottements des vêtements, la marche, les travaux manuels, etc., etc., sont capables de produire sur la piqûre, de la laxité plus ou moins grande du tissu cellulaire sous-cutané, etc., etc.

E. *Du sujet.* — Certaines peaux sont plus sensibles les unes que les autres ; certaines maladies diathésiques prédisposent à ces inflammations (diabète par exemple). Certaines intoxications prédisposent à la production d'accidents locaux (morphinomanie).

Observons en terminant, que l'on utilise quelquefois en thérapeutique ces phénomènes locaux ; ils servent en effet de base à la méthode hypodermique substitutive de Luton, méthode destinée à combattre les sciatiques rebelles.

2° **Lésions des nerfs.** — On a observé des troubles nerveux à la suite d'injections sous-cutanées, et en particulier à la suite d'injections d'éther.

3ᵉ **Lésions des vaisseaux**. — On a quelquefois observé la pénétration des injections sous-cutanées dans les veines. Elle produit des accidents d'intoxication souvent graves.

4ᵒ **Accidents généraux**. — Les accidents généraux sont des accidents d'intoxication ; ils peuvent résulter de causes multiples : susceptibilité particulière du sujet, dose trop considérable du médicament actif injecté ; intolérance du sujet par suite de l'imperméabilité des reins, etc., etc.

Il est un point, sur lequel nous devons appeler l'attention, et qu'il ne faut jamais oublier, lorsqu'on prescrit ou lorsqu'on prépare une injection hypodermique : *c'est que toute la substance active des injections est absorbée, et cela sans transformation, à l'encontre de ce qui se passe dans l'estomac pour la plupart des médicaments.* La conséquence de ce fait, c'est que des doses égales à celles qui sont portées dans l'estomac pourront avoir une action beaucoup plus intense et qu'on doit employer des doses moins fortes pour avoir des effets généraux.

Avantages de la méthode hypodermique. — La méthode hypodermique présente de nombreux avantages qui peuvent être ainsi résumés : rapidité d'action, constance des effets, intensité plus grande et sécurité absolue, au point de vue des effets physiologiques et thérapeutiques, puisqu'on est sûr, par un dosage exact des solutions, d'introduire avec précision dans l'économie la quantité de médicament que l'on veut donner.

C'est, dit Gubler, une méthode vraiment scientifique, qu'il faudra appliquer toutes les fois qu'elle est applicable. C'est à elle qu'on a recours, quand on veut mesurer l'action des différentes substances, et c'est grâce à elle, qu'on a pu arriver à des résultats aussi précis et aussi concluants que ceux qui ont été obtenus en Angleterre, par Fraser, sur les principaux alcaloïdes et sur leurs actions réciproques.

Inconvénients de la méthode hypodermique. — Cette méthode présente aussi certains inconvénients sur lesquels nous avons insisté et sur lesquels nous ne croyons pas devoir revenir ; aussi, il est permis de se demander dans quels cas elle doit être appliquée et dans quels cas elle doit être rejetée.

Il est bien difficile de formuler à cet égard des règles précises ; cependant, on peut indiquer brièvement sur quelles données peuvent être basées les contre-indications générales. D'après M. Chouppe (1),

(1) Voir *Dictionnaire encyclopédique des sciences médicales.*

en premier lieu, il faut absolument éviter d'injecter sous la peau les corps qui peuvent, par leur action locale trop irritante, produire des accidents graves.

En second lieu, on doit, autant que possible, éviter d'employer la méthode hypodermique, quand le traitement doit être de longue durée ; car l'influence locale des injections hypodermiques répétées n'est pas sans inconvénient, même dans le cas où chacune d'elles, prise isolément, ne provoque aucune réaction fâcheuse.

En troisième lieu, il importe d'éviter l'abus des injections hypodermiques. Tout le monde sait que les morphinomanes, les cocaïnomanes ne deviennent des habitués, que parce que la morphine et la cocaïne ont d'abord été employées chez eux dans un but thérapeutique. Plusieurs fois, les injections hypodermiques ont été pratiquées ; elles ont eu un résultat utile : le malade en prend l'habitude, et bientôt il en abuse.

M. Dujardin-Beaumetz fait à ce sujet des réflexions très judicieuses : « Les dangers de cette morphinomanie sont tels aujourd'hui, dit-il, que je ne fais usage de ces injections que dans des cas exceptionnels et que je n'autorise jamais un malade à se faire lui-même ces piqûres.

« La nécessité d'avoir toujours un médecin pour employer la méthode hypodermique constitue un inconvénient ; aussi, pour y remédier, un grand nombre de médecins abandonnent à leurs malades ou à leur entourage le soin de pratiquer ces piqûres. Je crois que c'est une dangereuse habitude et je conseille de ne jamais confier à des tiers le soin de faire ces injections. »

Il est un point d'une importance considérable sur lequel nous croyons devoir appeler l'attention du praticien, et qui constitue, pour ainsi dire, le principe général de l'application de la méthode hypodermique.

« Ce principe, dit M. le professeur Landouzy, c'est que toute injection hypodermique doit être préparée aseptiquement, par des mains aseptiques, avec un outillage aseptique, sur une peau aseptisée. »

On peut résumer ce principe de la manière suivante, d'après M. le Dr Maurange (voir *Formulaire pratique de l'hypodermie*) : n'injectez jamais qu'un produit stérilisé, au moyen d'un instrument stérilisé et avec les précautions d'asepsie et d'antisepsie usitées en chirurgie générale pour l'opérateur et pour l'opéré.

Au cours de cette étude, nous avons insisté sur les précautions à prendre pour obtenir la stérilisation des solutions médicamenteuses, de l'appareil instrumental et de son aiguille ; nous ne reviendrons donc pas sur ce point.

L'asepsie de l'opérateur et de l'opéré se fait en général d'une manière très simple par l'un des deux moyens suivants indiqués par le Dr Maurange :

1° Savonner les mains du médecin et la peau du patient et, pour obtenir une asepsie complète, faire sur le point piqué, avant et après la piqûre, un lavage complémentaire avec de l'alcool ;

2° Savonner les mains du médecin et laver le point sur lequel doit être faite l'injection avec de l'éther au sublimé à 1 p. 100. Cette solution, très antiseptique, remplace le savonnage de la peau du malade et présente en outre l'avantage de réaliser une anesthésie locale suffisante pour faire accepter la piqûre par les sujets les plus pusillanimes.

Questions légales. — Avant de terminer la question des injections hypodermiques, il importe d'étudier deux faits très importants, au point de vue de la pratique pharmaceutique :

1° Précautions que le pharmacien doit prendre pour la préparation et le renouvellement des solutions pour injections hypodermiques renfermant des substances vénéneuses.

2° Dangers auxquels les pharmaciens s'exposeraient, si pour complaire aux désirs de quelques clients, ils avaient l'imprudence de pratiquer eux-mêmes des piqûres de morphine ou d'autres injections hypodermiques.

A propos de la première question, et pour la résoudre, il convient de rappeler ce que nous avons dit, lorsque nous avons étudié la législation des substances vénéneuses.

Les pharmaciens peuvent-ils exécuter plusieurs fois une même prescription médicale dans la composition de laquelle il entrerait des substances vénéneuses? Seront-ils en règle si, en se couvrant derrière une prescription périmée, ils délivrent un remède qui, à la date où il était ordonné et où il a été délivré une première fois, devait apporter le soulagement ou le salut, mais qui, à la date où il est redemandé, peut, le malade n'étant plus dans les mêmes conditions physiques, amener des désordres graves et peut-être la mort?

Dans l'état actuel de notre législation, d'une législation qui ne permet pas la délivrance, sans ordonnance de médecin, d'un remède anodin, il ne paraît pas possible d'admettre qu'un pharmacien puisse délivrer indéfiniment une préparation dans la composition de laquelle il entrerait des substances vénéneuses, sous le prétexte, qu'à un moment quelconque, cette préparation pouvait amener la guérison. Ajoutons, toujours en restant sur le terrain du droit, que la loi, en exigeant que la prescription du médecin fût datée, a suffisamment indiqué par là qu'elle n'entendait pas permettre au pharmacien de débiter le remède à une époque quelconque, mais seulement à une époque contémporaine de celle à laquelle le médecin viendrait de l'ordonner, parce que c'est à ce moment seulement qu'il y a garantie suffisante que c'est bien comme remède que la substance sera employée.

Cette thèse juridique a été proclamée par un jugement du Tribunal de la Seine du 2 mai 1883 et confirmée par un arrêt de la Cour d'appel de Paris, rendu à la date du 12 juillet 1883. Des termes de ces décisions, il résulte : Que les pharmaciens doivent exiger de leurs malades une nouvelle ordonnance, toutes les fois que ceux-ci désirent se procurer une préparation dans la composition de laquelle il entrerait une des substances vénéneuses, comprises dans le tableau annexé au décret du 8 juillet 1850 ; d'où la conséquence que les pharmaciens ne peuvent pas exécuter plusieurs fois une même prescription médicale dans la composition de laquelle il entrerait des substances vénéneuses.

Mais cette thèse, rigoureuse en droit, est-elle absolument rationnelle ?

Nous ne le croyons pas, et nous estimons qu'il n'y aurait pas grand inconvénient à laisser à cet égard au pharmacien une latitude que ses lumières, sa circonspection et le sentiment de sa responsabilité rendraient sans péril.

La Société de médecine légale de Paris s'est occupée de la question, et après avoir cherché comment les choses se passaient dans la pratique, elle a pensé qu'il serait exorbitant d'obliger un malade à retourner chez un médecin pour lui demander une nouvelle ordonnance, attendu qu'il est possible que la position de fortune de ce malade ne lui permette pas de faire les frais d'une nouvelle consultation, chaque fois qu'il a besoin de renouveler le médicament.

Sur la proposition de notre savant confrère M. Mayet, elle a adopté des conclusions qui ne contredisent point la thèse juridique que nous avons indiquée plus haut, mais qui peuvent être utilement consultées et suivies par tous les pharmaciens soucieux de ne pas engager aventureusement leur responsabilité.

Voici ces conclusions. La Société de médecine légale émet le vœu :

1º En ce qui concerne les médecins, que lorsque l'un d'eux prescrira une médication susceptible d'occasionner des accidents toxiques, soit par suite d'erreurs dans l'emploi du médicament, soit par suite de l'abus qui pourrait en être fait volontairement, l'ordonnance porte, en toutes lettres, selon le texte de la loi, la quantité prescrite de la substance toxique, le mode d'administration du médicament et, lorsque cela lui sera possible, le nombre de fois au maximum que l'ordonnance pourra être exécutée, sans un nouveau *visa* ;

2º Toutes les fois qu'un pharmacien exécutera une prescription, alors même qu'elle sera inscrite sur son registre, il devra apposer de nouveau son cachet, un nouveau numero et un timbre indiquant la date de l'exécution.

3º Les solutions pour injections hypodermiques ne devront, en aucun cas, être renouvelées sans autorisation spéciale du médecin qui les a prescrites.

Des considérations générales qui précèdent, il faut tirer les conclusions pratiques suivantes :

1º Un pharmacien qui renouvelle une ordonnance, sans que le médecin prescrive le *reiteratur*, est responsable des conséquences de ce renouvellement, et il s'expose à une condamnation, s'il entre dans la composition du médicament délivré une des substances vénéneuses comprises dans le tableau annexé au décret du 8 juillet 1850 ;

2º Comme il est difficile, pour ne pas dire impossible, dans la pratique, de refuser le renouvellement d'une formule sollicité par un client, le pharmacien devra, pour ne pas engager témérairement sa responsabilité :

a) S'assurer que la formule porte, en toutes lettres, conformément à l'article 5 de l'ordonnance du 29 octobre 1846, la quantité prescrite de la substance toxique, ainsi que le mode d'administration du médicament ; qu'elle est datée et signée.

b) Inscrire à nouveau, et à chaque renouvellement, sur son livre des poisons, la prescription médicale ; apposer sur cette formule son cachet, un nouveau numéro et un timbre indiquant la date de l'exécution ;

3º En ce qui concerne le renouvellement des solutions pour injections hypodermiques (solution de morphine, etc.), le pharmacien devra exiger que le médecin inscrive sur la formule la durée du temps pendant lequel le médicament peut être renouvelé et l'intervalle qui doit séparer chaque renouvellement. Le médecin inscrira, par exemple : *A renouveler tous les deux jours, pendant quinze jours.* Si le

II   **23** médecin se bornait à inscrire la mention : *A renouveler*, le pharmacien aurait le devoir de se renseigner de temps à autre, afin de s'assurer si l'état du malade nécessite toujours l'usage de la solution hypodermique et, en cas de doute, il devrait recourir à l'avis du médecin lui-même. Ajoutons que le pharmacien devra se conformer rigoureusement, dans ce cas, aux précautions indiquées sous le numéro 2, c'est-à-dire s'assurer que la formule est établie dans les formes exigées par la loi ; inscription nouvelle de cette formule sur le registre des poisons à chaque renouvellement ; apposition du cachet, d'un nouveau numéro et d'un timbre indiquant la date de l'exécution.

C'est pour avoir méconnu ces prescriptions que plusieurs pharmaciens ont été condamnés par les tribunaux. Voici, à ce sujet, le texte d'un jugement rendu par le Tribunal correctionnel de Senlis :

« Attendu qu'en délivrant 10 grammes de morphine, en une seule fois, sans ordonnance spéciale, et alors que l'ordonnance ancienne prescrivait une dose d'un gramme seulement ; et en fournissant cent doses de morphine en 1887 et 1888, sur le vu d'une ordonnance remontant en 1884, il a été contrevenu aux dispositions de loi de 1845, qui imposent aux pharmaciens le devoir d'exiger une prescription datée, signée et énonçant la dose des substances vénéneuses, ainsi que le mode d'administration du médicament ;

« Qu'à supposer même que, dans la pratique, un certain relâchement se soit introduit et qu'il en soit résulté une tolérance pour obtenir plusieurs fois le même médicament en vertu de la même ordonnance, cet emploi ne doit ni se répéter ni se prolonger indéfiniment et devenir, par l'effet de la complaisance coupable d'un pharmacien, un moyen frauduleux d'éluder la loi et de se procurer des substances vénéneuses en quantité considérable ;

« Que la dame X... a succombé, le 7 juillet, à la suite d'une syncope, et que le médecin n'hésite pas à attribuer son décès à l'intoxication causée par l'abus d'injections sous-cutanées de morphine et de cocaïne ;

« Que l'inculpé ne saurait alléguer sa bonne foi ; que, dans un but intéressé et par une connivence coupable, il a favorisé et développé, chez les dames en question, la funeste passion dont elles ont été victimes, en leur fournissant, sans ordonnance, sans mesure et à l'insu de leur gendre et mari, la possibilité de se procurer des médicaments toxiques dont elles ont fait un si déplorable abus et qui ont amené le décès de l'une, et provoqué de graves désordres chez l'autre ;

« Qu'il a ainsi contribué, dans une large mesure, à déterminer des conséquences si graves et si douloureuses ;

« Qu'en méconnaissant ainsi ses devoirs les plus élémentaires, en ne se soumettant pas aux règles de sa profession et en sacrifiant tout à ses intérêts, il s'est rendu coupable des faits relevés par la prévention ;

« Que ces faits constituent les délits prévus par les articles 1ᵉʳ de la loi du 19 juillet 1845, et de l'ordonnance royale du 29 octobre 1846, décret du 8 janvier 1850, 319 et 320 du Code pénal ;

« Condamne le prévenu, etc. »

Nous disions aussi que les pharmaciens ne devaient jamais, pour complaire aux désirs de leurs clients, commettre l'imprudence de pratiquer eux-mêmes des piqûres de morphine ou autres injections hypodermiques. En agissant ainsi, ils s'exposeraient à des conséquences graves qui pourraient entraîner pour eux de justes et sévères répressions.

A ce sujet, nous croyons devoir rappeler un article publié par notre savant et très distingué confrère, le regretté Ferrand, dans l'*Union pharmaceutique*, article dont, nous nous hâtons de le dire, nous approuvons sans réserves toutes les conclusions :

On nous adresse la lettre suivante :

Monsieur et honoré Confrère,

Permettez-moi de venir vous demander un renseignement et même un conseil ; plusieurs d'entre nous pourront sans doute en profiter.

Voici deux fois déjà que l'on vient me trouver et me demander de faire une injection de morphine. Le premier client est un homme de lettres assez connu qui doit bien savoir que ce n'est pas au pharmacien qu'il aurait dû s'adresser : il voulait même que j'allasse chez lui.

L'autre est une femme du peuple, peu fortunée, qui est venue dans le même but me réveiller à cinq heures du matin.

Dans les deux cas, j'ai refusé et fait deux mécontents : mes clients sont partis persuadés que je leur refusais de parti-pris une chose tout à fait sans conséquence.

Je crois que vous pourriez parler de ces faits dans un des prochains numéros du journal ; je serais personnellement satisfait de connaître votre opinion à ce sujet....

Outre les deux cas signalés dans la lettre de notre correspondant, nous avons appris d'un pharmacien qui exerce dans un petit port de la Manche, fréquenté par les baigneurs, qu'il avait été l'objet de sollicitations analogues de la part de femmes du monde et même de domestiques. Ces morphinomanes s'étonnaient beaucoup de rencontrer des difficultés auxquelles ne les avaient pas habituées leurs pharmaciens de Paris.

Ainsi, il existe des pharmacies où l'on fait aux premiers venus, sur leur demande, des piqûres de morphine, et les clients de ces arrière-boutiques dangereuses s'étonnent de ne pas trouver ailleurs, chez les pharmaciens qui se respectent, la même condescendance pour leur impérieuse passion.

Cela est grave, et au point de vue moral sur lequel il est inutile d'insister, et au point de vue de la sécurité personnelle de ceux qui se livrent à ces pratiques clandestines, presque criminelles, et qui n'ont pas l'air de se douter qu'ils s'exposent à une sévère et juste répression. Il se produira quelque jour un accident dont l'auteur présumé, à tort ou à raison, paiera lourdement les frais. Dans l'espèce, il ne s'agira plus seulement d'une imprudence commise et excusable dans quelque mesure, résultant de la réitération excessive de la même ordonnance ; il s'y joindra l'exercice illégal de la médecine et de l'emploi de substances vénéneuses pouvant compromettre la vie du sujet ou même ayant causé sa mort. Nous ne croyons pas trop nous avancer en émettant l'opinion que, dans une telle affaire, le Tribunal ne tiendrait pas le prévenu quitte à moins de gros dommages-intérêts et de plusieurs mois ou même de plusieurs années de prison.

Nous engageons ceux qui se laissent attendrir par les supplications des clients à réfléchir à la gravité de l'acte qu'ils commettent en livrant une substance vénéneuse sans ordonnance de médecin, en pratiquant une opération chirurgicale destinée à l'introduire dans la circulation, sans souci des suites qui peuvent en résulter ; nous les engageons à ne pas perdre de vue l'attitude rigoureuse des Tribunaux pour toutes les infractions aux lois commises par des pharmaciens.

§ 6. — Des gargarismes.

Définition. — Les gargarismes sont des médicaments liquides, destinés spécialement aux maladies de la bouche et de la gorge.

Composition. — Leur composition est très variable. Ce sont, en général, des solutions, des infusions ou des décoctions aqueuses, employées seules ou comme excipients d'autres substances (sels, extraits, sirops, etc., etc.).

Modes d'emploi. — Les gargarismes, introduits en qualité de topique dans la bouche et l'arrière-bouche, ne sont jamais avalés et doivent être rejetés après un contact peu prolongé ; cette précaution

est indispensable surtout lorsque le gargarisme contient des médicaments actifs.

Nomenclature. — Les gargarismes les plus employés ou dont la
formule figure au Codex sont :

Gargarisme astringent (Codex, p. 429).
Gargarisme au borate de soude (Codex, p. 429).
Gargarisme au chlorate de potasse (Codex, p. 429).
Gargarisme émollient (Codex, p. 430).
Gargarisme détersif (Codex de 1866).

Miel rosat.	50	grammes
Alcool sulfurique	2	—
Décoction d'orge mondé	250	—

Gargarisme antiscorbutique (Codex de 1886).

Espèces amères.	5	grammes
Eau bouillante	250	—
Mellite simple.	60	—
Teinture antiscorbutique.	30	—

Faites infuser les espèces amères pendant une heure, passez à travers
une étamine, ajoutez le mellite et la teinture antiscorbutique :

7. — Des collutoires.

Définition. — Les collutoires sont des médicaments de consistance demi-liquide, que l'on applique sur les gencives et les parois
internes de la bouche.

Ils diffèrent des gargarismes : par leur consistance qui est demi-
liquide ou sirupeuse : par leur usage ; on les emploie seulement pour
les gencives et les parois internes de la bouche, et non pour la gorge.

Modes d'emploi. — On les applique sur les parties malades à
l'aide d'un pinceau, d'une barbe de plume ou d'une petite éponge.

Nomenclature. — Le Codex de 1884 mentionne les trois collutoires suivants :

Collutoire au borate de soude.

Borate de soude pulvérisé	5	grammes
Miel Rosat	20	—

Triturez le borate de soude avec le miel rosat. Agitez le mélange avant
de s'en servir.

Collutoire à l'alun.
Collutoire au sulfate de potasse.
Ces collutoires se préparent comme le collutoire au borate de soude.

§ 8. — Des collyres.

Définition. — On appelle collyres des médicaments destinés au traitement des maladies des yeux ou des paupières.

Division. — On en distingue quatre espèces.

1° *Collyres secs.* — Ce sont des poudres simples ou composées, réduites à un degré de ténuité extrême, que l'on insuffle dans les yeux à l'aide d'un petit tube ou d'un tuyau de plume. Ces poudres sont habituellement : le sulfate de soude effleuri, l'alun, l'oxyde de zinc, les sulfates de zinc, de cuivre et le calomel, auxquelles on ajoute souvent du sucre. Le mélange doit être très exact et porphyrisé avec soin.

Ce sont aussi des substances solides le plus souvent à l'état de cristal ou de crayon.

2° *Collyres mous.* — Ils constituent les pommades ophtalmiques dont nous avons parlé longuement, lorsque nous avons étudié le groupe des pommades. Rappelons que ces pommades doivent être porphyrisées avec soin. Disons aussi que les anciens leur donnaient parfois une forme effilée à l'aide d'une substance gommeuse ou géla-tineuse.

3° *Collyres liquides.* — Ils sont constitués par des eaux distillées, des infusions ou des décoctions de plantes tenant en dissolution des principes médicamenteux, alcaloïdes, sels, extraits, etc., etc. *Les collyres doivent être d'une limpidité parfaite ; c'est là une qualité essentielle.* Ils sont employés en lotions faites à l'aide d'un linge fin.

Quelquefois on fait baigner les yeux dans un petit vase en porcelaine, de forme ovale, appelé œillère. Enfin, s'ils sont très actifs, ils sont instillés par goutte, au moyen d'un compte-goutte, d'une paille.

4° *Collyres gazeux.* — Ils sont constitués par des vapeurs qui s'é-chappent de liquides très volatils comme le baume de Fioraventi, l'ammoniaque, les éthérolés. On les obtient en vaporisant à la chaleur de la main une petite quantité du liquide volatil. On place les yeux assez près du liquide pour qu'ils aient le contact des vapeurs pro-duites.

Nomenclature. — La formule des collyres est très variable et varie suivant les indications du médecin. Les collyres les plus employés ou dont la formule figure au Codex sont :

Collyre sec au calomel.

Calomel à la vapeur.	10 grammes
Sucre en poudre.	10 —

Collyre de Lanfranc ou *mixture cathérétique.*

Aloès.	5 grammes
Myrrhe.	5 —
Sous-acétate de cuivre	10 —
Sulfure jaune d'arsenic officinal	15 —
Eau distillée de rose	380 —
Vin blanc	100 —

Mettez dans un mortier de verre toutes les substances solides préalablement pulvérisées. Délayez-les dans le vin blanc, ajoutez l'eau de rose, et conservez le mélange dans un flacon bouché que vous agiterez chaque fois au moment d'en faire usage.

Employé dans le traitement de l'ophtalmie purulente (Courty) et des ulcères vénériens (Vailhi).

Collyre à la pierre divine

Pierre divine	0 gr. 40
Eau distillée	100 grammes

Dissoudre et filtrer.

Collyre au sulfate de zinc.

Sulfate de zinc pur	0 gr. 15
Eau de rose.	100 grammes

Dissoudre et filtrer.

Collyre au sulfate d'atropine (*f. h. Paris*).

Eau bouillie.	10 grammes
Sulfate d'atropine.	0 gr. 02

Collyre au sulfate d'ésérine (*f. h. Paris*).

Eau bouillie.	15 grammes
Sulfate d'ésérine	0 gr. 05

Collyre à la duboisine (Galezowski).

Sulfate de duboisine.	0 gr. 005
Eau bouillie.	10 grammes

Collyres secs gradués. — En terminant nous devons mentionner les *collyres secs gradués* proposés par Leperdriel.

Ils sont faits avec du papier sans colle, imprégné d'une solution titrée de substance médicamenteuse telle que sulfate d'atropine, sulfate d'ésérine.

Les solutions étant titrées, et le papier offrant une surface définie, le dosage du médicament est basé sur l'étendue du carré de papier que l'on introduit dans l'œil. Mais, ce dosage n'est pas toujours très rigoureux ; cependant ces papiers collyres sont susceptibles de rendre des services à la médecine.

Les papiers collyres de Leperdriel se rapprochent des plaques gélatineuses, dont nous avons déjà eu occasion de parler et qui ont été employées par Hart avec assez de succès.

Ces plaques se préparent de la manière suivante : on fait une solution de gélatine, on la mélange avec une solution titrée des principes actifs (strychnine, atropine, ésérine, etc.). On sèche le produit de manière à obtenir une lame mince que l'on coupe en disques de très petits diamètres.

Ici, comme dans les papiers collyres Leperdriel, les solutions étant titrées, et le diamètre du disque étant déterminé, le dosage du médicament est basé sur l'étendue du petit disque gélatineux que l'on introduit dans l'œil.

5° classe du 8ᵉ groupe des formes pharmaceutiques.

Bains, douches, fumigations, sachets, cigares, cigarettes, trochisques.

§ 1. — Des bains.

Définition. — Les bains sont des milieux artificiels dans lesquels on plonge le corps entier ou seulement l'une de ses parties.

Division. — On peut les diviser :

A. *D'après la température*, en bains froids au-dessous de 25° (toniques), en bains tièdes de 30 à 35° (neutres), chauds de 35 à 40° (déprimants).

B. *D'après le milieu d'immersion*, en bains liquides, bains gazeux, bains solides.

C. *D'après la partie immergée*, en bains entiers, bains partiels (demi-bains, pédiluves, maniluves, bains de siège, etc.).

Classification. — Prenant pour base le milieu d'immersion, nous diviserons les bains en trois grandes classes, auxquelles nous rattacherons les divisions des bains, basées sur la température ou sur la partie immergée.

Les bains se divisent en trois grandes classes : 1° bains liquides ; 2° bains gazeux ; 3° bains solides.

1ʳᵉ classe. — Des bains liquides.

Composition. — Les bains liquides, ou bains proprement dits, sont généralement composés d'eau pure, ou d'eau contenant en dissolution ou en suspension diverses substances.

Division. — Les bains liquides peuvent être divisés en :

Bains froids, ce sont ceux dont la température est au-dessous de 25°. Ils sont toniques.

Bains tièdes, ce sont ceux dont la température est de 30 à 35°. Ils sont neutres.

Bains chauds, ce sont ceux dont la température est de 35° à 40°. Ils sont déprimants.

Bains à eau courante, ce sont ceux dans lesquels l'eau se renouvelle constamment.

Bains à eau dormante, ce sont ceux dans lesquels l'eau ne se renouvelle pas.

Bains entiers, ce sont ceux dans lesquels tout le corps, sauf la tête, est plongé.

Bains partiels, ce sont ceux dans lesquels on plonge une partie du corps seulement.

N'ayant rien de particulier à dire sur les bains froids, tièdes, chauds, à eau courante, à eau dormante, nous allons passer de suite à l'étude des bains entiers, puis nous étudierons les bains partiels.

Des bains liquides entiers.

Définition. — Les bains liquides entiers sont ceux dans lesquels tout le corps, sauf la tête, est plongé.

Eau nécessaire. — La quantité d'eau nécessaire pour un bain ordinaire est évaluée par le Codex de 250 à 300 litres pour un adulte ; à 200, 100 et même 50 litres, suivant l'âge des personnes.

Température. — La température est variable, suivant que l'on désire faire prendre au malade un bain froid (au-dessous de 25°) ; tiède (de 30 à 35°) ; chaud (de 35 à 40°).

Durée. — La durée du bain est variable ; elle est en moyenne de 20 à 30 minutes. Au delà d'une heure, c'est le bain prolongé.

Baignoires. — Les bains se prennent dans des baignoires ordinaires qui sont en général en cuivre étamé ; mais lorsque l'eau du bain est chargée de préparations métalliques, sulfureuses ou iodées, susceptibles d'attaquer l'étamage des baignoires ordinaires, on doit employer des baignoires de bois, de fonte émaillée ou de zinc.

Principes actifs. — Les diverses substances, qu'on incorpore aux bains, sont empruntées aux règnes minéral, végétal et animal.

Voici les formules des principaux bains médicamenteux.

1° Bains médicinaux chargés de principes médicamenteux empruntés au règne minéral.

Eau 300 litres.

Bain alcalin.

    Carbonate de soude . . . . 250 grammes

Bain de Vichy.

    Bicarbonate de soude. 500   —

Bain sulfureux ou sulfuré.

    Trisulfure de potassium solide ou trisulfure
      de sodium solide 100   —

Bain sulfuré ou sulfureux liquide.

    Trisulfure de potassium solide ou trisulfure
      de sodium solide 100   —
    Eau 200   —

Dissoudre à chaud, filtrer et ajouter au bain.

Ces deux derniers bains doivent être pris dans des pièces spéciales peintes au blanc de zinc et dans des baignoires de bois ou de fonte émaillée.

Bain iodé.

    Iode. . . . . 10 grammes
    Iodure de potassium 20   —
    Eau 250   —

Baignoire de bois ou de fonte émaillée.

Bain ioduré.

    Iodure de potassium . . . . 250 grammes

    Eau. 450   —

Bain de sel.

    Sel gris . . . . 5 kilogrammes.

Bain de sublimé corrosif.

    Bichlorure de mercure . . . . 20 grammes

    Chlorhydrate d'ammoniaque 20   —

    Eau. 200   —

Baignoire de bois ou de fonte émaillée. Le Codex recommande d'étiqueter d'une manière très apparente : *Solution pour bain.*

Bain dit de Plombières.

    Carbonate de soude pur cristallisé . . . 100 grammes

    Chlorure de sodium 20   —

    Sulfate de soude 60   —

    Bicarbonate de soude. 20   —

    Gélatine pure 100   —

Mélanger les sels dans un flacon. Délivrez la gélatine à part.

Pour préparer le bain, faire dissoudre la gélatine dans 500 grammes environ d'eau chaude. Verser ensuite successivement dans la baignoire la solution gélatineuse et les sels contenus dans le flacon.

2° Bains médicinaux chargés de principes empruntés au règne végétal.

Eau 300 litres.

Bain d'amidon.

    Amidon . . . . 200 grammes

Délayer dans 2 litres d'eau et mélanger au bain.

Bain aromatique.

    Espèces aromatiques 500   —

Faites infuser les espèces, placées dans un nouet très lâche de toile pendant une demi-heure dans 10 litres d'eau, que vous verserez dans le bain.

Bain de tilleul.

    Tilleul (fleurs et bractées) . . . . . . 500 grammes

Préparez comme le bain aromatique.

Bain de son.

    Son. . . . . 1 kilogramme

3° *Bains médicinaux chargés de principes empruntés au règne animal.*

Eau 300 litres.

Bain gélatineux.

    Gélatine pulvérisée. . . . . 500 grammes

Faites dissoudre à chaud dans deux litres d'eau et versez le liquide dans le bain.

Bain gélatino-sulfureux.

    Polysulfure de potassium. . . . . 50 grammes
    Gélatine . . . . 250 —

Dissoudre à chaud la gélatine, puis le sel. Baignoire en bois ou fonte émaillée.

Bain savonneux.

    Savon blanc du commerce . . . . . . 1 kilogramme

Importance. — Les bains, considérés comme hygiéniques ou comme médicamenteux, remontent à l'antiquité la plus reculée. Les eaux minérales, si souvent prises à l'intérieur aujourd'hui, n'étaient utilisées qu'à l'extérieur chez les anciens.

Les bains hygiéniques ont une importance qui n'est contestée par personne. Il n'en est pas de même des bains médicinaux ; leur action sur l'économie est discutée.

Les uns admettent que la peau absolument saine n'absorbe que les principes volatils ; d'autres pensent qu'elle absorbe tous les principes dissous, mais en très faibles proportions ; d'autres, enfin, faisant intervenir une question de température, prétendent que la peau absorberait les substances dissoutes dans un bain dont la température serait plus élevée que celle du corps, et ne les absorberait pas si cette température est plus basse.

Cependant, aujourd'hui la plupart des physiologistes admettent que la peau, malgré la couche épidermique dont elle est revêtue, peut absorber des matières dissoutes ou même gazeuses.

Les expériences de Seguin, de Bonfils, de Westrumb ont montré l'absorption par la peau, à la suite de l'administration d'un bain, de principes médicamenteux dissous dans l'eau de ces bains, et ces principes ont été retrouvés dans l'urine ou dans le sang. Les expériences ont été faites avec le sublimé corrosif, l'émétique, le cyanure de potassium.

Tout en admettant que la peau peut absorber, alors même que son épiderme est intact, il faut cependant reconnaître que, chez l'homme, cette absorption est toujours faible, dans les conditions ordinaires.

Particulièrement destinée à envelopper le corps et à le protéger contre les objets extérieurs, la peau est évidemment organisée de manière à absorber les fluides extérieurs dans des proportions très minimes, surtout quand on la compare, sous ce rapport, aux membranes muqueuses. Toutefois, comme cette propriété absorbante de la peau est réelle, l'usage des bains médicamenteux se trouve ainsi justifié.

Des bains liquides partiels.

Définition. — On appelle bains liquides partiels ceux dans lesquels on plonge seulement une partie du corps.

Division. — On les divise :

En *pédiluves*, bain liquide partiel dans lequel on plonge les pieds. Le Codex de 1884 donne la formule d'un pédiluve sinapisé.

> Farine de moutarde . . . . 150 grammes
> Eau tiède. . . . .   Q. S.

Pour un bain de pied, dont la température ne devra pas dépasser 40°.

En *maniluves*, bain liquide partiel dans lequel on plonge les mains.

Bains de siège, inutile de les définir.

Douches, *ablutions* et *aspersions*, bains liquides partiels, qu'on administre d'une certaine manière, dans la médication spéciale connue sous le nom d'*hydrothérapie*.

Résumons, en quelques mots, les principes de l'hydrothérapie.

Hydrothérapie. — L'hydrothérapie est la médication par l'eau employée sous toutes ses formes ; cependant l'usage a restreint le sens étymologique du mot, et ce mot ne s'applique plus qu'aux affusions et aux douches.

L'*affusion* consiste à verser un liquide sur le corps ou seulement, sur une partie déterminée du corps.

La *douche* consiste à diriger, sur une partie du corps, un jet liquide, variable en énergie, en volume et en durée, et qui frappe d'une manière continue et avec une certaine force cette partie.

Les douches se divisent :

D'après leur application : en générale et en locale ;

D'après leur température : en chaude, froide, écossaise, alternative ;

D'après les formes du jet : en jet, en pluie, en cercle, en colonne, en promenade.

La douche générale est celle que l'on dirige sur tout le corps.

La douche locale est celle que l'on applique sur une partie déterminée du corps. Les principales douches locales sont : la douche ascendante, utérine, hypogastrique, splénique, hépatique, oculaire, périnéale, vaginale, rectale.

La douche chaude est de 30° à 35°. Elle est excitante, si elle est courte ; sédative lorsqu'elle est prolongée.

La douche froide est de 9° environ. Elle est tonique, sédative, et doit être prise très courte, de 10 à 30 secondes au maximum. L'eau doit avoir une certaine pression, c'est-à-dire être projetée avec force. C'est par sa température et sa pression que la douche froide produit la réaction, sentiment de chaleur et de bien-être, qui lui succède.

La douche écossaise est une douche chaude à 30° portée progressivement à 35°, 40° et 45° et suivie immédiatement d'un jet froid très court.

La douche alternative est une douche chaude, suivie d'une douche froide pendant un nombre égal de secondes, et en répétant deux ou trois fois de suite cette alternance.

La douche en jet ou douche *mobile* ou *en lance* est la plus utilisée. Le patient est à 2 mètres environ de l'opérateur, qui est placé sur une tribune élevée de deux marches. Jet d'eau sur la partie postérieure du corps, puis sur la poitrine, puis sur les membres en terminant par les pieds. L'ajutage est, suivant les cas : un embout dont l'orifice mesure 14, 16, 18 ou 20 millimètres : une pomme d'arrosoir ; un éventail. Le jet doit être brisé avec la main ou une palette *ad hoc*.

La douche en pluie se donne avec une large pomme d'arrosoir, placée à 2 m.50 du sol, et laissant échapper une pluie verticale. Le patient doit avoir la tête couverte d'un bonnet de caoutchouc ou de toile cirée, et pencher le haut du corps pour recevoir la douche sur le tronc et non sur le vertex.

La douche en colonne est la douche en pluie donnée avec une lance à la place d'une pomme d'arrosoir.

La douche en cloche s'obtient à l'aide d'une pomme ayant une ouverture circulaire au niveau de sa circonférence.

La douche en cercle, appelée aussi *douche en poussière* se donne à l'aide de l'appareil suivant : 8 à 10 cerceaux creux, superposés horizontalement, distants de 12 à 15 centimètres, imitant un cylindre dans lequel entre le patient. Ces cerceaux sont percés de nombreux trous ; chaque cercle est commandé par un robinet. Dès que tous les robinets sont ouverts, il se produit un véritable tourbillon. Cette douche très excitante est peu employée.

Dans la *douche promenade* (système Level), on place à 2 m.50 du sol un cylindre creux de 4 m. 50 de longueur percé de nombreux trous. Le patient se promène sous la pluie.

Précautions. — Quelle que soit la variété hydrothérapique employée, affusion ou douche, le patient doit marcher avant la douche, faire des mouvements pendant la douche, s'habiller vite et faire un exercice violent après la douche ; course, escrime, gymnastique ou massage, pour favoriser la réaction.

Liquides employés. — Les douches sont prises ordinairement avec de l'eau ordinaire, mais on peut les prendre avec des eaux chargées de principes médicamenteux divers : douche saline, alcaline, de Barèges etc., etc.

Ouvrages à consulter. — Nous n'insisterons pas plus longtemps sur les pratiques ou méthodes employées en hydrothérapie ; ceux qui voudraient approfondir la question pourront consulter les ouvrages suivants : 1° Delmas, *Traité d'hydrothérapie* ; 2° Fleury, *Traité d'hydrothérapie* ; 3° Dujardin- Beaumetz, Leçons sur l'hydrothérapie professées à l'hôpital Cochin et insérées dans le *Bulletin de thérapeutique*, 1889-1890-1891 ; 4° Burgonzio traduit par Durand-Fardel : *Technique des pratiques hydrothérapiques.*

Ces divers ouvrages renferment une foule d'indications pratiques qui permettront de répondre avec compétence aux questions qui sont souvent posées au pharmacien ou au médecin par sa clientèle. On y trouvera notamment des détails techniques sur l'emploi du drap mouillé, de l'épongement, du demi-bain, du bain entier, de la piscine, du bain vapeur, de la douche, etc., etc., sur les bains de mer et sur l'hydrothérapie dans les stations thermales.

2ᵉ classe. — Des bains gazeux.

Division. — Les bains gazeux, usités en balnéothérapie, sont :
1° Les bains d'air chaud ; 2° Les bains de vapeur.

DES BAINS D'AIR CHAUD	DES BAINS DE VAPEUR
Définition. — Ce sont ceux que l'on administre dans des étuves dans lesquelles pénètre de l'air chauffé.	Ce sont ceux que l'on administre dans les étuves, dans lesquelles pénètre de la vapeur d'eau.
Comment ils s'administrent. — Ils s'administrent dans 2 sortes d'étuves appelées *étuves sèches*, qui se divisent : 1° *Étuves totales*. — Ce sont des salles dans lesquelles les malades sont entièrement soumis au contact de la chaleur ; 2° *Étuves partielles*. — Ce sont des caisses dans lesquelles les malades sont soumis à l'action de la chaleur, mais la tête restant à l'air libre.	Ils s'administrent dans 2 sortes d'étuves, appelées *étuves humides*, qui se divisent : 1° *Étuves totales* ; 2° *Étuves partielles*.
Température de ces bains. — Dans les étuves sèches, la température oscille entre 35° et 50°. Moyenne 40°.	Dans les étuves humides, la température oscille entre 35° et 70°. Moyenne 45°.
Médicaments dégagés. — On peut dégager dans les étuves sèches des fumigations : essence de pin, cinabre, soufre (Ces deux dernières doivent être administrées dans une étuve partielle, de manière à ce que la tête du malade soit mise à l'abri des vapeurs).	On peut charger la vapeur de produits médicamenteux : térébenthine, iodure de potassium.
Durée des bains. — La durée des bains de sudation ne doit pas dépasser 25 minutes.	La durée des bains de sudation ne doit pas dépasser 25 minutes.

Le *bain russe* est une étuve humide, à proximité de laquelle se trouve une salle d'immersion froide, et un salon de repos avec massage.

Le *bain maure* est une étuve humide près de laquelle se trouve un salon de repos, avec massage. Dans ce bain, il n'y a pas de salle d'immersion d'eau froide.

3ᵉ classe. — Des bains solides.

Les bains solides comprennent : les bains de sable, de boue, de marc de raisin, de marc d'olive, etc. Ces bains, étant presque tous du domaine de l'empirisme, sont peu usités. Cependant on fait souvent usage des bains de boue minérale, des eaux sulfatées calciques de Dax (Landes).

§ 2. — Des fumigations.

Définition. — Les fumigations consistent en des expansions de gaz ou de vapeurs que l'on répand dans l'atmosphère ou que l'on dirige sur une partie ou sur la totalité du corps.

Classification. — On les divise en deux classes : 1º Fumigations hygiéniques ; 2º Fumigations médicinales.

Des fumigations hygiéniques.

Définition. — Les fumigations hygiéniques sont des expansions de gaz ou de vapeurs que l'on répand dans l'atmosphère et qui ont pour but :

1º Tantôt d'atteindre et de détruire, par une action chimique, les miasmes délétères qui pourraient exister dans l'air.

2º Tantôt de masquer par une odeur plus forte, l'odeur de certaines émanations répandues dans l'air.

1ʳᵉ CLASSE. — Les fumigations hygiéniques ayant pour but *d'atteindre et de détruire par une action chimique les miasmes délétères*, qui pourraient exister dans l'air, s'opèrent en général : au moyen du chlore ; au moyen des vapeurs sulfureuses ; au moyen des vapeurs nitreuses.

Les fumigations de chlore ou *fumigations guytonniènes*, du nom de Guyton de Morveaux, peuvent être faites de plusieurs manières.

Procédé du Codex :

Chlorure de sodium pulvérisé	250	grammes
Bioxyde de manganèse	100	—
Acide sulfurique du commerce.	200	—
Eau commune	200	—

Mêlez avec soin le chlorure de sodium et le bioxyde de manganèse ; délayez le mélange avec la quantité d'eau prescrite dans un vase en terre que vous placerez sur un réchaud. Ajoutez ensuite l'acide sulfurique. Le dégagement de chlore commencera aussitôt.

En employant les doses ci-dessus indiquées, la quantité de chlore sera suffisante pour désinfecter une pièce de 100 mètres cubes de capacité.

Autre moyen. Un autre moyen d'obtenir un dégagement de chlore consiste à délayer du chlorure de chaux dans l'eau et à le traiter ensuite par l'acide chlorhydrique, le vinaigre ou tout autre acide. On peut toujours à volonté modérer ou activer la réaction.

Autre moyen. Lorsqu'on ne veut obtenir qu'un dégagement faible mais continu de chlore (pour la désinfection des salles habitées par exemple) il suffit d'exposer à l'air libre, sur des assiettes ou dans une terrine, une quantité de chlorure de chaux proportionnée à l'étendue de la pièce.

Les fumigations hygiéniques sulfureuses se font de la manière suivante :

Soufre en canon concassé. . . . . Q. S.

Placer le soufre dans un vase en terre évasé ou dans des récipients en tôle de 30 centimètres de diamètre, à bords très bas, de 5 centimètres au plus, reposant sur une couche de sable. Arroser ce soufre avec un peu d'alcool et allumer le mélange.

Par sa combustion, le soufre fournira de l'acide sulfureux. On doit brûler 30 grammes de soufre par mètre cube : par conséquent, il fraudra brûler 3 kilogrammes de soufre pour désinfecter une pièce de 100 mètres cubes de capacité.

Les fumigations hygiéniques nitreuses ont été proposées par Smith en 1795. On les préparait autrefois, en faisant agir l'acide sulfurique sur le nitre. Dans ces fumigations, on tenait à ce que l'acide nitrique fût débarrassé de vapeurs nitreuses. Les expériences de Girard et Pabst ayant démontré le pouvoir antiseptique des vapeurs nitreuses, on prépare aujourd'hui les fumigations hygiéniques nitreuses avec les vapeurs nitreuses qui sont dégagées par le sulfate de nitrosyle.

On place dans un bocal, reposant au fond d'une terrine en grès, des cristaux de sulfate de nitrosyle (acide sulfo-nitreux), 1 gramme par mètre cube, ou 100 grammes pour désinfecter une pièce de 100 mètres cubes de capacité. On porte le vase au-dessous d'un robinet laissant couler de l'eau goutte à goutte, lentement, sur le sel qui dégage immédiatement des vapeurs rutilantes. Il est bon de répartir en deux ou plusieurs vases, aux extrémités de la salle, la dose de sulfate de nitrosyle employée.

But des fumigations hygiéniques. — Le but des fumigations chlorées, sulfureuses ou nitreuses est, ainsi que nous l'avons dit, de détruire par une action chimique, les miasmes délétères qui pourraient exister dans l'air.

Ces fumigations sont très employées en hygiène, comme moyens de désinfection, c'est-à-dire pour détruire les germes des maladies contagieuses et infectieuses, germes vivants, connus sous le nom de *microbes* et qui peuvent être répandus soit dans les locaux habités par les malades, soit dans les linges, effets et objets de literie appartenant aux malades.

Sans étudier longuement cette grande question de la désinfection, qui est plutôt du domaine de l'hygiène que de la pharmacie, nous croyons cependant devoir entrer dans quelques considérations générales, qui présentent, au point de vue scientifique et surtout pratique, un intérêt considérable.

La transmission des maladies infectieuses ou contagieuses (variole, scarlatine, érysipèle, fièvre typhoïde, choléra, etc.) s'opère non seulement par les malades, mais encore par les vêtements, les linges, la literie qu'ils ont souillés de leurs principes morbifiques ; elle s'opère aussi par les murs de salles occupées par les malades, par les vases, par les latrines dans lesquels leurs déjections sont jetées. Il faut donc, pour empêcher la propagation du fléau, prendre les mesures suivantes : isoler les malades ; désinfecter tous les objets matériels ayant servi aux malades.

Nous n'insisterons pas sur la nécessité d'isoler les malades atteints de certaines maladies infectieuses et transmissibles, nécessité aujourd'hui reconnue et proclamée par les hygiénistes de tous les pays ; nous n'étudierons pas non plus la manière dont se pratique l'isolement individuel et collectif (1), mais nous allons examiner avec

(1) On pourra, à cet égard, consulter les traités d'hygiène et en particulier E. Dupuy, *Manuel d'hygiène publique et industrielle.*

soin quels sont les procédés que l'on doit suivre pour désinfecter tous les objets matériels ayant servi aux malades.

On doit désinfecter successivement :

1° Les objets matériels ayant servi aux malades (vêtements, linges, objets de literie).

2° Les latrines et vases divers dans lesquels sont déversées les déjections des malades.

3° Les appartements ou les salles dans lesquels les malades ont séjourné.

La désinfection des objets ayant appartenu aux malades (vêtements, linges, objets de literie), peut s'opérer de deux manières : 1° par les désinfectants chimiques ; 2° par l'exposition à la chaleur.

Quels désinfectants chimiques doit-on employer ? Le nombre des désinfectants chimiques, proposés depuis quelques années, est considérable, et il serait difficile de faire un choix judicieux au milieu de tous ces corps, si l'on ne connaissait pas les travaux publiés à cet effet par un grand nombre de savants, parmi lesquels nous citerons : MM. Pasteur, Lister, P. Bert, Arloing, Bergeron, Gosselin, Bouchardat, Miquel et Vallin.

Dans un traité très remarquable publié sous le titre : *Traité des désinfectants et de la désinfection*, M. le médecin inspecteur Vallin, ancien directeur de l'Ecole de santé militaire de Lyon, a examiné avec une autorité, une lucidité de langage, une impartialité et une sûreté de vues que l'on ne saurait trop reconnaître, les différents désinfectants chimiques proposés jusqu'à ce jour. Cette œuvre considérable, fruit d'études bibliographiques étendues et de nombreux travaux originaux, est venue remplir une lacune importante et mérite d'être consultée par tous ceux qui s'intéressent à cette grande question de la désinfection.

A côté du traité de M. Vallin, nous trouvons les magnifiques travaux de M. Miquel sur les antiseptiques, travaux publiés dans l'*Annuaire de Montsouris*, années 1881, 1882, 1883, 1884, et sur lesquels nous croyons devoir nous arrêter un instant.

On appelle substances *antiseptiques*, dit M. Miquel, les substances capables de s'opposer à la putréfaction des liqueurs ou des matières altérables.

Ces antiseptiques, dont le mode d'action est très variable, ne peuvent être déclarés efficaces, que s'ils sont capables de s'opposer à la vie des ferments organisés. Si une putréfaction est en marche, ils doivent être assez puissants pour la suspendre ; et dans ce cas, ils agissent en détruisant ou en paralysant les bactéries déjà en activité. Si la putréfaction n'est pas encore déclarée, ils doivent la prévenir ; et, dans ce cas, ils agissent en s'opposant à la multiplication des germes répandus dans les milieux putrescibles.

Un antiseptique peut donc produire une désinfection parfaite : soit en tuant les germes ou bactéries ; soit en suspendant la vie des bactéries adultes ; soit en gênant l'éclosion des germes des bactéries. De là, trois classes d'antiseptiques : antiseptiques tuant les bactéries ; antiseptiques suspendant la vie des bactéries ; antiseptiques gênant l'éclosion des germes des bactéries.

C'est en se fondant sur ces distinctions, et en faisant un grand nombre d'expériences, que M. Miquel est parvenu à ranger les agents pouvant être employés comme antiseptiques, en un certain nombre de classes comprenant :

1° Les agents éminemment antiseptiques.

2° — très fortement antiseptiques.

3° — fortement antiseptiques.

4° — modérément antiseptiques.

5° — faiblement antiseptiques.

6° — très faiblement antiseptiques.

1ʳᵉ CLASSE. — *Substances éminemment antiseptiques*, classées d'après l'ordre de leur puissance : biiodure de mercure, iodure d'argent, eau oxygénée, bichlorure de mercure, azotate d'argent.

2ᵉ CLASSE. — *Substances très fortement antiseptiques*, classées d'après leur ordre de puissance : acide osmique, acide chromique, chlore, iode, chlorure d'or, acide cyanhydrique, brome, iodoforme, bromoforme, chlorure de cuivre, chloroforme, sulfate de cuivre.

3ᵉ CLASSE. — *Substances fortement antiseptiques*, classées d'après leur ordre de puissance : acide salicylique, acide benzoïque, bichromate de potasse, cyanure de potassium, acide picrique, chlorure d'aluminium, gaz ammoniac, chlorure de zinc, acide thymique, chlorure de plomb, essence de mirbane, acides sulfurique, chlorhydrique, azotique, essence d'amandes amères, acide phénique, permanganate de potasse, azotate de plomb, alun, tannin, acides oxalique, tartrique, citrique, sulfhydrate de soude.

4° CLASSE. — *Substances modérément antiseptiques*, classées d'après leur ordre de puissance : bromhydrate de quinine, acide arsénieux, acide borique, salicylate de soude, sulfate de protoxyde de fer, soude caustique.

5e CLASSE. — *Substances faiblement et très faiblement antisepti-*
ques : borate de soude, alcool ordinaire, hyposulfite de soude.

D'après ce qui précède, on voit :

1° Que les sels de mercure (biiodure et bichlorure de mercure)
sont des antiseptiques très puissants, et par suite des agents énergiques de désinfection. Ces sels ne sont guère employés, dans la
pratique vulgaire de la désinfection, à cause des dangers sérieux
que présente leur manipulation.

2° Les sels d'argent, jouissant d'un pouvoir antiseptique comparable à celui des sels de mercure, ont l'inconvénient de noircir les
tissus, le linge, la peau, de coûter fort cher ; ils sont donc peu employés.

3° Le chlore, le brome, l'iode, sont d'excellents antiseptiques qui
méritent d'être employés comme désinfectants partout où cela est
possible. Ils possèdent, sur la plupart des agents microbicides, l'a-
vantage de se diffuser dans l'atmosphère, et de pénétrer partout,
ce qui leur permet d'aller tuer les germes déposés dans les endroits
inaccessibles aux nettoyages, mais ils attaquent plus ou moins profondément toutes les substances, ce qui en restreint nécessairement
l'emploi.

4° Les sels de cuivre sont aussi des antiseptiques puissants et,
en dehors des métaux nobles, dit M. Miquel, il n'existe pas de métal pouvant lutter avec le cuivre en efficacité, pour suspendre et prévenir la décomposition des matières animales. Malheureusement
les solutions saturées de sulfate de cuivre sont impuissantes à détruire
les spores des bacilles communs.

5° Les acides minéraux (acides sulfurique, azotique, chlorhydrique)
possèdent, d'après M. Miquel, la propriété de détruire les germes
microbiques ; aussi conseille-t-il d'ajouter aux solutions des sels de
cuivre, qui possèdent une grande puissance désinfectante, 2.0/0 d'a-
cide azotique ; de cette façon, dit-il, non seulement les bactéries adultes seraient tuées, mais avec elles, leurs graines reproductrices.

6° L'acide sulfureux, dégagé dans un air humide, est aussi un excellent désinfectant.

7° Le chlorure de zinc, l'acide phénique, l'acide thymique sont
aussi de bons désinfectants, mais moins actifs que les substances
déjà indiquées.

Ces considérations générales posées, voyons comment il faut opérer
pour désinfecter, à l'aide des agents chimiques, les objets matériels
ayant appartenu aux malades.

Voici les mesures conseillées dans la dernière épidémie cholérique, pour la désinfection chimique des objets matériels ayant appartenu aux malades.

Plonger les linges de corps ou de literie dans un baquet contenant :

Sulfate de cuivre . . . . 200 grammes
Eau . . . . 20 litres

ou dans un baquet contenant :

Eau . . . . 20 litres
Chlorure de chaux sec . . . . 200 grammes.

Les y laisser une demi-heure. Au bout de ce temps, retirer les objets du baquet, les tordre et les remettre encore humides au blanchisseur qui les rincera de suite dans l'eau bouillante, avant de les soumettre à la lessive commune.

Les pièces de vêtement susceptibles d'être lavées seront soumises au même traitement.

Les vêtements ou objets de literie non susceptibles d'être lavés seront désinfectés de deux manières : 1° soit à l'aide du soufre, 2° soit à l'aide de la chaleur.

On opère cette désinfection au soufre de la manière suivante : on suspend les objets à désinfecter dans une pièce parfaitement close ; on asperge le sol avec un peu d'eau, pour rendre l'air humide, et l'on y fait brûler 30 grammes de fleur de soufre par mètre cube de l'espace. La pièce ne sera ouverte qu'au bout de 24 heures.

La désinfection du matériel des malades par l'exposition à la chaleur est un mode de désinfection expéditif, peu coûteux, donnant une grande sécurité, au point de vue de l'intégrité du matériel et de la destruction des principes morbides.

Des expériences anciennes reproduites dans ces dernières années, et contrôlées par M. Vallin, prouvent qu'une température de 110° assure la destruction de tous les germes morbides, sans compromettre les propriétés physiques des tissus.

Il suffit donc, pour désinfecter complètement les objets de literie, linges ou habits ayant appartenu à des personnes atteintes de maladies infectieuses ou contagieuses, de les faire passer dans des étuves à désinfection chauffées à une température déterminée.

Pour ne pas sortir du domaine dans lequel nous voulons rester, nous n'insisterons pas sur les différents modèles d'étuves proposés pour la désinfection ; nous nous bornerons simplement à dire que les seules étuves, aujourd'hui employées, sont les *étuves à vapeur sous pression*, et que le modèle le plus usité dans les hôpitaux est celui construit par la maison Geneste et Herscher de Paris (1).

La désinfection des latrines, vases, dans lesquels on déverse les déjections des malades est aussi très importante.

Les maladies infectieuses se transmettent fréquemment par les matières de vomissements, par les selles des malades. Ces matières, projetées dans les latrines d'une maison, peuvent les empoisonner : il faut donc désinfecter ces matières le plus rapidement possible. Cette désinfection s'opère à l'aide d'un des désinfectants chimiques que nous avons indiqués.

Dans la dernière épidémie cholérique, on conseillait de mélanger à chaque selle ou à chaque litre de matières liquides un grand verre d'une solution de cuivre à 50/1000, ou 80 grammes environ de chlorure de chaux en poudre. Les cuvettes des cabinets seront aussi désinfectées à l'aide du sulfate de cuivre, ou du chlorure de chaux.

Il importe également de **désinfecter les locaux** (appartements ou salles) dans lesquels ont séjourné les malades atteints de maladies contagieuses.

Comment cette désinfection peut-elle s'opérer ?

Il résulte d'expériences faites par un grand nombre de chimistes et de médecins, qu'il faut employer, pour opérer cette désinfection, des agents chimiques possédant une grande puissance antiseptique, et ayant la propriété de se diffuser dans l'atmosphère ; ce qui leur permet de pénétrer partout, et d'aller tuer les germes déposés dans les endroits inaccessibles aux nettoyages. Les agents, remplissant ces conditions, sont les gaz antiseptiques ; d'où la nécessité d'employer les gaz pour la désinfection des locaux dans lesquels les malades ont séjourné.

Les gaz antiseptiques, susceptibles d'être utilisés à cet effet, doivent remplir les conditions suivantes : être d'une application facile, pour que l'opération puisse être faite par la première personne venue ; posséder une pénétration suffisante pour qu'ils puissent pénétrer dans tous les meubles, tentures de l'appartement ; ne pas attaquer les objets meublants, rideaux etc. de l'appartement.

Dans un rapport présenté à l'Académie de médecine, dans la

(1) Ceux qui voudraient approfondir l'étude des étuves à désinfection pourront consulter les ouvrages suivants : 1º Arnoult, *Traité d'hygiène* ; 2º Richard, *Traité d'hygiène appliquée* ; 3º *Revue d'hygiène de Vallin*, années 1879-1883, etc. ; 4º *Étude et progrès de l'hygiène en France de* 1878 à 1892, de Napias et Martin ; etc., etc.

séance du 9 septembre 1881, M. Dujardin-Beaumetz, au nom d'une commission composée de MM. Pasteur, Roux et Dujardin-Beaumetz, formulait les conclusions suivantes :

1° Le brome, très employé en Allemagne, doit être rejeté, parce que la répartition de ses vapeurs est très inégale et leur force de pénétration très faible.

2° Le chlore, dont la préparation est très pratique, présente l'inconvénient de décolorer même à sec certaines étoffes.

3° Le sulfate de nitrosyle, constitué, comme on le sait, par des cristaux qui se déposent dans les chambres de plomb où l'on fabrique l'acide sulfurique, est un très puissant désinfectant. Mais il offre les inconvénients suivants : l'acide hypoazotique qu'il dégage au contact de l'eau, altère les objets meublants ; aussi ce désinfectant étudié dans ces derniers temps, par M. Girard, directeur du laboratoire municipal, ne peut s'appliquer qu'aux locaux dans lesquels il n'existe que des murs, tels que fosses d'aisances, caves, etc.

4° Le gaz acide sulfureux est de tous les gaz antiseptiques celui qui donne les meilleurs résultats pour la désinfection des locaux ayant été occupés par des malades atteints d'affections contagieuses.

Quelques hygiénistes, entre autres M. Richard, agrégé au Val de Grâce, Lœffer de Berlin, Debroslawin de St-Pétersbourg et d'autres, repoussent les fumigations sulfureuses qu'ils considèrent comme insuffisantes ; mais nous croyons au contraire, avec beaucoup d'autres hygiénistes, que ces fumigations doivent être conseillées, car elles ont fait leurs preuves, dans de nombreuses épidémies, notamment à Paris dans la dernière épidémie cholérique de 1884.

L'acide sulfureux peut être fourni par trois sources différentes : par la combustion du soufre ; par l'acide sulfureux liquéfié (Procédé de Pictet) ; par la combustion de sulfure de carbone.

Le procédé par *la combustion du soufre* est le plus simple et le moins coûteux. Il consiste à faire brûler 30 grammes de fleur de soufre par mètre cube de l'espace à désinfecter. On place le soufre dans un vase quelconque, sur une plaque de tôle et on l'enflamme.

On se sert souvent de *l'acide sulfureux liquide*, préparé par le procédé Pictet de Genève. On trouve aujourd'hui dans le commerce cet acide sulfureux liquéfié sous forme de siphons, analogues aux siphons d'eau de Seltz et qui renferment 750 grammes d'acide sulfureux. Il faut un siphon pour 20 mètres cubes.

Voici comment on opère : on met en communication le siphon avec la pièce à désinfecter au moyen d'un tube en caoutchouc passant par une ouverture pratiquée dans la porte. On presse sur le siphon ; l'acide sulfureux passe et s'évapore rapidement à l'air libre de la pièce. Ce procédé excellent n'a qu'un inconvénient, celui d'être un peu cher.

Le *sulfure de carbone* a été signalé par M. Peligot comme pouvant donner lieu à une source importante d'acide sulfureux ; mais la combustion du sulfure de carbone présente des dangers à cause de son extrême volatilité. Aujourd'hui, grâce à un brûleur spécial inventé par M. Ckiandi, cette combustion se fait très facilement et sans danger. Le procédé de production de l'acide sulfureux par la combustion du sulfure de carbone est un procédé excellent, très peu coûteux, car il suffit de 2 kilog. 500 de sulfure de carbone pour désinfecter 100 mètres cubes d'air.

Depuis quelques années, on pratique la désinfection des locaux contaminés au moyen de pulvérisations de sublimé faites avec des pulvérisateurs variés, en particulier celui de Geneste et Herscher.

A Paris, la désinfection s'opère avec le mélange suivant :

        Bichlorure de mercure . . . .   7 gr. 50
        Acide tartrique. . . . .   30 gr.
        Eau . . . .   15 litres

On place le liquide dans le pulvérisateur et on le pulvérise sur les murs, les meubles et le sol. Cette pulvérisation doit être méthodique : c'est ainsi que sur les murs, on doit promener le jet toujours dans le même sens de haut en bas, en désinfectant tranche par tranche. M. Laveran a montré que la désinfection des locaux contaminés opérée avec des pulvérisations de sublimé était inefficace ; que ces pulvérisations ne produisent de l'effet qu'à la condition que le liquide pulvérisé ruisselle contre le mur. Il conseille, pour obtenir la désinfection des locaux, de laver les murs avec de l'eau savonneuse, puis avec une solution de sublimé acidifiée à 2 0/0.

M. Dujardin-Beaumetz a fait remarquer qu'au point de vue théorique et absolu, M. Laveran avait raison. Mais il pense que les conclusions proposées peuvent soulever des objections. « Depuis deux ans, dit-il, le service municipal de désinfection fonctionne à Paris ; il a constamment pulvérisé des solutions de sublimé sur les murailles, et les épidémies locales, les épidémies de maisons ont été immédiatement arrêtées. » Il estime que dans ces conditions, les désinfections des locaux contaminés à l'aide des pulvérisations de sublimé doivent être conservées.

Aujourd'hui on tend à remplacer tous ces agents de désinfection par le formol (aldéhyde formique). Les vapeurs d'une solution d'aldéhyde formique à 1 0/0 suffisent pour détruire tous les microbes et tous les germes de la bactérie charbonneuse. D'après M. Miquel, l'aldéhyde formique réunit toutes les qualités d'un excellent désinfectant : promptitude d'action, pénétration considérable, action énergique aux basses températures, non-altérabilité des métaux et autres objets exposés à ses vapeurs, innocuité à l'inhalation à dose microbicide.

Nous avons terminé les notions générales que nous désirions présenter sur la désinfection et nous passons maintenant à l'étude de la deuxième classe des fumigations hygiéniques.

2ᵉ CLASSE. — Cette deuxième classe comprend : les fumigations *qui ont pour but de masquer, par une odeur plus forte, l'odeur de certaines émanations répandues dans l'air.*

Ces fumigations peuvent être faites :

Avec des substances solides que l'on volatilisera directement par la chaleur. Les substances employées peuvent être : les résines, l'oliban, la myrrhe, le succin, les gommes-résines, les baies de genièvre, les clous fumants. Les fumigations ainsi pratiquées, s'appellent *fumigations sèches.*

Avec de la vapeur d'eau, de la *vapeur d'alcool,* du *vinaigre* etc., pures ou chargées de principes volatils ou odorants. Les fumigations ainsi pratiquées portent le nom de *fumigations humides.*

Des fumigations médicinales.

Définition. — Les fumigations médicinales sont des expansions de gaz ou de vapeur que l'on dirige sur une partie ou sur la totalité du corps, dans le but d'obtenir un effet curatif. Ce sont de véritables agents thérapeutiques.

Nature. — La nature des fumigations médicinales est très variable ; elles sont constituées : par des gaz, par des vapeurs sèches, par des vapeurs aqueuses, par des vapeurs alcooliques, par des vapeurs éthérées, par des vapeurs médicamenteuses variées.

1ᵉ **Gaz.** — Les gaz employés dans les fumigations, sont : le chlore ; l'acide sulfureux ; l'ammoniaque.

Les *fumigations de chlore gazeux* ont été conseillées dans le traitement des maladies chroniques du foie. Elles sont obtenues au moyen de la fumigation de chlore ou fumigation guytonniène, dont nous avons donné la formule aux fumigations hygiéniques. Le malade doit être placé la tête en dehors, dans un appareil fumigatoire.

On s'en sert aussi pour rappeler à la vie les asphyxiés par l'hydrogène sulfuré ou par le gaz des fosses d'aisances ; mais il n'en faut faire respirer que peu à la fois. Pour cela, on emploie le procédé suivant, conseillé par M. Mialhe : On prend un mouchoir ou une grande compresse de toile, on la plie en quatre, et on la trempe dans du vinaigre ordinaire. On place au milieu du carré une petite poignée de chlorure de chaux, et on replie le linge en serviette. On met alors la compresse chloro-vinaigrée sous le nez du malade, en ayant soin d'activer de temps en temps le dégagement de chlore, en comprimant le petit appareil avec le pouce. On obtient par ce moyen un dégagement mixte de chlore et d'acide acétique des plus salutaires.

Aussitôt que le patient commence à faire quelques inspirations, ce qu'on reconnaît aux légers mouvements spasmodiques que laisse voir sa figure, et qui sont surtout perceptibles aux ailes du nez, il faut enlever de suite la compresse et ne la replacer sous le nez qu'à d'assez longs intervalles, afin de permettre la libre inspiration de l'air atmosphérique.

Les *fumigations sulfureuses* obtenues par la combustion du soufre, sont employées dans plusieurs maladies de la peau, dans certains cas de douleurs rhumatismales et arthritiques, d'engorgements scrofuleux. Le malade doit être placé la tête en dehors, dans un appareil fumigatoire.

Les *fumigations ammoniacales* sont obtenues à l'aide des vapeurs qui se dégagent continuellement de l'ammoniaque liquide ; elles sont particulièrement employées dans les maladies de la conjonctive, de la muqueuse des fosses nasales, du larynx, des bronches, dans les cas de syncope. Pour les administrer, il suffit, suivant les cas auxquels on les destine, de passer plus ou moins rapidement devant les yeux entr'ouverts, ou bien sous le nez et la bouche, au moment de l'inspiration, un flacon débouché contenant de l'ammoniaque liquide.

2º **Vapeurs sèches.** — Les fumigations, produites par les vapeurs sèches, sont celles qui résultent de la décomposition par le feu des résines (oliban, myrrhe, succin), du benjoin, des baies de genièvre, des gommes résines.

On peut encore rapporter à cette classe :

1º Les *fumigations de cinabre* ou sulfure rouge de mercure qui se pratiquent de la manière suivante : sulfure rouge de mercure (cinabre), 10 grammes. Projeter le sulfure sur une plaque de fer assez fortement chauffée pour le réduire en vapeurs. Diriger ces vapeurs sur la partie du corps qui doit les recevoir. La dose de cinabre peut être augmentée ou diminuée suivant les cas. Il faut éviter, avec le plus grand soin, de respirer ces vapeurs.

2° Les *fumigations faites avec des clous fumants*, sorte de trochisques, contenant des substances médicamenteuses, et que l'on brûle dans les appartements.

Le Codex de 1884 donne une formule de clous fumants ainsi composée :

Benjoin.	80	grammes
Baume de tolu	20	—
Santal citrin	20	—
Charbon végétal.	500	—
Azotate de potasse.	40	—
Mucilage de gomme adragante.	Q. S.	

Réduisez en poudre chacune des substances, mélangez-les exactement et transformez-les au moyen du mucilage de gomme adragante en une pâte ferme que vous diviserez en petits cônes de trois centimètres environ de hauteur. On enflamme ensuite ces cônes.

3° **Vapeurs aqueuses.** — Les vapeurs aqueuses, qui forment les fumigations aqueuses, sont constituées par de la vapeur d'eau, employée seule à une température plus ou moins élevée, ou par le mélange de la vapeur d'eau avec des matières volatiles ; telles sont : les fumigations faites avec les plantes aromatiques (absinthe, hysope, menthe poivrée, origan, romarin, sauge, serpolet, thym).

Telle est encore la fumigation proposée par Renou contre la diphtérie et qui consiste à faire bouillir dans une pièce deux litres d'eau dans lesquels on verse toutes les deux heures, une cuillerée à bouche de la solution suivante : acide phénique 250 grammes, acide salicylique 50 grammes, alcool 1 litre.

4° **Vapeurs alcooliques.** — L'alcool seul ou chargé de principes médicamenteux est aussi employé en fumigations.

5° **Vapeurs éthérées.** — L'éther ou les éthérolés sont aussi usités pour obtenir des fumigations éthérées qui sont peu employées.

6° **Vapeurs médicamenteuses variées.** — Enfin, disons en terminant, que toute substance capable de se volatiliser ou même de se décomposer avec production de gaz, et susceptible de produire un effet thérapeutique, peut être utilisée en fumigations. Exemple : *vapeurs térébenthinées ; vapeurs produites par la combustion d'un mélange de goudron de houille et de térébenthine*, etc., etc.

Modes d'administration. — Les fumigations s'administrent de la manière suivante : quand toute la surface du corps doit être soumise à l'effet de la fumigation, on place le malade dans une chambre où l'on fait arriver la vapeur, à moins que celle-ci ne soit dangereuse à respirer. Dans ce dernier cas, le malade doit être placé dans un appareil clos, disposé de manière à ce que la tête reste en dehors.

Pour les fumigations partielles, il suffit d'exposer les parties malades au-dessus du vase où les vapeurs se produisent.

Les fumigations, *destinées aux organes respiratoires*, sont d'une haute importance pour la médecine, et portent le nom d'*inhalations*.

Inhalations.

Définition.— D'une manière générale, on donne le nom d'*inhalation* à l'introduction par aspiration, dans les voies respiratoires, soit de gaz, soit de vapeurs, soit de liquides, soit de solides.

Historique. — L'idée d'employer les inhalations dans les maladies de l'appareil respiratoire, c'est-à-dire de porter le médicament sur les organes malades eux-mêmes est certainement une idée fort juste, dit M. Durand-Fardel. Rien de plus rationnel, en effet, et si une chose doit étonner, c'est que cette idée, à la fois si simple et si conforme aux données d'une observation plusieurs fois séculaire, ait mis si longtemps à se propager et à prendre le rang qu'elle devait occuper.

Il faut reconnaître toutefois, que, depuis quelques années, elle a fait de grands progrès dans l'esprit des médecins, et la découverte des micro-organismes, bacilles, microbes, est faite d'ailleurs pour les engager à persévérer dans cette voie.

Parmi les savants qui se sont occupés de la méthode thérapeutique des inhalations, citons : Martin-Solon, Puisay et Lecomte, Sales-Girons, Mayer, Villemin, Durand-Fardel, Lebret et Lefort, Lambron, Pietra-Santa, Fournié, Mandl, Liebermann, Cuignet, etc., etc.

Quels sont les gaz, quelles sont les vapeurs, quels sont les liquides, quels sont les solides qui peuvent être introduits dans les voies respiratoires, par aspiration ? C'est la question que nous allons examiner.

Inhalation des gaz. — Les gaz qui peuvent être inhalés proviennent de différentes sources.

1° Ils se dégagent des fissures de terrains volcaniques (acide sulfureux). Galien recommandait aux phtisiques de séjourner au voisinage du Vésuve, et d'y respirer les vapeurs sulfureuses qui se dégagent des entrailles de la terre.

2º Ils sont préparés dans les laboratoires de chimie et apportés chez le malade dans des ballons en caoutchouc [oxygène, protoxyde d'azote, acide carbonique]. Nous aurons occasion d'étudier les inhalations de ces divers gaz, lorsque nous ferons l'histoire de ces corps.

3º Ils se dégagent aux sources d'eaux minérales et sont aspirés mêlés aux vapeurs d'eau, dans les salles d'inhalation, établies aujourd'hui dans presque tous les établissements d'eaux minérales : Mont-Dore, Royat, Vernet, Amélie-les-Bains, Allevard, Bagnols, Aix-en-Savoie, Luchon [établissements où l'on aspire de l'hydrogène sulfuré], et à Saint-Alban, Delles, Saint-Nectaire, Vichy [établissements où l'on aspire de l'acide carbonique].

Il serait très intéressant d'étudier l'installation et les procédés d'inhalation et de humage, établis dans ces diverses stations, mais ne pouvant pas consacrer à cette étude tous les développements qu'elle mérite, nous nous bornerons à recommander à ceux qui veulent approfondir la question, les mémoires mentionnés note (1) dans laquelle ils trouveront tous les renseignements nécessaires.

Inhalation des vapeurs. — Les vapeurs qui peuvent être inhalées se divisent en deux classes : vapeurs sèches ; vapeurs humides.

Vapeurs sèches. — Les vapeurs sèches proviennent soit de substances volatiles à froid, soit de substances volatiles à une haute température.

Les vapeurs sèches produites par des *substances volatiles à froid* peuvent être produites par les corps suivants :

1º *Goudron liquide.* — Pour faire inhaler ces vapeurs, on verse le goudron sur une assiette au-dessus de laquelle se tient le patient. On peut encore employer la *goudronnière de Sax*, boîte dont le couvercle porte à sa surface inférieure des lames enduites de goudron : en soulevant le couvercle, la chambre du malade se remplit de vapeurs de goudron.

(1) 1º *Premier mémoire sur l'inhalation à Luchon*, publié par M. le Professeur Frébault ;

2º *Le humage à Bagnères-de-Luchon* (Frébault) ;

3º *Dictionnaire des eaux minérales et d'hydrologie médicale* de MM. Durand-Fardel, Eugène Lebret, Lefort, Jules François (Articles inhalations, humage etc.).

4º *Dictionnaire de médecine et de chirurgie pratiques* de Jaccoud] (article inhalations).

5º Tous les traités des eaux minérales publiés sur les diverses stations.

3° *Camphre, chloral, iode.* — Pour faire inhaler les vapeurs de ces substances, on place des grumeaux de ces corps dans un tube, entre deux tampons d'ouate en laissant le libre passage de l'air ; on place ces tubes dans la bouche et on aspire. L'air aspiré est obligé de lécher la substance médicamenteuse contenue dans le tube et se charge par suite des vapeurs fournies par cette substance volatile.

Nous reviendrons sur ces fumigations, lorsque nous parlerons de cigares ou cigarettes médicamenteux.

3° *Ammoniaque, éther, chloroforme.* — Pour faire inhaler les vapeurs de ces corps, on en verse une petite quantité dans un flacon à large ouverture, que l'on débouche, au moment voulu, pour faire l'inhalation. On emploie aussi des appareils spéciaux, que nous décrirons, lorsque nous parlerons de l'anesthésie obtenue au moyen du chloroforme ou de l'éther.

4° Dans cette classe de vapeurs sèches, il faut aussi ranger *l'atmosphère chargée d'effluves balsamiques dans les forêts de pins.*

Les vapeurs sèches, produites par des *substances volatiles à haute température*, peuvent être obtenues à l'aide des substances suivantes :

1° *Résine, Benjoin.* — Pour faire inhaler les vapeurs de ces substances, on projette ces matières sur des charbons ardents ou sur un fer rougi ; le malade se place au-dessus des vapeurs et les absorbe.

2° *Cigarettes trempées dans une solution minérale, ou faites avec des substances médicamenteuses.* Telles sont les cigarettes de datura, de belladone, les cigarettes faites avec du papier nitré, sur lesquelles nous reviendrons lorsque nous parlerons des cigarettes médicinales.

3° *Cônes composés de poudres médicamenteuses* et brûlant à la manière des pastilles du sérail. Nous reviendrons sur ces cônes lorsque nous parlerons des trochisques fumigatoires.

Vapeurs humides. — Les vapeurs humides, susceptibles d'être inhalées, peuvent être produites : par la vapeur d'eau pure ; par la vapeur d'eau, chargée de gaz ; par la vapeur d'eau, chargée de substances volatiles.

Pour faire les inhalations de *vapeur d'eau pure, ou chargée de gaz ou de substances volatiles,* on peut se passer d'un appareil particulier : il suffit de placer la bouche au-dessus d'un vase dans lequel les vapeurs sont produites ; mais, il arrive alors, surtout lorsqu'on tient la tête enveloppée d'un drap, que les vapeurs se répandent sur la tête ou sur la figure, et qu'il se déclare des congestions dans ces parties et dans le cerveau. Aussi est-il de beaucoup préférable de diriger les vapeurs directement dans les voies respiratoires.

On a proposé dans ce but divers appareils fumigatoires, parmi lesquels nous citerons ceux de Traube, de Charrière, de Mandl.

L'appareil de Mandl, qui est un des plus simples et des plus pratiques, se compose : d'un pied formé d'un socle, suffisamment lourd pour empêcher le renversement de l'appareil, et portant un cercle sur lequel repose un ballon de verre. Au-dessous du ballon se trouve une petite lampe à alcool. Le ballon est pourvu de deux tubulures :

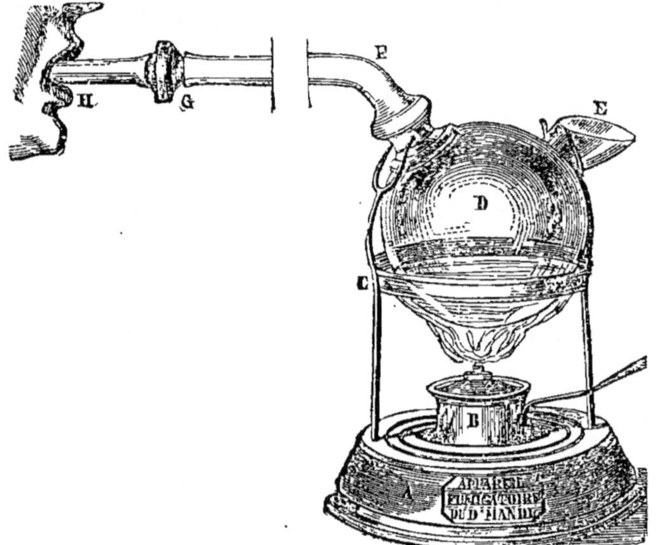

Fig. 68.

L'une, évasée en forme d'entonnoir, sert à l'introduction des liquides à l'intérieur du globe et à l'accès de l'air. L'autre est destinée à recevoir un tube de caoutchouc vulcanisé et inodore de 12 millimètres de diamètre et de 30 à 35 centimètres de longueur servant de tube d'aspiration et qui est placé dans la bouche du malade.

Pour se servir de l'appareil, on verse dans le ballon, par la tubulure évasée, de l'eau jusqu'au tiers environ de sa hauteur, et l'on ajoute la quantité voulue de médicaments, on allume la lampe et on chauffe quelques instants. Dès que l'on aperçoit des vapeurs, on saisit le tube d'aspiration et on le place dans la bouche de manière qu'il dépasse de quelques lignes l'arcade dentaire ; on ferme exactement les lèvres autour du tube sans le comprimer avec les dents et l'on respire tranquillement.

L'air aspiré par la tubulure évasée se charge, en passant sur le liquide échauffé, de vapeurs médicamenteuses ; il est renvoyé par la même tubulure, qui doit rester par conséquent ouverte.

L'appareil de Mandl peut être économiquement remplacé par un flacon à trois tubulures.

La première porte un tube recourbé à angle droit (B) dont la branche horizontale est disposée pour être mise facilement entre les lèvres ; la seconde (C) porte un tube droit plongeant dans l'eau pure ou dans de l'eau contenant des principes médicamenteux ; la troisième (D) porte un bouchon que l'on peut enlever à volonté. C'est par cette tubulure que l'on introduit les substances médicamenteuses (V. fig. 69).

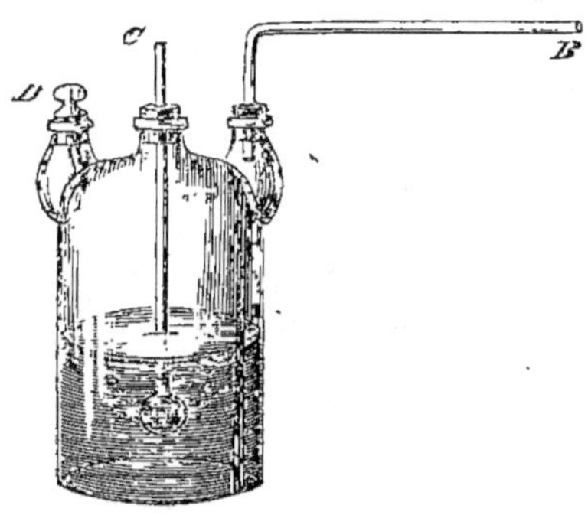

Fig. 69.

L'eau renfermée dans le flacon peut être échauffée en plongeant le flacon dans un bain-marie. En aspirant par le tube B, l'air extérieur arrivant par le tube C, se chargera, en passant sur le liquide échauffé, de vapeurs médicamenteuses et arrivera ainsi aux organes respiratoires.

Nomenclature. — Les inhalations de vapeurs humides les plus employées sont :

Fumigations émollientes, faites avec de l'eau pure ou avec une décoction émolliente.

Fumigations calmantes, faites avec eau pure, eau distillée de laurier-cerise 5 à 10 grammes, ou avec décoction émolliente et eau de laurier-cerise 5 à 10 grammes.

Fumigations toniques, faites avec décoction de bourgeons de sapin ; avec eau de goudron ; avec acide phénique 1, glycérine 50 grammes, mettre V à XXX gouttes de ce mélange dans le ballon.

Fumigations astringentes, faites avec créosote 1 gramme ; acide acétique 10 grammes ; eau 100 grammes. Mêlez avec 5 à 10 volumes d'eau pour la fumigation.

Fumigations sulfureuses, mettre dans l'eau chaude du ballon toutes les 3 ou 4 minutes un morceau de sulfure de potasse (gros comme un pois).

Fumigations balsamiques ou camphrées, jeter un ou deux grammes de camphre ou d'une substance balsamique (tolu, benjoin) dans l'eau du ballon.

Fumigations narcotiques, les fumigations de stramonium, de belladone, etc. n'ont aucun effet, car les principes narcotiques de ces plantes ne sont pas volatils à la chaleur de l'eau bouillante.

Inhalations de liquides pulvérisés. — Les liquides, qui peuvent être inhalés, sont des liquides tenant en dissolution des médicaments variés, choisis par le médecin.

Comme il est impossible de conduire impunément ces liquides dans les voies respiratoires, à cause du défaut de tolérance du larynx, il faut, pour qu'ils puissent être inhalés sans accidents, les réduire d'abord en vapeur ou en poussière très fine, au moyen d'appareils spéciaux appelés *Pulvérisateurs*.

Pulvérisateurs. — Les pulvérisateurs sont donc des appareils destinés à réduire les liquides en parcelles extrêmement fines, véritable poussière liquide. Le premier appareil construit est celui de Sales-Girons qui peut, à juste titre, dit Durand-Fardel, revendiquer sinon le mérite de l'invention de la pulvérisation, du moins celui d'avoir constitué cette nouvelle méthode de traitement, dont il était un zélé et persévérant défenseur.

Les pulvérisateurs, ou appareils construits dans le but de pulvériser les liquides, sont très nombreux, et peuvent se diviser en 3 groupes :

1° *Appareils dans lesquels la pulvérisation est produite par l'air comprimé.* — A ce groupe appartiennent le néphogène, construit par Mathieu, l'hydroconion de de Bergson, construit par Galante, et le pulvérisateur de Richardson, construit par Luër et Galante.

2° *Appareils dans lesquels la pulvérisation est produite par la compression du liquide lui-même.* — A ce groupe appartiennent le pulvérisateur de Luër, celui de Mathieu, celui de Laurès, construit par Mathieu, celui de Fauvel.

3° *Appareils dans lesquels la pulvérisation est obtenue au moyen de la vapeur d'eau.* — A ce groupe appartiennent le pulvérisateur de Siègle et celui du Dr Joal qui n'est qu'une modification de celui de Siègle.

Tous les appareils, dont nous venons de citer les noms, peuvent être employés à domicile.

Dans les stations thermales, les inhalations de liquides pulvérisés se pratiquent dans les salles d'inhalation où sont installés des appareils spéciaux destinés à pulvériser les eaux minérales. Ces appareils varient suivant les stations, mais tous réduisent ces eaux en parcelles extrêmement fines, véritable poussière liquide.

Il nous est impossible de faire ici la description des appareils pulvérisateurs, employés à domicile ou dans les stations thermales, ce serait sortir du programme dans lequel nous désirons rester. Il nous est également impossible de passer en revue les nombreux travaux et les discussions relatifs à la pulvérisation, à ses avantages et à ses inconvénients. On trouvera sur ce sujet des renseignements très précis et très complets dans les ouvrages indiqués (1).

Inhalation des substances pulvérulentes. — Dans les affections de l'arrière-bouche, on emploie très fréquemment des substances pulvérulentes. Ces substances peuvent être lancées sur la muqueuse des organes de la voix, de trois manières différentes : par l'aspiration, faite à l'aide des tubes à aspiration ; par l'insufflation, faite à l'aide des insufflateurs ; par la respiration dans une atmosphère chargée de poussière, faite à l'aide des poudroyeurs.

Les tubes à aspiration sont des tuyaux de plume, une carte roulée, un tube de verre, etc. On charge l'extrémité antérieure avec une petite quantité de la poudre, et on la bouche ensuite avec le doigt. On ferme les lèvres et on retire le doigt, au moment de l'aspiration. Suivant que l'inspiration est plus ou moins profonde, la poudre pénètre plus ou moins profondément. L'aspiration, faite avec un

---

(1) *Nouveau dictionnaire de médecine et de chirurgie pratiques de Jaccoud,* articles Pulvérisation et Inhalation.

Bulletin de l'Académie de médecine (Séance du 27 février 1874) à propos du rapport de H. Bourdon sur les eaux minérales, rapport qui donna lieu à une discussion sur la pulvérisation, à laquelle prirent part Poggiale, Demarquay, Gubler, Pidoux, Durand-Fardel, J. Guérin, Colin.

Mémoires de la Société d'hydrologie, etc., etc.

tube droit fait arriver la poudre sur la paroi pharyngienne ; un tube recourbé, qui s'applique sur la langue et dépasse l'épiglotte, fait pénétrer la poudre dans le larynx.

L'insufflateur est un tube diversement recourbé qui porte à l'extrémité antérieure une poire de caoutchouc dont la compression, au moment de l'inspiration, projette la poudre soit dans l'arrière-gorge, soit dans le larynx.

L'aspiration des poudres répandues dans l'air peut se faire partout ; il suffit de secouer ou de battre avec des baguettes un sac dont les mailles donnent passage à la poudre ; mais on peut employer aussi des instruments particuliers appelés **poudroyeurs**.

Poudres employées. — Les poudres employées dans les affections de l'arrière-bouche, sont des poudres astringentes, narcotiques, caustiques, etc. etc., pures ou mélangées à du sucre en proportions variables :

Poudres caustiques. — Nitrate d'argent cristallisé, au 50ᵉ jusqu'au 5ᵉ.

Poudre narcotique. — Morphine.

Poudres astringentes. — Alun, tannin, borax, acide phénique, avec une ou 5 parties de sucre.

Poudres excitantes. — Poivre, gingembre.

Conclusions. — En résumé, et c'est par là que nous terminons les notions générales que nous désirions présenter sur les fumigations destinées aux organes respiratoires, les inhalations peuvent être faites :

A domicile, à l'aide d'appareils spéciaux dont la construction varie suivant la nature des substances médicamenteuses employées ;

Dans les salles d'inhalation. Salles particulières, établies dans les principales stations thermales.

Parmi les substances employées en inhalation nous trouvons : les solutions de perchlorure de fer, d'alun, de tannin, l'iode, le sublimé, les narcotiques, le chlorhydrate d'ammoniaque, le nitrate d'argent, le chloroforme, l'éther, l'oxygène, le protoxyde d'azote, les vapeurs d'essences oxygénées, les vapeurs de substances sèches ou liquides, la fumée des substances brûlées, et les vapeurs d'eau pure chargées de gaz ou de substances volatiles.

Ces diverses inhalations de médicaments ou d'eaux minérales, conviennent essentiellement dans les affections des voies aériennes passées à l'état chronique, et se développant en dehors de toute influence diathésique. Elles sont plus efficaces dans les maladies de l'arrière-gorge que dans celles qui intéressent le tissu pulmonaire proprement dit. Elles sont inutiles et peuvent être nuisibles, lorsqu'il existe des poussées congestives ou des troubles circulatoires sérieux dans une certaine étendue des voies aériennes. Toutefois, dit M. Beni-Barde auquel nous empruntons ces conclusions consignées dans le dictionnaire de Jaccoud, article Inhalation, il faut reconnaître que les résultats acquis sont très encourageants, et nous sommes certains que la méthode thérapeutique des inhalations, qui repose à la fois sur l'expérimentation physiologique et sur l'observation clinique, est appelée à rendre d'immenses services aux malades.

A côté des fumigations, il convient d'étudier les sachets, les cigarettes, les cigares et les trochisques fumigatoires qui sont des formes pharmaceutiques destinées à fournir des fumigations.

§ 3. — Des sachets.

Définition. — Les sachets sont de petits sacs, piqués en losange, et dans lesquels sont enfermées des substances médicinales grossièrement pulvérisées, émettant des vapeurs à la température ordinaire, ou des corps capables de produire ces vapeurs et que l'on applique sur la partie sur laquelle on veut agir.

On donne quelquefois à ces sachets la forme de ceintures, de cravates, selon que l'on veut agir sur les reins ou sur le cou.

On employait autrefois ce qu'on appelait des *cucuphes* ou *demi-cucuphes* que l'on trouve définis de la manière suivante dans le traité de pharmacie de Virey : « Les cucuphes ou demi-cucuphes sont des espèces de calottes ou bonnets dans la doublure desquels on place des poudres céphaliques et aromatiques. On pique le bonnet afin de tenir ces poudres également réparties, on les applique sur la tête nue. Ils se composent de romarin, sauge, bétoine, benjoin, cannelle, girofle, etc. »

On avait également imaginé, pour les maniaques et les frénétiques, un cucuphe fait d'une moitié de citrouille ou de melon, vidée en calotte, pour tenir leur tête froide. On peut y mettre aussi de la glace.

Il y a quelques années, le Dr Légal a imaginé d'introduire les médicaments dans l'économie, surtout dans les maladies chroniques, en plaçant sous la tête du malade un oreiller (ou même un matelas) contenant les substances médicamenteuses appropriées et susceptibles d'être absorbées pendant la nuit. C'est ainsi que, dans la bronchite chronique, il remplit l'oreiller de germandrée, petite sauge, bourgeons de sapin, camomille, etc. ; dans les affections vermineuses, de semen-contra, de mousse de Corse, de fougère-mâle, de tanaisie.

Usages. — Les cucuphes des anciens pharmacologistes, les oreillers du Dr Légal sont peu usités ; les sachets ne le sont pas beaucoup plus ; cependant, quelques praticiens emploient encore les sachets suivants :

Sachet résolutif.

Sel ammoniac. . . . . $\left.\begin{array}{l}\end{array}\right\}$ ââ 50 grammes
Chaux éteinte. . . . .

Faire un sachet dont on entourera le cou des malades atteints de goître.

Sachet d'iodure de potassium (Bresleau).

Iodure de potassium. . . . . 10 grammes
Chlorhydrate d'ammoniaque. . . . . 80 —

Mêler ces sels et faire un sachet que l'on appliquera sur le goître et les autres engorgements lymphatiques.

Sachet antistrumeux ou *collier de Morand* :

Chlorhydrate d'ammoniaque. . . . . $\left.\begin{array}{l}\end{array}\right.$
Sel décrépité . . . . $\left.\begin{array}{l}\end{array}\right\}$ ââ 16 grammes
Éponges calcinées. . . . . $\left.\begin{array}{l}\end{array}\right)$
Iodure de potassium. . . . . 2 —

Faire un sachet qu'on appliquera aussi sur le goître et les autres engorgements lymphatiques.

§ 4. — Des cigarettes médicinales

Les cigarettes médicinales constituent une forme pharmaceutique susceptible de rendre quelques services à l'art de guérir.

Division. — On en distingue plusieurs espèces :

1° *Cigarettes faites avec des plantes sèches finement coupées et enveloppées dans une feuille de papier à cigarette.*

Dans cette classe se trouvent les cigarettes de belladone, digitale, eucalyptus, jusquiame, nicotiane, stramoine.

Préparation. — Ces cigarettes se préparent comme suit :

Feuilles sèches de belladone ou digitale etc. . Q.V.

Incisez les feuilles et introduisez-les à l'aide d'un moule spécial, dans des enveloppes de papier à cigarette.

Chaque cigarette doit contenir 1 gramme de feuilles.

Mode d'emploi. — On les fume à la manière d'une cigarette ordinaire.

Fumer des cigarettes est un moyen souvent précieux pour faire des fumigations dans les bronches. Pour atteindre ce but, on conseille aux malades de remplir leur bouche de fumée, de retirer la cigarette et de faire une inspiration lente. Il est nécessaire pour fumer les cigarettes de se servir d'une paille ou d'un porte-cigare afin de ne pas mâcher la substance.

2° *Cigarettes faites avec du papier Berzélius imprégné de solutions médicamenteuses.*

Dans cette classe se trouvent : les *cigarettes arsénicales* (Codex, page 427) :

Arséniate de soude. . . . .   1 gramme
Eau distillée 20   —

Dissolvez le sel dans l'eau ; faites absorber la totalité de cette solution par une feuille de papier à filtrer dit Berzélius. Faites sécher et divisez cette feuille en 20 parties égales, qui contiendront chacune 0 gr. 05 d'arséniate de soude.

Pour transformer ce papier arsénical en cigarettes, on fait un pli de 1 ou 2 centimètres sur un des côtés, et on le roule sur une aiguille de bas ; on colle les bords avec un peu de colle d'amidon ; le pli a pour but d'espacer les différents cercles concentriques, et de permettre ainsi la combustion complète, en facilitant l'accès de l'air. On les allume et on les fume, à la manière d'une cigarette ordinaire.

On recommande de faire passer, par une lente aspiration, la fumée dans les bronches ; d'aspirer d'abord 4 à 5 bouffées, deux fois par jour. On augmente ensuite, peu à peu, le nombre des inspirations.

§ 5. — Des cigares.

Division. — Les cigares médicinaux, employés aux mêmes usages que les cigarettes médicinales, se divisent en deux classes :

1° *Cigares faits avec des feuilles entières de substances roulées en cigares analogues à ceux de la régie.*

Pour préparer ces cigares, on prend des feuilles sèches et entières de belladone, stramoine, etc., etc. On les met à la cave pendant une nuit, pour les rendre souples, et on les dispose ensuite les unes au-dessus des autres, en ayant soin de mettre les plus grandes en pre-mier lieu, et l'on roule en cigares.

On peut aussi couper les plantes menues comme du tabac à fumer, et les rouler ensuite dans une feuille entière de cette plante.

2° *Cigares faits avec des tubes creux en verre*, en *bois* ou en *ivoi-re, contenant des substances volatiles*, comme le camphre, que l'on aspire sans avoir recours à la combustion. Ces cigares, appelés aussi cigarettes, et dont le type est la cigarette de camphre de Raspail, sont de véritables appareils de fumigations. Avant d'arriver aux poumons, l'air que l'on aspire, est obligé de lécher la substance médicamenteuse contenue dans le cigare, et se charge par suite de vapeurs fournies par cette substance volatile.

Dans cette classe se trouvent : les cigarettes de camphre, de gou-dron, de naphtaline, etc., etc.

§ 6. — Des trochisques fumigatoires.

Historique. — Le mot trochisque (qui vient de τροχὸς, toupie, cône, parce que les trochisques reçoivent quelquefois cette forme) était donné par les anciens pharmacologistes, à des préparations internes, ou externes, auxquelles on donnait souvent, comme nous venons de le dire, la forme d'un cône, et aussi celle d'un grain d'avoine, d'un tétraèdre, d'une boule, d'un cube, etc. Les pastilles de nos jours étaient autrefois des trochisques.

Définition. — Aujourd'hui, on appelle trochisques des médica-ments composés solides, secs, divisés par petites masses auxquelles on donne la forme d'un cône, d'un tétraèdre, d'un grain d'avoine et qu'on emploie seulement pour l'usage externe.

On appelle aussi trochisque des poudres ou précipités auxquels on donne cette forme pour faciliter leur dessiccation ; mais ces trochis-ques ne doivent pas être confondus avec les véritables trochisques, dont nous venons de donner tout à l'heure la définition.

Division. — On distingue deux sortes de trochisques : les trochis-ques fumigatoires ; trochisques escharotiques.

Les trochisques fumigatoires sont ceux qui servent à faire des fumigations.

Les plus employés sont :

Les *clous fumants* (Codex, p. 484).

Les *trochisques contre la coqueluche de Vichol.*

Charbon de bois léger pulvérisé.	750 grammes
Azotate de potasse	20 —
Naphtaline.	100 —
Créosote	80 —
Acide phénique.	40 —
Goudron de houille	100 —
Feuilles d'aconit pulvérisées.	7 gr. 50
Mucilage de gomme adragante.	Q. S.
F. S. A des trochisques de.	4 grammes

Un trochisque suffit pour saturer l'atmosphère d'une pièce de 10 mètres cubes. L'opération devra être répétée deux fois par jour, et durer chaque fois une heure au moins.

Les *trochisques aromatiques* (bâtons aromatiques russes).

Les *trochisques cypheos, de Damocrates.*

Les *trochisques odorants ou pastilles du sérail.*

Employés pour parfumer les appartements et dont la formule se trouve à l'officine de Dorvault.

Les *trochisques résino-iodés.*

Charbon.	0 gr. 05
Benjoin.	0 — 25
Iode	0 — 10
Baume de tolu	0 — 05
Azotate de potasse.	0 — 10
Gomme adragante.	Q. S.

Les *trochisques iodés de Roumier.*

Charbon	0 gr. 50
Iode	0 » 10
Azotate de potasse.	0 » 10
Gomme adragante.	Q. S.

Les trochisques escharotiques appartiennent à la 6e classe du 8e groupe de notre classification.

6° classe du 8° groupe des formes pharmaceutiques.

Caustiques, trochisques escharotiques, moxas.

§ 1. — Des caustiques et des trochisques escharotiques.

Définition. — On appelle caustiques des médicaments qui servent à cautériser la peau, à détruire les chairs fongueuses des plaies ou des ulcères, de manière à les réduire en une escharre qui finit par se dessécher, à détruire les polypes, les condylomes, les granulations, les verrues, etc.

Division. — On divise les préparations caustiques en deux classes :

1° *Les escharotiques.* — Ce sont les caustiques les plus actifs.

2° *Les cathérétiques.* — Ce sont les caustiques ayant une action plus faible.

Substances caustiques. —On emploie comme caustiques un très grand nombre de substances médicamenteuses : l'iode, l'oxyde rouge de mercure, l'acide arsénieux, les acides minéraux, les alcalis caustiques, le sublimé, les chlorures d'antimoine et de zinc, les sulfures d'arsenic, l'alun calciné.

Préparations caustiques. — On emploie également comme caustiques un certain nombre de *préparations composées*, mentionnées au Codex :

Caustique au chlorure de zinc ou *pâte de Canquoin* (Codex, p. 315).

Cette préparation doit être conservée dans un flacon bouché contenant de la chaux vive.

La pâte de Canquoin, préparée d'après la formule du Codex, contient la moitié de son poids de chlorure de zinc ; on peut en faire de divers numéros contenant les proportions suivantes de chlorure de zinc :

N° 1 contient 1/3 de son poids de chlorure de zinc.
N° 2   —   1/4   —   —
N° 3   —   1/5   —   —
N° 4   —   1/6   —   —

Caustique de potasse et de chaux. Caustique de Filhos (Codex, p. 352).

On conserve ces cylindres dans des tubes en verre fermés et contenant de la chaux vive.

Mixture cathérétique ou *collyre de Lanfranc* (Codex, p. 353), dont nous avons donné la formule en parlant des collyres.

Pierre divine (Codex, p. 353).

Le produit doit être conservé dans un flacon sec et bouché.

Poudre escharotique, arsénicale (formule du frère Côme). Codex, p. 354.

Cette poudre contient 1/8 de son poids d'acide arsénieux. Pour s'en servir, on ajoute au moment du besoin, une quantité suffisante d'eau à la poudre pour en faire une pâte.

Nous devons ranger dans la classe des caustiques, les **trochisques escharotiques** suivants, dont la formule n'a point été reproduite au Codex de 1884, mais qui figurait au Codex de 1866.

Trochisques escharotiques avec le sublimé corrosif (Codex 1866).

Bichlorure de mercure.	1 gramme
Amidon.	2 —
Mucilage de gomme adragante	Q. S.
F. S. A. des trochisques du poids de 0 gr. 15	

Trochiques escharotiques avec le minium (Codex 1866).

Bichlorure de mercure porphyrisé. . . .	2 grammes
Oxyde rouge de plomb.	1 —
Mie de pain tendre.	5 —
Eau distillée.	Q. S.

Faire une pâte que vous diviserez en trochisques de 0 gr. 15.

§ 2. — Des moxas.

Lorsqu'on veut cautériser une partie du corps, à l'aide de la chaleur, on peut y parvenir de différentes manières :

1° A l'aide d'un fer chauffé au rouge ;

2° A l'aide du marteau de Mayor (c'est un marteau dont les bouts sont convenablement arrondis). On le plonge dans l'eau bouillante et on l'applique sur le lieu que l'on veut cautériser. L'épiderme se soulève et, dans quelques minutes, on obtient des phlyctènes ;

. 3° A l'aide des moxas.

Étudions spécialement ce dernier moyen qui est intéressant, non seulement au point de vue thérapeutique, mais aussi au point de vue pharmaceutique.

Définition. — On donne le nom de moxas à un mode particulier d'ustion qu'on pratique à l'aide d'un cylindre ou d'un cône de matières très combustibles qu'on brûle sur la peau.

Historique. — Ce genre d'ustion, qui paraît avoir pris naissance chez les Chinois et les Japonais, a été introduit en Europe par les Portugais.

Matières employées. — Toute matière susceptible de brûler est propre à servir de moxa ; car c'est la chaleur et son action plus ou moins profonde, qui produit les effets cherchés.

Il importe de rendre graduelle cette application de la chaleur et de faire en sorte que la sensation du feu n'arrive que progressivement. Ce doit être d'abord une chaleur, qui augmente à chaque instant d'intensité, qui se change enfin en une vive douleur et qui produit une brûlure plus ou moins profonde.

De ces considérations générales, on tirera la conclusion suivante : Ce que l'on doit rechercher dans les matières propres à la confection des moxas, c'est la facilité, l'égalité et la continuité de la combustion, combustion dont l'intensité doit varier, suivant les effets que l'on veut produire.

Préparation. — D'après Littré et Robin, les moxas sont très anciennement connus. Les Chinois et les Japonais cautérisent depuis longtemps à l'aide d'un tissu cotonneux préparé avec les feuilles desséchées de l'artémisia chinensis (composées). Ils font avec ce tissu une sorte de cône qui s'allume par le sommet et dont la base repose sur les parties malades ; la chaleur et la douleur augmentent graduellement à mesure que le feu se rapproche de la peau.

Aujourd'hui pour faire des moxas, on utilise quelquefois l'espèce de bourre cotonneuse qui forme le résidu des feuilles d'armoise ou d'absinthe. Avec cette bourre on forme de petits cylindres ou trochisques que l'on entoure d'un peu de papier. Ces moxas brûlent seuls une fois qu'ils ont été appliqués et allumés par un bout.

On fait également des moxas avec des bandelettes de toile roulée en cône ou en cylindre ; on en fait aussi avec du lin ou du coton enfermés dans une bandelette de toile ou de papier.

Les moxas, dont nous venons de parler, ont l'inconvénient de brûler inégalement, de répandre autour d'eux des étincelles et d'exiger un soufflage incommode.

Pour obvier à ces inconvénients, M. Percy a proposé l'emploi des *moxas nitrés* qui brûlent sans avoir besoin d'être excités, et qui sont d'un emploi plus pratique.

Pour préparer les moxas nitrés de Percy, on fait digérer du coton ou de la toile fine dans de l'eau contenant 1/3 de son poids de nitre ; on continue la digestion jusqu'à ce que l'eau soit entièrement évaporée ; enfin on découpe des bandelettes que l'on dispose sous forme de cônes ou de cylindres.

On a proposé de préparer des moxas comme les moxas nitrés de Percy, mais, au lieu d'employer de l'azotate de potasse, on emploie : le *chromate de potasse* (Jacobson de Copenhague), le *chlorate de potasse* (Ferrary), le *sous-acétate de plomb* (ces moxas s'appellent moxas de Marmoral).

Percy a aussi beaucoup préconisé les moxas faits avec la tige du grand soleil (Helianthus annuus). Il les appelait *moxas de velours* à cause de l'égalité de leur combustion et de la transmission lente et graduée de la chaleur.

On sait que les tiges du grand soleil sont remplies d'une moelle spongieuse qui contient du nitre. Pour faire des moxas à l'aide de cette tige, on peut suivre deux procédés :

Procédé Percy. — Couper par petits tronçons les tiges du grand soleil arrivées à maturité. L'enveloppe ligneuse extérieure de ces tronçons permet de les manœuvrer facilement sans le secours d'aucun instrument.

Procédé Robinet. — Extraire la moelle de la tige et l'entourer d'une couche de coton nitré, que l'on maintient à l'aide d'une petite bandelette également nitrée.

Enfin, Graefe de Berlin a conseillé d'employer comme moxas des *pains à cacheter* trempés dans un mélange de 3 parties d'essence de térébenthine et d'une partie d'éther, on les essuie et on les brûle, après y avoir pratiqué quelques trous avec une épingle, afin de rendre la combustion plus uniforme. Ces moxas, qui sont fort commodes, ne produisent pas l'action graduée que l'on recherche dans ces préparations.

On emploie quelquefois le *caustique moxa* au charbon qui se prépare de la manière suivante :

Gomme adragante	5 grammes
Charbon végétal pulvérisé.	15 —
Azotate de potasse	2 —

Faire avec la gomme et quantité suffisante d'eau sucrée un mucilage concentré dans lequel on incorpore le nitre et le charbon. La pâte étant homogène et ferme, on la roule en cylindres que l'on fait sécher et que l'on conserve pour l'usage

Pour se servir de ce charbon caustique, on l'allume par un bout, et on attend, pour l'appliquer, que la combustion se soit étendue sur une longueur de 2 centimètres environ. Suivant le diamètre des cylindres, la cautérisation est plus ou moins profonde.

Dimensions. — Quelle que soit la substance qu'on emploie, on donne au moxa un diamètre variable de 1 ou 3 centimètres et de 2 à 3 centimètres de hauteur.

Application. — Pour appliquer le moxa, on place le cylindre ou le cône sur l'endroit indiqué, en l'environnant d'un linge mouillé ou d'une plaque de carton, afin que les étincelles ne brûlent pas la peau. Le linge ou le carton sont percés d'un trou du diamètre du moxa. On allume le moxa par la partie supérieure ; on le maintient en place à l'aide d'une petite pince, et on entretient la combustion en soufflant.

Usages. — Les moxas étaient très employés autrefois, dans le traitement des abcès froids, dans les inflammations articulaires chroniques avec épanchement, dans les paralysies, dans les maladies de poitrine, dans certaines maladies des organes abdominaux, sur la région de l'estomac pour combattre les vomissements spasmodiques. Aujourd'hui, ils sont moins employés.

Nous avons terminé l'étude générale de la pharmacie galénique et de toutes les formes qu'elle renferme. Pour compléter cet exposé nous dirons un mot de la pharmacie vétérinaire et de la pharmacie homéopathique.

De la pharmacie vétérinaire.

Les médicaments de la pharmacie vétérinaire sont analogues à ceux que l'on emploie dans la médecine humaine. Ils sont cependant moins nombreux et leur préparation doit toujours être facile et économique.

Nomenclature des formes. — Comme en médecine humaine, on emploie en pharmacie vétérinaire : bains, bols, cérats, collyres, espèces, fumigations, huiles, lavements, onguents, pommades, poudres, solutions, mixtures, liqueurs, teintures, vins, vinaigres.

On emploie en outre quelques préparations spéciales :

Les breuvages. — Préparations magistrales, liquides et concentrées, qui correspondent aux potions et aux apozèmes et ayant pour véhicule le plus ordinaire l'eau commune, plus rarement l'eau distillée, l'alcool, le vin, le cidre, la bière et le petit lait.

Lorsque la base du breuvage est : *une substance minérale*, on la fait dissoudre à froid ou à chaud dans le véhicule indiqué ; *une subs-*

tance d'origine organique (végétale ou animale), on la traite par infusion, par macération ou par décoction.

La quantité de liquide à employer, pour la préparation du breuvage varie, suivant la taille et l'âge de l'animal : un litre pour les grands animaux ; 3 à 4 décilitres pour les petits ruminants : 1 à 2 décilitres pour les animaux carnivores.

Les charges correspondent assez exactement aux onguents. Elles ont pour base : des résines, du goudron, de la térébenthine, de la cire, du suif ; parfois on y fait entrer des huiles et des graisses molles, qui tendent à diminuer leur consistance. Elles ont pour principes actifs des sels, extraits, teintures, essences. Leur préparation est analogue à celle des onguents et se fait de la même manière.

Les médicaments résolutifs ou feux liquides.— Ce sont des préparations destinées à l'usage externe contenant des principes très divers : essences, alcool, cantharides, euphorbe, alun, acides minéraux.

La quatrième partie du Codex de 1884 est exclusivement consacrée à l'énumération et à la description des formules les plus usuelles de la pharmacie vétérinaire. Ces formules ont été établies par la commission du Codex assistée dans ce travail par M. Trasbot, professeur à l'école d'Alfort, désigné à cet effet par le Ministère de l'Agriculture auquel ressortissent les écoles vétérinaires.

De la pharmacie homéopathique.

Le Codex de 1884 ne parle pas de la pharmacie homéopathique ni des médicaments employés par cette École médicale. S'autorisant de ce silence, certains médecins, appartenant à la doctrine hahnemannienne, délivrent assez fréquemment eux-mêmes les médicaments qu'ils prescrivent, sous le prétexte que les pharmaciens allopathes ne savent pas les préparer. Nous avons dit, à propos de la législation pharmaceutique, que pas plus que les médecins allopathes, les médecins homéopathes n'avaient le droit de vendre ou de distribuer les remèdes qu'ils ordonnent. C'est là une doctrine juridique adoptée par tous les tribunaux.

Afin de mettre en mesure le pharmacien de satisfaire aux prescriptions hahnemanniennes et d'enlever tout prétexte aux médecins de la doctrine de dispenser eux-mêmes les médicaments, nous avons cru devoir résumer en quelques mots les préceptes et les règles de la pharmacie homéopathique.

Au point de vue pharmacologique, il y a dans l'homéopathie deux choses à considérer : une idée nouvelle du médicament ; une manière nouvelle de l'administrer.

Pour Hahnemann, père de la doctrine, un médicament est une substance qui possède une propriété morbifique particulière, c'est-à-dire qui est capable de faire naître une maladie artificielle.

Cette maladie artificielle produite possède, à son tour, la propriété de faire disparaître la maladie naturelle à laquelle elle ressemble le plus, soit en s'y substituant, soit en l'épuisant, et par suite en faisant disparaître les actions morbides. D'où l'adage : *Similia similibus curantur* opposé à l'adage hippocratique: *Contraria contrariis curantur.*

D'un autre côté, la maladie artificielle produite, n'étant point d'ailleurs dangereuse par elle-même, n'a qu'une courte durée et s'éteint spontanément, dès qu'elle a détruit la maladie primitive.

Hahnemann considère en outre que la cause efficiente des maladies naturelles consiste dans une aberration dynamique, ou si on le préfère, dans un changement immatériel de notre être ; il en résulte, par conséquent, que le médicament ne peut agir que par ses propriétés dynamiques : or, comme ses propriétés physiques et chimiques ne comptent plus pour rien, d'après le réformateur allemand, il convient de dégager sa vertu curative par son extrême division ; de là l'emploi des dilutions illimitées dans un véhicule neutre, qui n'est qu'un support dynamisé, et l'usage de doses infinitésimales.

Quelle est la valeur de cette théorie ? Voici à ce sujet l'opinion de M. le Professeur Bourgoin : « La doctrine homéopathique ne se soutient par aucun côté. Elle se réduit, en somme, à la médecine expectative ou stahlienne, avec la grandeur en moins et le charlatanisme en plus. »

Quoi qu'il en soit, l'homéopathie compte de nombreux adeptes ; aussi est-il intéressant de savoir quels sont les médicaments qu'elle emploie et comment ils se préparent.

Médicaments. — En pharmacie homéopathique, on emploie des substances végétales et animales.

Ces substances, analogues à celles usitées en pharmacie ordinaire, sont toujours employées seules et isolées, et ne sont jamais mélangées entre elles.

Observons que l'homéopathie n'emploie pas seulement des substances simples, puisqu'elle se sert de sels, mais elle repousse et proscrit tout mélange de deux ou plusieurs sels, de deux ou plusieurs plantes, d'une plante avec un sel, etc., etc. Aussi n'emploie-t-on jamais en pharmacie homéopathique les préparations pharmaceutiques ordinaires connues sous le nom de pilules, pâtes, extraits, onguents, etc.

Formes pharmaceutiques. — A l'aide de certains véhicules et de certaines manipulations, on ramène tous les médicaments homéopathiques à quatre formes :

1° *Teintures mères* (médicaments liquides).

2° *Dilutions ou atténuations* (médicaments liquides).

3° *Triturations* (médicaments en poudre).

4° *Globules* (médicaments en petits grains).

Véhicules. — Les véhicules employés en homéopathie sont : l'eau distillée ; l'alcool ; le sucre de lait ; les globules saccharins inertes (petites non pareilles destinées à être imbibées avec des médicaments liquides).

Manipulations. — Les manipulations, employées en pharmacie homéopathique, sont simples, et elles ont pour but de faire prendre aux médicaments hahnemanniens les quatre différentes formes sous lesquelles on les administre.

Teintures mères. — Les teintures mères sont la première forme des médicaments homéopathiques. Elles se préparent surtout avec des substances végétales ; on en distingue trois espèces :

Teintures mères par expression. — Elles sont préparées avec des substances succulentes. Réduire ces substances en pâte fine dans un mortier ; les soumettre au pressurage dans un morceau de toile neuve, pour en obtenir le suc ; mêler le suc obtenu avec une quantité égale d'alcool à 85°. Au bout de 24 heures, décanter, filtrer la liqueur qui surnage le dépôt d'albumine coagulée. Conserver pour l'usage dans un flacon placé à l'abri de la lumière.

Teintures mères par macération. — Elles sont préparées avec des plantes succulentes. Réduire ces substances en pâte, les mettre dans un flacon avec 2 fois leur poids d'alcool à 85°. Abandonner le mélange à lui-même pendant 10 jours, en agitant de temps en temps, puis l'exprimer à travers un linge neuf.

Teintures mères. — Elles sont préparées avec des substances sèches. Réduire ces substances en poudre ; les mettre dans un flacon avec 20 fois leur poids d'alcool, après 8 ou 10 jours, décanter et filtrer le liquide qui surnage.

Disons, en passant, que quel que soit le procédé mis en usage pour obtenir les teintures mères, il faut éviter l'emploi des presses, parce qu'il est impossible de les nettoyer dans toutes leurs parties avec la rigueur qu'exigent les prescriptions hahnemanniennes. En homéopathie d'ailleurs, la question de quantité est toujours très secondaire, ce qui doit principalement préoccuper, c'est la pureté du produit.

Dilutions ou atténuations. — C'est avec les teintures mères, obtenues avec n'importe quel procédé, que l'on prépare la deuxième forme des médicaments homéopathiques, appelée : *Dilutions ou atténuations*.

Pour les préparer, on mêle : 1 goutte de teinture mère avec 99 gouttes d'alcool, on obtient ainsi la 1ʳᵉ dilution.

On mêle ensuite : 1 goutte de la première dilution avec 99 gouttes d'alcool. On obtient ainsi la 2ᵉ dilution. On mêle ensuite : 1 goutte de la 2ᵉ dilution avec 99 gouttes d'alcool, on obtient ainsi la 3ᵉ dilution, et ainsi de suite jusqu'à la 30ᵉ dilution.

Triturations. — La troisième forme employée en homéopathie, ce sont les triturations ; elles sont surtout usitées pour les substances minérales.

Pour les préparer, on prend 1 grain (0,05) de médicament et on le mélange avec 99 grains de sucre de lait, on triture pendant une heure. On obtient ainsi la première trituration.

On mêle ensuite : 1 grain de la 1ʳᵉ trituration avec 99 grains de sucre de lait ; on obtient ainsi la 2ᵉ trituration.

On mêle ensuite : 1 grain de la 2ᵉ trituration avec 99 grains de sucre de lait, on obtient ainsi la 3ᵉ trituration.

Passé la 3ᵉ trituration, on agit comme pour les liquides, pour obtenir la 4ᵉ, 5ᵉ, etc. dilution ; Hahnemann ayant trouvé qu'alors toutes les substances sont solubles dans l'alcool.

Globules. — On emploie très souvent les médicaments homéopathiques sous une quatrième forme appelée globules. Pour préparer ces globules, on verse sur les globules saccharinés inertes des dilutions plus ou moins fortes, de façon à les imbiber. Si l'on a imbibé par exemple des globules inertes avec la 18ᵉ dilution de belladone, on a des globules médicamenteux appelés : *belladone, 18ᵉ dilution de globules*.

Nous ne parlerons pas des soins et précautions à prendre dans la préparation des médicaments homéopathiques, des règles applicables à la conservation de ces médicaments, de la manière dont sont libellées les formules homéopathiques. On trouvera à cet égard des détails complets dans la pharmacopée homéopathique de MM. Jahr et Catellan.

mencé son champ, doit attendre la moisson et l'accepter avec résignation telle qu'elle se présente, impuissant à conjurer la violence des éléments qui amène la pluie, l'orage et la grêle. Maintenant, il est devenu l'industriel dont on a le droit d'exiger un travail parfait. »

Cette révolution grandiose dans l'art chirurgical est due moins aux perfectionnements apportés à la technique opératoire qu'à une connaissance plus exacte des causes intimes qui produisent l'infection des plaies.

Les remarquables travaux de Cagnard-Latour, Davaine, Pasteur, Lister, etc. ont démontré que, comme la putréfaction et la fermentation, l'infection d'une plaie, quelle que soit sa nature, est provoquée par la présence de micro-organismes vivants. Ce sont ces micro-organismes qui, répandus sous forme de poussière dans l'air atmosphérique, se déposent sur nous-mêmes et sur tout ce qui nous entoure, provoquent la suppuration et soit par leur présence en nombre infini, soit par la résorption des produits décomposés, déterminent les phénomènes généraux graves qui compliquent les plaies.

L'ennemi une fois connu, la lutte est devenue plus facile et l'on sait aujourd'hui que pour mettre une plaie à l'abri de l'infection, il suffit d'éloigner d'elle tous les micro-organismes vivants.

L'infection d'une plaie peut s'opérer de deux manières : 1º soit indirectement par l'air ; 2º soit directement par le contact.

Depuis longtemps déjà, même avant l'apparition des théories microbiennes, on donnait à l'air une action prépondérante dans la putréfaction des plaies, action qu'on attribuait aux miasmes qu'il renferme. Quelle était la nature de ces miasmes ? On ne la soupçonnait même pas ; étaient-ce des particules solides ou gazeuses, des êtres vivants ou inanimés ; l'ignorance était complète sur ce point. On savait seulement, ou plutôt on croyait qu'il existait dans l'air quelque chose d'invisible et d'impalpable, capable de lui donner des propriétés pathogènes. Ce quelque chose était défini par l'expression de *miasmes*, aussi peu nette d'ailleurs que l'idée qu'elle exprimait.

Mais, lorsque les théories microbiennes furent connues, on s'aperçut que ces miasmes étaient constitués par une foule de petits êtres vivants, capables de se propager avec une effrayante rapidité sur un terrain favorable. Dès lors, plus de doute possible sur le véritable moyen de supprimer la putréfaction des plaies ; il fallait absolument empêcher ces micro-organismes de pénétrer jusqu'à elles et pour cela les recouvrir d'un pansement capable de mettre obstacle à l'accès de l'air, ou mieux détruire les microbes qu'il charrie, avant qu'ils ne soient parvenus au niveau de la partie malade.

Pour arriver à ce résultat, M. Alphonse Guérin, se fondant sur ce fait, que l'air est complètement privé de ses impuretés, organisées ou non, lorsqu'on le fait passer à travers une couche de coton, imagina le pansement ouaté qui a eu pour but, non pas de tuer les germes mais de les arrêter au passage et de les empêcher d'arriver jusqu'à la plaie que l'on veut protéger. Plus tard, Lister, après la fermeture de la plaie, recouvrait le champ opératoire d'un tissu imperméable isolant et d'une couche de gaze phéniquée à travers laquelle l'air filtrait en se stérilisant.

Comme on le voit, par ce court exposé, la technique de Lister et celle de Guérin étaient dirigées contre les germes de putréfaction de l'air auxquels on attribuait la décomposition des produits de sécrétion des plaies et de ces plaies elles-mêmes, par une action analogue à la décomposition et à la putréfaction des matières organiques.

A mesure que nos connaissances bactériologiques se sont approfondies, on a vu se dissiper cette crainte de l'infection par l'air ; ce mode de transmission est apparu de moins en moins redoutable et l'on sait aujourd'hui que l'air n'est pas l'agent habituel des complications infectieuses, et qu'il est moins dangereux de laisser une plaie exposée à l'air libre (pansement ouvert) que de la laver avec de l'eau ordinaire ou de la recouvrir d'un linge quelconque.

La seule précaution à prendre pour empêcher une infection éventuelle par l'air, c'est d'éviter un déplacement exagéré des poussières. On n'opèrera donc pas là où l'air, mis vivement en mouvement, aura soulevé des tourbillons de poussières et aura pu en projeter sur le champ opératoire : condition très facile à réaliser dans une salle d'opérations bien close, moins réalisable à l'air libre. Il sera bon de ne pas trop remuer les objets, ni trop nettoyer la poussière dans la salle d'opérations avant une intervention chirurgicale, parce que ces manœuvres provoquent toujours la dissémination des germes ; on veillera surtout à ce que les objets de pansement, souillés de matières purulentes desséchées, soient manipulés avec la plus grande prudence. Le *spray*, pulvérisation de solution phéniquée, destinée à établir autour du champ opératoire un nuage d'acide phénique et maintenir la plaie dans une atmosphère exempte de germes de toute nature, préconisé par Lister, n'exerce pas sur la contenance de l'air en bactéries, l'action salutaire qui lui avait été attribuée par ce chirurgien ; c'est là un fait actuellement établi.

Il n'est pas possible de réduire sensiblement par la ventilation ordinaire d'une chambre la quantité de germes qu'elle renferme. Au contraire, c'est en laissant les germes se déposer que l'on arrive à nettoyer l'air de la façon la plus radicale, ainsi que le démontrent les expériences de Stern. Aussi, tous les chirurgiens, et Lister lui-même ont abandonné le spray et aujourd'hui, pour éviter l'infection des plaies par l'air des salles d'opérations, on débarrasse cet air des germes qu'il peut contenir en laissant la chambre fermée pendant plusieurs heures, jusqu'à ce que les micro-organismes aient pu se déposer. A cela se bornent les précautions à prendre pour éviter l'infection des plaies par l'air. Du reste, comme le déclarait Lister, au congrès de Berlin de 1890, les chirurgiens sont indépendants de l'atmosphère et peuvent la considérer comme une quantité négligeable.

L'infection directe par le contact est la plus fréquente et la plus redoutable ; elle peut s'effectuer par les mains du chirurgien et de ses aides, par les instruments, par les matériaux de pansement, par la région malade elle-même. C'est elle surtout qui introduit dans les plaies les micro-organismes, cause première de leur infection, et c'est contre elle que doivent être dirigés tous les efforts des chirurgiens, efforts qui doivent tendre constamment vers l'éloignement ou la destruction de ces germes inférieurs.

Pour éloigner les germes infectieux des plaies, et mettre ces dernières à l'abri de ces germes, il faut réaliser l'asepsie, c'est-à-dire rendre complètement stérile, exempt de germes tout ce qui doit approcher la plaie ou être mis au contact avec elle (champ opératoire, instruments, mains du chirurgien et de ses aides, pansements).

L'asepsie, c'est-à-dire l'ensemble des moyens destinés à éloigner et à combattre les agents de l'infection des plaies, peut s'opérer par deux méthodes générales ; méthode mécanique ; méthode bactéricide.

La **méthode mécanique** consiste dans une propreté minutieuse non seulement du champ opératoire, mais encore du chirurgien, des aides, des instruments, des objets de pansement.

La **méthode bactéricide** ou germicide a pour but de tuer les germes. Elle peut se faire à l'aide de deux sortes d'agents : 1° agents chimiques, désignés sous le nom d'*antiseptiques* ; 2° agents physiques : chaleur, froid. Il est important d'étudier avec soin les agents employés dans la méthode bactéricide, car elle présente une grande importance au point de vue pratique.

Les agents chimiques, désignés sous le nom d'antiseptiques, sont des substances chimiques capables de détruire les germes infectieux ou tout au moins d'entraver leur développement.

Le nombre des antiseptiques, proposés depuis quelques années, est considérable et il serait bien difficile de faire un choix judicieux au milieu de tous ces corps si on ne connaissait pas les travaux publiés à ce sujet par un grand nombre de savants : Vallin, Miquel, Jalan de la Croix, Kock, Constantin Paul, de Christmas, Bouchard, etc., etc. On trouvera la liste de ces différents agents dans deux ouvrages très bien faits (1).

Nous n'insisterons pas sur l'histoire particulière de ces corps que nous ferons dans les tomes III et IV de notre cours de pharmacie ; nous nous bornerons simplement à indiquer les points suivants :

1° Les antiseptiques s'emploient tantôt sous forme liquide, tantôt sous forme de poudre, soit seuls, soit incorporés à des matières de pansement.

2° Beaucoup d'entre eux agissent sur les bacilles, mais n'ont aucune action sur les spores (organes reproducteurs des cryptogames) ; d'où l'irrégularité des résultats obtenus et l'infidélité de leur action (2).

3° Leur puissance varie suivant le microbe, suivant sa manière d'être (bacille ou spore), suivant le milieu dans lequel il se trouve. A ce sujet, il importe de faire observer les différences que l'on remarque dans les auteurs à propos du pouvoir antiseptique des divers agents chimiques. Suivant le mode d'étude de l'expérimentateur, on est arrivé aux résultats les plus variés et souvent les plus opposés.

(1) Adrian, *Formulaire des antiseptiques* ; Bocquillon-Limousin, *Formulaire de l'antisepsie.*

(2) D'après Schimmelbusch, traduit par Debesarques, voici le tableau des germes infectieux des plaies qui présentent des spores et ceux qui n'en forment pas (*Asepsie en chirurgie*, p. 32).

AGENTS INFECTIEUX PRODUISANT DES SPORES.	BACTÉRIES PRIVÉES DE SPORES.
Les bacilles du charbon. Les bacilles du tétanos. Les bacilles de la tuberculose.	Le Staphylococcus pyogenes aureus, albus et citrus. Le Streptococcus pyogenes. Le Streptococcus de l'érysipèle. Le bacille de la diphtérie (Lœffler). Les bacilles de la morve (Lœffler-Schütz).

C'est ainsi que, contrairement à la plupart des expérimentateurs, Mertens et Singer ont trouvé que l'acide phénique à 5 0/0 et même à 3 0/0 tuait le Staphylococcus aureus plus rapidement que le sublimé; de même certaines expériences de laboratoire ont dénié à l'iodoforme un pouvoir antibacillaire alors que la pratique des chirurgiens en démontrait l'existence.

4° Leur emploi présente certains dangers ; s'ils sont toxiques pour le microbe, ils le sont également pour l'homme, de telle sorte qu'ils constituent une arme à deux tranchants qui frappe à la fois le microbe pathogène et le malade. En dehors des intoxications générales graves qu'ils peuvent produire, ils déterminent souvent des troubles locaux, irritation de la peau, eczéma, etc. ; leur action caustique exerce quelquefois une influence fâcheuse sur les tissus vivants dont ils peuvent compromettre la vitalité. Leur emploi doit donc être surveillé et être fait avec prudence.

5° Leur puissance est exaltée par l'élévation de température.

6° Le mélange de plusieurs antiseptiques est plus actif que l'un de ces agents pris isolément. La possibilité d'augmenter la force microbicide des antiseptiques en les mélangeant entre eux a été entrevue par plusieurs savants, parmi lesquels nous citerons : MM. Bouchard, Hammer, Rotterer, Laplace, Yersin, de Christmas, Respaut (1).

7° Dans le choix d'un antiseptique il faut tenir compte d'un grand nombre de facteurs.

a) Equivalent antiseptique, équivalent toxique et équivalent thérapeutique de l'antiseptique.

b) Solubilité ou insolubilité de l'antiseptique ; nature du dissolvant employé ; titre de la solution et réactions chimiques que l'antiseptique produit.

c) Stabilité et spécificité de l'antiseptique.

d) Etat frais ou secs des produits virulents ; état mycélien ou sporulé des microbes.

Nous n'insisterons pas sur ces différentes circonstances, mais elles présentent une importance capitale très bien mise en évidence par M. le professeur Pouchet dans une étude remarquable qu'il a publiée

---

(1) Voir 1° J. de Christmas : Sur quelques mélanges antiseptiques et leur valeur microbicide (*Annales de l'Institut Pasteur*, mai 1892, VI, p. 375). — 2° Bouchard : *Leçons sur les auto-intoxications*, 1887, p. 212 : les microbes pathogènes, 1892. — 3° De Christmas et Respaut : Note sur les antiseptiques composés (*Comptes rendus de la Société de biologie*, 23 janvier 1892, rapportés p. 15, *Formulaire de l'antisepsie* de Bocquillon-Limousin).

dans les *Annales d'hygiène et de médecine légale*, année 1896, sous le titre : Antisepsie et Antiseptiques (V. *J. Ph. et ch.*, 1896, p. 120).

Les agents physiques, employés comme bactéricides, sont : la chaleur et le froid.

Comme pour tout être vivant, le développement des bactéries exige certaines conditions : la présence de certaines substances nutritives, l'humidité, un certain degré de température. En privant les bactéries des conditions favorables à leur existence, on peut arrêter leur développement et même obtenir la destruction de ces germes. C'est là un principe qui est appliqué depuis des siècles à la conservation des substances alimentaires. La chaleur et le froid, en dépassant dans l'un comme dans l'autre sens les limites entre lesquelles se meut la température favorable à l'évolution des germes, suffisent pour arrêter leur développement.

Le froid, qui présente à un haut degré la propriété d'arrêter le développement des micro-organismes, ne parvient pas à tuer les spores du charbon quelles que soient la durée et l'intensité de son action, ainsi que cela résulte des expériences de Pictet et de Jung. Prudden a établi que les staphylococcus du pus peuvent se conserver en vie dans la glace à 0° pendant des mois, quoiqu'à cette température toute germination et tout développement soient naturellement suspendus.

Le froid, ne donnant que des résultats incertains, n'est pas employé comme bactéricide en chirurgie ; la chaleur seule est au contraire très usitée.

La chaleur peut être utilisée sous deux formes : humide ou sèche :

1° chaleur humide.	A. Ebullition		
	B. Vapeur d'eau	à l'état de repos	Vapeur au repos
		à l'état de dégagement	Courant de vapeur
		retenue sous une certaine pression.	Vapeur sous pression
		surchauffée en la faisant circuler après son dégagement dans des tuyaux de fer portés au delà de 100°	Vapeur surchauffée
2° chaleur sèche.	A. Air chaud.		
	B. Flambage.		

Stérilisation par la chaleur humide.

A. **Ébullition**. — L'ébullition est un procédé très simple et très pratique employé pour réaliser l'asepsie de certains objets (instruments, divers objets de pansements). On utilise soit l'eau ordinaire ou mieux l'eau filtrée au filtre Chamberland, soit l'eau additionnée de certaines substances salines, soit des liquides à point d'ébullition élevé.

1° *Eau bouillante*. — L'eau bouillante donne, d'après Pasteur, une stérilisation acceptable, surtout si l'ébullition est prolongée pendant une demi-heure.

2° *Eau additionnée de carbonate de soude*. — L'addition de 1 gramme de carbonate de soude pour 100 grammes de liquide élève légèrement le point d'ébullition de l'eau (104° environ) et augmente son action antiseptique en dépouillant les germes des matières grasses qui les protègent. Ce moyen, conseillé par Schimmelbusch, est employé journellement à la clinique de Bergmann. Les instruments, plongés dans cette solution, ne sont ni altérés, ni oxydés, et leur immersion à l'ébullition pendant 5 minutes dans cette solution, répond à toutes les exigences de la pratique (1).

3° *Liquides à point d'ébullition élevé*. — M. Tripier a conseillé un bain d'huile porté à 130°, M. Poncet de Lyon préfère la glycérine dont le point d'ébullition est de 280°, ou la pétrovaseline bouillant vers 200°. Il suffit d'élever ces substances à la température de 120° à 130° pendant 20 minutes. M. Redard recommande un mélange de 40 grammes de chlorure de sodium pur pour 100 grammes de glycérine dont l'ébullition se fait à 110°. Par la haute température qu'on peut atteindre avec ces liquides, cette stérilisation donne toute certitude et c'est grâce à leur emploi, que les chirurgiens lyonnais ont fait disparaître de leurs salles la septicémie gangréneuse dont les germes sont si résistants, surtout s'ils sont desséchés (2).

B. Vapeur d'eau. — Après l'eau bouillante pure ou additionnée de substances salines, vient la vapeur d'eau. Elle n'atteint son maximum d'effet que si elle n'est pas mélangée à l'air, et si elle agit dans un milieu bien saturé. Cette vapeur saturée peut se présenter, comme nous l'avons dit : à l'état de vapeur au repos, de courant de vapeur, de vapeur sous pression, de vapeur surchauffée.

(1) Voir à cet égard Schimmelbusch, traduit par Debesarques : *Asepsie en chirurgie*, pages 68 et suivantes.
(2) Voir Vinay, *Manuel d'asepsie*.

Il semble exister peu de différence entre les pouvoirs bactéricides de la vapeur au repos et ceux du courant de vapeur ; tandis que la vapeur sous pression, et portée par là à une température supérieure à 100°, présente une action bactéricide beaucoup plus énergique que celle de la vapeur surchauffée. C'est en partant de ces données qu'ont été construits les appareils employés pour obtenir la stérilisation par la vapeur d'eau.

Ces appareils se divisent en deux classes : 1° appareils de stérilisation par la vapeur courante et circulante ; 2 appareils de stérilisation par la vapeur sous pression.

1re CLASSE. — Appareils de stérilisation par la vapeur
courante et circulante.

Dans ces appareils, on soumet les objets à stériliser à un simple courant de vapeur d'eau. Ce courant de vapeur d'eau se dégage d'un récipient ou petite chaudière et traverse l'étuve dans laquelle sont disposés les objets à stériliser. La stérilisation est plus sûre et plus prompte, l'élévation de température plus rapidement obtenue, quand la vapeur arrive de haut en bas dans l'étuve.

Ce mode de stérilisation, dit Schimmelbusch, est suffisant pour assurer complètement la désinfection des objets de pansement et peut satisfaire à la plupart des exigences de la pratique chirurgicale. C'est la méthode employée avec le plus grand succès en Allemagne, en particulier à la clinique de von Bergmann à Berlin. Mais, pour que cette vapeur puisse produire tout son effet, il faut que cette vapeur soit à saturation, que tout l'air soit expulsé des objets à stériliser, et que la vapeur puisse ainsi les pénétrer complètement. Il est donc irrationnel de chercher à obtenir cette imprégnation dans des récipients ouverts, il faut au contraire avoir une étuve bien close dans laquelle la vapeur pénètre en refoulant graduellement l'air. Les appareils les plus employés sont ceux de Reitschel et Henneberg, et celui de Lautenschæger dont on trouvera la description dans les ouvrages indiqués note (1).

2e CLASSE. — Appareils de stérilisation par la vapeur
sous pression.

La vapeur d'eau sous pression et portée par là à une température

(1) 1° Traité d'asepsie de Schimmelbusch, traduit par Debesarques, p. 95 et 96 ; 2° Nouveaux éléments de petite chirurgie de Chavasse (3e édition), p. 55 et 56.

supérieure à 100°, c'est-à-dire vers 110° à 115°, agissant pendant dix à quinze minutes, détruit tout ce qui a vie (Strauss).

Plusieurs modèles d'étuves ou d'autoclaves, qui ne sont que des modifications de l'autoclave de Chamberland employé dans les laboratoires de bactériologie, ont été construits spécialement en vue de la stérilisation chirurgicale. Les plus connus sont ceux de Redard, de Sorel, de Geneste et Herscher décrit dans l'ouvrage indiqué à la note (1). Il faut avoir le soin, dans l'emploi de ces autoclaves, si l'on veut que la stérilisation soit complète, de chasser parfaitement l'air ; c'est là un point pratique, souvent mal exécuté, sur lequel MM. Heydenreich et Quénu ont insisté avec raison.

Stérilisation par la chaleur sèche.

La stérilisation par la chaleur sèche s'opère à l'aide de l'air chauffé et à l'aide du flambage.

A. *Stérilisation par l'air chauffé.* — Ce procédé est beaucoup moins efficace et moins rapide que les précédents ; il exige l'emploi d'une température plus élevée que celle des étuves à vapeur. D'après les recherches de Kock et de Wolffhügel, l'air, chauffé à 100°, tue les bactéries non sporulées en 1 h. 1/2 ; mais, par contre, les spores ne sont détruites que par un séjour de trois heures dans une atmosphère à une température de 140°. Il s'applique tout particulièrement aux instruments, mais il ne peut pas être utilisé pour la stérilisation des objets de pansement qui ne supportent pas les hautes températures nécessaires (180° à 200°). Cependant, d'après M. le Professeur Terrier, ces objets peuvent être parfaitement stérilisés à l'aide du stérilisateur pour pansement du D' Poupinel (2).

On emploie pour la stérilisation par l'air chauffé, des étuves à air chaud, et en particulier le stérilisateur de Poupinel, constitué par une étuve en tôle ou en cuivre, à doubles parois, chauffée soit au gaz, soit à l'alcool et dans l'intérieur de laquelle sont disposées des boîtes en métal (nickel ou cuivre rouge brasé) sans soudures, munies d'un couvercle à fermeture hermétique, destinées à recevoir les objets à stériliser (3). L'étuve de Poupinel, quand on surveille son fonction-

(1) *Nouveaux éléments de petite chirurgie* de Chavasse (3ᵉ édition), p. 53 et 54.

(2) *Revue de Chirurgie*, 1ᵉʳ octobre 1894, p. 836.

(3) Voir pour la description de cet appareil, Chavasse : *Nouveaux éléments de petite chirurgie*, p. 57.

nement, disent MM. Terrillon et Chaput, procure la stérilisation parfaite, absolue, idéale des instruments de chirurgie. A côté de l'étuve de Poupinel, on peut citer : l'étuve portative à air chaud de Mariaud ; l'étuve à air chaud d'Adnet ; l'étuve de Sorel au xylène (1).

B. Stérilisation par le flambage. — Le flambage, conseillé par Pasteur, ne peut être employé que pour la stérilisation des instruments ; mais pour être efficace, la flamme doit être assez longtemps en contact avec les surfaces. Pour stériliser par flambage, on peut promener l'instrument dans la flamme d'une lampe à alcool ; mais ce procédé est long et risque d'être ou insuffisant (température trop basse) ou excessif (température trop élevée). Il est plus simple de verser quelques grammes d'alcool au fond d'une cuvette contenant les instruments à stériliser et d'y mettre le feu.

Les méthodes, que nous venons d'examiner, ne peuvent pas toujours seules répondre à toutes les exigences de la pratique ; mais en se guidant, d'après les conditions de chaque cas particulier, on emploiera tantôt l'une, tantôt l'autre, ou les deux simultanément. Nombre de moyens recommandables ne peuvent pas être en effet employés dans certaines conditions déterminées. C'est ainsi que le sublimé est contre-indiqué pour la stérilisation des instruments métalliques qu'il attaque et détruit ; la chaleur un peu élevée ne peut évidemment convenir pour la désinfection des tissus organiques, la main de l'opérateur par exemple, la région opératoire chez le patient. Pour beaucoup d'antiseptiques, leur toxicité constitue une contre-indication sérieuse. L'air chaud ne convient pas davantage pour la stérilisation des tissus élastiques qu'il rendrait rapidement cassants et impropres à tout usage.

Quelle que soit la méthode employée, il importe de rechercher quelles sont les limites qu'il est pratiquement possible et désirable de réaliser.

Au début des pratiques de l'antisepsie, c'est-à-dire au moment des applications du pansement de Lister, on cherchait à détruire toutes les bactéries. C'est qu'à cette époque, on était peu familiarisé avec les conditions biologiques particulières de certains micro-organismes. On ignorait l'existence de formes durables spéciales dans l'évolution des schizomycètes, de spores pouvant opposer aux agents nocifs une résistance pour ainsi dire invincible. On sait, en effet, qu'il existe des spores, en assez grand nombre, qui peuvent être soumises pendant

(1) Voir *Revue de chirurgie*, 1ᵉʳ octobre 1894, p. 839.

des heures à l'action de l'eau bouillante et de la vapeur, sans éprouver d'altération.

Si l'on devait régler, d'après la résistance des bacilles ou de leurs spores, la puissance des méthodes de stérilisation, si l'on voulait toujours réaliser la destruction de tous les germes possibles, cela deviendrait pratiquement irréalisable ; mais tous les microbes, si rebelles aux méthodes bactéricides, ne sont pas tous pathogènes pour l'homme, et l'on peut à cet égard rappeler le principe formulé par Schimmelbusch : « Les organismes, qui ne sont pas nocifs pour les plaies, ne doivent pas entrer en ligne de compte dans l'étude des agents employés pour la désinfection ou la stérilisation. »

Nous ne voulons pas terminer les considérations générales sur les agents physiques employés dans la méthode bactéricide (c'est-à-dire agents physiques et agents chimiques) sans parler d'une nouvelle étude de M. Triollet intitulée : *La stérilisation chirurgicale* (1).

Dans ce travail important M. Triollet formule des conclusions qui ne seront peut-être pas acceptées par tous les chirurgiens, et qui en tout cas paraîtront un peu radicales, surtout aux fabricants de produits antiseptiques ou de pansements antiseptiques.

Les agents chimiques, dit M. Triollet, tant vantés pour leurs propriétés microbicides, ne donnent aucune sécurité pour la stérilisation. Que l'on emploie pour obtenir cette stérilisation, le sublimé, l'acide phénique ou tous les autres produits aux noms les plus variés, le résultat est toujours le même : il est illusoire et ne peut contenter que les parrains de ces produits ou qu'éblouir certains esprits décidés à accepter sans contrôle les expériences annoncées.

On sait qu'à l'état naturel les bactéries infectieuses sont entourées de liquides albumineux qui les protègent contre les attaques du dehors et aussi par conséquent contre les agents chimiques. On s'explique dès lors aisément les insuccès de la stérilisation chimique.

L'inutilité d'une telle stérilisation est d'ailleurs facile, dit M. Triollet, à mettre en évidence. Prenons par exemple du catgut stérilisé au moyen d'une solution de sublimé. Ce catgut, plongé dans un bouillon de culture, ne le trouble pas, même après un temps assez long à l'étuve.

Cependant le catgut n'est pas stérile, car si, par des moyens appropriés, on lui enlève le sublimé qui l'imprègne, si on le plonge de nouveau dans un bouillon de culture, il donne rapidement de superbes cultures analogues à celles que produirait un catgut non stérilisé.

(1) *Union pharmaceutique*, 15 janvier 1897, p. 4.

Que s'est-il passé ? Tant que le catgut s'est trouvé en contact avec le sublimé, les microbes qui le souillaient ont été enveloppés comme dans une sorte de gangue qui les a empêchés d'agir sur le bouillon de culture. Mais lorsque le sublimé ne se trouve plus en contact avec le catgut, les microbes qui le souillaient reprennent toute leur virulence : ils étaient donc seulement emprisonnés et non détruits.

Or que se passe-t-il lorsqu'on laisse dans l'organisme un catgut ou une soie stérilisée par un agent chimique ? Cette soie ou ce catgut perdent peu à peu l'agent chimique qui les stérilise au contact prolongé et sans cesse renouvelé des liquides organiques. Les microbes de cette soie ou de ce catgut sont mis en liberté après un temps plus ou moins long et pullulent dans l'organisme humain, qui est une merveilleuse étuve apportant ainsi une cruelle déception au chirurgien dont l'opération, conduite cependant avec science et habileté, se trouve avoir ainsi un dénouement fatal.

Il faut donc bien se pénétrer de cette idée capitale, dit M. Triollet : c'est que l'agent chimique ne tue pas le microbe, il l'engourdit et le paralyse pendant le temps seulement qu'il est en contact avec lui ; d'où il suit : que la stérilisation par les agents chimiques n'est jamais complète, absolue, qu'il s'agisse de la stérilisation du champ opératoire, du matériel de pansement, de la désinfection proprement dite, etc., etc.

A l'appui de son opinion, M. Triollet cite les expériences de MM. Miquel, Roux, Rossinkoff ; mais ces expériences sont-elles suffisantes pour justifier l'opinion émise par M. Triollet ; nous n'osons pas nous prononcer sur ce point.

La stérilisation par l'agent chimique n'offrant, d'après lui, aucune sécurité, M. Triollet estime que seule la chaleur doit être employée pour la stérilisation et pense qu'elle doit être employée sèche ou humide suivant les cas.

1° Vapeur sèche à 120° (à l'autoclave) pendant 3/4 d'heure : soie, tampons, compresses, drains, crins de Florence.

2° Vapeur humide à 160-180° (à l'étuve) pour les instruments.

3° Par la méthode de Tyndall, ou méthode de stérilisation discontinue : catgut, éponges, sondes.

Ces considérations générales exposées, examinons comment on procède en général pour pratiquer une opération d'après les règles de la méthode antiseptique et aseptique. Nous serons naturellement très bref sur ces points qui ne sont pas de notre compétence et qui sortent de notre domaine, mais qu'il nous soit permis de dire que ces points, en apparence étrangers à notre sujet, serviront à mieux faire comprendre la question principale que nous désirons traiter, c'est-à-dire la question des pansements aseptiques et antiseptiques.

L'acte chirurgical se compose de trois phases successives : 1° préparation ; 2° opération ; 3° pansement.

Préparation. — Avant de commencer une opération, le chirurgien doit rendre aseptiques le champ opératoire, ses mains et ses instruments et pour cela procéder à la destruction des germes qu'ils peuvent contenir.

a) *Désinfection de la surface du corps*. — Le nettoyage soigné de la surface cutanée, l'éloignement des germes innombrables qui y pullulent et aussi éventuellement des germes pathogènes constitue une des exigences capitales de l'asepsie. Partout où existe une plaie, où une incision doit être pratiquée, les parties voisines doivent être soigneusement désinfectées, pour éviter que des germes pathogènes ne se déposent sur les tissus mis à nu, et ne compromettent la guérison par des altérations graves.

L'antisepsie du champ opératoire peut être faite de différentes manières, mais, en général, on opère de la façon suivante : raser les poils des parties avoisinant la plaie ; laver et brosser le champ opératoire avec de l'eau chaude et du savon ; laver avec une solution antiseptique au millième ; isoler le champ opératoire par des compresses imbibées de solution antiseptique (1).

b) *Désinfection des mains du chirurgien et des aides*. — Plus encore que la région opératoire, les mains du chirurgien ou de ses aides exigent, avant tout attouchement avec la plaie, la désinfection la plus rigoureuse ; par le contact passager avec des produits purulents, inflammatoires, elles sont exposées à s'infecter de germes pathogènes qui adhèrent à leur surface. La stérilisation des mains, si importante et si difficile, sera obtenue en se conformant aux règles suivantes basées sur les expériences de Kümmel et de Fürbringer :

1° Nettoyage à sec des ongles et de leur rainure.

2° Lavage et brossage à fond, pendant une ou deux minutes, avec du savon et de l'eau aussi chaude que possible, en insistant au niveau des ongles ; c'est là la partie la plus importante de l'opération.

(1) On pourra consulter, pour l'antisepsie opératoire, le *Traité d'asepsie et d'antisepsie chirurgicales* de Terrillon et Chaput, dans lequel sont successivement passées en revue la désinfection de la peau, du vagin, de l'utérus, des voies urinaires, du tube digestif (bouche, estomac, intestin grêle, gros intestin, rectum), des yeux, des oreilles, du nez.

3° Lavage pendant une minute avec de l'alcool à 80°; on peut frotter les mains avec un tampon imbibé d'alcool.

4° Enfin, lavage pendant une minute avec une solution antiseptique (phéniquée à 2 pour 100, sublimé 1 pour 1000).

La technique indiquée plus haut a été modifiée par les auteurs, mais à part quelques modifications de détail, la méthode de Kümmel et de Fürbringer reste encore la méthode de choix dans ses points essentiels (1).

c) *Désinfection des instruments.* — Tout instrument, destiné à arriver au contact d'une plaie, doit nécessairement présenter la propreté la plus parfaite ; il doit être stérilisé, c'est-à-dire complètement privé de germes.

La stérilisation des instruments s'obtient soit par les agents chimiques, soit par la chaleur ; mais quel que soit le mode employé, il faut au préalable procéder à un long et minutieux brossage avec l'eau chaude stérilisée et le savon mou de potasse, de manière à éloigner mécaniquement le pus, les débris de tissus, les matières grasses, le sang desséché, qui sont de véritables nids à microbes (2).

La stérilisation par les antiseptiques est peu employée, car elle ne donne que des résultats douteux ; on préfère la stérilisation par la chaleur, qui est beaucoup plus sûre. On utilise soit la chaleur humide, soit la chaleur sèche et on emploie les différents modes que nous avons indiqués (ébullition, vapeur, vapeur sous pression, air chauffé, flambage).

Pendant longtemps cependant, on avait essayé d'appliquer les sels mercuriques, qui sont à la fois très antiseptiques et inodores à la stérilisation de ces instruments, mais on avait été arrêté dans cette voie par l'action énergique que les solutions salines de mercure exerçaient sur le fer, l'acier et même le nickel, qui entrent dans la confection de ces instruments. Le cyanure et l'oxycyanure de mercure, si réfractaires à beaucoup de réactifs, attaquent très rapidement les métaux et on paraît avoir renoncé à leur emploi dans le but qui nous occupe.

M. le Dr Maréchal a remarqué que pour empêcher l'oxydation de

<hr>

(1) On pourra consulter à cet égard le *Traité d'asepsie et d'antisepsie* de Terrillon et Chaput, pages 38 à 42.

(2) Voir pour la technique : Chavasse, *Nouveaux éléments de chirurgie,* page 63 ; Schimmelbusch, traduit par Debesarques, *L'asepsie en chirurgie,* page 64 ; Terrillon et Chaput, *Asepsie et antisepsie chirurgicales,* page 71.

l'acier et du nickel immergés dans l'eau, il suffit d'ajouter à cette eau une faible quantité de produits alcalins.

Utilisant cette remarque, M. le Professeur Denigès a mis en contact divers objets métalliques, clous à surface bien décapée à l'aide du papier émeri, bistouris, ciseaux, aiguilles de Pravaz en acier, manche en nickel etc. avec des solutions de cyanure mercurique additionnées de carbonate ou de borate de soude et il a constaté après deux mois de contact l'inaltérabilité absolue des corps immergés.

Le cyanure de mercure étant doué d'un pouvoir antiseptique égal à celui du bichlorure de mercure, n'étant pas sensiblement plus toxique que lui, mais étant moins caustique et moins inactif sur les matières albuminoïdes que le sublimé, M. Denigès pense qu'il devrait remplacer ce dernier sel dans l'antisepsie externe et propose d'employer le cyanure de mercure en solutions alcalines préparées d'après les formules suivantes :

Cyanure mercurique. . . . . 2 grammes
Borate de soude ou carbonate de soude
   anhydre (1) . . . . 5 grammes
Eau distillée. . . . . 1 litre

Cette solution alcaline de cyanure de mercure peut servir pour stériliser les instruments de chirurgie.

Elle peut aussi servir pour la stérilisation des mains des chirurgiens, car les solutions alcalines de cyanure de mercure dépouillent, sans l'irriter, l'épiderme des corps gras qui l'empêchent d'être efficacement mouillé par l'eau.

M. Denigès pense que le cyanure de mercure, en solution alcaline, ne tardera pas à figurer en bonne place dans les services hospitaliers (2).

Opération. — Après avoir aseptisé le champ opératoire, ses mains et ses instruments, le chirurgien procède à son opération en prenant toutes les précautions pour éviter la contamination de la plaie. A cet effet, il nettoie de temps en temps ses mains souillées de sang, en les trempant dans une solution antiseptique ou dans de l'eau tiède

(1) On pourrait remplacer le borate de soude ou le carbonate de soude par 5 gr. de bicarbonate de soude dont l'efficacité pour la cicatrisation des plaies vient d'être tout dernièrement mise en lumière.

(2) *Bulletin des travaux de la Société de pharmacie de Bordeaux*, numéro de juin 1897, p. 167.

stérilisée; il prend lui-même les instruments aseptisés et les plonge, après s'en être servi, dans une solution antiseptique ou dans de l'eau tiède stérilisée, etc., etc.

Pansement. — L'opération terminée, il faut procéder au pansement. Qu'appelle-t-on pansement? D'après l'opinion, acceptée aujourd'hui par la majorité des chirurgiens, on appelle pansement l'application des moyens propres à amener la guérison d'une plaie en la protégeant contre l'accès ou le développement des germes infectieux et contre les violences extérieures.

Le pansement d'une plaie comporte : 1° l'application de matériaux, substances, tissus à pansement, destinés à protéger la plaie, à faciliter l'écoulement des sécrétions et à les absorber ; 2° l'emploi de bandages, c'est-à-dire de moyens méthodiques usités pour fixer les objets de pansement.

Nous ne parlerons pas des bandages qui, en raison de leur importance et des indications fort diverses qu'ils sont appelés à remplir, mériteraient de faire une étude spéciale, complètement étrangère au sujet que nous désirons traiter, mais nous examinerons avec soin le matériel destiné aux pansements.

TITRE II

ÉTUDE DU MATÉRIEL DESTINÉ AUX PANSEMENTS CHIRURGICAUX.

Le matériel, destiné aux pansements chirurgicaux, comprend un certain nombre de corps ou produits, que nous étudierons dans l'ordre suivant :

Section   I. — Matières et tissus. Pansements antiseptiques.
Section   II. — Substances de protection.
Section   III. — Agglutinatifs.
Section   IV. — Drains.
Section   V. — Matériaux de suture et de ligature.
Section   VI. — Objets et liquides pour le nettoyage et le lavage.
Section   VII. — Appareils à irrigation et à pulvérisation.
Section VIII. — Matériel accessoire.

SECTION I

MATIÈRES ET TISSUS. — PANSEMENTS ANTISEPTIQUES.

Sommaire. — Compresses. — Gaze ou tarlatane : apprêtée, sans apprêt et hydrophile. — Charpie. — Coton ou ouate ordinaire et hydrophile. — Lint ou tissu charpie. — Lin. — Etoupe : brute, oakum, hydrophile. — Ramie. — Jute. — Matériaux tirés du bois : sciure de bois, charpie de bois, ouate de bois. — Tourbe, sphaigne, sphagnum préparé ou feutre végétal. — Qualités que doivent présenter les matériaux de pansement ; pouvoir absorbant ; travaux de Neuber, Felheisen, Römberg, Chavasse. — Rapidité du pouvoir absorbant, travaux de Römberg. — Importance relative du pouvoir absorbant et de la rapidité de cette absorption. — Nécessité d'aseptiser les objets de pansement. — Méthodes employées pour la stérilisation : agents chimiques et physiques. — Avantages et inconvénients de ces différents agents. — Essai des pansements aseptiques. — Etude spéciale des pansements antiseptiques. — Définition. — Préparation des gazes antiseptiques (méthode de préparation, dessiccation). — Titre des gazes antiseptiques : titrage pondéral (inconvénients), titrage superficiel. — Formules spéciales pour la préparation des gazes antiseptiques. — Préparation des cotons antiseptiques ; méthodes employées. — Préparation de l'étoupe, jute, ramie, lint antiseptiques. — Principaux pansements antiseptiques vendus dans le commerce. — Formes commerciales. — Précautions à prendre pour la conservation de ces objets. — Altérations et falsifications. — Caractères de contrôle : vérification des pansements antiseptiques : recherche des caractères d'identité, des caractères spécifiques, des caractères de contrôle (titre des pansements). — Méthodes employées.

Les matériaux et tissus de pansement sont :

Les compresses. — Ce sont des pièces de linge de dimensions variables, taillées dans des pièces de toile, de lin, de coton neuves ou demi-usées, assez fines et ne présentant ni coutures ni ourlets. Aujourd'hui, elles ne sont plus appliquées directement sur les plaies ; elles servent soit de moyens de contention, soit à faire des lotions, des fomentations, des cataplasmes.

La gaze ou tarlatane. — C'est un tissu de coton faible, à mailles plus ou moins serrées, utilisé dans l'industrie de l'habillement, le plus souvent après avoir été recouvert d'un apprêt, au moyen d'un bain d'amidon dont il contient environ un cinquième de son poids. Elle est actuellement livrée au commerce sous deux formes :

α) *Gaze apprêtée.* — Elle est employée sous formes de bandes ou de feuilles, pour maintenir des pansements ou appareils. Dans ce cas, il suffit de plonger la bande dans de l'eau pure ou antiseptique au moment de s'en servir, de l'exprimer et de l'appliquer immédiatement.

β) *Gaze sans apprêt.* — C'est la véritable gaze pharmaceutique et la seule pouvant être mise en contact avec les plaies. Cette gaze, nettoyée, dégraissée et blanchie, porte le nom de *gaze hydrophile.*

Pour débarrasser la gaze de son apprêt, la nettoyer, la dégraisser, et la blanchir de manière à la rendre hydrophile ou chimiquement pure, on suit le procédé indiqué par M. Thomas, pharmacien militaire :

On plonge la gaze dans de l'eau ayant une température de 80° et on agite par intervalles. On l'abandonne dans l'eau pendant 24 heures pour bien la laisser dégorger. On la retire ensuite, on l'exprime et on la plonge dans une solution d'hypochlorite de soude, marquant 2°5 à l'aréomètre de Baumé. Après une demi-heure, on la retire et on la lave à grande eau jusqu'à ce qu'elle soit sans action sur le papier de tournesol. On l'exprime de nouveau et on la plonge pendant une demi-heure dans l'acide chlorhydrique étendu au vingtième. Au bout de ce temps, on la retire et on la lave à grande eau jusqu'à ce qu'elle ne rougisse plus le papier de tournesol. On l'exprime alors, on la fait sécher à l'air et ensuite à l'étuve.

La gaze que l'on doit employer pour faire soit la gaze hydrophile, soit les gazes médicamenteuses, est la variété de gaze mousseline connue sous le nom de blanc chiffon (supp. Codex).

Suivant l'usage auquel on la destine, on emploie deux sortes de gaze :

1° Gaze ayant au centimètre carré 11 fils en chaîne sur 11 fils de trame, largeur 0 m. 70. Un mètre de cette gaze purifiée, c'est-à-dire rendue hydrophile, doit peser 20 à 22 grammes.

2° Gaze ayant au centimètre carré 15 fils en chaîne sur 15 fils de trame, largeur 0 m. 70. Un mètre de cette gaze purifiée, c'est-à-dire rendue hydrophile, doit peser 30 à 32 grammes.

Il est très important de s'en tenir à un tissu toujours identique, surtout lorsqu'on veut préparer des gazes médicamenteuses, c'est-à-dire des gazes contenant des médicaments, dit M. Bourquelot (1). En effet, la quantité de substance médicamenteuse à fixer sur la gaze se calcule d'après le poids de celle-ci ; le poids des pièces de gaze de même dimension est plus ou moins élevé suivant que le tissu est plus ou moins serré ; par conséquent, c'est en ayant un tissu toujours

____

(1) Voir *J. de Ph. et de Ch.*, numéro du 1er mars 1893, p. 249.

identique, qu'on peut espérer fixer toujours la même dose de substance active sur la surface.

Une bonne gaze hydrophile, trempée dans l'eau, puis exprimée, retient environ 1 fois 1/4 son poids d'eau. Ainsi, une pièce de gaze du poids de 1 kilog., trempée dans l'eau puis exprimée, pèse 2 kilog. 250 grammes. On admet que la gaze, trempée dans un liquide médicamenteux, retient ce liquide à peu près dans les mêmes proportions que l'eau. Ainsi, une pièce de gaze de 1 kilog., plongée dans un excès de solution hydroalcoolique d'acide salicylique, pèse environ après expression 2 kilog. 250 grammes. Cette donnée, qui n'est évidemment qu'approximative, permet, lorsqu'on a à préparer une solution de substance médicamenteuse, qui doit servir à imprégner une gaze, de n'en préparer que la quantité nécessaire à la fois.

La gaze hydrophile se vend dans le commerce sous deux formes :

GAZE HYDROPHILE.

Les formes commerciales sont :

1° Gaze purifiée hydrophile, largeur 0,80, vendue par paquets de 5, 2, 1 mètre.

2° Compresses de gaze hydrophile, comprenant trois dimensions et vendues par douzaines :

Petites. . . . . 0,25 sur 0,25
Moyennes. . . . . 0;35 sur 0,40
Grandes. . . . . 0,50 sur 0,80

3° Bandes de gaze hydrophile, ayant 5 mètres de longueur, trois dimensions et vendues par paquets de 6 bandes.

Largeur 0 m. 05, 0 m. 07, 0 m. 10.

La charpie, très employée autrefois sous forme de plumasseaux, gâteaux, bourdonnets, mèches, tampons, etc., est à peu près abandonnée aujourd'hui.

Le coton est, comme on le sait, constitué par les poils unicellulaires longs et ténus qui recouvrent les graines du cotonnier (*Gossypium herbaceum* et *arboreum*, malvacées). Il arrive à l'état brut, des Etat-Unis (Amérique du Nord, Amérique du Sud), Afrique (coton jumel d'Egypte), Asie (Indes anglaises) en balles pressées sur les marchés de Londres, Liverpool, Anvers, le Havre, Marseille, Bordeaux où les fabricants vont s'approvisionner.

A l'état brut, il est toujours plus ou moins coloré : il renferme en outre une certaine proportion de matières grasses et enfin une foule de substances étrangères (graines, débris de feuilles, etc.). On le soumet, avant de l'employer, à une série de manipulations qu'on peut classer de la façon suivante : nettoyage, dégraissage, blanchiment, séchage et cardage, dont les détails varient suivant les fabriques et sur lesquels nous ne croyons pas devoir insister.

Le coton brut, nettoyé, blanchi, séché et cardé porte le nom de *coton* ou *ouate ordinaire*. Le coton brut, nettoyé, dégraissé, blanchi, séché et cardé porte le nom de *coton hydrophile* ou *ouate hydrophile*. Ces deux formes sont utilisées en chirurgie.

Le coton cardé, appelé ouate ordinaire, coton non dégraissé, est employé soit comme topique immédiat, dans les brûlures par exemple, soit dans le pansement ouaté d'A. Guérin dont il constitue la base essentielle, soit comme remplissage pour les gouttières, attelles, appareils, etc. ; soit comme moyen de protection des pansements et agent de compression. On sait, d'après les expériences de Pasteur et de Tyndall, que le coton possède la propriété de purifier l'air qui le traverse en retenant les germes ; il est donc indispensable de le conserver roulé dans du fort papier ou dans des boîtes et de ne jamais le laisser traîner dans des salles de malades ou d'opération.

Le coton cardé ou *ouate ordinaire*, se vend dans l'industrie *soit en nappes*, par paquets de 1 kilogramme, 500 gr., 250 gr., 125 grammes, *soit en feuilles* (80 feuilles au kilogramme, par paquets de 250 grammes contenant 20 feuilles ; ou 32 feuilles au kilogramme par paquets de 500 grammes contenant 16 feuilles).

Le coton hydrophile est du coton nettoyé, dégraissé, blanchi, séché et cardé ; c'est celui dont on se sert exclusivement dans les pansements chirurgicaux. On l'appelle aussi *coton absorbant, coton hygroscopique, coton chimiquement pur, coton perméable* ; on l'appelle également *ouate hydrophile absorbante, hygroscopique, chimiquement pure, perméable*.

On peut le préparer par divers procédés, en particulier par le procédé suivant de Weber et Thomas qui donne de très bons résultats : On fait tremper le coton cardé dans de l'eau pendant 24 heures. Au bout de ce temps, on l'exprime et on le fait bouillir pendant une demi-heure dans une solution de soude caustique marquant 5° à l'aréomètre de Baumé. On le jette alors dans l'eau froide, on le lave à plusieurs reprises et à grande eau jusqu'à ce qu'elle soit sans action sur le papier de tournesol. Après l'avoir exprimé, on le plonge, pendant une demi-heure, dans l'hypochlorite de soude liquide marquant également 5° Baumé. On le lave ensuite à grande eau, comme dans la première opération. On le laisse tremper 24 heures dans l'eau, puis on l'exprime de nouveau et on le plonge dans un bain d'acide chlorhydrique étendu au vingtième. On l'y laisse pendant une demi-heure. Au bout de ce temps, on le soumet à de nouveaux lavages à grande eau et on le laisse tremper dans l'eau pendant vingt-quatre heures jusqu'à ce qu'elle soit sans action sur le papier de tournesol. A ce moment, on l'exprime, on le fait sécher et on le carde (1).

Un bon coton hydrophile doit présenter les caractères suivants d'après M. le professeur Gay, de Montpellier :

1° Avoir une couleur blanche. Il faut se défier des nappes à couleur jaunâtre, concordant en général avec un faible pouvoir absorbant, ou à teinte rosée, dénotant parfois la présence d'impuretés.

2° Avoir un toucher un peu rude, non craquant. La sensation de craquement, que l'on perçoit lorsqu'on presse entre les doigts certaines ouates, est, à tort, considérée dans le commerce comme un indice de bonne qualité. Elle est due à l'introduction dans le coton d'une petite quantité d'acides gras, qui en augmentent la blancheur. Un coton craquant cesse de l'être lorsqu'on l'épuise par l'éther. On peut admettre un tel produit, malgré son odeur de bougie, à la condition que la teneur en acides gras ne dépasse pas 1 0/0.

3° Etre homogène, tenace, formé de fibres longues.

4° S'enflammer instantanément à la surface et ne pas noircir. Les cotons, insuffisamment dégraissés, ne s'enflamment que progressivement et leur surface noircit.

5° S'enfoncer immédiatement dans l'eau (D = 1,4) et se précipiter au fond du vase. La précipitation sera instantanée, rapide, lente ou nulle, selon le degré de purification ; elle est nulle notamment avec le coton naturel qui flotte sur l'eau longtemps avant de s'y enfoncer.

6° Avoir un coefficient d'absorption au moins égal à 18. Pour déterminer ce coefficient, on découpe une plaque de coton pesant 5 grammes. On l'imbibe en la plongeant, sans la presser, dans l'eau distillée. Après cinq minutes de macération on la retire en la repliant sur elle-même et, sans l'exprimer, on l'égoutte sur les doigts ouverts en la faisant passer lentement d'une main dans l'autre. Lorsqu'elle ne laisse plus écouler d'eau, on la pèse et on divise le poids par 5. Le nombre obtenu exprime le rapport du poids du coton sec au poids du coton imbibé ; M. Gay le désigne sous le nom de *coefficient d'absorption du coton ou de la ouate*. Ce coefficient ne doit

(1) Voir *Nouveau Montpellier médical*, tome I, 1892.

pas être inférieur à 18. Tout coton à coefficient inférieur peut être considéré comme insuffisant au point de vue chirurgical.

7° Être neutre au tournesol. Pour s'en assurer, placer une feuille de papier réactif préalablement mouillée entre deux couches de coton que l'on comprime légèrement entre deux lames de verre.

8° Épuisé par l'eau, il doit fournir un liquide qui ne doit précipiter ni par l'azotate d'argent (*présence des chlorures*), ni par l'oxalate d'ammoniaque (*présence de la chaux*), ni par le chlorure de baryum (*présence des sulfates*) et qui, évaporé, ne doit pas laisser de résidu sensible.

9° Incinéré, il ne doit pas laisser plus de 0,3 à 0,5 pour 100 de cendres.

10° Un bon coton hydrophile, dit M. Bourquelot (1), trempé dans l'eau, retient après expression, le double de son poids de liquide. Cette donnée est utilisée dans la préparation des cotons médicamenteux c'est-à-dire contenant des médicaments.

11° D'après M. Gaujot, le coton hydrophile se laisse facilement et rapidement imbiber par toutes les solutions aqueuses, alcooliques, antiseptiques ; il s'imprègne également bien des produits de sécrétion organique (pus, sérosité, etc.) et il se prête à toutes les formes exigées par les pansements, gâteaux, plumasseaux, etc.

Le coton hydrophile se vend dans le commerce par paquet de 1 kilogr. ; 500, 250, 125, 50 grammes.

Le lint appelé aussi *tissu-charpie*, *charpie-anglaise*, très employé en Angleterre, est une sorte d'étoffe composée de fibres de coton, de lin ou de chanvre, lâche, épaisse, moelleuse, dont l'une des faces est lisse et gommée et l'autre rendue tomenteuse par le cardage. Quelquefois les deux faces sont tomenteuses. Elle se présente dans le commerce en longues pièces roulées comme la ouate, dans lesquelles on taille avec des ciseaux des morceaux de la grandeur nécessaire.

Le lint hydrophile est vendu au mètre.

Le lin, plante textile fournie par le *linum usitatissimum* (linées), a été proposé par Makuskina et Medwedew comme matière à pansement. Pour le rendre hydrophile, on le coupe en petites bandes, on le cuit pendant trois heures dans une lessive de cendres ; on l'y laisse macérer huit à dix heures ; on le lave ensuite à grande eau, on le sèche et on le carde. Ce produit est blanc, très doux, d'un prix peu élevé et aurait, dit-on, sur le coton hydrophile l'avantage de ne

(1) *J. de Ph. et de Ch.*, numéro du 15 mars 1893, p. 316.

pas adhérer aux plaies et de se laisser très facilement imprégner par les sécrétions.

L'étoupe est la partie la plus grossière, le rebut de la filasse qui n'est elle-même qu'un amas de filaments tirés de l'écorce du chanvre et du lin et préparés pour être filés. On en connaît trois sortes :

α) *L'étoupe brute.* — Elle renferme beaucoup de brins de tiges de chanvre ou chenevottes ; elle est impropre aux pansements.

β) *L'oakum.* — C'est de l'étoupe fabriquée avec de vieux cordages goudronnés ou calfat et a été employée avec succès par les chirurgiens américains, sur la proposition de Sayre, pendant la guerre de sécession.

γ) *L'étoupe hydrophile.* — C'est de l'étoupe purifiée et chimiquement pure, préparée en traitant l'étoupe brute par le procédé de MM. Weber et Thomas, employé pour la préparation du coton hydrophile. Elle est blanche, douce, soyeuse, élastique et facile à imprégner. Elle ne doit pas contenir de poussières et avoir des fibres assez résistantes de 6 à 8 centimètres de long ; dans le cas contraire, c'est qu'elle a subi trop longtemps l'action des alcalis ou du chlore. Elle doit posséder un pouvoir absorbant suffisant, qualité que ne possèdent pas toutes les étoupes hydrophiles livrées par le commerce. Pour s'en assurer, on roule assez mollement sous forme de boulette un peu d'étoupe ; on projette cette boulette à la surface d'un verre plein d'eau : elle doit se précipiter rapidement au fond du verre.

La ramie, plante textile, fournie par diverses espèces de *Bœhmeria* (urticées), le **jute**, plante textile fournie par deux espèces de plantes du genre *Corchorus* de la famille des tiliacées, et rendues hydrophiles par le procédé de Weber et Thomas, ont été aussi proposées ; mais elles sont un peu abandonnées aujourd'hui. La ramie et le jute hydrophile sont vendus par paquets de 1 kilogramme.

On emploie en Allemagne et quelquefois en France, un certain nombre de matériaux tirés du bois :

La sciure de bois de sapin (Pinus picea) recommandée par Neuber et Porter. Pour la préparer, on prend de la sciure de bois des usines, on la crible de manière à séparer les corps étrangers qu'elle peut renfermer et on la chauffe à l'étuve à 110° pour la purifier.

Elle est absorbante et peut facilement être imprégnée de substances antiseptiques. Pour l'employer, on l'enferme dans des sachets ou coussins faits en gaze et on la sépare de la plaie par deux ou trois épaisseurs de gaze antiseptique.

La charpie de bois, appelée aussi **laine de bois, paille de bois, coton de bois,** provient des différentes opérations que l'on fait subir au bois pour l'utiliser dans la fabrication du papier. Elle est constituée par de petits morceaux de bois très fins, effilochés et réduits en charpie. La meilleure est celle retirée du sapin, parce qu'elle contient peu de résine et conserve à l'état sec tout son pouvoir absorbant. Elle est légère, absorbante, et peut servir à faire des pansements compressifs, secs et durables, car sa structure spongieuse favorise l'évaporation des liquides absorbés. Elle s'emploie, comme la sciure, sous forme de sachets en coussins à enveloppe de gaze.

La ouate de bois est formée par un mélange de 20 parties de coton hydrophile et de 100 parties de charpie de bois. Cette substance ou plutôt ce mélange est doué d'une grande cohésion ; elle s'emploie comme la charpie de bois, mais elle lui est inférieure.

La tourbe (produit de la décomposition des plantes herbacées et aquatiques qui croissent en abondance dans les terrains marécageux) a été employée sous forme de poussière par Neuber. En France, M. Redon est arrivé, par un mode de fabrication spécial, à obtenir un produit particulier, appelé *ouate de tourbe*, qui constitue une bonne matière à pansement. Elle est souple, compressible, élastique, absorbante, s'imprégnant facilement d'un antiseptique. Elle s'emploie, comme la sciure de bois et la charpie de bois, sous forme de coussins enveloppés de gaze.

La sphaigne ou sphagnum, appelée aussi *mousse des marais, mousse de tourbe, mousse des bois,* est une mousse que l'on recueille dans les couches superficielles des tourbières des forêts de sapins de la Suède, de l'Allemagne du Nord et de la Suisse. Elle doit, avant d'être employée, subir certaines opérations indiquées par Hagedorn, Neuber et Gafky : on lui fait d'abord subir un triage préalable qui a pour but de la débarrasser des aiguilles de pins, des coléoptères et autres animaux qui y sont mélangés. On la lave ensuite à grande eau dans un récipient où on la brosse longuement pour la débarrasser de ses souillures. Elle est ensuite desséchée à l'étuve à 110°, puis soumise à un jet de vapeur et enfin séchée à l'étuve chauffée à 110°. Ainsi préparée, le sphagnum constitue ce qu'on appelle le *feutre végétal.* Il s'emploie, comme les produits du bois, sous forme de coussins. C'est une matière de pansement très usitée en Allemagne.

Qualité des matériaux de pansement. — Une bonne matière à pansement doit être maniable, non irritante pour les plaies, facile à aseptiser par les agents chimiques et physiques, permettre une compression facile et uniforme, avoir un pouvoir absorbant considérable. Cette dernière qualité est capitale, car si l'on veut que le pansement protège les plaies produites par l'instrument tranchant, et ce sont les plus fréquentes, il faut, avant tout, que ce pansement puisse absorber complètement toute sécrétion produite par elles.

Pouvoir absorbant. — Neuber, Felheisen, Walter et Rœmberg ont cherché à établir le pouvoir d'absorption pour une série de matériaux de pansement, en laissant 10 grammes de la substance se gorger de liquide jusqu'à saturation complète et en établissant ensuite la différence de poids. D'après Rœmberg, après saturation complète, 10 grammes de substances ont absorbé les quantités de liquide suivantes :

Coton hydrophile	a absorbé	250	grammes
Ouate de cellulose	—	230	—
Ouate de bois	—	150	—
Charpie de bois	—	106	—
Gaze	—	96	—
Mousse de tourbe	—	82	—
Sciure de bois de peuplier	—	73	—
Sciure de bois de pin	—	73	—
Jute	—	70	—
Cendre de houille	—	21	—

M. Chavasse a complété ces expériences et il a trouvé que :

L'étoupe purifiée	absorbe	210	grammes
Le coton hydrophile	—	170	—
La ouate de bois	—	195	—
La ouate de tourbe	—	80	—

Il y a donc, comme on le voit, des différences présentées par les mêmes substances, au point de vue de l'absorption ; elles sont probablement dues au plus ou moins de soins apportés à leur préparation.

Rapidité de l'absorption. — Rœmberg a essayé de déterminer la rapidité de l'absorption de divers matériaux de pansement, et de ses expériences, il résulte que, dans un temps donné, qui n'a pas dépassé 6 minutes et demie, la rapidité d'absorption a été la suivante, par ordre décroissant : la ouate de cellulose, la mousse de tourbe humide, la ouate de bois, le coton de bois, la ouate hydrophile, la charpie, la sciure de bois. Essayés dans les conditions de l'expérience établie par Rœmberg (1), le jute, la mousse de tourbe sèche, l'étoupe n'auraient aucun pouvoir absorbant.

Il est bien difficile, dit Schimmelbusch, d'établir, d'après les données théoriques et même expérimentales, la valeur d'un objet de pansement d'après son pouvoir d'absorption, d'après la rapidité de son absorption ; il serait plus important d'établir les quantités de liquide que ces substances peuvent absorber pendant un temps donné pour les laisser se dégager ensuite. Le pansement ne doit pas, en effet, absorber en une fois une quantité maximum de liquide ; il doit absorber d'une manière continue et se dessécher ensuite. Nombre de matières absorbent vite et bien, telles que le papier buvard, la charpie de soie et l'ouate de cellulose ; cependant elles ne conviennent pas comme objets de pansement ; parce que saturées de liquides, elles ne se prêtent plus à aucune absorption nouvelle et il se forme ainsi une couche imperméable.

D'autres considérations, dit encore Schimmelbusch, doivent aussi entrer en ligne de compte dans le choix des objets de pansement ; telles sont : la rapidité du pouvoir d'imbibition, les changements de volume par l'humidité, les modifications dans l'élasticité, etc., etc.

Asepsie des objets de pansement. — Quelle que soit la matière de pansement choisie par le chirurgien, il est une condition essentielle qu'elle doit remplir, c'est d'être exempte de tout germe pathogène.

Pour rendre aseptiques, stériles, exempts de germes, les matériaux de pansement, on peut employer les deux sortes d'agents usités dans la méthode bactéricide : 1° les agents chimiques ; 2° les agents physiques (chaleur).

Quels sont les avantages et quels sont les inconvénients de ces différents agents ? Un grand nombre de chirurgiens, dit Schimmelbusch, se contentent d'assurer la stérilisation de leurs pansements, en se servant d'un matériel imprégné d'une solution antiseptique et ils cherchent, de cette manière, à réaliser un double desideratum ; 1° priver de germes, ou si l'on préfère, aseptiser l'objet de pansement ; 2° rendre cet objet antiseptique et par conséquent lui permettre d'exercer une action antiseptique c'est-à-dire d'empêcher la décomposition des produits sécrétés par les tissus mis à découvert.

Est-il possible d'obtenir le résultat cherché à l'aide des antisep-

(1) Voir Chavasse, *Nouveaux éléments de petite chirurgie*, 3° édition, 1893, p. 17 et Schimmelbusch, *De l'asepsie en chirurgie*, p. 82.

tiques? L'imprégnation par la solution antiseptique ne confère pas une stérilisation absolue. On sait, en effet, que l'action des désinfectants chimiques doit se maintenir longtemps, plusieurs jours même, pour tuer la forme résistante des spores et que cette action peut être nulle, si les bactéries se présentent enveloppées de substances riches en albumine ou en graisses qui les protègent contre les solutions aqueuses. Les antiseptiques puissants peuvent permettre, par une préparation soignée et une action prolongée, d'écarter ces inconvénients ; mais il reste une autre objection à faire à ces pansements préparés à l'avance, c'est qu'en supposant la désinfection bien obtenue, celle-ci peut être compromise par les manipulations ultérieures que le pansement a à subir en passant par les centaines de mains du personnel des usines : pression, dessiccation, division en pièces et en rouleaux, mise en paquets, etc., etc. Aussi, ainsi que cela résulte des expériences de Schlange et d'autres auteurs, les objets de pansement antiseptiques pris dans les officines et usines diverses, ont été trouvés fortement souillés de germes.

De plus, le pansement fourni par le commerce, au moment d'être employé par le chirurgien, est encore une fois soumis à des manipulations nouvelles. Les paquets sont défaits, on étale la gaze et l'ouate, on les divise pour les mettre dans des boîtes appropriées et l'on comprend que ce sont là de nouveaux dangers d'infection avant que le pansement arrive à la plaie, c'est-à-dire à sa destination définitive.

Les objets de pansement, ainsi imprégnés de solutions antiseptiques, n'ont pas toujours le pouvoir d'empêcher la décomposition des produits sécrétés par les tissus mis à découvert et par conséquent d'assurer la permanence de l'antisepsie ou de l'asepsie de la plaie. Il faut en effet observer, dit Schimmelbusch, que les bactéries ne sont pas ici dans du bouillon ou de l'eau, que ce n'est pas dans un milieu aussi accessible qu'il faut les détruire ; qu'elles se rencontrent mêlées à des substances albuminoïdes qui neutralisent ou diminuent l'énergie d'action des antiseptiques. En outre, les parties de pansement, en contact immédiat avec la plaie, sont bientôt saturées par les sécrétions absorbées et deviennent inactives.

Il est aussi très difficile de maintenir la concentration des solutions antiseptiques imprégnant le pansement, non pas seulement pendant son application mais dans les paquets préparés et conservés avec le plus grand soin. L'acide phénique, par exemple, s'évapore et le sublimé se transforme en composés inertes. C'est ainsi, qu'après un ou deux ans, le sublimé, dont étaient imprégnées à fortes doses des compresses de gaze ou d'ouate, ne s'y retrouve plus qu'à l'état de traces insignifiantes.

Malgré ces nombreuses objections, les objets de pansement rendus aseptiques par les agents chimiques, sont très employés et nous les étudierons plus loin sous le nom de *pansements antiseptiques*.

Les objets de pansement sont très souvent aseptisés, rendus stériles, au moyen de la chaleur humide ou sèche, employée sous les différentes formes que nous avons indiquées et sur lesquelles nous ne reviendrons pas ici. Ces objets ainsi rendus stériles sans addition de substances étrangères antiseptiques sont dits *pansements aseptiques*.

Essai. — Le pharmacien ne doit délivrer les objets de pansement aseptiques qu'après avoir vérifié les caractères d'identité et les caractères de contrôle de ces objets ; à cet effet, il pourra suivre les méthodes que nous allons indiquer :

1° Vérification de la qualité des objets de pansements. — Nous avons indiqué, dans le cours de cette étude, quels sont les caractères d'identité et de pureté que devaient présenter les divers objets de pansements hydrophiles ; il suffira de s'y reporter pour voir si ces objets possèdent les qualités qu'ils doivent avoir.

2° Vérification de la stérilisation des pansements. — Il est souvent difficile de savoir si les pièces de pansement ainsi stérilisées l'ont été réellement et celui qui reçoit ces objets de pansement d'un fabricant est obligé de s'en rapporter à son affirmation. Pour s'assurer si le pansement a été soumis à une stérilisation suffisante, on peut suivre le procédé donné par M. Hochenegg à la Société des médecins de Vienne dans la séance du 2 juin 1893 :

On marque l'objet à essayer avec une couleur brune ainsi composée :

Acétate d'alumine dissous . . . . 15 grammes.
Eau distillée 15   —
Pâte d'alizarine à 20 0/0. . . . . 0 gr. 50.

On porte cet objet dans une étuve chauffée à 100° et on l'y laisse pendant 10 minutes. Si la couleur reste brune, cela prouve que l'objet n'a pas été assez stérilisé ; si la couleur passe au rouge clair, cela prouve que l'objet essayé a été suffisamment stérilisé. Ce procédé a-t-il toute la valeur que lui attribue son auteur ? C'est là une question sur laquelle il est permis de faire quelques réserves.

ÉTUDE DES PANSEMENTS ANTISEPTIQUES.

Définition. — On appelle pansements antiseptiques des objets de pansement imprégnés de divers produits antiseptiques (acides phénique, borique, salicylique, bichlorure de mercure, iodoforme, salol, etc., etc.).

Toutes les matières de pansement (compresses, gaze, ouate, lin, étoupes, jute, ramie, etc., etc.) peuvent être imprégnées d'antiseptiques, mais elles ne peuvent l'être qu'après avoir été rendues hydrophiles, c'est-à-dire chimiquement pures par les procédés que nous avons indiqués.

1° Préparation. — **Préparation des gazes antiseptiques.** — La préparation des gazes médicamenteuses se fait de deux manières différentes :

1re MÉTHODE. — Imprégner d'abord la gaze hydrophile d'un liquide collant et la saupoudrer le plus régulièrement possible avec la substance active réduite en poudre.

2e MÉTHODE. — Tremper la gaze hydrophile dans une solution convenablement faite de la substance médicamenteuse.

Dans les deux cas, il faut avant tout établir le poids de la gaze, puis, en se basant sur celui-ci, préparer la quantité de liquide collant, ou de liqueur médicamenteuse.

Si on trempe la gaze dans un liquide médicamenteux, on l'y laisse 15 à 20 minutes et même davantage, suivant les cas, et on exprime jusqu'à ce qu'il reste une teneur pour 100 en médicament égale à celle que l'on veut obtenir, abstraction faite, bien entendu, des liquides volatils qui disparaîtront pendant la dessiccation.

Il est très important, dans la préparation de ces gazes, d'employer un tissu toujours identique, pour les raisons déjà exposées ; de se servir, pour l'imprégnation des gazes, de solutions convenablement concentrées et d'exprimer ensuite suffisamment. En effet, si on emploie des solutions étendues et si on exprime légèrement, afin de conserver dans la masse la proportion voulue de substance active, il arrive que, lorsqu'on met ensuite à sécher la gaze, le liquide s'écoule vers les parties inférieures et s'égoutte en même temps qu'il renforce ces parties. Il se perd donc une portion de la substance médicamenteuse ; et ce qui reste est inégalement réparti dans la gaze.

La gaze, imprégnée de solution, est ensuite desséchée. La dessiccation doit se faire dans une pièce dont les fenêtres sont munies de vitres jaunes, afin d'éviter l'action de la lumière blanche qui décompose plusieurs des agents chimiques utilisés dans la préparation des gazes antiseptiques. Lorsque le liquide d'imprégnation est aqueux ou alcoolique, on se contente d'étendre la gaze imprégnée sur des cordes ou des baguettes de bois. Lorsque ces liquides contiennent des matières grasses ou éthérées, il est préférable de sécher la gaze sur un dévidoir. La dessiccation doit être faite loin de toute flamme, car les dissolvants employés et les gazes elles-mêmes sont très inflammables. Enfin, l'opérateur, appelé à manier des substances plus ou moins caustiques, en tout cas, souvent très actives, doit être ganté avec des gants de caoutchouc.

Titre des gazes. — Il est d'usage, dans l'industrie, de faire un *titrage pondéral* et de rapporter la teneur en substance médicamenteuse au poids de la gaze employée, ce qui présente des inconvénients, comme on va le voir.

La gaze iodoformée, dite à 5 pour 100, doit renfermer exactement 5 grammes d'iodoforme pour 100 grammes de gaze iodoformée, ce qui est d'ailleurs conforme au langage scientifique et au langage courant. Mais, la plupart des industriels ont compris d'une autre façon ce tant pour 100. Ainsi, lorsqu'ils parlent d'une gaze iodoformée à 30 pour 100, ils veulent dire que 30 grammes d'iodoforme ont été ajoutés à 100 grammes de gaze ; ce qui fait que c'est vraiment de la gaze à 30 d'iodoforme pour 130 et non à 30 d'iodoforme pour 100. Dans certaines formules même, par exemple dans celles où intervient un liquide collant non volatil destiné à retenir mécaniquement la poudre médicamenteuse, il n'est pas tenu compte de ce liquide qui augmente cependant le poids de la préparation dans de grandes proportions, de telle sorte que telle gaze iodoformée dite à 50 pour 100 est réellement une gaze à 50 pour 200 ou 25 pour 100.

Il y a là un abus de langage très grave, dit M. Bourquelot (1) ; outre qu'il crée une confusion par suite de laquelle on peut être amené à considérer comme d'égale activité deux gazes désignées de la même façon, qui pourtant renferment des proportions très différentes de médicaments, il trompe l'acheteur sur la quantité réellement présente de ce médicament, qui a quelquefois une valeur marchande considérable.

La question, que nous venons d'examiner, a été signalée par M. Portes à la Société de pharmacie de Paris, dans la séance du 2 mars

(1) *J. de Ph. et de Ch.*, 1er mars 1893, p. 251.

1892. De plus, au cours des analyses qu'il a faites sur plusieurs échantillons de gaze iodoformée, M. Portes a constaté que la gaze n'a pas toujours la même épaisseur, d'où il résulte que 100 grammes de gaze épaisse contiennent, pour une même surface, plus d'iodoforme qu'une gaze mince : il serait donc plus rationnel, d'après M. Portes, de titrer les gazes, non d'après leur poids, mais d'après leur surface.

M. le professeur Gay de Montpellier partage cette opinion et dit avec beaucoup de raison : le titrage pondéral, tel qu'il est en usage dans l'industrie, est insuffisant et doit être remplacé par le *titrage superficiel*. Il ajoute : « Le titrage pondéral n'offre aucune précision et ne fournit au médecin aucune indication utile ; le poids spécifique des divers tissus étant inconnu de lui et ce poids variant suivant qu'on se sert d'une gaze forte ou d'une gaze légère. Le médecin ne pèse pas la gaze dont il se sert, mais il la mesure, il a donc uniquement intérêt à connaître la répartition superficielle du principe actif (1). »

Le Supplément du Codex de 1895 a donné la formule et la préparation des gazes suivantes (V. Suppl. Cod., p. 77-80) :

1° gaze boriquée	à	10 °/°	de son poids d'acide borique
2° — iodoformée		10 °/°	—	d'iodoforme
3° — phéniquée		10 °/°	—	de phénol
4° — Salicylate de phénol (salol)	10 °/°		—	de salol
5° — Sublimé corrosif		1 °/°°	—	de sublimé corrosif

Comme on le voit, le supplément du Codex a donné la formule de gaze à titrage pondéral, malgré les excellentes raisons qui militent en faveur du titrage superficiel. C'est là une faute que nous signalons en passant. Cette faute est d'autant plus grave que le supplément du Codex dit de préparer toutes les gazes avec de la gaze préparée, mais néglige de dire quelle gaze on doit employer.

Est-ce de la gaze de 11 fils en chaîne sur 11 fils de trame, dont le mètre linéaire sur une largeur de 0, 70 doit peser 20 à 22 gr. ? Est-ce au contraire de la gaze de 15 fils en chaîne sur 15 fils de trame, dont le mètre linéaire sur une largeur de 0, 70 doit peser 30 à 32 gr. ?

Si, comme l'a fait le supplément du Codex, la quantité de substance médicamenteuse à fixer sur la gaze est calculée d'après le poids de celle-ci, on comprend que, le poids de gaze à tissu plus ou moins serré étant différent, la quantité de substance active qui l'imprègne sera

(1) Voir *Nouveau Montpellier médical*, 23 avril 1892, n° 17.

aussi très différente suivant l'espèce de gaze employée. Le titre des gazes préparées dans de pareilles conditions est donc très variable ; aussi le procédé de préparation des gazes médicamenteuses fondé sur le titre pondéral donné par le supplément ne nous paraît pas recommandable.

Nous ne croyons pas devoir rapporter ici les formules employées dans l'industrie pour la préparation des gazes antiseptiques, car ces formules sont très nombreuses et varient d'après chaque fabricant ; on trouvera à cet égard des renseignements complets dans les ouvrages indiqués note (1).

PROCÉDÉ DE PRÉPARATION DES GAZES FONDÉ SUR LE TITRAGE SUPER-FICIEL. — Nous signalerons cependant un procédé général de préparation des gazes médicamenteuses, *fondé sur le titrage superficiel*, offrant par suite une exactitude rigoureuse de dosage, pouvant être employé et pratiqué par tous les pharmaciens et donnant des gazes dont le prix de revient est presque toujours inférieur au prix d'achat dans le commerce. Ce procédé a été indiqué par le professeur Gay, de Montpellier (2).

GAZE PHÉNIQUÉE PRÉPARÉE :		GAZE PHÉNIQUÉE PRÉPARÉE :	
avec de la gaze hydrophile légère, largeur 0 m. 80, possédant 8/11 fils par centimètre carré.		avec de la gaze hydrophile forte, largeur 0 m. 80, possédant 11/13 fils par centimètre carré.	
Benzine rectifiée (D = 690 à 700).	360 cc.	Benzine (D = 690 à 700).	450 cc.
Ether à 56°	40 »	Ether à 56°	50 »
Vaseline liquide médicinale.	5 »	Vaseline liquide médicinale	6 »
Résine élémi.	2 gr.	Résine élémi	2 gr. 50
Acide phénique cristallisé	20 »	Acide phénique cristallisé	20 »
Gaze hydrophile légère	5 m.	Gaze hydrophile forte	5 m.

(1) Adrian, *Formulaire des antiseptiques* ; Bocquillon-Limousin, *Formulaire de l'antisepsie et de la désinfection* ; *Pharmacopée hollandaise*, III, et supplément 1891 ; *Pharmacopée italienne*, 1892 ; Diéterich, *Neues pharmaceutisches Manuel*, 1890. — *Pharmacopée française* (Supplément de 1895), p. 77 ; O. Rothe, *Préparation des gazes et ouates imprégnées de substances antiseptiques* (*Rép. de Pharmacie*, 1896, p. 414) ; Debuchy, *J. de Ph. et de Ch.* (6), t. XI, p. 5, année 1900.

(2) *Nouveau Montpellier médical*, 1892, tome I.

Mêler la benzine, l'éther et l'huile de vaseline, dissoudre l'élémi, puis l'acide phénique. Faire absorber toute la solution par la pièce de gaze repliée sur elle-même dans un cristallisoir ; étendre jusqu'à dessiccation et plier dans du papier parchemin.

Le titre de cette gaze est de 4 grammes d'acide phénique par mètre ($\frac{20}{5} = 4$). Il peut être modifié, *ad libitum*, en changeant la dose d'acide phénique, sans toucher aux autres substances.

On prépare, de la même manière les gazes ayant pour base les corps suivants : acide salicylique, salol, crésalol, naphtol, thymol, aristol, résorcine, iodol, phénols camphrés, sublimé corrosif, sous-nitrate de bismuth, dermatol. Dans le cas de la gaze au sublimé, il faut opérer la solution du principe actif dans l'éther, puis ajouter la benzine et enfin la vaseline et l'élémi. Le procédé n'est pas applicable à l'acide borique, à la créoline et à l'ichthyol.

Gaze iodoformée préparée :	Gaze iodoformée préparée :
avec de la gaze hydrophile légère, largeur 0 m. 80, possédant 8/11 fils par centimètre carré.	avec de la gaze hydrophile forte, largeur 0 m. 80, possédant 11/13 fils par centimètre carré.
Benzine rectifiée (D = 690 à 700) . . . . 400 cc.	Benzine rectifiée (D = 690 à 700) . . . . 500 cc.
Éther à 56°. . . . . 600 »	Éther à 56°. . . . . 700 »
Vaseline liquide. . . 8 »	Vaseline liquide. . . 10 »
Résine élémi . . . . 4 gr.	Résine élémi . . . . 5 gr.
Iodoforme . . . . . 50 »	Iodoforme . . . . . 50 »
Gaze légère. . . . . 10 m.	Gaze forte . . . . . 10 m.

Mêler l'éther, la benzine et la vaseline ; dissoudre la résine puis l'iodoforme (ajouter 5 gouttes d'ammoniaque pour empêcher la coloration de la liqueur par altération de l'iodoforme). Verser 100 centimètres cubes du soluté sur une bande de 1 mètre de gaze repliée sur elle-même et placée dans un cristallisoir ; imbiber bien la gaze qui doit absorber tout le liquide ; étendre jusqu'à dessiccation et plier dans du papier parchemin.

Le titre de cette gaze est de 5 grammes d'iodoforme par mètre. En effet, les 1000 centimètres cubes de solution contiennent 50 grammes d'iodoforme ; donc les 100 centimètres cubes étendus sur le mètre de gaze en contiennent dix fois moins, soit 5 grammes. Le titre peut être modifié *ad libitum*, en changeant la dose d'iodoforme sans toucher aux autres substances. Il vaut mieux, comme le conseille M. Gay, en vue d'une imprégnation uniforme, ne préparer la gaze que par bandes de un mètre et répéter l'opération, qui est rapidement conduite.

2° **Préparation des cotons antiseptiques.** — La préparation des cotons antiseptiques se fait de la manière suivante : on prend un bon coton hydrophile qui doit, comme nous l'avons dit, trempé dans l'eau et après expression, retenir le double de son poids de liquide. On prépare, à l'aide de formules spéciales, des solutions contenant le produit à y fixer ; on y plonge la ouate hydrophile, et on la passe à la presse, de façon à ne laisser dans la masse que le poids convenable de liquide. On la sèche ensuite et on effectue la dessiccation sur des claies, dans une étuve ou à la température ordinaire. Pour arriver dans cette opération à un dosage rigoureux, on se sert d'une presse particulière, dont on peut augmenter ou diminuer la pression à volonté ; celle-ci étant réglée, on connaît exactement la quantité d'eau que retient le coton ; c'est sur ce chiffre qu'on se base pour calculer la proportion de principe actif à introduire dans la solution.

Si, par exemple, la presse est réglée de façon à ce que le coton retienne deux fois son poids de solution, on emploiera, pour obtenir du coton phéniqué à 5 pour 100, une solution contenant par kilogramme 25 gr. d'acide phénique. Si on veut avoir du coton iodoformé à 10 pour 100, on emploiera une solution contenant par kilogramme 50 gr. d'iodoforme.

Nous ne croyons pas devoir rapporter ici les formules employées dans l'industrie pour la préparation des cotons antiseptiques, car ces formules sont très nombreuses et varient avec chaque fabricant. On pourra consulter à cet égard les ouvrages indiqués aux gazes médicamenteuses.

3° **Préparation de l'étoupe, jute, ramie, lint antiseptiques.** — La préparation de l'étoupe, jute, ramie, lint antiseptiques, se rapproche beaucoup de celle des cotons et n'en diffère que par des points de détail, sur lesquels nous ne croyons pas devoir insister.

Nomenclature. — Les principaux pansements antiseptiques vendus dans le commerce sont :

1° *Gazes.*

A l'acide phénique . . . . 4 p. 100
A l'acide borique . . . . 10 p. 100
Au sublimé. . . . . 1 p. 100
A l'acide salicylique. . . . . 5 p. 100

A l'iodoforme à titres divers :

- 4 p. 100 (1 gr. 25 par mètre superficiel) d'iodoforme.
- 10 p. 100 (2 gr. 50 par mètre superficiel) d'iodoforme.
- 20 p. 100 (5 gr. 50 par mètre superficiel) d'iodoforme.
- 30 p. 100 (8 gr. par mètre superficiel) d'iodoforme.
- 50 p. 100 (13 gr. par mètre superficiel) d'iodoforme.

Au biiodure de mercure . . . . 1/2 p. 1000

A l'acide benzoïque, borosalicylique, naphtol β, aristol, thymol, eucalyptol, phénol camphré, tannin, iodol, créoline, etc., dont les titres sont variables et ne sont pas indiqués sur les catalogues.

2° *Cotons.*

Coton à l'acide phénique   à   4 pour 100.
  — boriqué   à   10   —   100.
  — au sublimé   à   1   —   1000).
  — à l'acide salicylique à   5   —   100.
  — à l'iodoforme   à   4   —   100.
  — —   à   10   —   100.
  — —   à   20   —   100.
  — au biiodure de mercure à 1/2   —   1000.

Cotons à l'acide benzoïque, borosalicylique, napthol β, aristol, salol, thymol, eucalytol, phénol camphré, tannin, iodol, créoline, dont les titres sont variables et ne sont pas indiqués sur les catalogues.

3° *Etoupes.*

Etoupe phéniquée à 4 p. 100.
Etoupe boriquée à 10 p. 100.
Etoupe au sublimé à 1 p. 1000.
Etoupe à l'acide salicylique à 5 p. 100.
Etoupe à l'iodoforme à 4 p. 100, à 10 p. 100, à 20 p. 100.
Etoupe au salol.

4° *Jute*.

Jute phéniquée à 4 p. 100.
Jute boriquée à 10 p. 100.
Jute salicylée à 5 p. 100.

5° *Ramie*.

Ramie phéniquée à 4 p. 100.
Ramie boriquée à 10 p. 100.
Ramie salicylée à 5 p. 100.

6° *Lint*.

Lint phéniqué à 4 p. 100 ; boriqué à 10 p. 100 ; au bichlorure de mercure à 1 p. 1000 ; à l'acide salicylique à 5 p. 100 ; à l'iodoforme.

Formes commerciales. — Les pansements antiseptiques se vendent sous les mêmes formes commerciales que les pansements aseptiques correspondants et que nous avons indiquées pour chacun d'eux.

Conservation. — Les cotons antiseptiques, les gazes médicamenteuses, et en général tous les pansements antiseptiques se conservent dans du papier parcheminé ou du papier ciré. Si le médicament qu'ils contiennent est volatil, ils doivent être conservés dans des flacons de verre bien bouchés. Dans tous les cas, ils doivent être placés dans un endroit sec et à température peu élevée.

Dans la conservation et aussi dans la préparation de ces objets, il est un inconvénient dont on ne saurait trop se méfier et auquel il est quelquefois très difficile de se soustraire ; c'est l'odeur développée par certains d'entre eux, qui se communique à tous les autres, si on n'a pas soin de les isoler complètement.

Les pansements phéniqués et iodoformés, entre autres, communiquent avec la plus grande facilité leur odeur désagréable à tous les objets qui les environnent et même aux locaux dans lesquels ils sont renfermés. On est donc obligé de les conserver chacun dans une pièce séparée, bien close et éloignée autant que possible des magasins où sont enfermés les gazes, cotons, étoupes, etc. C'est surtout pendant la préparation qu'il faut prendre de très grandes précautions à ce sujet, si l'on veut éviter des ennuis par la suite. On y parvient, en utilisant, pour la dessiccation des produits odorants, des étuves spéciales soigneusement séparées de celles destinées aux produits inodores.

La préparation des pansements antiseptiques se fait, en général, dans l'industrie, dans des maisons spécialement aménagées à cet effet, et un certain nombre d'entre elles fournissent des produits irréprochables au point de vue de la pureté et du dosage. Mais ces pansements, comme tous les produits commerciaux, peuvent être soit altérés, soit falsifiés.

Altérations. — Il arrive souvent que, par suite d'une préparation défectueuse, le produit médicamenteux réellement introduit n'existe plus. M. le professeur Carles, de Bordeaux, a démontré que certaines ouates au sublimé n'en contenaient plus. Cela tenait à ce que l'étuve, employée pour dessécher le coton, avait été chauffée à une température trop élevée, et que le sublimé volatilisé s'était déposé non plus sur les pièces à pansement mais sur les parois de l'étuve. Les produits mal ou trop longtemps conservés peuvent également s'altérer. On a remarqué par exemple que les pansements au bichlorure de mercure ne se conservent pas longtemps. Peu de temps après leur préparation, la moitié au moins sinon les 3/4 du sel mercuriel se trouvent réduits à l'état de calomel (Beckurts).

Falsifications. — Le prix des substances antiseptiques, employées pour la préparation des objets de pansement, étant élevé, on a cherché à falsifier ces objets, par différents moyens :

1° En chargeant les gazes, cotons, etc. d'un tant pour cent d'antiseptique (iodoforme, salol, etc.) bien inférieur à celui annoncé par l'étiquette.

2° En colorant, avec des matières colorantes végétales ou de goudron de houille, les gazes ou cotons destinés au pansement ; c'est ainsi, par exemple, que l'on colore la gaze iodoformée avec du curcuma ou de l'éosine.

On a signalé récemment dans le commerce de la droguerie en Allemagne, des gazes iodoformées qui ne renferment pour ainsi dire que des traces d'iodoforme.

Les chiffres suivants, empruntés à des analyses du professeur Polstoff de Gœttingen, sont à cet égard particulièrement instructifs.

Gaze dite à	5 0/0	iodoforme trouvé	0.697 0/0
—	10 0/0	—	0,662 —
—	30 0/0	—	1,71 —
—	50 0/0	—	1,69 —

Il n'y a évidemment dans les divers échantillons que deux types de gazes : l'un que l'on étiquette 5 ou 10 0/0 et l'autre 30 ou 50 0/0 suivant la commande.

Ces gazes sont colorées en jaune par l'une des matières colorantes jaunes connues (auramine, curcuma, etc.) et c'est la proportion de matière colorante fixée sur le tissu qui varie au lieu que ce soit la proportion d'iodoforme.

Ces falsifications tendraient aussi à s'introduire dans le commerce français, auquel certains industriels offriraient des gazes brutes présentant divers degrés de coloration, suivant la proportion d'iodoforme à inscrire sur l'étiquette (*Apotheker Zeitung*, 1895, p. 520, d'après *J. de ph. et ch.*, 1er sept. 1895, p. 219). Cette falsification est pratiquée par certains pharmaciens préparant eux-mêmes leur gaze iodoformée et on ne saurait trop flétrir ce genre de fraude. En effet l'addition d'une matière colorante étrangère n'est qu'un trompe-l'œil ayant pour but de masquer les imperfections de la préparation, les altérations que cette gaze peut subir avec le temps. On sait en effet que la plupart des médecins et des pharmaciens n'apprécieraient la qualité d'une gaze que par son aspect extérieur et sa bonne conservation, que par l'uniformité de sa coloration ; or cet aspect extérieur et cette uniformité de coloration sont obtenus à l'aide d'une matière colorante qui imprègne tout le tissu sur lequel l'iodoforme est déposé.

Essai de ces gazes. — On peut faire, pour découvrir cette fraude, l'essai suivant : Mettre dans un vase d'eau distillée un fragment de gaze iodoformée. S'il y a une matière colorante jaune, l'eau distillée sera fortement teintée en jaune, tandis que l'iodoforme fixé au tissu se rassemble au fond du vase (*J. de ph. et ch.*, 1er fév. 1897, p. 91 ; David, ph. major 1re cl. de l'armée).

Essai. — Qu'il s'agisse de gazes, de coton, d'étoupe, de jute, de ramie, les procédés à suivre sont les mêmes ; il n'y a donc pas lieu de diviser la question et on emploiera dans tous les cas les mêmes procédés.

L'essai des pansements antiseptiques comprend : 1° la recherche des caractères d'identité ; 2° la recherche des caractères spécifiques ; 3° la recherche des caractères de contrôle.

A. — *Recherche des caractères d'identité.* — Suivant les antiseptiques employés, le pansement sera incolore ou coloré ; c'est ainsi par exemple que les pansements à l'iodoforme présentent une coloration jaunâtre ; il pourra être inodore ou odorant ; les pansements phéniqués ou iodoformés ont une odeur particulière et caractéristique.

B. — *Recherche des caractères spécifiques.* — Cette recherche qui a pour but de caractériser la nature de l'antiseptique formant la base du pansement est capitale ; elle permet, en effet, de vérifier si l'objet de pansement contient réellement l'antiseptique annoncé par l'étiquette.

Pour faire cette recherche, on peut se servir d'un procédé analogue au procédé, dit *du touchau*, usité en chimie. Il consiste à humecter avec de l'eau distillée le pansement suspect et à le toucher avec une baguette de verre imprégnée d'un des réactifs servant à caractériser le corps dont on recherche la présence. Veut-on s'assurer, par exemple, si un pansement phéniqué contient de l'acide phénique ? On humecte le pansement avec de l'eau distillée et on le touche avec un agitateur trempé dans une solution étendue de perchlorure de fer : on obtient une coloration violette caractéristique du phénol. Veut-on s'assurer si un pansement contient de l'acide salicylique ? On humecte le pansement avec de l'eau distillée et on le touche avec un agitateur trempé dans une solution étendue de perchlorure de fer ; on obtient une coloration violette caractéristique de l'acide salicylique.

Pour les pansements à l'acide borique on épuise une petite quantité du pansement à essayer par de l'alcool et on enflamme ensuite celui-ci : il doit brûler avec une flamme verte, caractéristique de l'acide borique.

On reconnaîtra facilement les pansements d'iodoforme à leur coloration jaune et à l'odeur caractéristique de l'iodoforme.

Si l'on touche un coton ou une gaze salolés, préalablement imbibés d'eau distillée, avec un agitateur trempé dans une solution étendue de perchlorure de fer, on obtient une coloration violette.

Si on touche un coton ou une gaze au bichlorure de mercure, préalablement imbibés d'eau distillée, avec un agitateur trempé dans les différents réactifs des sels mercuriques, on obtient des colorations variées et caractéristiques de ce sel.

C. — *Recherche des caractères de contrôle.* — Cette recherche a pour but de déterminer le titre du pansement c'est-à-dire la quantité d'antiseptique qu'il renferme. Elle est très importante, car, ainsi que nous l'avons dit, beaucoup d'objets de pansement ne renferment pas la proportion d'antiseptique mentionnée sur l'étiquette.

Nous nous bornerons à indiquer les méthodes qui s'appliquent aux pansements les plus usités.

1° Dosage du phénol dans les pansements.

Principe. — Il repose sur la propriété que possède le brome de transformer le phénol en tribromophénol insoluble, méthode due à Landolt :

$$\underbrace{C6H6O}_{\text{Phénol}} + \underbrace{6Br}_{\text{Brome}} = \underbrace{3HBr}_{\substack{\text{Acide} \\ \text{bromhydrique}}} + \underbrace{C6H3Br3O}_{\text{Tribromophénol}}$$

Méthode. — On ajoute à la solution aqueuse du phénol un petit excès de brome (sous forme de liqueur de brome titrée). On ajoute ensuite une quantité convenable de solution d'iodure de potassium ; le brome en excès met immédiatement en liberté une quantité exactement équivalente d'iode. Il n'y a plus qu'à doser cet iode à l'aide d'une solution titrée d'hyposulfite de soude. De la proportion d'iode trouvée, on tire successivement : 1° la quantité de brome en excès ; 2° la quantité de brome employée à la transformation du phénol en tribromophénol ; 3° et enfin la quantité de phénol correspondante.

Liqueurs nécessaires. — L'eau bromée ne se conservant pas, on ne peut pas l'employer comme liqueur titrée de brome. On se sert de brome naissant, obtenu par l'action de l'acide sulfurique sur un mélange de bromure et de bromate de potassium. On fait une solution normale de bromure de potassium au 1/100 ; une solution normale de bromate de potassium au 1/500 ; une solution normale d'hyposulfite de soude au 1/10 ; enfin une solution d'iodure de potassium renfermant 125 grammes de KI par litre.

Mode opératoire. — Suivant le contenu de la gaze ou du coton en phénol, on en traite 1 ou 2 grammes par 100 centimètres cubes d'eau chaude dans un flacon pendant dix minutes, de façon à obtenir une solution de phénol à 1 pour 1000 environ que l'on filtre. On prélève 25 à 35 centimètres cubes de cette solution que l'on place dans un flacon bouchant à l'émeri, et l'on ajoute successivement : 50 centimètres cubes de la solution de bromure, 50 centimètres cubes de la solution de bromate et 5 centimètres cubes d'acide sulfurique concentré. On agite vivement. Au bout de quinze minutes, la réaction étant terminée, on ajoute 10 centimètres cubes de solution d'iodure de potassium et finalement on dose l'iode mis en liberté à l'aide de la solution d'hyposulfite de soude. Le mélange bromure-bromate employé donne, au contact de l'acide sulfurique, 0,2392 de brome libre pouvant transformer 0,0469 de phénol en tribromophénol. D'autre part, 1 centimètre cube de la solution d'hyposulfite (normale au 1/10) équivaut à 0,008 de brome, etc., etc.

2° Dosage de l'iodoforme dans les objets de pansement.

Avant de parler de ce dosage il importe de faire une remarque intéressante. Lorsqu'on abandonne sans protection, à l'abri de la lumière une gaze iodoformée, on constate qu'elle se décolore de place en place ; les parties qui se décolorent le plus rapidement sont celles qui se trouvent le plus immédiatement en contact avec l'atmosphère. Au bout d'un temps assez long la décoloration peut même être complète. Le titre de cette gaze est alors notablement changé. Mais en est-il de même lorsque la gaze est conservée dans des paquets convenablement enveloppés et quelle est l'influence du temps ?

Il résulte des expériences faites à ce sujet par M. Astruc, interne des hôpitaux de Montpellier, expériences rapportées *Bulletin de pharmacie du Sud-Ouest*, janvier 1897, p. 53 ; *Bulletin de pharmacie du Sud-Ouest*, mai 1897, p. 99 :

1° Qu'une gaze iodoformée mise à l'abri de la lumière et de toute déperdition de l'iodoforme par volatilisation, conserve son titre indéfiniment. En effet une gaze bien préservée ne perd au bout de 5 mois que des quantités insignifiantes d'iodoforme.

2° Qu'une gaze iodoformée, dont le titre est notablement inférieur à celui accusé sur l'étiquette, doit être considérée, soit comme ayant été mal préparée, soit comme ayant été mal conservée. Tout au plus pourrait-on admettre, et cela par simple tolérance, qu'au bout d'un an une gaze riche ait un titre inférieur de 1 ou 2 grammes au plus à celui sur lequel elle a été livrée.

3° Le pharmacien peut donc faire des approvisionnements de gaze iodoformée pour un temps très long, pourvu qu'il se soit assuré à son arrivée du titre et des bonnes conditions de conservation de ces objets de pansement.

4° Le meilleur mode de conservation des gazes iodoformées consiste à les envelopper dans du papier d'étain, dans du papier paraffiné ou mieux de les conserver dans un flacon noir bouché par un bouchon paraffiné. On évite ainsi l'action de la lumière et la volatilisation de l'iodoforme.

Le dosage de l'iodoforme dans les gazes iodoformées a fait l'objet de nombreux travaux. Ces diverses méthodes de dosage ont été étudiées par M. François dans le *Journal de pharmacie et de chimie* (numéro du 15 avril 1893, p. 409).

1° Procédé de Huss. — Basé sur la facile décomposition de l'iodoforme par la limaille de zinc, avec formation d'iodure de zinc. Après avoir chauffé dans un tube la gaze iodoformée mélangée de limaille, on lessive pour enlever l'iodure de zinc ; on se débarrasse du zinc par le carbonate de soude et on titre l'iode par un procédé quelconque (*Monit. scientifique*, 597 liv., p. 936).

2° PROCÉDÉS DE RICHMOND, DE BOLDINGH ET DE GAY. — Ils reposent sur la décomposition de l'iodoforme par les alcalis (potasse, soude, etc.). Il y a formation de formiate alcalin et d'iodure de potassium qu'on peut doser pondéralement par le procédé classique à l'état d'iodure d'argent, qu'on peut doser aussi volumétriquement par le procédé Personne, le procédé Volhard ou tout autre.

Trois procédés sont basés sur la décomposition de l'iodoforme par les alcalis : 1° Le procédé de Richmond (1892), 2° le procédé de Boldingh (1893), 3° le procédé Gay de Montpellier (1893) qui constitue un perfectionnement du procédé de Richmond.

D'après Frerichs (V. *Journal de pharmacie et de chimie*, 1er mars 1897), ces 3 procédés, le dernier surtout, donnent de très bons résultats.

D'après M. François, au contraire, les méthodes générales, ci-dessus indiquées, présentant des inconvénients, doivent être abandonnées. Il recommande d'employer la méthode de Greshoff, déjà ancienne puisqu'elle date de 1888.

3° PROCÉDÉ GRESHOFF. — Il repose sur la décomposition de l'iodoforme par l'azotate d'argent à basse température. Il se dégage de l'oxyde de carbone, et il se sépare de l'iodure d'argent en même temps que de l'acide azotique devient libre :

$$\underset{\text{Iodoforme}}{CHI^3} + \underset{\substack{\text{Azotate} \\ \text{d'argent}}}{3\,AzO^3Ag} + \underset{\text{Eau}}{H^2O} = \underset{\substack{\text{Iodure} \\ \text{d'argent}}}{3\,AgI} + \underset{\substack{\text{Acide} \\ \text{azotique}}}{3\,AzO^3H} + \underset{\substack{\text{Oxyde} \\ \text{de carbone}}}{CO}$$

On épuise une petite quantité de gaze ou de ouate par de l'éther ; on ajoute au résidu une solution d'azotate d'argent, on acidule avec de l'acide azotique et on chauffe légèrement. Au bout de dix minutes, on rassemble l'iodure d'argent sur un filtre, on lave, on dessèche et on pèse. Le poids de l'iodure d'argent $\times$ 0,559 donne le poids de l'iodoforme contenu dans l'essai.

Cette opération doit être faite dans une pièce obscure, avec des précautions spéciales, indiquées par M. François et que nous allons énumérer :

Prise de l'échantillon. — On découpe des morceaux de gaze dans différents endroits de l'échantillon et on en pèse 20 grammes. On les place sur un grand papier glacé, on coupe avec des ciseaux en morceaux plus petits. On introduit alors dans un appareil à déplacement fait très simplement dans un tube de verre de 0 m. 02 de diamètre et de 0 m. 25 de longueur, étiré à sa partie inférieure et portant à cette extrémité un tube en caoutchouc et une pince. La gaze y est tassée au moyen d'un agitateur ; on y introduit aussi des parcelles d'iodoforme qui ont pu se détacher pendant le coupage et tomber sur le papier.

D'autre part, si le titre doit être rapporté à la surface, on détermine le poids du mètre carré en plaçant un morceau de gaze entre deux plaques carrées de zinc d'un décimètre de côté et pesant tout ce qui dépasse les bords, après qu'on s'est assuré que les bords des deux plaques coïncident. On pèse exactement ce morceau de un décimètre carré et, en multipliant par 100, on a le poids du mètre carré.

Épuisement de la gaze. — On épuise la gaze par l'éther ajouté par petites portions et en tassant de plus en plus vers la fin. L'éther est recueilli dans un matras jaugé de 100 centimètres cubes. On complète 100 centimètres cubes avec de l'éther et on agite pour rendre la solution homogène.

Évaporation du dissolvant. — On prélève 10 centimètres cubes de la solution éthérée et on les introduit dans un vase conique de verre de Bohême de 250 grammes environ taré exactement et pouvant se boucher. On fait passer dans ce vase un courant d'air sec, par exemple, en adaptant sur le vase un bouchon traversé par deux tubes dont l'un est en communication avec une trompe, l'autre avec un tube à ponce sulfurique, ou par tout autre moyen. En peu de temps, l'éther est évaporé et l'iodoforme reste sec et mélangé au corps gras ou résineux employé comme fixateur dans la préparation de la gaze. On pèse le vase, on renouvelle le courant d'air jusqu'à ce que le poids soit sensiblement constant. On obtient ainsi un poids qui, multiplié par 10, donne la somme du corps fixateur et de l'iodoforme contenus dans la prise d'essai. Cette pesée pourrait être supprimée, mais il est avantageux de la faire comme contrôle.

Détermination de l'iodoforme. — On fait couler sur l'iodoforme desséché 10 centimètres cubes de solution d'azotate d'argent à 20 pour 100. On porte sur la plaque supérieure d'un bain-marie qu'on chauffe alors seulement ; on élève lentement la température et on chauffe finalement pendant une heure au bain-marie bouillant. Tout l'iodoforme est transformé en iodure d'argent. On remplit la fiole d'eau distillée, précaution indispensable pour précipiter l'iodure d'argent dissous dans l'excès d'azotate d'argent ; on laisse déposer 12 heures. On recueille alors avec les précautions usitées l'iodure d'argent sur un filtre et on sèche à 100°. Le filtre sec est épuisé largement par l'éther ; le fixateur est enlevé et l'éther est recueilli dans une capsule tarée. L'éther évaporé laisse un résidu qu'on pèse. Ce poids multiplié par 10 donne très approximativement la quantité de fixateur. L'iodure d'argent est pesé avec les précautions habituelles. Le poids de l'iodure d'argent multiplié par 0,559 puis par 10 donne le poids de l'iodoforme contenu dans l'essai.

En appliquant ce procédé à 1 gramme d'iodoforme cristallisé, on obtient :

En l'absence de gaze. 0, 995
En présence de gaze et d'huile de ricin. . . 0, 985

3° Dosage du sublimé dans les pansements.

1re MÉTHODE. — *Principe.* — Ce dosage, indiqué par Beckurts, repose sur la réduction du sublimé par l'hydrate ferreux en liquide alcalin et sur la transformation ultérieure du calomel formé en biiodure de mercure au moyen d'une solution d'iode. Cette deuxième réaction se fait en solution acide (1).

Les réactions, qui se produisent, sont exprimées par les équations suivantes :

$$1^{re} \text{ réaction} : 2HgCl^2 + 2FeO + H^2O = Hg^2Cl_2 + Fe^2O^3 + 2HCl$$

| bichlorure | hydrate ferreux | | calomel | oxyde ferrique | acide chlorhydrique |

$$2^e \text{ réaction} : Hg^2Cl^2 + 4KI + I = 2(HgI_2, KI) + 2KCl$$

| calomel | iodure de potassium | iode | iodure double de mercure et de potassium | chlorure de potassium |

Mode opératoire. — On pèse 20 grammes de gaze ou d'ouate, on découpe en petits morceaux, on met dans un ballon de 1 litre de capacité et on ajoute : chlorure de sodium 0 gr. 50 ; eau chaude 250 grammes. On agite et on laisse refroidir. Après refroidissement, on complète le litre avec de l'eau distillée, privée d'air et on mélange.

(1) V. *J. de Ph. et de Ch.*, numéro du 15 mars 1893, *Étude sur les gazes et ouates antiseptiques*, par M. Bourquelot, p. 319.

On filtre dans un ballon 500 centimètres cubes ou mieux 493 centimètres cubes (on suppose que les 10 grammes de coton correspondant à 500 centimètres cubes occupent un volume de 7 centimètres cubes. Poids spécifique du coton $= 1,4$). On ajoute 0 gr. 2 de sulfate ferreux pur, puis de la lessive de soude jusqu'à réaction alcaline. La réduction se fait immédiatement. On ajoute aussitôt de l'acide sulfurique dilué jusqu'à réaction acide, et enfin on additionne le mélange troublé par le calomel formé d'un léger excès de solution normale d'iode au 1/100. On dose l'excès d'iode à l'aide d'une solution normale d'hyposulfite de soude au 1/100. Il est facile de tirer du résultat la quantité d'iode employée à la transformation du calomel en biiodure, et partant, la quantité de bichlorure contenue dans les 10 grammes de gaze.

La méthode ne donne que la proportion de bichlorure de mercure réellement présente à l'état de liberté, laissant de côté celle qui est fixée par la fibre végétale et celle qui a été réduite en calomel par les matières organiques. Nous ajouterons, ainsi que nous l'avons déjà dit, que Beckurts a constaté que les pansements au sublimé s'altèrent très vite, le sel se transformant en quelques mois en calomel. C'est là un point qu'il importe de se rappeler, car si l'on n'en tenait pas compte, on pourrait trouver des résultats très différents suivant l'époque à laquelle on ferait l'essai depuis la préparation du pansement.

2e MÉTHODE. — On peut doser le bichlorure de mercure volumétriquement par le procédé de Personne qui repose sur le principe suivant : si dans une solution de bichlorure de mercure on verse peu à peu une solution étendue d'iodure de potassium, il se forme du chlorure de potassium et un iodure double de mercure et de potassium qui se dissout en donnant une solution incolore :

$$4KI \ + \ HgCl^2 \ = \ 2KCl \ + \ \underline{HgI^2, 2KI}$$

(Iodure double de
mercure et de potassium)

Mais, lorsque la moitié de l'iodure de potassium a été détruite par le bichlorure de mercure, la plus petite quantité de ce composé produit un léger précipité rouge persistant de biiodure de mercure. On a donc là un moyen de déterminer la quantité de bichlorure de mercure, que renferme une solution de ce sel en la faisant agir sur une liqueur titrée d'iodure de potassium.

Préparation de la liqueur titrée d'iodure de potassium :

Iodure de potassium pur . . . . 3 gr. 32
Eau distillée q. s. pour faire 1000 centimètres cubes de solution.
1 centimètre cube de cette liqueur correspond à 0,0013 de chlorure mercurique.

Mode opératoire. — Prendre 10 grammes du pansement à analyser et les traiter en deux fois par 200 grammes d'eau bouillante contenant quelques grammes de chlorure de sodium (les chlorures facilitent la solution du sublimé dans l'eau) ; filtrer. Dans 100 grammes de solution ainsi préparée, verser la solution d'iodure de potassium mise dans une burette graduée et s'arrêter dès que la coloration rouge est persistante. On lit sur la burette le nombre de centimètres cubes employés pour atteindre ce résultat et on fait les calculs.

EXEMPLE : On a employé 12 centimètres cubes de solution iodurée ; quelle est la quantité de bichlorure de mercure contenue dans les 10 grammes de pansement essayés ?

1 centimètre cube de solution de KI correspondant à 0,0013 ; 12 centimètres cubes de solution de KI correspondront à 0,0013 × 12 = 0,0156.

Nous avions employé, pour faire l'essai, 100 grammes seulement de solution provenant du traitement des 10 grammes du pansement, par l'eau bouillante ; comme, pour épuiser ce pansement, on avait employé 200 grammes d'eau, il convient de doubler le résultat obtenu à l'analyse pour calculer la quantité de bichlorure de mercure contenu dans les 10 grammes de pansement essayé ; soit 0,0156 × 2 = 0,0312.

Conclusion : 10 grammes d'échantillon essayé renferment 0,0312 de sublimé ; 100 grammes d'échantillon essayé renfermeront 0,312 de sublimé.

Le pansement essayé est donc au titre de 0 gr. 312 pour 100.

4° Dosage de l'acide borique dans les pansements.

Avant d'indiquer le mode opératoire, il importe de présenter quelques considérations préliminaires. D'après les expériences faites par M. le professeur Barthe (1), parmi les dissolvants de l'acide borique

____

(1) Voir *J. de Ph. et de Ch.*, 5° série, t. XXIX, 15 février 1894, p. 163.

essayés afin de le titrer, celui qui donne les meilleurs résultats à l'analyse c'est l'eau glycérinée au 1/20, et à la température ordinaire. Ce dissolvant permet de pratiquer un dosage volumétrique très net de l'acide borique en se servant de la phénol-phtaléine comme indicateur et d'une solution décinormale de potasse. L'alcool ne doit pas être employé, car il retarde le moment du virage.

1° *Solution de phénol-phtaléine.*

Phénol-phtaléine. . . .	1 gr.	Cette solution est incolore avec les acides ; elle est rouge violacée avec les bases.
Alcool faible	100 —	

2° *Solution décinormale de potasse* KOH $\dfrac{N}{10}$.

Elle doit contenir 5,60 de potasse (KOH) pour 1000 centimètres cubes d'eau et elle sera faite avec les précautions indiquées en alcalimétrie.

1 centimètre cube de cette solution sature ou correspond à 0 gr. 0,0062 d'acide borique.

Mode opératoire. — Prendre 1 gramme de l'échantillon à doser, en ayant soin de ne pas déchiqueter le pansement pour ne pas perdre d'acide borique et le traiter par un mélange formé de glycérine 5 parties, eau distillée 100 parties. Laisser macérer pendant une heure en ayant soin d'agiter fréquemment. Filtrer et recevoir le filtratum dans un vase à saturation.

Ajouter à cette liqueur 6 gouttes de solution phénol-phtaléine et y verser goutte à goutte, et en agitant, la solution décinormale de potasse placée au préalable dans une burette graduée. Il arrive un moment où une goutte de liqueur alcaline ajoutée en plus fait apparraître la coloration rouge qui annonce la fin de la réaction. On s'arrête aussitôt et on lit sur la burette le nombre de centimètres cubes employés pour atteindre ce résultat, et on fait les calculs.

EXEMPLE : On a employé 15 centimètres cubes de solution décinormale de KOH pour saturer tout l'acide borique contenu dans la prise d'essai ; quelle sera la quantité d'acide borique contenue dans l'échantillon ?

1 centimètre cube de solution de KOH correspondant à 0,0062 ; 15 centimètres cubes de solution de KOH correspondront à 0,0062 × 15 = 0,093.

Conclusions : 1 gramme d'échantillon renferme 0,093 d'acide borique. — 100 grammes d'échantillon renferment 9,3 d'acide borique.

Le pansement essayé est donc titré à 9,3 pour 100.

5° Dosage de l'acide salicylique dans les pansements.

L'acide salicylique étant un corps peu soluble dans l'eau, il est nécessaire, pour le retirer du pansement sur lequel il est fixé, d'employer son meilleur dissolvant qui est l'éther. On prendra donc un poids connu du pansement et on le traitera à diverses reprises par de l'éther. Après évaporation ou distillation de ce dernier, suivant la quantité, au bain-marie, l'acide salicylique resté comme résidu sera pesé.

La recherche du titre des pansements salicylés peut aussi être faite par le procédé proposé par M. le professeur Barthe et qui n'est qu'une application de la méthode acidimétrique.

PROCÉDÉ BARTHE. — On met en contact pendant une heure à la température de 40° à 45°, 6 grammes de pansement salicylé avec 270 grammes d'eau et 30 centimètres cubes de solution de potasse décinormale. L'acide salicylique, adhérent à la fibre végétale, se dissout intégralement dans cette liqueur faible. On en prélève 200 centimètres cubes représentant 4 grammes de matière, auxquels on ajoute 20 centimètres cubes d'acide chlorhydrique normal décime pour saturer la potasse qu'ils contiennent. On évapore à siccité au bain-marie à une très douce chaleur (50° à 60°) jusqu'à disparition de toute apparence de vapeur. Le résidu est repris par 40 ou 50 grammes d'eau bouillante. Dans cette solution d'acide salicylique on verse une solution de potasse décinormale jusqu'à ce que la phtaléine prenne une coloration rouge, ce qui indique la fin de la réaction.

Pour faire le calcul on se rappellera que 56 grammes de potasse saturent 138 grammes d'acide salicylique.

EXEMPLE : L'acide salicylique contenu dans les 4 grammes de matière mise en expérience a exigé, pour être saturé, 15 centimètres cubes de potasse décinormale. Quelle est la quantité de l'antiseptique contenu dans le pansement ?

1 centimètre cube sature 0,0138 ; 15 centimètres cubes satureront quinze fois plus : 0,0138 × 15 = 0,207.

En multipliant par 25 on a la quantité contenue dans 100 grammes de pansement : 0,207 × 25 = 5,175.

Le pansement essayé est donc titré à 5,175 pour 100.

Nous ne croyons pas devoir insister plus longuement sur le dosage des substances actives entrant dans les pansements antiseptiques, substances très variables du reste. Ce que nous avons dit sur ce point suffit pour montrer toute l'importance de la question et faire comprendre la nécessité de s'adresser à des maisons sérieuses, quand on veut avoir des produits irréprochables au point de vue de la pureté et du dosage. Nous ajouterons que la fabrication des gazes et des cotons antiseptiques pourrait et devrait être faite par le pharmacien ; de cette façon, il serait encore plus sûr des produits qu'il délivre.

SECTION II

SUBSTANCES DE PROTECTION.

SOMMAIRE. — Protective. — Mackintosch. — Gutta-percha laminée. — Taffetas gommé. — Papier parcheminé. — Papier de Kenn.

Les substances de protection employées dans les pansements peuvent être :

1° *Placées directement sur la plaie* : protective (silk protective), gutta-percha laminée.

2° *Placées sur les pansements pour empêcher leur évaporation* : mackintosch, gutta-percha laminée, taffetas gommé et papier ciré, papier parcheminé, papier de Kenn.

Protective (*silk protective*). — Le protective, préconisé par Lister, est une étoffe de soie, très mince, huilée et revêtue d'une couche de vernis copal. Après dessiccation du vernis, la soie est enduite sur ses deux faces avec une mince couche du mélange suivant :

Dextrine . . . . 7 parties
Amidon pulvérisé . . . . 2 —
Solution froide phéniquée à 1/40 . . . . . . 16 —

La coloration du protective devient alors verte.

Le protective, de couleur verte, se vend au mètre ou au demi-mètre sur 0 m. 20 de largeur.

A cause de son prix élevé, on a proposé de le remplacer par le papier de soie ou à cigarette huilé, la baudruche, la gutta-percha laminée ; mais le plus grand nombre des chirurgiens ont renoncé à son emploi, l'accusant d'être un obstacle à l'écoulement des liquides. Cependant, il peut être employé fenêtré dans les plaies très vastes ; il empêche une absorption trop rapide et trop grande des produits antiseptiques.

Mackintosch. — C'est une étoffe de coton ou de toile imperméabilisée en l'enduisant d'une mince couche liquide de caoutchouc. Il est généralement coloré en rose, très souple. On l'applique sur le pansement pour empêcher l'évaporation de l'antiseptique et assurer l'occlusion de la plaie. Il se vend au mètre carré.

Gutta-percha laminée. — Elle se présente en feuilles très minces et peut être employée aux mêmes usages que le protective et le mackintosch. Elle est de conservation difficile. Elle se vend au kilogramme.

Taffetas gommé. — Il est fabriqué avec une gaze de soie ou de coton enduite d'huile siccative de lin. Il est employé aux mêmes usages que le mackintosch ; il est moins cher que lui. Comme tous les objets préparés à l'huile siccative, il s'altère à la longue.

Le taffetas gommé du commerce est jaune ou vert ; il est à une, deux ou trois couches et ses prix croissent avec le nombre de couches d'huile siccative ; il se vend par pièce de 4 m. 50 ayant une largeur de 0 m. 80 à 0 m. 85.

Papier ciré. — Préparé en plongeant une feuille de papier dans de la cire fondue dans un vase chauffé au bain de sable ; après l'avoir retirée, on la fait égoutter et sécher en la suspendant pendant quelques heures dans un lieu froid.

Papier parcheminé. — Se prépare en imbibant du papier avec de l'acide sulfurique ; il est employé par Bœckel.

Papier de Kenn. — Kenn a préparé un papier imperméable en traitant le papier par un mélange de caoutchouc et de paraffine. Les papiers ciré, parcheminé et de Kenn sont suffisamment imperméables pour être employés comme revêtement des pansements phéniqués.

SECTION III

AGGLUTINATIFS.

Sommaire. — Collodion. — Diachylon. — Taffetas d'Angleterre. — Baudr che gommée. — Traumaticine.

But. — Les agglutinatifs, employés dans la pratique des pansements, servent : soit à occlure directement une plaie, constituant alors tout le pansement ; soit à aider au rapprochement des lèvres d'une plaie sous forme de suture sèche ; soit comme moyen de fixation, etc., etc.

Nomenclature. — Les plus employés sont : le collodion, le diachylon, le taffetas d'Angleterre, la baudruche gommée, la solution concentrée de gutta-percha dans le chloroforme ou traumaticine (solution de 10 gr. de gutta-percha dans 100 gr. de chloroforme) employée dans certaines affections cutanées, telles que le psoriasis, pour fixer à la surface de la lésion quelques substances médicamenteuses (acide chrysophanique, pyrogallique, etc).

SECTION IV

DRAINS.

Sommaire. — But du drainage chirurgical. — Divers drains en caoutchouc, en verre, en métal, en gomme, crins de cheval (Withe de Nottingham), tresses de catgut (Chienne d'Edimbourg), tubes résorbables en os décalcifiés. — Le drains en caoutchouc sont les plus employés. — Numéros de ces drains, qualités qu'ils doivent avoir. — Nécessité de leur asepsie, moyens employés pour l'obtenir.

But. — Le drainage chirurgical, inventé par Chassaignac, a pour but de faciliter l'écoulement continu des sécrétions des plaies et de s'opposer à la rétention du pus et aux accidents qu'il entraîne.

Modes de drainage. — Il s'opère à l'aide de drains en caoutchouc, en verre, en métal, en gomme ; à l'aide de crins de cheval (Withe de Nottingham) ; de tresses de catgut (Chienne d'Edimbourg) ; à l'aide de tubes résorbables en os décalcifiés (Trendelenburg, Neuber) etc. ; mais les drains les plus employés sont les drains en caoutchouc.

Drains en caoutchouc. — Les drains en caoutchouc sont des tubes en caoutchouc de différents calibres, appropriés à l'abondance des sécrétions et à l'étendue des cavités ; ils portent dans le commerce les numéros 0, 1, 2, 3, 4, 5. On emploie de préférence les tubes rouges.

Ces tubes doivent, pour être utilisés, présenter les conditions suivantes :

1° D'après M. Nicaise, un bon tube de drainage doit : A. présenter des stries correspondant aux traits de scie ; ce caractère est important à cause des falsifications nombreuses dont le caoutchouc est l'objet ; les tubes sans stries ne sont pas découpés à la scie et sont faits de débris de caoutchouc avec lesquels on forme une pâte molle que l'on passe au laminoir ; on remplit ensuite avec de l'oxyde de zinc les vides qui existent dans la lamelle de caoutchouc ainsi préparée. Ce caoutchouc impur présente des taches blanches, se casse facilement et reste gris après son lavage dans une lessive alcaline. — B. Flotter sur l'eau. — C. Être assez élastique pour être allongé de trois fois sa longueur sans se rompre.

2° Ils doivent être désulfurés, c'est-à-dire privés de l'excès de soufre qu'ils peuvent contenir et qui leur donne des propriétés irritantes. Pour leur enlever cet excès de soufre, on fait digérer 5 kilos de tubes pendant 3 heures dans une solution chauffée à 60° ou 80° ainsi composée : carbonate de soude pur 500 grammes, eau 5 kilogrammes.

3° Ils doivent être aseptiques, c'est-à-dire complètement exempts de germes. Pour obtenir l'asepsie des tubes en caoutchouc, on emploie le procédé indiqué par M. Dumouthiers. On fait à l'ébullition une solution de permanganate de potasse à 1/15 ; on jette sur les drains préalablement pesés cette solution bouillante, en ayant soin de prendre autant de fois 15 grammes qu'on a de grammes de caoutchouc. On laisse en contact quatre ou cinq jours en flacons bouchés. Le permanganate est réduit, il se forme une couche que l'on enlève en grande partie par l'eau bouillie. On traite ensuite ces tubes par une solution de bisulfite de soude additionnée de 10 centimètres cubes d'acide chlorhydrique ; on les lave à l'eau bouillie et on les conserve pour l'usage dans une solution de sublimé à 1/500.

SECTION V

MATÉRIAUX DE SUTURE ET DE LIGATURE.

Sommaire. — Corps divers employés autrefois ; opinion des chirurgiens anciens
à cet égard. — Opinion des chirurgiens modernes. — Matériaux employés :
Catgut. — Soie. — Crin de Florence. — Fils d'argent. — Choix, préparation et asepsie de ces divers matériaux.

Avant l'ère antiseptique, les substances les plus diverses avaient
été recommandées et employées comme matériel de suture et de
ligature. Les anciens chirurgiens qui désiraient obtenir l'oblitération
des vaisseaux et l'occlusion de la plaie, sans danger de réaction in-
flammatoire, et qui ignoraient à ce moment la cause réelle des infections, attribuaient tous les accidents à la nature même de la substance employée ; aussi étaient-ils constamment à la recherche d'un
matériel nouveau. On sait aujourd'hui que la nature de ce matériel,
sa coloration, pas plus que l'état rugueux ou lisse des fils de soie
n'ont aucune importance, et qu'il suffit pour que l'évolution de la
plaie se fasse sans complication, que le matériel de suture ou de
ligature soit exempt de germes.

Matériel. — Le matériel de suture et de ligature est aujourd'hui
très restreint, il comprend : le catgut, la soie, le crin de Florence, les
fils d'argent.

Catgut. — C'est une corde à boyau, une corde à violon fabriquée
avec des intestins de mouton. Il en existe de différentes grosseurs,
appropriées à l'importance des vaisseaux à lier, portant dans le commerce les numéros suivants : Catgut 00, 0, 1, 2, 3, 4, 5, 6.

Les catguts, destinés aux pansements chirurgicaux doivent être :
préparés avec des cordes à violons, non blanchies, pas trop vieilles,
ni trop sèches ; aseptiques, c'est-à-dire complètement exempts de
germes.

Pour obtenir l'asepsie des catguts, on peut employer soit les agents
chimiques, soit la chaleur.

A. *Asepsie du catgut par les antiseptiques.* — Avant de procéder à cette asepsie, il faut tout d'abord dégraisser les catguts à l'aide
de l'éther ou du sulfure de carbone. Ce dégraissage obtenu, on traite

les catguts par des antiseptiques très variés, dans lesquels on les fait séjourner plus ou moins de temps et enfin on les conserve dans un de ces antiseptiques.

On obtient ainsi : du catgut à l'acide phénique, au sublimé, à l'acide chromique, au naphtol β, à l'huile stérilisée, au formol, etc.., suivant l'antiseptique employé.

PROCÉDÉ DE DAVID. — Parmi les différents procédés employés, nous nous contenterons de citer celui qui est basé sur l'emploi du formol.

Ce procédé, indiqué par M. David, est à la portée de tous les pharmaciens. Les rouleaux de catgut parfaitement dégraissés sont conservés comme provision dans des boîtes métalliques étanches, fermant hermétiquement, au fond desquelles on a disposé une couche d'ouate imprégnée de la solution de formol du commerce à 40 0/0.

Au fur et à mesure du besoin on enroule le catgut sur une bobine en tube que l'on place dans des boîtes métalliques étanches fermant hermétiquement, au fond desquelles on dispose une couche d'ouate imprégnée de la solution de formol du commerce à 40 0/0. On maintient pendant 2 heures l'intérieur de ces boîtes à la température de 45 à 50°. Au bout de ce temps on retire les bobines au moyen de pinces flambées et on les conserve dans une solution antiseptique. Celles-ci sont par ordre de préséance :

Le sublimé à 5 0/00 dans l'alcool à 80° ;

La vaseline iodée 4/1000 ;

L'acide phénique à 5 0/0 dans l'alcool à 80° (liquide de Saul) ;

Une solution de formol à 5 0/00, etc.

B. *Asepsie du catgut par la chaleur.* — PROCÉDÉ DE REVERDIN. — Ce procédé, basé sur l'emploi de l'étuve sèche se pratique de la manière suivante, d'après MM. Terrillon et Chaput : on commence par laver plusieurs fois les catguts à l'éther pour les dégraisser complètement, puis on les laisse sécher ; quand ils sont complètement secs, on les enroule sur des bobines en verre bien sèches que l'on place dans leurs tubes, on bouche ceux-ci avec un tampon de coton hydrophile, puis on stérilise à l'étuve de Poupinel. Il faut ici une attention toute spéciale, car il est absolument indispensable de priver les catguts de toute trace d'humidité, avant d'élever la température de l'étuve au-dessus de 100°.

Pour cela, on chauffe graduellement et lentement de façon à mettre au moins une heure avant que le thermomètre ne marque 100°, puis on met encore une demi-heure pour élever la température de 100° à 150° et on la maintient pendant 2 heures. On laisse refroidir. Huit à dix jours après cette première opération, on porte les catguts de nouveau à l'étuve en observant les mêmes précautions que la première fois. Cette deuxième opération a pour but de détruire sûrement les spores qui auraient pu résister au premier traitement et qui seraient passées alors à l'état adulte. Après refroidissement des catguts et des tubes, on enlève le bouchon de ouate et on ferme avec un bouchon de caoutchouc stérilisé.

PROCÉDÉ DU Dr RÉPIN. — Ce procédé, qui repose sur l'emploi de la vapeur anhydre d'alcool sous pression, s'exécute de la manière suivante : On commence par dégraisser complètement le catgut en l'épuisant au moyen de l'éther ou du sulfure de carbone en ébullition dans un appareil à reflux. Le produit ainsi obtenu est blanc, inodore, se gonfle rapidement dans l'eau et est souple sans être glissant.

Le catgut, ainsi dégraissé, est soumis à la dessiccation complète dans un dessiccateur à acide sulfurique ou dans une étuve sèche que l'on porte lentement à 110° centigrades et que l'on maintient à cette température pendant une heure. Cette dessiccation complète est absolument nécessaire, une trace d'eau suffisant pour amener la désorganisation du catgut quand la température dépasse 100° centigrades. On le place ensuite dans des tubes scellés renfermant de l'alcool absolu (l'alcool aqueux, même s'il ne renferme pas plus de 1 0/0, exerce une action destructive d'autant plus accusée et plus rapide que la température est plus élevée) et on le porte à l'autoclave à 120° pendant une heure.

A M. le Dr Répin revient l'honneur d'avoir trouvé une méthode sûre de stérilisation du catgut en employant de la vapeur d'alcool anhydre sous pression. Il a montré, dans des expériences variées, que des catguts infectés à dessein de cultures de Bacillus anthracis, des spores du Bacillus subtilis, les plus résistantes de toutes, sont complètement stérilisés.

Les catguts obtenus par ce procédé sont aseptiques, stériles. Pour s'en assurer, il est indispensable, après chaque opération, d'ensemencer un bouillon de culture peptonisé que l'on maintient pendant 48 heures à 37° dans l'étuve de d'Arsonval : si le bouillon reste limpide, le catgut est aseptique, dans le cas contraire on recommence la stérilisation.

Les catguts, préparés par la méthode de Répin, sont conservés dans un bouillon de culture dont la limpidité ou l'opacité sont l'indice d'une bonne ou d'une mauvaise préparation.

PROCÉDÉ DE MM. BARTHE ET SOULARD. — Quelques chirurgiens prétendent que le catgut préparé par la méthode du Dʳ Répin est aseptique ; que son apparence, ses qualités n'ont été modifiées en rien ; que sa résistance à la rupture, son élasticité, sa faculté d'imbibition dans l'eau et sa souplesse une fois imbibé sont restées complètement les mêmes.

MM. Barthe et Soulard prétendent au contraire que le catgut, ainsi conservé dans un bouillon de culture, devient très cassant ; aussi ont-ils proposé de modifier le precédé de Répin. Voici comment ils opèrent : Le catgut brut, jaunâtre, légèrement graisseux, est traité par lixiviation par l'éther chaud et souvent renouvelé dans un appareil spécial, afin de dissoudre la matière grasse du catgut. Bien dégraissé il est à peu près blanc.

Après dégraissage le catgut est enroulé autour de bobines de verre que l'on porte dans une étuve où circule un courant d'air chauffé à 85-95° ; la température ne doit jamais atteindre d'emblée 100°. Cette opération a pour but de dessécher le catgut.

Les bobines sont alors introduites dans des tubes en verre que l'on bouche avec un tampon de ouate hydrophile, puis elles sont soumises à la stérilisation dans la vapeur d'alcool anhydre à 120° pendant une heure.

Cette opération, la plus importante, se fait de la façon suivante :

On place les tubes, dans lesquels se trouvent les bobines sur lesquelles est enroulé le catgut à stériliser, dans un petit autoclave contenant de l'alcool anhydre.

Ce petit autoclave est placé dans un grand autoclave, renfermant de l'eau et que l'on chauffe à la température de 120° pendant une heure.

Dans ces conditions, le catgut subit l'action de la vapeur d'alcool absolu, portée à 120° dans un espace clos, où la pression est de 4 atmosphères environ. Après cette opération, et après léger refroidissement de l'appareil, les tubes sont recouverts de capuchons en caoutchouc préalablement stérilisés, sans qu'il ait été nécessaire de les déboucher, et sans qu'ils aient pu recevoir à aucun moment le contact d'un germe ou d'une poussière extérieure. Par dessus le capuchon, passe une petite bande de sûreté dont les extrémités sont collées le long des parois du verre.

Le numéro du catgut est aussi indiqué sur une petite étiquette ovalaire. MM. Barthe et Soulard ont adopté, pour la conservation du catgut, un nouveau modèle de flacon d'un maniement facile et permettant d'obtenir une fermeture parfaite. Il consiste en une petite boîte en verre cylindrique, avec goulot plus étroit, fermée par un couvercle également en verre de même diamètre que celui de la boîte ; entre le couvercle et le goulot existe donc un certain espace qui est rempli de ouate hydrophile de façon à ce que le couvercle entre à frottement résistant sur le goulot. Une bande de sûreté est collée après la stérilisation, le long de la rainure.

Le procédé de MM. Barthe et Soulard est le même que celui du Dr Répin : la modification consiste dans la conservation à sec après stérilisation, au lieu de la conservation dans un bouillon de culture, qui rend le catgut cassant et peu malléable.

Le catgut, stérilisé et conservé sec par le procédé Barthe et Soulard, a été adopté avec empressement par le corps chirurgical des hôpitaux de Bordeaux qui lui a reconnu des qualités de souplesse et de solidité supérieures à celle du catgut industriel qu'ils ont eu à employer.

Nous ajouterons qu'une étuve de d'Arsonval, installée dans le laboratoire où se pratique la stérilisation, permet de vérifier l'asepsie des catguts au moyen d'ensemencements pratiqués après chaque opération avec des catguts choisis au hasard.

MM. Barthe et Soulard ont appliqué leur méthode de stérilisation des catguts à la stérilisation de tous les autres objets de pansement et, à cet effet, ils ont fait installer à l'hôpital St-André de Bordeaux un laboratoire de stérilisation très remarquable (1).

De toutes les formules proposées pour la stérilisation du catgut, aucune, à part peut-être celle de Répin modifiée par MM. Barthe et Soulard, n'a donné jusqu'à maintenant des résultats vraiment satisfaisants au point de vue de la stérilisation parfaite et de la solidité ; aussi beaucoup de chirurgiens tendent-ils à abandonner le catgut et à le remplacer par les soies qui sont beaucoup plus faciles à stériliser.

Le catgut se vend dans le commerce en flacons ou étuis, et suivant les antiseptiques employés pour son asepsie, il porte les noms suivants : catgut à l'huile stérilisée, à l'huile phéniquée ; en solution alcoolique de sublimé, à l'acide chromique, au naphtol β, à l'essence de génevrier.

Soie. — Les fils de soie (soie plate, tressée, soie ronde) sont aussi très usités. Beaucoup de chirurgiens emploient la soie tressée plate

____

(1) Cette installation est décrite dans le *Bulletin de la Société de Pharmacie de Bordeaux*, janvier 1897, p. 21 à 30 et mai 1897, p. 139.

(soie de Czerny) parce qu'elle est très commode (le nœud simple ne se desserrant pas) et très belle. Elle se présente dans le commerce sous huit grosseurs différentes portant les numéros 00, 0, 1, 2, 3, 4, 5, 6, par ordre de grosseurs croissantes. Les soies les plus généralement employées sont celles qui correspondent aux numéros 1, 3, 6.

Les soies doivent être aseptisées, c'est-à-dire privées de germes avant d'être employées, et cette asepsie peut être obtenue soit par les agents chimiques, soit par la chaleur.

A. *Asepsie des soies par les agents chimiques.* — Elle peut se faire soit en faisant bouillir la soie pendant une heure dans une solution de sublimé à 2 pour 1000, soit en la faisant séjourner pendant huit jours dans la même solution ; on conserve ensuite dans une solution au sublimé à 1 pour 1000.

Il importe, lorsque les soies sont préparées depuis longtemps, de les faire bouillir, avant de s'en servir, pendant une demi-heure environ, soit dans la solution de sublimé à 1 pour 1000, soit dans de l'eau stérilisée ou ayant déjà bouilli.

B. *Asepsie des soies par la chaleur.* — Les soies peuvent être stérilisées en les chauffant à l'étuve sèche à 120°-140°, soit dans les étuves à vapeur courante ou à vapeur sous pression. On les conserve ensuite dans l'alcool absolu ou dans une solution alcoolique de sublimé à 1 pour 1000.

Les soies se vendent dans le commerce enroulées sur des bobines de verre et placées dans des flacons ou étuis, contenant 10 mètres de soie. On trouve toutes préparées les soies suivantes : soie phéniquée, soie purifiée dans une solution alcoolique de sublimé, soie tressée plate incassable sur bobine de verre dans une solution alcoolique de sublimé.

Crins de Florence. — Les crins de Florence appelés aussi silkworgmut, ont été proposés en 1865 par Parsavant de Francfort ; ils sont particulièrement employés pour la suture des plaies. On les obtient en étirant la glande sétifère des vers à soie.

Ils se présentent dans le commerce sous 4 grosseurs différentes désignées par les numéros 1, 2, 3, 4. Ils doivent être aseptisés avant d'être employés.

Pour obtenir cette asepsie, on les dégraisse d'abord avec l'éther, puis on les fait séjourner pendant 15 jours dans l'eau phéniquée à 5 pour 100 ou mieux dans la solution de sublimé à 1 pour 1000.

On les conserve soit en solution phéniquée, soit dans une solution de sublimé et on les vend dans le commerce, conservés dans ces solutions, dans des flacons qui contiennent 100 crins.

M. Barthe stérilise les crins de la manière suivante :

Avant de procéder à la stérilisation, il colore les crins avec des couleurs qui varient, suivant leurs grosseurs.

1° Les plus forts sont colorés en vert au moyen de vert d'aniline.

2° Les moyens, employés couramment, sont colorés en rouge, au moyen de rouge d'aniline.

3° Les fins sont colorés en bleu au moyen du bleu de méthylène.

Ces fils sont placés dans de longs tubes renfermant une solution d'eau phéniquée à 5 pour 100, puis ils sont portés à l'autoclave à 120° pendant une heure. Un bouchon de liège ou de caoutchouc, préalablement stérilisé, ferme chaque tube qui est recouvert de baudruche.

Disons en passant que les drains de 0,15 à 0,25 de longueur sont également stérilisés dans l'eau phéniquée à 5 pour 100, portée à 120° dans l'autoclave. Ils sont conservés dans des tubes analogues à ceux qui contiennent des crins de Florence.

Fils d'argent. — Ce sont des matériaux de suture non résorbables, c'est-à-dire qui s'enkystent dans les tissus et qui doivent être éliminés ultérieurement. Ils doivent être aseptisés avant d'être employés ; cette stérilisation se fait facilement par l'ébullition, le flambage, par la vapeur sous pression et à l'étuve sèche. On les conserve dans l'alcool absolu ou dans la glycérine phéniquée à 10 pour 100.

Ils se vendent dans le commerce, soit au mètre, s'ils sont de grosseur moyenne, soit au poids pour les fils plus gros.

La stérilisation des fils de ligature : catgut, soie, crins de Florence, peut être obtenue à froid par la méthode proposée par M. Trétrop à la Société belge de chirurgie, à l'aide du formol.

On place les fils à stériliser dans un flacon bouché à l'émeri et on remplit ce flacon de manière à ce que le bouchon en verre soit lui-même immergé avec une solution faite de la manière suivante :

    Formol du commerce (à 40 0/0 de formol) .   5 volumes
    Eau distillée. . . . . 100 volumes

On recouvre le flacon du bouchon avec un cornet de papier filtre mouillé lui-même de la solution de formol et qui a pour but de protéger la rainure du bouchon contre les poussières atmosphériques. On laisse en contact pendant 24 heures à la température ambiante.

Après ce temps, on enlève avec précaution le formol du flacon. On remplace ensuite le formol par de l'alcool ordinaire qui dissout le peu de formaldéhyde restant dans les fils stérilisés. On rejette ensuite cet alcool de lavage et on le remplace par du nouvel alcool dans lequel on conserve les fils, et on a soin de recouvrir le flacon qui les contient d'un capuchon de papier filtre.

Les fils de ligature ainsi stérilisés au formol présentent des avantages d'après certains chirurgiens ; le plus grand c'est que le médecin peut préparer lui-même ses fils sur lesquels il peut compter sans danger de se tromper, ce qui n'arrive pas toujours avec les fils fournis par le commerce. Mais, d'après d'autres chirurgiens, les fils et en particulier le catgut, traités par la formoline, deviennent beaucoup moins solides, ce qui est un inconvénient grave.

SECTION VI

OBJETS ET LIQUIDES EMPLOYÉS POUR LE NETTOYAGE DES PLAIES.

SOMMAIRE. — But du nettoyage des plaies. — Matériaux employés : éponges. — Compresses-éponges, tampons de coton. — Choix, préparation et asepsie de ces différents objets. — Liquides employés pour le lavage. — Eau stérilisée. — Moyens employés pour obtenir cette stérilisation.

But. — Pour absorber les produits sécrétés par les plaies, pour absorber le sang, le pus, etc. ; pour débarrasser les plaies de toutes les matières étrangères quelles contiennent (fragments, brindilles, sable, etc.) ; pour opérer le tamponnement ou la compression de la plaie opératoire, le chirurgien emploie différents objets : les éponges, les compresses-éponges, les tampons de coton.

Éponges. — Les éponges vendues dans le commerce sont très nombreuses et les différentes sortes à employer varient suivant les besoins.

Après examen des différentes espèces commerciales, MM. Terrillon et Chaput (1) conseillent les trois espèces suivantes :

(1) Terrillon et Chaput, *Asepsie et antisepsie chirurgicales*, p. 81.

Éponges fines grecques. — Elles sont d'un tissu très doux et très résistant et presque toujours exemptes de petits cailloux.

Éponges silquis. — Elles sont très spongieuses, mais elles sont moins solides que les précédentes et résistent difficilement à deux traitements.

Éponges oreilles d'éléphant. — Ce sont de très grandes éponges présentant souvent un mètre carré de surface sur 2 à 4 centimètres d'épaisseur. On peut donc y tailler à volonté des éponges d'un tissu feutré excessivement solide et qui seront d'un grand secours, par exemple, quand il s'agit de couvrir et de maintenir en place les intestins dans une laparotomie.

Préparation. — Avant d'être employées, les éponges doivent être nettoyées et aseptisées, c'est-à-dire débarrassées de tous les germes qu'elles peuvent contenir.

Nettoyage. — Le nettoyage des éponges s'opère de la manière suivante : on les bat avec un maillet de bois afin de les assouplir et de briser les coquillages et les graviers qu'elles peuvent retenir dans leur tissu ; puis on les lave à l'eau courante pour entraîner le sable et dissoudre la matière colorante jaune dont le commerce les imprègne toujours, dans le but de faire passer les mauvaises avec les bonnes. Cette matière est en général le sel de sodium de l'acide diméthylamidoazobenzinosulfonique, connu vulgairement sous le nom d'héliantine ou d'orangé III.

Asepsie. — L'asepsie peut être obtenue par différentes méthodes :

1ʳᵉ MÉTHODE. — On trempe les éponges nettoyées dans une solution de permanganate de potasse, dont le titre est variable suivant les auteurs : 5 pour 1000 (Vercamer et Terrier) ; 1 pour 1000 (Terrillon et Chaput) ; 1 pour 500 (Schimmelbusch) et on les laisse tremper dans ces solutions 15 à 20 minutes (Vercamer et Terrier) ; 10 à 12 heures (Terrillon et Chaput) ; 24 heures (Schimmelbusch). M. Dumouthiers conseille de les laisser tremper dans la solution de permanganate de potasse jusqu'à ce qu'elles aient obtenu une teinte brun foncé. On lave ensuite les éponges à grande eau.

Des éponges brunies par le permanganate de potasse, doivent être ensuite blanchies. Pour cela, on les plonge dans une solution d'hyposulfite ou de sulfite de soude à 1 pour 100 avec addition de un cinquième d'une solution d'acide chlorhydrique à 8 pour 100 et on les y laisse jusqu'à ce qu'elles soient blanchies. On les lave à grande eau avec de l'eau aseptisée et on les conserve dans une solution antiseptique qui sera renouvelée tous les huit jours.

La méthode d'asepsie au permanganate de potasse n'est pas entièrement sûre, dit Schimmelbusch. Frisch a pu démontrer, à la clinique
de Billroth, la présence de germes dans 20 pour 100 d'éponges ainsi
préparées.

Poupinel conseille de stériliser les éponges, passées au permanganate et blanchies, de la manière suivante : les éponges exprimées, mais encore humides, sont placées dans un bocal de verre
stérilisé par lavage au sublimé. Le bocal, fermé avec un tampon de
ouate, est soumis pendant 45 minutes à une température de 60° à
80° dans l'étuve sèche. Au bout de 24 et de 48 heures, on chauffe
de nouveau à 80° le bocal et son contenu pendant 45 minutes chaque
fois. On recouvre ensuite le tampon de ouate à l'aide d'un couvercle
imperméable permettant la conservation des éponges ainsi préparées.

2ᶜ MÉTHODE (*Procédé de Schimmelbusch*) (1).— Les éponges ayant
été nettoyées par le procédé indiqué plus haut, on les met dans un
linge ou mieux dans un sachet spécial et on les exprime. On les im-
merge ensuite dans une solution de lessive bouillante de soude à
1 p. 100 et on les laisse 1/2 heure. Le sachet est exprimé ensuite et
lavé à l'eau chaude pour débarrasser les éponges de la soude qu'elles
contiennent. On les conserve dans une solution antiseptique, de
préférence le sublimé ; l'acide phénique présentant l'inconvénient
de leur donner une couleur brunâtre. Si on emploie le sublimé, il
faut éviter que les éponges aient été blanchies par l'acide sulfureux,
car elles deviennent noires par suite de la formation de sulfure de
mercure.

3ᵉ MÉTHODE (*Procédé de Rœser*) (2). — Après avoir débarrassé les
éponges de leur sable et de leurs débris calcaires, on les lave à l'eau
distillée additionnée de XX gouttes par litre d'une solution de soude
caustique au dixième, puis on les rince plusieurs fois à l'eau distillée
chaude, de façon à enlever tout ce que l'eau peut dissoudre ou entraîner. On les presse ensuite, puis on les plonge, sans les tasser,
dans des bocaux contenant de l'eau bromée ainsi préparée : ajouter
par litre d'eau distillée 30 grammes d'eau saturée de brome (obtenue
en versant dans un flacon de 45 centimètres cubes 10 centimètres
cubes de brome et 30 centimètres cubes d'eau ; agiter à plusieurs reprises et décanter au moment du besoin, après dépôt de l'excès de
brome au fond du flacon). On laisse les éponges dans l'eau bromée

(1) Schimmelbusch, *Asepsie en chirurgie*, traduit par Debersaques, p. 122.
(2) *Archives de médecine militaire*, août 1891.

jusqu'à décoloration de l'eau ; on les retire, on les exprime et on recommence un second et même un troisième traitement avec de nouvelle eau bromée, jusqu'à ce que l'éponge soit devenue complètement blanche. De l'eau distillée chaude ou même l'exposition du bocal au soleil activent et complètent l'action du brome.

Au sortir de l'eau bromée et après expression, on les met dans de l'eau légèrement alcalinisée (XX gouttes de la solution de soude caustique au 1/10 par litre d'eau distillée), puis on les lave à l'eau distillée ou bouillie jusqu'à ce qu'elle n'offre plus aucune odeur de brome. On les conserve dans la solution de sublimé à 1 pour 1000 additionnée de 3 gouttes d'acide chlorhydrique par litre. Ce procédé donne, paraît-il, de très bons résultats.

Avant d'être délivrées au chirurgien, c'est-à-dire en général la veille de l'opération, les éponges doivent être sorties de la solution phéniquée ou de la solution au sublimé, puis être lavées à l'eau stérilisée au filtre Chamberland et par ébullition, pour les débarrasser de l'excès d'antiseptique qui les imprègne et qui les rendrait caustiques. Après expression énergique, elles sont enfermées par multiples de 5, c'est-à-dire 10-15-20 selon leur taille, dans des bocaux stérilisés et se bouchant à l'émeri. Pour empêcher les poussières atmosphériques de tomber sur le bord supérieur des bocaux, poussières qui risqueraient d'être entraînées par les éponges et de les souiller quand on les sortira au moment de l'emploi, chaque bocal est coiffé d'une feuille de papier stérilisé que l'on enlève au début de l'opération (1).

En plaçant les éponges par multiples de 5 dans les bocaux à éponge, il est facile de pouvoir les compter, à la fin de l'opération, pour s'assurer qu'il n'en manque pas à l'appel.

Les éponges se vendent dans le commerce au kilo sous le nom d'éponges fines pour pansement. Elles se vendent aussi sous le nom d'éponges chirurgicales phéniquées en trois séries de flacons contenant soit 6 éponges petites, soit 6 éponges moyennes, soit 3 éponges grandes.

Succédanés des éponges. — Les éponges présentent de nombreux inconvénients : elles coûtent très cher, elles peuvent être difficilement stérilisées. On a vu en effet que la méthode chimique de stérilisation est insuffisante et on sait que la stérilisation par la chaleur les altère. Pour remédier à cet inconvénient beaucoup de chirurgiens emploient :

(1) Voir Terrillon et Chaput, p. 83, fig. 15 et 16.

1° Des éponges de gaze faites avec 8 ou 10 épaisseurs de gaze ;

2° Des éponges de ouate hydrophile entourée de gaze.

On les fait de diverses grandeurs :

Eponges de gaze petites, 6 centim. sur 7, demandant 0 m. 25 de gaze de 0 m. 80 de large ;

Eponges de gaze moyennes, 8 sur 9, demandant 0 m. 50 de gaze ;

Eponges de gaze grandes, 11 sur 12, demandant 1 m. de gaze.

Tous ces objets peuvent être aseptisés par les agents chimiques ou par la chaleur.

M. Barthe stérilise les compresses de gaze ordinaire, les tampons de ouate hydrophile, la ouate hydrophile dans l'autoclave à 120° (stérilisation par la chaleur) et les conserve dans des boîtes en verres munies d'une bande de sûreté.

Dans ces conditions, les compresses de gaze ne contiennent en moyenne que 2 pour 100 d'eau, l'ouate hydrophile ne contient que 5 pour 100.

Ce résultat est obtenu en ayant soin, à la fin de la stérilisation, de laisser échapper à l'extérieur la vapeur d'eau surchauffée.

Liquides employés pour le lavage. — L'eau ordinaire est, on le sait, un liquide relativement riche en bactéries, qui peut contenir des germes pathogènes et les agents infectieux des plaies ; or il est indispensable de la priver des germes qu'elle peut contenir, avant de l'employer, si on veut éviter l'infection des plaies. Il est donc nécessaire de stériliser, c'est-à-dire de rendre exempte de tous germes pathogènes, l'eau destinée soit au lavage des plaies, soit au lavage des mains du chirurgien, du champ opératoire, etc.

Une eau peut être privée de ses germes de différentes manières :

1° *Par l'addition de substances qui les précipitent* (Cramer et Kruger). — Ce procédé ne donne qu'une stérilisation incomplète et ne peut être recommandé.

2° *Par filtration au filtre Chamberland.* — Elle ne donne que des garanties insuffisantes au point de vue pratique (Schimmelbusch).

3° *Par stérilisation par la chaleur.* — D'après Schimmelbusch, une eau que l'on fait bouillir pendant cinq minutes peut être considérée comme suffisamment stérilisée pour les nécessités de la chirurgie. Les germes, qui résistent à ce traitement, ne sont pas des germes pathogènes devant fixer l'attention du chirurgien. MM. Tripier et Poupinel ont imaginé des appareils spéciaux pour stériliser l'eau par la vapeur sous pression ; ce procédé n'a pas de valeur pratique, dit M. Chavasse : il est inutile, dit Schimmelbusch. On peut se servir avec avantage, pour la stérilisation de l'eau par la chaleur, de l'appareil de Fristch (1).

4° Par stérilisation au moyen de substances antiseptiques. — Cette méthode, très simple et très pratique, permet d'obtenir une eau parfaitement stérilisée. On peut se servir pour cette stérilisation d'un très grand nombre de substances antiseptiques (acide phénique, sublimé, acide borique, permanganate de potasse, etc., etc.) employées à des doses variables, et sur lesquelles nous ne croyons pas devoir insister (2).

Nous nous contenterons seulement de donner les formules de tablettes phéniquées et au sublimé, tablettes permettant de préparer immédiatement une solution antiseptique plus ou moins forte, suivant les circonstances et qui sont fréquemment prescrites par certains chirurgiens.

TABLETTES PHÉNIQUÉES.

Acide phénique cristallisé . . . . 9 parties.
Mélanger avec acide borique en poudre . . 1 partie.
Comprimer sous forme de tablettes à 2, 3, 4, 5 grammes chacune.

TABLETTES DE SUBLIMÉ.

Sublimé. . . . .
Chlorure de sodium . . . . } ââ 1 partie.

Triturer, colorer en bleu et presser à l'état sec en tablettes de 2 gr. chacune.

Suivant les cas, on dissoudra une ou deux tablettes dans un litre d'eau distillée. On obtiendra ainsi une solution aqueuse de sublimé à 1 ou 2 pour 1000.

____

(1) Schimmelbusch, *loco citato*, p. 145.
(2) Voir Adrian, *Formulaires antiseptiques* ; Bocquillon-Limousin, *Formulaires de l'antisepsie.*

SECTION VII

APPAREILS A IRRIGATION ET A PULVÉRISATION.

Sommaire. — Irrigateurs divers ; vide-bouteilles de Galante. — Pulvérisateur de Richardson ; pulvérisateur à vapeur de Lucas-Championnière.

L'irrigation des plaies se fait à l'aide de différents appareils : irrigateur d'Esmarch ; vide-bouteilles de Galante.

Si on veut opérer un lavage lent des plaies et obtenir l'imprégnation des surfaces et des alentours, on emploie le pulvérisateur à main de Richardson ou mieux les pulvérisateurs à vapeur dont il existe plusieurs modèles ; le plus répandu est celui de Lucas-Championnière (1).

SECTION VIII

MATÉRIEL ACCESSOIRE.

Sommaire. — Alèzes. — Toiles cirées, toiles caoutchoutées, drap d'hôpital. — Vases divers pour recevoir les liquides pendant les lavages des plaies ; pour recevoir les solutions médicamenteuses et les instruments. — Eponges préparées. — Eponges à la ficelle. — Laminaires. — Crayons, poudres et sables antiseptiques.

Le matériel accessoire de pansement comprend :

1° Les alèzes ou draps hors de service, les toiles cirées, caoutchoutées, le drap d'hôpital destinés à être placés sous le malade pendant les opérations ou pansements. Le drap d'hôpital se vend au mètre dans le commerce sous trois formes : drap d'hôpital noir (largeur 0 m. 80), drap d'hôpital gris, caoutchouc d'un seul côté (largeur 0 m. 90), drap d'hôpital gris, caoutchouc des deux côtés (largeur 0 m. 90 ou 1 m. 10).

(1) *Nouveaux éléments de petite chirurgie* de Chavasse, édition de 1893, p. 43, 45, 46, 47.

2° Les vases divers pour recevoir les liquides pendant les lavages des plaies, dont la forme doit être assez variée pour s'accommoder à celle des régions ; ils sont en étain, cuivre ou caoutchouc durci.

3° Les vases et récipients destinés à recevoir les solutions médicamenteuses et les instruments ; ils sont en cuivre, fer émaillé, p orcelaine, verre, etc. Ils doivent être stérilisés avant leur emploi ; pour cela, on se contente en général de les laver à l'eau régale, puis à l'eau bouillie qui enlève l'excès d'acide.

Nous pouvons encore ranger dans les accessoires de pansements :

1° Les éponges préparées, les éponges à la ficelle, les laminaires employées pour dilater les trajets fistuleux et surtout la cavité du col utérin ;

2° Les crayons antiseptiques, très employés aujourd'hui en gynécologie ;

3° Les poudres et sables antiseptiques employés pour saupoudrer les plaies et les sutures.

A. — *Éponges préparées ; éponges à la ficelle. Laminaires.*

Pendant longtemps, on employait, pour dilater les trajets fistuleux et surtout la cavité utérine, les éponges préparées et les éponges à la ficelle.

Pour les préparer on prend des éponges blanchies et nettoyées et aseptisées par les procédés que nous avons indiqués et, lorsqu'elles so nt encore humides, on les coupe en morceaux cylindriques ; on les entoure d'un fil et d'une petite ficelle et on les sèche.

L'éponge préparée et l'éponge à la ficelle sont remplacées aujourd'hui par les laminaires.

La laminaire digitée (Fucus digitatus) est une algue. On emploie les fragments desséchés de la tige. Ces fragments, noirs et fermes, peuvent se gonfler, au contact de liquides de l'économie, d'une façon progressive et régulière, jusqu'à sextupler de volume.

Elles doivent être stérilisées avant d'être introduites dans les cavités que l'on veut dilater.

Cette stérilisation peut s'opérer par la méthode indiquée par Zepler de Berlin. Elle consiste à faire macérer les laminaires dans l'eau ordinaire, fréquemment renouvelée pendant 48 heures et à les plonger ensuite dans de l'alcool absolu contenant de 0,25 à 1 gr. pour 100 de sublimé. Au bout de 24 heures, on les retire de l'alcool et on les fait sécher à l'air dans un cristallisoir stérilisé. Quand elles ont atteint leurs dimensions primitives on les conserve soit dans l'alcool

soit dans un mélange d'alcool et de glycérine additionné de 1 pour
100 de sublimé soit même dans de l'éther contenant 1 pour 100 de
sublimé, soit encore, comme on le fait le plus ordinairement, dans
l'éther iodoformé au 1/10 (Iodoforme 10 p. Ether 90 p.).

MM. Barthe et Soulard pensent que toutes ces opérations sont insuffisantes pour assurer la stérilisation absolue des laminaires. D'un
autre côté, ajoutent-ils, d'après l'aveu de Zepler lui-même, les tiges
des laminaires les plus fines ont leur forme souvent altérée, et d'une
manière définitive, après leur séjour dans l'eau.

MM. Barthe et Soulard stérilisent les laminaires dans la vapeur
d'alcool anhydre à 120° comme les catguts et ils les conservent dans
de petits tubes à essai bouchés avec un tampon de ouate recouvert
d'une baudruche. Ils se sont assurés que l'action de la vapeur d'alcool ne diminue en rien la propriété que possède la laminaire de se
dilater au contact des liquides aqueux ou organiques.

B. — *Crayons antiseptiques.*

Les crayons antiseptiques sont aujourd'hui très employés en gynécologie dans le traitement des affections utérines ; ils constituent une
forme de topique permettant une application continue des médicaments dans les cavités internes. Nous n'insisterons pas sur ces médicaments dont nous avons longuement parlé dans le cours de pharmacie galénique.

C. — *Poudres et sables antiseptiques.*

Beaucoup de chirurgiens se servent de poudres antiseptiques pour
saupoudrer les plaies et les sutures ; nous n'insisterons pas sur les
formules variées qui peuvent être employées à cet effet : iodoforme
pur ou associé à différentes substances, sublimé, salol, créoline,
thiol, dermatol, sozoiodol, pyoktanin, catol, tannoforme, etc.

Nous nous bornerons à donner la formule d'une poudre composée,
proposée par M. Lucas-Championnière. Elle jouit d'une réputation
très méritée et est employée avec succès dans les plaies atones et
dans les eschares du sacrum.

Iodoforme finement pulvérisé . . . . }	ââ 930 gr.
Benjoin finement pulvérisé. . . . . {	
Quinquina pulvérisé.	960 gr.
Carbonate de magnésie.	930 gr.
Essence d'Eucalyptus.	120 gr.
M. s. a.	

Kummel a recommandé le sable comme matière à pansement. On

prend du sable fin blanc, on le tamise et on le soumet à la calcination pendant plusieurs heures dans des creusets placés sur des charbons incandescents. Cette calcination stérilise le sable qu'on peut
encore rendre antiseptique en l'imprégnant soit avec le sublimé,
l'acide phénique, l'iodoforme en proportions variables de manière à
avoir du sable au sublimé, phéniqué, iodoformé à 5 ou 10 pour 100.

TITRE III

ÉTUDE LÉGALE SUR LA VENTE DES OBJETS DE PANSEMENT.

SOMMAIRE. — Considérations générales. — Rapport du Comité consultatif d'hygiène publique de France. — Conclusions : La vente de ces objets ne peut
être faite que par les pharmaciens. — Jugements rendus à ce sujet par les
tribunaux de Marseille, de Troyes.

Nous terminerons cette étude en examinant la question légale relative à la vente des objets de pansement antiseptiques.

On s'est demandé si cette vente pouvait être libre ou si elle devait
être réservée exclusivement aux pharmaciens. La question n'avait
jamais fait de doute pour nous et nous avions toujours répondu à
ceux qui nous avaient consulté sur ce point que les pharmaciens
seuls avaient le droit de vendre ces objets. La question vient d'être
tranchée dans ce sens par le Comité consultatif d'hygiène publique
de France, sur le savant rapport de MM. Ballet et Regnauld, ainsi
conçu :

« Une base médicamenteuse, voire même toxique, perd-elle sa qualité de médicament et ses propriétés dangereuses par le seul fait de sa
fixation sur des tissus et de la ouate ou de sa dilution dans des liquides destinés au pansement et au lavage des plaies.

Si oui, la vente doit être absolument libre ; dans le cas contraire, et
tel est celui qui nous occupe, le pharmacien, en raison de ses études
chimiques et toxicologiques, des prérogatives, mais aussi des obliga-
tions afférentes à son diplôme, est seul en droit de les préparer, de
les doser et de les délivrer sur l'ordonnance d'une personne autorisée
par la loi.

Afin d'édifier le comité, nous avons dressé la liste des principales
substances entrant dans la composition des pièces de pansements antiseptiques ; les plus usités sont : le deutochlorure de mercure (sublimé

corrosif), l'iodoforme, le phénol (acide phénique), le deutoiodure de mercure, plus rarement le crésalol, l'acide oxynaphtoïque, la résorcine, le sulfate de zinc. Toutes ces bases médicamenteuses sont toxiques ; quelques-unes sont classées parmi les poisons les plus redoutables.

Il y aurait lieu d'être surpris de voir le commerce de telles substances exercé par des bandagistes et des fabricants d'appareils chirurgicaux si l'on oubliait, qu'avant les découvertes de Pasteur et de Lister, ces industriels fournissaient aux chirurgiens les bandes, la ouate, la charpie, le linge fenêtré employés par ceux-ci pendant ou à la suite des opérations. Quand les méthodes antiseptiques se sont généralisées, ces pièces de pansement, devenues le substratum des divers agents médicamenteux énumérés plus haut, ont continué à être débitées par les mêmes industries qui, peu à peu, y ont joint la vente des solutions antiseptiques et souvent, si nos renseignements sont exacts, celle du chloroforme destiné à l'anesthésie.

Il nous semble que si cette origine explique l'introduction d'une pratique, elle ne suffit pas pour justifier la continuation d'un véritable abus. La loi, en accordant aux pharmaciens le droit de délivrer, sur ordonnance, les médicaments actifs ou dangereux, n'a pas eu le moins du monde pour but de constituer en leur faveur un privilège ; elle a uniquement voulu donner au public une garantie de sécurité fondée non seulement sur les études dont témoigne le diplôme, mais encore sur la surveillance des commissions d'inspection. Or, puisqu'un médicament réparti dans des tissus ou dilué dans des solutés destinés aux pansements ne perd aucune de ses propriétés thérapeutiques ou toxiques, il importe que la vente de cette forme de médicaments soit confiée exclusivement aux pharmaciens.

En conséquence, nous fondant sur les prescriptions de la loi ancienne, touchant l'exercice de la pharmacie et sur le texte de celle qui vient d'être votée par la Chambre des députés, nous proposons au Comité de répondre à M. le ministre que toutes les pièces de pansement imprégnées de substances antiseptiques, que les solutions de ces agents destinées aux usages médicaux rentrent dans la classe des médicaments externes, et que l'intérêt du public exige que leur préparation, leur dosage et leur délivrance appartiennent exclusivement aux personnes munies d'un diplôme de pharmacien. Par suite, la vente en détail des susdits agents doit être interdite à tout autre commerçant ou industriel. Le Comité consultatif a adopté à l'unanimité les conclusions du rapport. »

Ajoutons que la jurisprudence des tribunaux devant lesquels la question a été portée est conforme aux principes adoptés par le Comité consultatif d'hygiène publique de France ; cela résulte des jugements dont nous allons rapporter le texte.

Vente d'objets de pansements antiseptiques par les non-pharmaciens : condamnation à Marseille. — Le Tribunal correctionnel de Marseille a condamné, le 13 décembre 1893, à 500 francs d'amende et 500 francs de dommages-intérêts le sieur Cézerac, qui vendait des cotons et tissus antiseptiques, sans être pourvu du diplôme de pharmacien.

Voici le texte du jugement rendu contre lui :

« Attendu qu'il résulte de l'information et des débats la preuve que, depuis moins de trois ans, le prévenu Cézerac, bandagiste et orthopédiste, a vendu à Marseille divers produits pharmaceutiques ;

Que, sur la plainte du Syndicat des pharmaciens des Bouches-du-Rhône, il a été, le 13 mai 1892, par M. le Commissaire de police des délégations judiciaires, à cet effet requis par M. le Procureur de la République et dûment assisté de MM. Reitsch et Domergue, professeurs à l'Ecole de médecine et de pharmacie de Marseille, procédé à la saisie, dans le magasin du prévenu, de : 1° gaze blanche à l'iodol ; 2° gaze phéniquée ; 3° ouate phéniquée ; 4° gaze au sublimé ; 5° objets de pansement à l'iodoforme ; 6° coton boriqué ; 7° coton iodé ; 8° coton au sublimé, tous produits que les professeurs susnommés, entendus à cette audience, ont déclaré constituer des médicaments dont la vente est réservée aux seuls pharmaciens ;

Attendu que Cézerac objecte, pour sa défense, que ce sont là des objets de pansements antiseptiques, qui agissent comme simples préservatifs isolateurs et qui ne sauraient être assimilés à des médicaments ;

Attendu, sur ce point, qu'il résulte des documents produits aux débats que les tissus et cotons imprégnés de sublimé, d'iodoforme, de phénol, etc., employés par la chirurgie comme antiseptiques dans le pansement des plaies, ont évidemment une vertu curative et concourent à la cicatrisation des plaies et à la guérison des malades, qu'il doit en être fait usage avec précaution et discernement, que des phénomènes d'intoxication par absorption se sont plusieurs fois produits à la suite de l'application de cotons ou tissus au sublimé et au phénol sur des plaies d'une certaine étendue ;

Que le Comité consultatif d'hygiène de France, dont font partie les docteurs Proust et Brouardel, a émis l'avis que es objets de pansements antiseptiques étaient des médicaments dont la délivrance appartenait exclusivement aux personnes munies du diplôme de pharmacien ; qu'il a été, au surplus, jugé à diverses reprises, notamment par le Tribunal de Marseille, que la vente de préparations analogues pour l'usage de la médecine, telles que le sparadrap de diachylon,   papier Wlinzi, ne peut être faite que par les pharmaciens ;

Qu'il est donc surabondamment démontré que Cézerac s'est livré à la vente des médicaments ;

En ce qui touche le délit de vente de substances vénéneuses :

Attendu que l'on ne saurait assimiler la vente des cotons ou gazes au sublimé à celle d'un poison ; que la quantité infinitésimale de sublimé contenue dans ces cotons ou tissus ne permet pas de déclarer qu'il constitue une substance toxique dont la vente, pour l'usage médical, ne pourrait être opérée que par un pharmacien ;

Que, s'il en était autrement, il faudrait aller jusqu'à décider que les pharmaciens ne peuvent vendre ces tissus qu'en se conformant aux prescriptions de l'ordonnance du 29 octobre 1846, savoir sur une ordonnance de médecin, avec inscription des noms des acheteurs sur un registre spécial, et à la condition de tenir constamment ces produits enfermés sous clef dans leur officine ;

En ce qui touche les conclusions de la partie civile :

Attendu que par les agissements de Cézerac, le Syndicat des pharmaciens des Bouches-du-Rhône a éprouvé un préjudice dont il lui est dû réparation ;

Par ces motifs :

Le Tribunal acquitte le prévenu sur le chef de vente de substances vénéneuses ; le déclare atteint et convaincu d'avoir, depuis moins de trois ans, à Marseille, exercé illégalement la pharmacie, en se livrant à la vente des médicaments dont l'énumération a été ci-dessus donnée, et, lui faisant application des dispositions des articles 25 de la loi du 21 germinal an XI et 6 de la déclaration du roi du 25 avril 1777, le condamne à 500 francs d'amende envers le Trésor ; le condamne, en outre, à payer au Syndicat des pharmaciens des Bouches-du-Rhône la somme de 500 francs à titre de réparation civile, pour le préjudice causé ; ordonne l'insertion du présent jugement dans trois journaux du département des Bouches-du-Rhône, aux frais de Cézerac et au choix des demandeurs, et ce, à titre de supplément de dommages-intérêts envers le Syndicat des pharmaciens, sans que toutefois le coût de chacune d'elles puisse dépasser la somme de 100 francs ;

Condamne Cézerac en tous les dépens, avec contrainte par corps, etc. »

Ce jugement a été confirmé par la Cour d'Aix par arrêt du 21 janvier 1897.

Vente d'objets de pansements antiseptiques par un herboriste ; condamnation à Troyes :

« Le Tribunal,

Attendu qu'il résulte de l'instruction et des débats la preuve que, depuis moins de trois ans, à Troyes, le sieur R. a vendu et débité, n'étant pas pharmacien, des ouates et des gazes au salol, à l'acide salicylique, au phénol camphré, à l'acide phénique, à l'acide borique, à l'iodoforme et au sublimé ;

Attendu que ces ouates et gazes constituent des préparations médicamenteuses.

Attendu que la prohibition édictée par l'article 26 de la loi du 21 germinal an XI est applicable, quels que soient la préparation et le mode d'emploi de cette préparation ;

Vu le dit article et l'article unique de la loi du 29 pluviôse an XIII ;

Déclare R. coupable du délit ci-dessus spécifié et, lui faisant application des articles précités et des articles 52 du Code pénal et 194 du Code d'instruction criminelle, le condamne par corps à 25 francs d'amende et à 1 franc de dommages-intérêts envers le Syndicat des pharmaciens de l'Aube, partie civile.

Par le même jugement, le Tribunal a fait au prévenu application de la loi Bérenger. »

ÉTUDE DES FERMENTS SOLUBLES
INTÉRESSANTS
AU POINT DE VUE MÉDICO-PHARMACEUTIQUE

Sommaire. — Considérations générales sur les fermentations, sur les ferments solubles, les ferments organisés. — Nomenclature des ferments solubles intéressants au point de vue médico-pharmaceutique. — Plan d'étude.

Considérations générales. — Les travaux de Cagnard-Latour, Schwann, Kützing, Pasteur, Berthelot, Muntz, Boussingault, Payen et Persoz, Schützenberger, etc., etc., ont démontré que les fermentations pouvaient être divisées en deux grandes classes : 1° Fermentations déterminées par des ferments solubles ; 2° Fermentations déterminées par des ferments organisés.

Nous n'avons pas à insister ici sur ces différentes fermentations étudiées, avec tous les développements qu'elles méritent, dans les cours de chimie organique ; nous nous bornerons simplement à examiner les ferments qui ont reçu des applications médico-pharmaceutiques.

Les ferments, intéressants au point de vue médico-pharmaceutique, sont des ferments solubles. Avant d'en faire l'étude spéciale, il nous paraît important de rappeler quelques considérations générales à leur sujet.

Les ferments solubles appelés aussi : Diastases, Enzymes, dérivent tous directement d'organismes vivants au sein desquels ils prennent naissance. On les rencontre aussi bien chez les végétaux que chez les animaux et beaucoup de ferments organisés sont de grands producteurs de ces composés. Aucun d'entre eux n'a été jusqu'à présent préparé artificiellement. On les considère généralement comme des matières albuminoïdes ; mais ni leur composition chimique, qui du reste est imparfaitement connue, ni la façon dont ils se comportent en présence des réactifs, ne justifient complètement cette manière de voir. Placés dans des conditions convenables, ils jouissent de la propriété de dissoudre, de dédoubler ou de transformer certaines matières organiques. C'est en se basant sur la nature des corps sur lesquels ils exercent leur action et sur cette action elle-même, qu'on a pu établir le classement de ces divers ferments. Les ferments solubles comprennent :

1° La **diastase**, qui détermine la saccharification de l'amidon.

2° L'**invertine**,   —   l'interversion du sucre de canne.

3° L'**émulsine** et la **myrosine**, qui déterminent le dédoublement des glucosides.

4° La **pepsine**, la **trypsine** et la **papaïne**, appelées ferments protéohydrolytiques qui déterminent la peptonisation des albuminoïdes.

5° Les ferments coagulants, comprenant : la **caséase**, qui détermine la coagulation du lait ; la **plasmase**, qui détermine la coagulation du sang ; la **pectase**, qui transforme la pectine en acide pectique.

6° L'**alcoolase** de Buchner, qui détermine la fermentation alcoolique de la glucose.

7° La **maltase**, et la **tréhalase**, qui agissent sur des matières sucrées spéciales.

8° Les **oxydases**, qui produisent des oxydations variées.

9° L'**uréase**, la **lipase**, l'**inulase**, qui provoquent des décompositions particulières.

Il serait très intéressant d'entrer dans l'étude détaillée de la préparation, des propriétés et de la composition de ces différents ferments solubles ; d'examiner les processus chimiques qu'ils produisent ; de voir l'influence des agents physiques ou chimiques sur les fermentations qu'ils déterminent et d'examiner la théorie de ces fermentations. Mais ces questions nous entraîneraient trop loin. Ceux qui voudraient les étudier pourront consulter le remarquable ouvrage de M. Bourquelot ayant pour titre « Les fermentations » (1).

Nomenclature. — Les ferments solubles, ayant reçu des applications médico-pharmaceutiques, sont : la diastase ; la pepsine ; la papaïne ; la pancréatine.

Plan d'étude. — Pour faire l'étude de ces divers ferments, nous adopterons l'ordre suivant :

(1) Thèse pour le Doctorat ès sciences naturelles, Paris, 1899 ; Welter, éditeur, 59, rue Bonaparte.

SECTION I

ÉTUDE DE LA DIASTASE.

SOMMAIRE. — Synonymes et fonction. — Etat naturel. — Préparation de la diastase pharmaceutique; elle est retirée de l'orge germé ou malt. — Purification. — Caractères d'identité, spécifiques, conservation. — Action physiologique et thérapeutique. — Modes d'administration et doses. — Préparations à base d'extrait de malt, sirop, élixirs, etc.

Synonymes et fonction. — La diastase, appelée par M. Duclaux amylase, est un ferment soluble *qui détermine la saccharification de l'amidon.*

Etat naturel. — Elle existe dans les plantes et on l'appelle *diastase végétale.* De la diastase, ou pour être plus précis, un ferment diastasique agissant à la manière de la diastase se rencontre également chez les animaux et on le trouve dans la salive (Lenchs, Mialhe), dans le suc pancréatique (Bouchardat et Sandras), dans le foie, dans l'urine, etc. Comme on le voit, la présence du ferment diastasique est aussi générale chez les animaux que chez les végétaux.

Préparation. — La diastase employée en pharmacie se retire de *l'orge germé* ou *malt,* par dissolution dans l'eau et coagulation au moyen de l'alcool. On opère du reste d'après le procédé indiqué par le supplément du Codex :

Orge germé desséché. Q. V.

Prendre de l'orge germé dont la tigelle ait atteint les 2/3 de la longueur du grain et desséché à 50° (malt) ; broyer au moulin, puis traiter la poudre par 2 parties d'eau à la température ambiante. Remuer de temps en temps et après 5 ou 6 heures de contact passer avec expression, filtrer et ajouter à la liqueur obtenue deux fois son volume d'alcool à 95°. — On recueille sur des filtres le précipité qui se forme, puis on l'étend en couches minces sur des lames de verre et on le dessèche rapidement dans un courant d'air à une température ne dépassant pas 45°.

Caractères d'identité et spécifiques. — La diastase, appelée aussi maltine, se présente, suivant son mode d'évaporation :

1° Soit sous forme de poudre de couleur blanc jaunâtre ;

2° Soit sous forme de lamelles translucides.

Elle est en partie soluble dans l'eau, peu soluble dans l'alcool faible, insoluble dans l'alcool absolu. Elle change l'amidon en dextrine et maltose. Sa formule chimique n'est pas déterminée, car on n'a pas pu l'obtenir encore parfaitement pure.

Desséchée elle se conserve très bien ; quand elle est humide, au contraire, elle se putréfie rapidement.

Chauffée avec le nitrate mercurique dilué, elle prend la teinte rouge des albuminoïdes.

Sa solution, additionnée de teinture de gaïac et d'eau oxygénée, se colore en bleu d'une manière fugitive.

Caractères de contrôle. — Dix centigrammes de diastase sont dissous dans 100 gr. d'empois renfermant 6 grammes de fécule de pomme de terre ou d'amidon. On chauffe à 50°, au bain-marie, pendant 6 heures : on doit obtenir un liquide fluide, *filtrant facilement* et décolorant 5 fois son volume de liqueur cupro-potassique normale.

Dix centimètres cubes de liqueur cupro-potassique normale sont décolorés par cinq centigrammes de glucose.

Conservation. — Elle doit être conservée dans un flacon très sec, bien bouché et à l'abri de l'humidité.

Action physiologique et thérapeutique. — La diastase végétale, jouissant exactement des mêmes propriétés que la diastase animale, c'est-à-dire ayant la propriété comme elle de déterminer la saccharification de l'amidon, il était naturel d'essayer la diastase végétale lorsque la sécrétion de la ptyaline (diastase salivaire), nécessaire à la digestion des aliments féculents, ne se fait pas assez régulièrement ou assez abondamment. C'est ce qu'a proposé M. Coutaret en préconisant la diastase comme agent de la digestion des substances amylacées, sous le nom de *maltine*, nom qui lui a été donné par Dubrunfaut.

« L'étude physiologique de la digestion des matières amylacées n'est guère favorable à cette conception, dit M. Manquat (1). On sait en effet que la digestion de ces matières commence simplement dans

______
(1) *Traité de thérapeutique et de pharmacologie*, t. I, p. 675.

l'estomac et que la transformation finale s'opère dans l'intestin à l'aide du suc pancréatique. Il n'y a donc pas de dyspepsie gastrique amylacée, à moins de la faire consister, non en un défaut de digestion, mais en une fermentation anormale que d'ailleurs un excès de ptyaline ou l'emploi de diastase végétale seraient impuissants à empêcher. On conçoit que l'action de la ptyaline puisse devenir insuffisante par le fait d'une hyperacidité gastrique, mais l'ingestion de maltine ne changerait rien à cette hyperacidité. S'il est vrai que le défaut de ptyaline puisse produire des troubles digestifs, ceux-ci devraient consister, non en troubles gastriques, mais en troubles intestinaux contre lesquels il serait alors rationnel, non d'administrer la maltine, mais de faire saliver. On l'obtiendrait très simplement en faisant mastiquer une pâte quelconque à la gomme.

Cette pratique est véritablement efficace chez les gens qui mangent trop vite. »

Quoi qu'il en soit, et si on administre la maltine, il est indispensable pour qu'elle produise son effet, de se rappeler qu'elle ne peut agir que dans un milieu digestif ni trop acide ni trop alcalin.

Modes d'administration et doses. — La diastase s'emploie à la dose de 0 gr. 10 à 1 gramme par jour, en cachets, ou dans un élixir faiblement alcoolique.

Incompatibles. — Magnésie, quinquina, acides minéraux qui ralentissent ou entravent son action.

PRÉPARATIONS A BASE D'EXTRAIT DE MALT.

A cause de son prix élevé, il n'est pas toujours facile d'administrer la diastase pure ; on a donc cherché à la remplacer par des préparations d'orge, d'avoine et de froment germés, en poudre, en infusion, etc. Ces diverses préparations, très employées en Angleterre, Allemagne et en Suisse portent le nom d'**extrait de malt**, de **bière de malt**, etc. ; elles jouissent, comme la diastase elle-même, de la propriété de saccharifier l'amidon et s'administrent sous les formes suivantes :

Sirop (*Réveil*)	Extrait de malt	2 p.
	Sirop simple	20 —
Elixir (*Duquesnel*) . . .	Extrait de malt	2 p.
	Sirop simple	20 —
	Vin de Malaga	20 —

Enfin on associe l'extrait de malt ou la maltine à une foule de médicaments : fer, huile de foie de morue, iode, vin pepsique et pancréatique, phosphates de soude, de potasse, etc., de façon à en faire un digestif et un reconstituant.

SECTION II

ÉTUDE DE LA PEPSINE.

Sommaire. — Définition. — Historique. — Des pepsines étrangères et françaises. — Formes commerciales (en paillettes, extractive, amylacée), — Pepsines mentionnées au Codex (pepsine extractive, amylacée ou médicinale). — Titre des pepsines. — Méthodes employées pour déterminer ce titre. — Procédés rapides pour l'essai de pepsines. — Propriétés générales de la pepsine. — Action de l'alcool sur la pepsine (travaux de Vulpian, Mourrut, Catillon, Vigier). — Action physiologique et thérapeutique de la pepsine. — Contestation du pouvoir eupeptique de la pepsine (opinion de Lyon, de Georges). — Préparations à base de pepsine : élixir, vin, tablettes. — Formules et essais de ces diverses préparations.

Fonction. — La pepsine est un ferment soluble déterminant la peptonisation des albuminoïdes, c'est-à-dire un ferment capable de changer les matières albuminoïdes en peptones.

Historique. — Elle a été découverte par Schwann, isolée par Warmann et Papenheim et introduite dans la thérapeutique par Corvisart.

Etat naturel. — Elle se rencontre dans le suc gastrique des animaux supérieurs. On l'extrait des estomacs de porc, de veau ou de mouton par des procédés qui varient d'après les pays, et dans un même pays, d'après les différents auteurs.

Pepsines étrangères.— On connaît des pepsines anglaises, allemandes, américaines. Ces pepsines étrangères ne répondent pas, en général, aux nécessités de la pharmacie ; elles sont préparées par des procédés anciens et quelquefois défectueux, et par suite elles sont souvent inertes.

Pepsines françaises. — Les pepsines françaises sont préparées par des procédés très variables sur lesquels nous ne croyons pas devoir insister et cela pour les raisons très justes données par M. Pierre

Vigier dans la remarquable étude qu'il a publiée sur les ferments digestifs (1) : « la préparation de la pepsine, dit-il, ne doit pas figurer dans un Codex. En effet, la pepsine est un produit nécessairement industriel, que les pharmaciens ne préparent jamais. Si, par hasard, un pharmacien voulait préparer la pepsine, il deviendrait alors fabricant. Dans ce cas, il puiserait des indications dans les diverses publications et surtout dans sa propre expérience, car les procédés qui ont été publiés et que l'auteur a contrôlés, sont plus ou moins défectueux ou incomplets ; ce qui s'explique par ce fait que les fabricants sont peu disposés à donner des renseignements précis sur leur *modus faciendi*. Chaque fabricant opère par un procédé distinct. Nous citerons parmi ces procédés ceux de MM. A. Petit, de Chassaing, de Chappoteaut, etc. » On en trouvera la description dans les ouvrages indiqués à la note (2).

Quel que soit le procédé de préparation employé, c'est la manière dont est conduite l'opération qui permet d'obtenir les deux formes sous lesquelles se présente la pepsine.

Formes commerciales. — La pepsine se présente dans le commerce sous deux formes :

Pepsine en paillettes. — Produit jaune, en écailles demi-transparentes, à odeur *sui generis*, non putride. C'est un produit très pur dont 1 gramme est capable de peptoniser de 50 à 75 grammes de fibrine, et qui est ce qu'on appelle au titre 50 à 75 ; nous reviendrons sur ce point plus loin.

Pepsine extractive. — Elle se présente sous la forme d'une pâte ferme, de couleur blonde, à odeur un peu plus forte que la pepsine en paillettes, mais sans parfum putride. C'est un produit pur dont 1 gramme doit peptoniser 50 de fibrine et qui est ce qu'on appelle au titre 50. Ce produit, étant très altérable, absorbe rapidement l'humidité de l'air, devient visqueux et subit la fermentation putride. Pour le préserver de toute altération, on y mélange ordinairement de l'amidon très sec et on obtient **la pepsine amylacée** ou **pepsine médicinale** du Codex. La quantité d'amidon mélangée à la pepsine extractive doit être telle que la pepsine amylacée ainsi obtenue soit à un titre déterminé : **1** gramme de cette pepsine doit peptoniser 20 gr. de fibrine et être par conséquent ce qu'on appelle au titre 20.

(1) *J. de Ph. et de Ch.*, 5e série, t. IX, année 1884, p. 398.
(2) Arthur Petit, *Étude sur la pepsine*. — Chassaing, thèse de l'école supérieure de pharmacie de Paris.

Pepsines du Codex. — Le Codex de 1884 ne mentionne que deux pepsines : la *pepsine extractive*, qui doit être au titre 50 ; la *pepsine amylacée* ou *pepsine médicinale* qui doit être au titre 20.

Titre des pepsines. — On appelle titre d'une pepsine la quantité en grammes de fibrine qui peut être peptonisée par 1 gramme de cette pepsine.

Quand on dit qu'une pepsine titre 20, cela veut dire : que 1 gramme de cette pepsine peut peptoniser 20 grammes de fibrine ; quand on dit qu'une pepsine titre 50, cela veut dire que 1 gramme de cette pepsine peut peptoniser 50 grammes de fibrine.

Vérification du titre des pepsines. — 1re MÉTHODE (*Procédé du Codex*).

Pepsine amylacée. — Pour vérifier le titre de la pepsine amylacée, on prend un petit flacon à large ouverture et on y introduit :

Pepsine médicinale amylacée (dont on recherche le titre)	0 gr. 50
Eau distillée.	60 grammes
Acide chlorhydrique officinal	0 gr. 60
Fibrine de porc ou de mouton ou de veau lessivée et fraîchement essorée (1).	10 grammes

On place le flacon pendant 6 heures dans une étuve chauffée à 50°

---

(1) *Préparation de la fibrine destinée aux essais de la pepsine.* — On peut employer dans les essais, de la fibrine de mouton, de porc ou de veau ; ces trois sortes de fibrine demandent le même temps pour leur transformation. On ne devra pas employer la fibrine de bœuf dont les filaments sont plus volumineux et plus lentement attaqués par la pepsine.

Pour préparer cette fibrine, on bat du sang chaud de mouton, de porc ou de veau, avec un balai d'osier. La fibrine s'attache aux branches du balai en filaments d'autant plus fins que le battage aura été plus vif. On la lave à grande eau que l'on renouvellera de temps en temps, en exprimant chaque fois jusqu'à ce qu'elle soit entièrement décolorée, ce qui demande 4 à 5 heures. Au moment de l'employer, on doit l'essorer, en la pressant dans un linge. Il faut, de plus, en séparer les poils qui l'accompagnent et les gros morceaux de fibrine qu'un battage incomplet aurait laissés au milieu des filaments.

La fibrine doit être essorée seulement au moment de l'employer. Si elle reste exposée à l'air libre, elle se dessèche rapidement et devient alors plus ou moins réfractaire à l'action de la pepsine.

Lorsqu'on a de fréquents essais à faire, on peut conserver la fibrine dans la glycérine. Dans ce cas, on devra, avant de l'employer, la laver à grande eau, pour enlever toute trace de glycérine. Mais comme la fibrine ainsi conservée donne, après un court espace de temps, des digestions moins nettes, il est préférable d'employer de la fibrine fraîche (Vigier, *J. de Ph. et de Ch*, 5e série, t. IX, année 1884, p. 464).

ou au bain-marie à 50°. On l'agite fréquemment jusqu'à dissolution complète de la fibrine, puis ensuite toutes les heures. On prend ensuite 10 centimètres cubes de la solution et quand ils sont refroidis et filtrés, on leur ajoute 20 à 30 gouttes d'acide azotique.

Si la peptonisation de la fibrine est complète, c'est-à-dire si toute a fibrine a été peptonisée, l'acide azotique ne devra pas donner de précipité ou de trouble ; dans ce cas, la pepsine essayée est au titre voulu, puisque 0 gr. 50 de cette pepsine peptonisent 10 grammes de fibrine et que par conséquent 1 gramme peptoniserait 20 grammes de fibrine. — Si la peptonisation de la fibrine est incomplète, c'est-à-dire si toute la fibrine n'a pas été peptonisée, l'acide azotique devra donner un précipité ou un trouble, dans ce cas, la pepsine essayée n'est pas au titre voulu, puisque 0 gr. 50 de cette pepsine n'ont pas peptonisé 10 grammes de fibrine et que par conséquent 1 gramme de cette pepsine ne peptoniserait pas 20 grammes de fibrine.

Pepsine extractive. — Pour vérifier le titre de la pepsine extractive, on prend un petit flacon à large ouverture et on y introduit :

Pepsine extractive (dont on recherche le titre) . .	0 gr. 20
Eau distillée	60 »
Acide chlorhydrique officinal	0 » 60
Fibrine de porc, ou de mouton, ou de veau lessivée et fraichement essorée	10 »

On place ce flacon pendant 6 heures dans une étuve chauffée à 50° ou au bain-marie. On l'agite fréquemment jusqu'à dissolution complète de la fibrine, puis ensuite toutes les heures. On prend ensuite 10 centimètres cubes de la solution et quand ils sont refroidis et filtrés, on leur ajoute 20 à 30 gouttes d'acide azotique.

Si la peptonisation de la fibrine est complète, c'est-à-dire si toute la fibrine a été peptonisée, l'acide azotique ne devra pas donner de trouble ; dans ce cas, la pepsine essayée est au titre voulu, puisque 0 gr. 20 de cette pepsine peptonisent 10 grammes de fibrine et que par conséquent 1 gramme peptoniserait 50 grammes de fibrine. — Si la peptonisation de la fibrine est incomplète, c'est-à-dire si toute la fibrine n'a pas été peptonisée, l'acide azotique donnera un trouble ; dans ce cas, la pepsine essayée n'est pas au titre voulu, puisque 0 gr. 20 de cette pepsine n'ont pas peptonisé 10 grammes de fibrine et par conséquent 1 gramme de cette pepsine ne peptoniserait pas 50 grammes de fibrine.

Comme on le voit, d'après les essais indiqués par le Codex, il faut, pour peptoniser la même quantité de fibrine, c'est-à-dire 10 grammes, employer : 0 gr. 50 de pepsine amylacée ou 0 gr. 20 de pepsine extractive ; donc 0 gr. 50 de pepsine amylacée ou médicinale correspondent à 0 gr. 20 de pepsine extractive.

Il est très important de vérifier le titre des pepsines extractives ou amylacées livrées par le commerce, car beaucoup d'entre elles ont un titre très faible et quelquefois nul. Le pharmacien doit rejeter impitoyablement de son officine celles qui ne répondent pas d'une manière rigoureuse aux essais indiqués plus haut, essais destinés à vérifier leurs titres.

Il importe d'être prévenu d'une falsification fréquente des pepsines, sur laquelle on n'insiste pas généralement assez dans les traités classiques. Voici en quoi elle consiste : on livre souvent des produits qui ne titrent pas plus de 4 ou 6 et qui cependant dissolvent 40 à 50 grammes de fibrine. Ces produits frauduleux renferment souvent un acide incorporé à la pepsine (*acide chlorhydrique* par exemple) qui leur permet de transformer l'albumine en albuminose, produit soluble, mais qui précipite par l'acide nitrique, tandis que l'albumine, transformée en peptone, ne précipite pas par l'acide nitrique. C'est particulièrement avec les pepsines étrangères vendues bon marché que l'on éprouve ces mécomptes.

Il faut donc se rappeler, dans l'essai des pepsines, que *l'absence de précipité ou de trouble par l'acide nitrique est nécessaire pour prouver que la fibrine est non seulement dissoute, mais encore peptonisée.*

2° MÉTHODE. — Le procédé de dosage des pepsines, proposé par le Codex, est assurément le meilleur ; néanmoins on pourrait suivre un procédé plus expéditif, plus pratique et donnant une approximation suffisante de la valeur commerciale d'une pepsine, procédé emprunté à la pharmacopée allemande et inscrit dans la pharmacopée helvétique de 1893 : On met un œuf de poule pendant 10 minutes dans l'eau bouillante, puis on le laisse refroidir ; on le dépouille de sa coquille, de la pellicule qui recouvre le blanc et de la partie jaune. Le blanc d'œuf est passé à travers un tamis dont les mailles sont écartées de 1 millimètre environ.

Essai de la pepsine amylacée. — Dans un ballon de 250 centimètres cubes, on met 10 grammes de ce blanc d'œuf, 10 gouttes d'acide chlorhydrique, 100 grammes d'eau à 50° et 0 gr. 50 de pepsine amylacée dont on recherche le titre. On laisse digérer le tout à une température de 45 à 50° et au bout d'une heure, toute l'albumine doit être dissoute, ne laissant qu'une légère pellicule jaunâtre. On prend ensuite 10 centimètres cubes de la solution et quand ils sont refroidis et filtrés, on leur ajoute 20 à 30 gouttes d'acide azotique : si la peptonisation de l'albumine est complète, l'acide azotique ne devra pas donner de trouble ou de précipité; dans ce cas, la pepsine essayée est au titre voulu, puisque 0 gr. 50 de cette pepsine ont peptonisé 10 grammes d'albumine et que par conséquent 1 gramme peptoniserait 20 grammes d'albumine. Si la peptonisation de l'albumine est incomplète, c'est-à-dire si toute l'albumine n'a pas été peptonisée, l'acide azotique doit donner un trouble ou un précipité.

Essai de la pepsine extractive. — Dans un ballon de 250 centimètres cubes on met 10 grammes de blanc d'œuf, 10 gouttes d'acide chlorhydrique, 100 grammes d'eau à 50° et 0 gr. 20 de pepsine. Opérer ensuite comme pour l'essai de la pepsine amylacée.

M. Moffat a publié dans le *Pharmaceutical journal* quelques considérations intéressantes sur l'essai de la pepsine, d'après les pharmacopées anglaise et américaine. — Les conclusions de ce travail pourraient être utilement consultées, car elles prouvent que, suivant les précautions prises (temps de digestion, intervalle entre les agitations successives des tubes ou flacons servant à essayer, division plus ou moins parfaite au blanc d'œuf), on obtient des résultats très différents. — Pour déterminer exactement les quantités d'albumine non dissoute, M. Moffat conseille d'ajouter dans les tubes ou flacons contenant la pepsine essayée quelques gouttes d'une solution aqueuse d'acétate de roséine : la couleur magenta ainsi formée met en un relief saisissant les fragments d'albumine non dissoute (voir *Journal de pharmacie et chimie*, 15 janvier 1896, page 73).

3ᵉ Méthode (*Procédé Allen*). — Le procédé proposé par M. Allen consiste à doser les matières albuminoïdes provenant de la digestion pepsique ; il repose sur la propriété que possède l'eau bromée, en milieu acidulé par l'acide chlorhydrique, de précipiter tous les albuminoïdes (albumine, albuminoses, peptone), sans précipiter les autres corps azotés (urée, créatine, créatinine, leucine, tyrosine, etc.).

Mode opératoire. — On fait digérer pendant 3 heures, à la température de 40°, 1 gramme d'albumine d'œuf avec 10 centigrammes de la pepsine à essayer, dissous dans 20 centimètres cubes d'eau et additionnés de 25 centimètres cubes d'acide chlorhydrique décinormal. Lorsque les 3 heures sont écoulées, on neutralise au moyen de 25 centimètres cubes de solution décinormale de carbonate de soude, et on chauffe au bain-marie à 90° pendant 10 minutes ; on laisse refroidir, on complète 100 centimètres cubes et on filtre. Le précipité retenu sur le filtre est la syntonine, qu'on dose par la méthode Kjeldahl.

On prend 50 centimètres cubes du filtratum, dans lequel on ajoute du sulfate de zinc en poudre jusqu'à saturation, afin de précipiter les albumoses. Après un contact d'une demi-heure, on filtre pour séparer les albumoses, qui sont mélangées à la pepsine. On dose encore ces albumoses par la méthode Kjeldahl, mais on a soin de retrancher du résultat obtenu la quantité d'azote provenant de la pepsine, ce qui est facile, si on a eu la précaution de doser préalablement l'azote dans la pepsine à essayer.

La peptone se trouve dans le liquide filtré, saturé de sulfate de zinc ; on la précipite par l'eau bromée en excès, après acidulation par l'acide chlorhydrique. On filtre sur un entonnoir garni d'un tampon d'ouate, et, après lavage du précipité, on y dose l'azote par le procédé Kjeldahl, en y joignant le tampon d'ouate qui retient une certaine portion du précipité.

Le liquide séparé ne contient plus que les substances azotées non albuminoïdes.

De la quantité de produits albuminoïdes provenant de la transformation de l'albumine de l'œuf on peut déduire le titre de la pepsine (*Répertoire de pharmacie*, 1898, p. 122).

Caractères d'identité. — La pepsine est une substance amorphe, jaunâtre, complexe, qu'on ne connaît pas à l'état de pureté, Elle a une saveur et une odeur peu agréables ; elle se dissout lentement dans l'eau, en donnant une liqueur trouble. La liqueur filtrée précipite par l'alcool et par les azotates de baryum et d'argent.

La pepsine est une matière azotée, mais ce n'est pas un albuminoïde, car elle n'est coagulée ni par l'acide azotique, ni par le chlorure mercurique, lorsqu'elle est pure. Sa propriété principale est de changer les matières albuminoïdes en peptones, en présence d'un acide libre. Bien séchée, elle peut supporter, sans être altérée, une température de 30° et peut-être même de 100°. Humide, elle perd toute faculté digestive au-dessus de 60°. Les sels alcalins lui enlèvent aussi la propriété de peptoniser les albuminoïdes. L'alcool agit de la même manière.

A ce propos, il est très important d'étudier l'action que l'alcool produit sur la pepsine. Différents auteurs, parmi lesquels MM. Vulpian, Mourrut, Vigier et Catillon, se sont occupés de cette question.

Dans un rapport lu à l'Académie de médecine en 1873, M. Vulpian, se fondant sur des expériences faites dans son laboratoire par M. Mourrut, concluait en condamnant les préparations de pepsine à base d'alcool parce que, disait-il, la digestion ne pouvait s'accomplir en présence de la plus petite quantité d'alcool et aussi parce que le ferment était sinon tué, au moins fortement altéré par l'alcool.

Depuis, en 1877, M. Catillon proposa un procédé de préparation et de conservation de la pepsine à l'aide de la glycérine, afin d'éviter l'action nocive de l'alcool ; il prouva de plus par des expériences publiées dans le *Bulletin de thérapeutique*, que la pepsine, précipitée de ses solutions glycérinées par l'alcool, était considérablement altérée dans sa forme et dans ses propriétés.

En 1884, M. Pierre Vigier a publié dans le *Journal de pharmacie et de chimie* une série d'articles fort intéressants qui prouvent l'action nocive de l'alcool (1). Mais pourtant, M. Vigier, moins absolu que les auteurs qui viennent d'être cités, ne proscrit pas les préparations à base d'alcool à la condition que la proportion d'alcool ne dépasse pas 15 pour 100, un titre plus élevé produisant la précipitation de la pepsine.

Comme on le voit, les diverses opinions émises sur ce sujet sont contradictoires et de nouvelles expériences étaient nécessaires pour trancher la question. Ces expériences ont été faites par M. Bardet (2) et voici les conclusions qu'il en tire : « En résumé, l'action chimique de l'alcool sur la pepsine est moins dangeureuse, au point de vue pharmaceutique, qu'on le pensait généralement. La pepsine se dissout très bien et sans perte de solubilité dans les solutions alcooliques à moins de 50 pour 100 : enfin l'action physiologique n'est pas touchée dans les solutions alcooliques dont le titre ne dépasse pas 20 pour 100. »

De cette discussion, nous tirerons la conclusion suivante : lorsqu'on ajoute à une solution concentrée de pepsine de l'alcool absolu, toute la pepsine est précipitée. Lorsqu'à cette même solution concentrée de pepsine on ajoute de l'alcool de plus en plus faible, la précipitation de la pepsine diminue de plus en plus ; si la proportion d'alcool ne dépasse par 15 pour 100 d'après Vigier, 20 pour 100 d'après Bardet, la solution conserve un pouvoir digestif très réel. On voit donc que les solutions alcooliques de pepsine, à faible titre alcoolique, peuvent être utilisées et c'est certainement avec raison que le Codex de 1884 les a conservées.

(1) V. *J. de l'h. et de Ch.*, 5e année, 5e série, tome IX, p. 398-461 et tome X, p. 173.
(2) *Dictionnaire de thérapeutique* de Dujardin-Beaumetz, t. IV, p. 169.

Action physiologique et thérapeutique. — La pepsine est l'agent naturel et normal de la digestion gastrique ; en présence d'un acide, elle dissout les substances albuminoïdes et les transforme en peptones. La pepsine artificielle agissant comme celle qui existe normalement dans le suc gastrique, il est donc théoriquement indiqué, quand la digestion gastrique souffre, d'administrer la pepsine. En 1854. Corvisart a eu l'idée d'employer la pepsine comme auxiliaire du suc gastrique de l'homme et c'est lui qui a démontré l'importance médicinale de ce produit.

Son emploi est indiqué dans les dyspepsies par insuffisance de pepsine naturelle : dyspepsie putride, atonique, ascescente, douloureuse ; dans les dyspepsies des phtisiques, des tuberculeux ; dans le catarrhe chronique de l'estomac (Corvisart, Rilliet, Fleury, Dechambre, Debout, Bouchardat, Fonssagrives, Gubler, etc.). E. Labbée l'a toujours trouvée utile dans le traitement de la chlorose et de l'anémie simple ; d'autres médecins l'ont employée avec succès dans les dyspepsies qui succèdent aux chagrins, aux abus de la table, de Bacchus et de Cythère.

En somme, par son pouvoir digestif, la pepsine aide à la transformation en peptones des albuminoïdes introduits dans l'estomac ; en facilitant la digestion, elle fait disparaître les symptômes locaux (sensation de pesanteur, de gêne, de pyrosis, gastralgie, vomissements, etc.) ou généraux (malaise, vertige stomacal, palpitations, etc.) étroitement enchaînés à la mauvaise élaboration des substances alimentaires dans l'estomac. Secondairement, elle jouit de propriétés toniques ou reconstituantes, bien que dénuée par elle-même de semblables propriétés. Ce n'est qu'en améliorant les digestions qu'elle atteint ce but.

Contestation de son pouvoir eupeptique. — Les ferments digestifs, la maltine d'une part et la pepsine d'autre part, subissent actuellement une certaine crise et leur vogue semble s'affaiblir. Les raisons de cette sorte d'abandon sont multiples, dit M. Soulier (1) : la mauvaise qualité des préparations, leur prompte altération, l'impropriété de leur composition (proportion d'alcool trop élevée, présence de la glycérine fâcheuse pour l'estomac, d'après Schmiedeberg), incertitude sur le moment d'administration qui conviendrait le mieux, etc., etc.

____

(1) *Traité de thérapeutique et de pharmacologie*, t. II, p. 318.

Ce n'est pas tout, d'après M. Lyon (1), il n'est pas nécessaire qu'il y ait beaucoup de pepsine pour que la digestion s'accomplisse ; il suffit qu'il y en ait un peu, car elle ne semble pas se détruire pendant que la digestion se produit. En fait, il semble qu'il y a toujours assez de pepsine dans l'estomac, lorsque l'acide chlorhydrique est en quantité suffisante. Donc, il semble *a priori* que l'emploi thérapeutique de la pepsine doit être des plus limités.

Les expériences récentes de Georges (2) confirment pleinement cette manière de voir. Après avoir établi les proportions d'acide chlorhydrique et de pepsine qui réalisent les conditions les plus favorables à une digestion artificielle (soit 0 gr. 40 de HCl à 4 pour 1000 et 8 à 10 centigr. de pepsine), Georges a étudié l'influence respective de l'acide chlorhydrique et de la pepsine sur le pouvoir digestif du suc gastrique d'individus atteints d'affections de l'estomac ou de dyspepsies, et voici ce qu'il a observé : sur 142 liquides gastriques, dont 115 étaient dépourvus de puissance digestive, jamais la pepsine n'a eu d'action utile ; elle s'est montrée nuisible 16 fois. L'acide chlorhydrique n'a eu aucun effet dans 59 cas, mais il a été utile ou du moins il n'a pas été nuisible dans 83 autres cas. Georges conclut de ses expériences à la nullité complète des substances dites eupeptiques (pepsine, papaïne, etc.) ; seul, l'acide chlorhydrique peut avoir une action curative dans certains cas.

Les expériences de Georges doivent-elles être acceptées sans réserves, et faut-il rejeter comme inefficace la pepsine qui, depuis 1854, avait pris en thérapeutique une place si honorable ? Nous n'oserions pas le prétendre, et nous croyons que jusqu'à nouvel ordre, il est permis de penser que la pepsine peut rendre des services dans les cas que nous avons signalés lorsque nous avons étudié son action physiologique et thérapeutique.

Préparations de pepsine. — La pepsine peut être employée sous forme d'élixir, de vin, de poudre, de pilules ou tablettes, de sirop.

Avant de faire une de ces préparations, le pharmacien doit s'assurer du titre de la pepsine qu'il emploiera ; car toutes les pepsines ne sont pas aptes à donner de bonnes préparations. Si, pour des raisons spéciales, il ne préparait pas lui-même les élixirs ou les vins qu'il

(1) Thèse de Paris, 1890.
(2) Voir Georges, *Archives de méd. expér. et d'anatomie pathologique*, 1890, p. 91.

délivre, il doit au moins s'assurer que ces vins ou élixirs ont l'activité voulue, et pour cela il les soumettra à l'essai que nous allons indiquer (Codex).

Essai des préparations de pepsine. — On prend :

Elixir ou vin de pepsine à essayer.	20 grammes
Eau distillée.	60 —
Acide chlorhydrique officinal	0 gr. 60
Fibrine essorée.	10 gr.

On introduit le tout dans un flacon à large ouverture et on le fait digérer pendant 6 heures au bain-marie à 50°, en ayant soin d'agiter fréquemment jusqu'à dissolution complète de la fibrine, puis toutes les heures. On prend ensuite 10 centimètres cubes de a solution et, quand ils sont refroidis et filtrés, on leur ajoute 20 à 30 gouttes d'acide azotique : on ne devra observer ni précipité, ni trouble.

On peut pratiquer le même essai par le procédé rapide indiqué par les pharmacopées allemande et helvétique et que nous avons décrit plus haut.

Il est très facile pour le pharmacien de préparer des élixirs ou des vins de pepsine, répondant d'une manière complète à l'essai indiqué par le Codex ; pour cela, il n'a qu'à suivre les formules suivantes données par M. Vigier et insérées au Codex :

ÉLIXIR DE PEPSINE	ÉLIXIR DE PEPSINE
PRÉPARÉ AVEC LA PEPSINE MÉDICINALE	PRÉPARÉ AVEC LA PEPSINE EXTRACTIVE
Pepsine médicinale (titre 20). 50 gr.	Pepsine extractive (titre 50). 20 gr.
Alcool à 80° . . . . 150 —	Alcool à 80° . . . . 150 —
Sirop de sucre. . . . . . . 400 —	Sirop de sucre. . . . . . . 400 —
Eau distillée . . . . 450 —	Eau distile . . . . 450 —

Délayer la pepsine dans l'eau ; ajouter ensuite le sirop de sucre, puis l'alcool, préalablement aromatisé *ad libitum* ; filtrer après 24 heures de contact.

| VIN DE PEPSINE | VIN DE PEPSINE |
TRÉPARÉ AVEC LA PEPSINE MÉDICINALE	PRÉPARÉ AVEC LA PEPSINE EXTRACTIVE
Pepsine médicinale (titre 20). 50 gr.	Pepsine extractive (titre 50). 20 gr.
Vin de Lunel (1). . . . . . . 1000 —	Vin de Lunel . . . . 1000 —

Délayer la pepsine dans le vin ; laisser macérer 24 heures en agitant de temps en temps et filtrer.

Ces vins ou élixirs, préparés dans les conditions ci-dessus indiquées, conservent fort longtemps leur pouvoir digestif et constituent de bonnes préparations.

Il est cependant un fait sur lequel il est bon d'attirer l'attention des praticiens. Si on examine les formules des vins ou élixirs, répondant à l'essai indiqué par le Codex, et préparés par exemple avec la pepsine amylacée, on voit qu'il faut 50 grammes de pepsine amylacée par kilogramme de véhicule ; cela fait 1 gramme de pepsine amylacée par 20 grammes de vin ou d'élixir et cette quantité est nécessaire pour peptoniser 10 grammes de fibrine. Or, si l'on se rappelle l'essai de la pepsine amylacée, on sait que, pour peptoniser 10 grammes de fibrine, il ne faut que 0 gr. 50 de pepsine amylacée, il y a donc là une perte de 50 pour 100, ou de moitié.

A quoi cette perte doit-elle être attribuée ? Suivant M. Vigier, elle doit être attribuée en grande partie à l'alcool qui précipite ou annule le ferment pepsique, puisque la pepsine extractive subit la même dépréciation.

Ce fait est très remarquable au point de vue pratique et économique. En effet, avec une dose de 0 gr. 50 de pepsine amylacée on obtiendra le même effet digestif qu'avec 20 grammes de vin ou d'élixir contenant 1 gramme de pepsine amylacée, puisqu'il faut 0 gr. 50 de pepsine amylacée ou 20 grammes d'élixir ou vin pour peptoniser la même quantité de fibrine (10 grammes). C'est là un fait dont il faut tenir compte lorsqu'on prescrit la pepsine aux malades pauvres ou placés dans les hôpitaux dans lesquels une grande économie s'impose.

(1) Les vins de Lunel ne contiennent jamais plus de 15 p. 100 d'alcool ; on peut aussi employer le vin de Grenache à la condition qu'il ne soit pas trop chargé de tannin, parce que tous les tannins précipitent la pepsine.

La pepsine peut être administrée en poudre, en tablettes, en pilules ; ces deux dernières formes ne sont pas très recommandables. Quant au sirop de pepsine, il ne saurait être employé que comme préparation extemporanée. C'est en effet une préparation très fermentescible ; de plus, d'après les expériences de M. Scheffer, les solutions aqueuses de pepsine perdent assez promptement leur action digestive.

D'après M. Vigier, les préparations de pepsine à base de glycérine, les préparations de diastase, de pancréatine associées aux vins ou élixirs de pepsine, sont des préparations irrationnelles. D'après cet auteur, l'acide chlorhydrique employé concurremment avec la pepsine pour augmenter son pouvoir dissolvant, et préconisé dans les élixirs chlorhydro-pepsiques, ne semble avoir aucun avantage. Enfin, M. Vigier désapprouve les associations faites journellement entre les préparations de pepsine et d'autres corps : coca, quinquina, sous-nitrate de bismuth, magnésie, phosphates, peptones, etc. Ces diverses additions, incompatibles avec la pepsine, sont plutôt nuisibles qu'utiles et mon avis, dit-il, est qu'un ferment aussi délicat doit toujours être donné sans aucune association ni addition.

Modes d'administration et doses. — Elle s'administre sous forme de vin, d'élixir ou en poudre aux doses suivantes : 1º Si l'on veut simplement inciter la sécrétion gastrique, en introduisant comme excitateur (*primum movens*) une petite quantité de ferment, on donnera pendant le repas ou au début, 0 gr. 50 de pepsine en poudre ou 20 grammes d'élixir ou 20 grammes de vin. 2º Si l'on veut secourir efficacement un estomac fatigué et lui donner la pepsine qui lui manque, on administrera à la fin de chaque repas 1 à 2 grammes de pepsine en poudre ou 40 à 80 grammes d'élixir ou de vin. L'action de la pepsine est favorisée par la présence des acides et surtout par celle de l'acide chlorhydrique. On sait en effet que l'acide chlorhydrique est un eupeptique ordinairement associé à la pepsine dans l'estomac et la digestion normale. Son emploi est donc tout indiqué, quand on suppose que le suc gastrique manque d'acidité.

SECTION III

ÉTUDE DE LA PAPAÏNE.

Sommaire. — Origine.— Historique. — Préparation. — Caractères d'identité.
— Fonction. — Proposée comme succédané de la pepsine.

La papaïne est un ferment soluble que l'on trouve dans le suc laiteux du papayer (*Carica papaya*), famille des papayacées. Elle a été découverte par Vurtz en 1879.

Préparation. — Pour la préparer, on réduit à un petit volume, par évaporation dans le vide, le suc du Carica papaya et on y mélange 10 fois son volume d'alcool absolu ; il se forme un précipité. Le précipité, recueilli et séché dans le vide, est dissous dans l'eau. On le coagule à nouveau par l'alcool absolu, et on renouvelle l'opération plusieurs fois. Lorsqu'il est jugé suffisamment pur, on le sèche dans le vide. Ce précipité est la papaïne.

Caractères d'identité. — La papaïne est amorphe, blanche, pulvérulente, entièrement soluble dans l'eau, insoluble dans l'alcool et l'éther, le chloroforme, les huiles grasses et volatiles. Sa solution aqueuse concentrée possède une saveur un peu astringente ; elle est légèrement troublée par l'ébullition. Elle est précipitée par l'alcool, par le ferrocyanure de potassium additionné d'acide acétique, par l'acide picrique, par le tannin. Elle est également précipitée par l'acide azotique, mais le précipité est soluble dans un excès d'acide et communique au liquide une couleur jaunâtre. Elle est précipitée par le sulfate de cuivre ; il se forme un précipité violacé qui à l'ébullition devient bleu, et qui est soluble dans la potasse. L'ensemble de ces réactions montre que la papaïne a les caractères des albuminoïdes (Vurtz).

Fonction. — La papaïne possède la propriété de dissoudre et de peptoniser les matières albuminoïdes, comme la pepsine elle-même. Mais elle diffère de cette dernière et elle s'en distingue parce qu'elle peut agir dans un milieu neutre, alcalin ou acide, tandis que la pepsine ne peut agir que dans un milieu acide.

Action physiologique et thérapeutique. — Elle a été étudiée par MM. Dujardin-Beaumetz, Hillairet, Bouchut, Constantin Paul,

Guéneau de Mussy, etc., etc. On l'a préconisée *comme succédané de la pepsine*, dans le but d'augmenter et de favoriser la digestion des albuminoïdes ; elle s'emploie dans les mêmes cas que la pepsine.

La propriété qu'elle possède de dissoudre les fausses membranes de la diphtérie l'a fait proposer, dans le traitement de cette maladie, en solution à 1 pour 4. Enfin elle a été indiquée comme tonique dans les dermatoses (herpès circiné, dartres, lichen, éphélides).

Modes d'administration et doses. — On l'administre à L'INTÉRIEUR sous forme de vin, sirop, élixir, cachets, dragées à la dose de 0 gr. 05 à 0 gr. 20 par jour. — A l'EXTÉRIEUR, comme topique dans les dermatoses en solution au 1/4 (Bouchut).

SECTION IV

ÉTUDE DE LA PANCRÉATINE.

SOMMAIRE. — Propriétés de ce ferment. — Préparation. — Pancréatine extractive et amylacée. — Essai. — Opinion des auteurs sur ce ferment (Defresne, Ewald, Vulpian, Portes, Vigier).

Définition. — Le suc pancréatique, comme on le sait, possède trois propriétés : 1° celle de transformer les substances albuminoïdes en peptones, à l'aide d'un ferment spécial appelé *trypsine* par Kühne ; il a ce qu'on appelle un pouvoir protéolytique ; 2° celle de saccharifier l'amidon au moyen d'un ferment diastasique ; il a ce qu'on appelle un pouvoir amylolytique ; 3° celle d'émulsionner les graisses et de les dédoubler en glycérine et en acide gras, à l'aide d'un ferment spécial appelé lipase par M. Henriot. Il a ce qu'on appelle un pouvoir lipasique.

Les trois ferments réunis constituent ce qu'on appelle la pancréatine.

Préparation. — La pancréatine se prépare avec le pancréas du porc.

Après avoir débarrassé les pancréas des parties étrangères qui les accompagnent, on les délaie dans de l'eau légèrement chloroformée pour empêcher leur altération. Après un contact suffisant, on jette sur des filtres ; on exprime le résidu ; on réunit les liqueurs, on les évapore rapidement à 45°. On obtient par ce procédé la pancréatine extractive.

M. Choay a légèrement modifié ce procédé. Il concentre le macéré pancréatique dans le vide et à une température au plus égale à 38°. La pancréatine ainsi obtenue présente quelques différences d'activité avec celle obtenue par l'autre procédé ; nous reviendrons d'ailleurs un peu plus loin sur ce point.

Caractères d'identité. — La **pancréatine extractive** se présente dans le commerce sous la forme d'une poudre amorphe, légèrement jaunâtre, soluble dans l'eau et l'alcool faible. Cette pancréatine sert à préparer la **pancréatine amylacée**, mélange de pepsine extractive et d'amidon.

Caractères de contrôle. — La pancréatine jouit, comme nous venons de le dire, de trois propriétés ou pouvoirs :

1° Un pouvoir protéolytique, 2° un pouvoir amylolytique, 3° un pouvoir lipasique.

L'essai de la pancréatine devra naturellement comprendre la détermination de ces trois pouvoirs, de la puissance de chacune de ces trois sortes d'action.

1° Détermination du pouvoir protéolytique. — Elle s'opère par le procédé suivant :

Délayer à froid dans 50 gr. d'eau distillée 0 gr. 20 de pancréatine extractive médicinale et 10 gr. de fibrine essorée ; chauffer à 50° au bain-marie ou à l'étuve pendant 6 heures, sans addition d'acide. Le liquide filtré ne doit se troubler que très légèrement par l'addition d'acide azotique et donner très nettement la réaction du biuret (1).

En réalité, au lieu de déterminer le titre exact on se contente de vérifier s'il est suffisant, c'est-à-dire au moins égal à 50.

Au point de vue du pouvoir protéolytique il n'existe presque pas de différence entre la pancréatine du Codex et celle obtenue avec la modification de M. Choay. Lorsque la préparation a été conduite avec soin on obtient un produit de titre bien supérieur à 50, mais certaines pancréatines commerciales ont un titre bien inférieur à ce chiffre. C'est ainsi qu'une pancréatine de marque très répandue essayée par M. Choay titrait à peine 2,5 ; c'est là un point très important sur lequel le pharmacien doit tenir son attention en éveil.

2° Détermination du pouvoir amylolytique. — On chauffe pendant 6 heures à 50° 100 gr. d'empois d'amidon (contenant 6 gr. de fécule

____

(1) Pour effectuer la réaction du biuret on ajoute au liquide filtré une quantité d'eau suffisante pour qu'il devienne à peu près incolore ; on y verse ensuite un peu de lessive de soude, puis quelques gouttes d'un soluté aqueux de sulfate de cuivre à 2 0/0, on obtient une belle coloration violet pourpre.

de pomme de terre ou d'amidon) avec 0 gr. 10 de pancréatine. On doit obtenir un liquide fluide, filtrant facilement. On y dose le sucre réducteur formé, au moyen de la liqueur cupro-potassique.

Une bonne pancréatine médicinale doit fournir dans cette opération un liquide décolorant au moins 4 fois son volume de liqueur cupro-potassique normale, dont 10 centimètres cubes sont décolorés par 0 gr. 05 de glucose pure. En d'autres termes la pancréatine doit produire dans ces conditions au moins 20 fois son poids de sucre réducteur.

Relativement au pouvoir amylolytique la pancréatine du Codex et celle de M. Choay ne présentent pas de différence appréciable. Mais la pancréatine commerciale essayée par M. Choay, et qui ne possédait qu'un pouvoir protéolytique de 2,5, a montré une action amylolytique égale à la moitié de celle qui est exigée.

3° Détermination du pouvoir lipasique. — Le Codex ne mentionne pas de procédé pour la détermination de ce pouvoir.

D'après M. Choay, on pourrait, pour cette détermination, employer la méthode de M. Hanriot dont voici le principe : On fait agir la pancréatine sur une solution titrée de monobutyrine pendant un temps donné et à une température déterminée, puis on évalue ultérieurement la quantité d'acide butyrique libre à l'aide d'une solution alcaline dosée de telle façon qu'une goutte corresponde à un millionième de molécule d'acide butyrique. Le nombre de gouttes nécessaire à la saturation mesure l'activité lipasique.

Tandis que la pancréatine du Codex et celle de M. Choay s'étaient montrées identiques au sujet de leur action sur les albuminoïdes et sur l'amidon, elles accusent au contraire une différence très notable au sujet de leur pouvoir lipasique.

Dans les conditions de l'essai effectué par M. Choay, tandis qu'avec la pancréatine préparée par son procédé il fallait 102 à 104 gouttes de solution alcaline pour la saturation, avec la pancréatine du Codex 60 gouttes seulement étaient nécessaires. La pancréatine du Codex possède donc un pouvoir lipasique égal seulement au 3/5 de celui de la pancréatine préparée dans le vide et à 38°. Il est actuellement difficile de se prononcer sur la cause intime de cette différence.

La pancréatine commerciale, dont il a été question plus haut, possédait un pouvoir lipasique 6 fois moindre que la pancréatine du Codex.

Action physiologique. — D'après Defresne, la pancréatine serait un ferment digestif complet qui dissout les albuminoïdes, saccharifie l'amidon et émulsionne les corps gras.D'après Ewald, la pancréatine n'a aucune efficacité, attendu que la trypsine ne tarde pas à être digérée par le suc gastrique comme un albuminate.

Vulpian, Portes, Vigier, ont prouvé que la trypsine, qui ne peut agir que dans un milieu alcalin, était tuée par la pepsine. Afin d'éviter cette action, Defresne a imaginé d'inclure la pancréatine dans une double enveloppe de sucre et de cire qui en empêche la dissolution dans l'estomac et la conserve intacte jusqu'à ce que les aliments arrivent dans l'intestin. Unna a proposé, dans le même but, de faire des pilules kératinisées, c'est-à-dire recouvertes d'une couche de kératine, matière cornée insoluble dans un liquide acide, soluble seulement dans un liquide alcalin. Reste à savoir, ce qui n'est pas encore démontré, si ce procédé a réellement la valeur qu'on lui attribue.

Usages thérapeutiques. — Elle a été indiquée dans les dyspepsies atonique, acide et dans certains états généraux, tels que rachitisme, scrofule, diabète etc. (Engesser).

Modes d'administration et doses. — On l'administre en cachets, en paquets ou dans un élixir faiblement alcoolique aux doses suivantes : la pancréatine extractive, à la dose de 0 gr. 20 à 0 gr. 80 par jour ; la pancréatine amylacée, à la dose de 0 gr. 50 à 2 grammes par jour.

L'utilité de la pancréatine en thérapeutique est très contestée et si, comme le prouvent les expériences citées plus haut, elle ne peut pas agir physiologiquement, il est bon de faire les plus grandes réserves au sujet de l'emploi médical de ce médicament.

ÉTUDE DES PEPTONES

PRÉLIMINAIRES. — DIVISION.

On appelle peptones, en physiologie, les produits qui résultent de la transformation des aliments albuminoïdes par les sucs gastrique ou pancréatique. Par analogie, on appelle peptones, en pharmacie, les produits qui résultent de la transformation des aliments albuminoïdes par l'action des ferments solubles ou par l'action combinée et longtemps prolongée de la chaleur et des acides, dans des conditions particulières.

Les peptones, obtenues par l'action des sucs gastriques ou pancréatiques et produites dans la digestion naturelle, sont appelées *peptones naturelles*. Les peptones obtenues par l'action des ferments solubles ou par l'action combinée et longtemps prolongée de la chaleur et des acides, dans des conditions particulières, c'est-à-dire les peptones obtenues à l'aide de digestions artificielles, sont appelées *peptones artificielles*.

Nous ne nous occuperons ici que des peptones obtenues par des digestions artificielles, c'est-à-dire des peptones artificielles.

ÉTUDE DES PEPTONES ARTIFICIELLES

SOMMAIRE. — Généralités. — Division (pepsiques, pancréatiques, papaïques, industrielles). — Des peptones pepsiques à base de viande. — Division : peptones industrielles; peptones chlorhydro-pepsiques et pepsino-tartriques. — Peptones sèches et liquides. — Composition, opinions à ce sujet (Maly, Herth, Hoppe-Seyler, Henninger, etc.). — Caractères généraux. — Tableaux résumant les caractères différentiels et communs des peptones et des matières albuminoïdes. — Essai des peptones commerciales. — Action physiologique et thérapeutique. — Valeur de ces produits. — Préparations à base de peptone : élixir, sirop, vin. — Lavements de peptone. — Etude des peptonates : § 1. Peptonate de fer. — § 2. Peptonate de mercure.

Généralités. — Toutes les matières albuminoïdes (viande, blanc d'œuf, lait, albumine végétale) peuvent être transformées en peptones par l'action de la pepsine, de la pancréatine, de la papaïne ou par l'action combinée et longtemps prolongée de la chaleur et des acides dans des conditions particulières.

Division. — On peut diviser les peptones en plusieurs classes, en prenant pour base les matières et les agents employés à leur fabrication :

1° Peptones obtenues avec la pepsine, appelées **peptones pepsiques** comprenant ; peptones de viande, de blanc d'œuf, de lait, d'albumine végétale.

2° Peptones obtenues avec le suc pancréatique, appelées **peptones pancréatiques**, comprenant : peptones de viande, de blanc d'œuf, de lait, d'albumine végétale.

3° Peptones obtenues avec la papaïne, appelées **peptones papaïques**, comprenant : peptones de viande, de blanc d'œuf, de lait, d'albumine végétale.

4° Peptones obtenues par l'action combinée de la chaleur et des acides, appelées **peptones dites industrielles**, comprenant : peptones de viande, de blanc d'œuf, de lait, d'albumine végétale.

Les peptones les plus employées sont les peptones de viande et parmi elles les seules usitées en pharmacie sont les peptones industrielles et les peptones pepsiques.

Elles peuvent être divisées en 3 groupes :

1° Peptones industrielles, obtenues par l'action de la vapeur d'eau sur la viande ;

2° Peptones pepsino-tartriques obtenues par l'action de l'acide tartrique et de la pepsine sur la viande ;

3° Peptones chlorhydro-pepsiques obtenues par l'action de l'acide chlorhydrique et de la pepsine sur la viande.

Peptones industrielles.— Les peptones industrielles sont, comme nous venons de le dire, des peptones obtenues par l'action de la vapeur d'eau sur la viande.

Ces peptones ne sont pas de vraies peptones, telles que Kühne les a définies. En effet, elles ne donnent pas les caractères des vraies peptones, caractères sur lesquels nous insisterons plus loin et que nous nous bornerons à signaler pour le moment :

1° Elles ne donnent pas la réaction du biuret.

2° Elles précipitent par le ferricyanure de potassium additionné d'acide acétique, ce qui prouve qu'elles contiennent des syntonines au lieu d'albumoses vraies.

Le but que l'on se propose, lorsqu'on donne à un malade de la peptone de viande, est de lui fournir un aliment tout digéré, pouvant être transformé dans le tube digestif en albumine sérine assimilable sans le concours de sucs digestifs naturels. Ce résultat est atteint avec les albumoses et les peptones vraies, mais il ne l'est pas avec les syntonines qui ne peuvent être utilisées qu'à la condition de subir l'action des sucs digestifs. Il n'y a donc aucun avantage à remplacer par les peptones industrielles qui contiennent des syntonines, soit la viande, soit le lait, soit le blanc d'œuf, soit toute autre substance azotée assimilable qui peuvent être employés directement pour l'alimentation.

Le type de ces peptones industrielles est la peptone Kemmerisch.

Nous rapprocherons de cette peptone divers produits lancés récemment par des maisons allemandes :

Somatose. — C'est une poudre jaunâtre inodore, à peu près insipide, facilement et complètement soluble dans l'eau. Elle renferme 12 0/0 d'azote.

Dans une communication faite au Congrès international de chimie appliquée tenu à Paris en 1896, M. Denaeyer a montré que ce produit, présenté comme composé d'albumoses solubles directement assimilables, renfermait surtout des syntonines analogues à celles contenues dans les peptones industrielles. En effet comme ces dernières la somatose :

1o Ne donne pas la réaction du biuret ;

2o Elle précipite par le ferrocyanure de potassium additionné d'acide acétique (ce qui prouve qu'elle contient des syntonines au lieu d'albumoses vraies).

Les peptones industrielles et la somatose sont donc impropres à la suralimentation peptonique.

Nutrose. — La nutrose est un sel sodique de la caséine dont la valeur nutritive a été constatée par les essais de Röhmann, de Salkowski, de Noorden, Bornstein, Markuse, etc. Elle constitue une poudre très fine, facilement soluble dans l'eau chaude.

Sanose. — La sanose est une substance alimentaire, composée de 85 pour 100 de caséine et de 20 pour 100 d'albumose, proposée par une maison allemande de Gœttingen : Schreiber et Waldvogel.

C'est une poudre blanche, insipide, s'émulsionnant dans l'eau, qu'on administre dans du lait ou du potage à la dose de 20 à 50 grammes chaque fois (*Deutsche medic. Wochenschrift*, 1897, n° 41, d'après *R. de Pharm.*, 10 janvier 1898, p. 28).

Aleuronat. — L'aleuronat est une albumine végétale, obtenue par une méthode brevetée. Elle est d'une digestion facile, posséderait la valeur nutritive de l'albumine végétale, et les réactions caractéristiques des albumines. Elle a été employée pour la fabrication d'un pain à l'usage des diabétiques.

Alkarnose. — C'est une préparation formée d'un mélange de maltose et d'albumose. Composée par Hiller, elle a été étudiée au point de vue alimentaire par Knauer, Brandenburg et Hupperz. Elle contient 2 à 2,3 0/0 d'azote.

Peptones pepsino-tartriques. — Les peptones pepsino-tartriques sont obtenues par l'action de la pepsine et de l'acide tartrique sur la viande.

Ces peptones ont été proposées par M. Petit pour la préparation des médicaments galéniques internes (vins, sirops, élixirs.) En employant l'acide tartrique à la place de l'acide chlorhydrique, M. Petit avait pour but d'éviter la formation de chlorure de sodium qui se forme lorsqu'on fait agir la pepsine et l'acide chlorhydrique sur la viande, chlorure de sodium qui communique aux médicaments une saveur désagréable.

Ces peptones se présentent sous la forme d'une poudre blanche, très légère parce qu'elle est desséchée dans le vide, très soluble dans l'eau, très hygrométrique, d'une saveur légèrement urineuse, avec arrière-goût accentué.

Elles donnent les réactions de la pepsine vraie de Kühne et des albumoses et en particulier la réaction du biuret, mais elles ont une valeur nutritive faible parce que leur fabrication exige le maintien de l'action de l'acide tartrique sur la viande pendant un temps très long, 24 heures au moins ; de plus la quantité d'acide nécessaire à un bon rendement est trop considérable (1).

Elles contiennent une grande proportion de produits surdigérés, une surcharge de produits de décomposition (leucine, tyrosine, acide aspartique, etc. qui dérivent des albumines ; glycocolle, alanine, acide amido-butyrique, provenant de la gélatine).

La proportion de ces produits de décomposition est d'autant plus considérable, que la digestion a duré plus longtemps et que la quan-

(1) Denaeyer, Communication au Congrès international de chimie appliquée, tenu à Paris en 1896.

tité d'acide tartrique employé a été plus grande. La proportion d'albumose et de peptone vraie est inférieure à 25 pour 100 dans les peptones pepsino-tartriques, ce qui est un titre trop faible pour une peptone.

Les peptones pepsino-tartriques n'ont pas été adoptées par le supplément du Codex.

Les seules peptones officinales sont les peptones chlorhydro-pepsiques dont nous allons nous occuper maintenant.

Peptones chlorhydro-pepsiques. — Les peptones chlorhydro-pepsiques sont obtenues par l'action de la pepsine et de l'acide chlorhydrique sur la viande.

Ces peptones, obtenues par digestion chlorhydro-pepsique, sont les seuls produits devant être employés par les pharmaciens. Elles sont préférables aux peptones pepsino-tartriques surtout parce qu'elles ont une très grande ressemblance avec le produit de la digestion physiologique.

Préparation. — La peptone chlorhydro-pepsique ou peptone officinale se prépare de la manière suivante (supplément du Codex).

Viande de bœuf désossée et dégraissée. .	1000 grammes
Eau distillée.	5000 —
Pepsine extractive dissolvant 50 fois son poids de fibrine	20 —
Acide chlorydrique officinal.	50 —
Bicarbonate de soude	Q. S. —

Couper la viande en petits morceaux et mélanger avec l'eau dans laquelle on aura préalablement délayé la pepsine. Ajouter la quantité d'acide chlorhydrique prescrite et faire digérer pendant 6 à 8 heures à une température constante de 50° en agitant fréquemment.

Quand la peptonisation est parfaite et que par conséquent l'opération est terminée, on sature le liquide exactement par du bicarbonate de soude, puis on l'évapore à siccité et à une température qui ne doit pas dépasser 60°.

D'après M. Denaeyer, on doit, dans la préparation de ces peptones, éviter d'employer une trop forte proportion d'acide et de prolonger la digestion au delà du temps nécessaire.

Pour s'assurer si la digestion est complète, ou, en d'autres termes, pour s'assurer si la peptonisation est parfaite, on prend une partie du liquide filtré (10 cc.) et on l'essaye. Si la peptonisation est parfaite :

1° Par la chaleur : il ne doit pas se troubler à l'ébullition.

2° Par l'acide azotique officinal (XXX gouttes) : il ne doit pas donner de précipité ou de trouble.

Si le liquide filtré se trouble à l'ébullition, ou donne un trouble ou un précipité par l'acide azotique, cela prouve que la peptonisation n'est pas complète. Dans ce cas, on ajoute au liquide une nouvelle quantité de pepsine et on continue la digestion strictement nécessaire. Cette hyperacidité et cette surdigestion ont l'inconvénient de donner naissance aux produits amidés dont on constate la présence dans la peptone tartrique, par conséquent d'augmenter la proportion d'extractif au détriment des éléments propres à la nutrition ou éléments alibiles (peptone et albumoses).

On croyait autrefois qu'en prolongeant les digestions on transformait les albumoses en peptones ; on considérait alors les albumoses comme une forme de transition entre l'albumine et la peptone Il est prouvé qu'il n'en est rien, que l'albumose et la peptone apparaissent simultanément et qu'une digestion trop prolongée ou un excès d'acide transforment les albumoses en produits de décomposition.

Caractères. — Le peptone officinale du Codex est une peptone chlorhydro-pepsique de viande de bœuf obtenue à l'état sec.

Suivant le mode d'évaporation, elle est solide, spongieuse ou granulée, d'une couleur blanc jaunâtre, d'une saveur légèrement amère et aromatique ; soluble dans l'eau froide et insoluble dans l'alcool fort.

Elle correspond à 6 fois environ son poids de viande.

Elle est très hygrométrique et doit être conservée dans des flacons très secs et à l'abri de l'humidité.

Composition des peptones. — La composition des peptones de viande, comme celle de toutes les peptones du reste, est encore un peu hypothétique.

1° Pour certains auteurs, Maly, Herth, etc., elles ont la même composition que la substance dont elles dérivent et n'ont subi qu'une modification moléculaire. Cette hypothèse s'appuie surtout sur l'analogie de composition centésimale de la fibrine et des peptones.

2° Pour d'autres auteurs, Hoppe-Seyler, Henninger, etc., elles représenteraient les hydrates des substances mères ; elles pourraient alors se combiner avec des bases et des acides.

Caractères généraux. — Les peptones provenant de la viande, du blanc d'œuf, du lait, de l'albumine végétale diffèrent un peu entre elles, chimiquement parlant : mais toutes, quelle que soit leur pro venance, présentent des caractères physiques, chimiques et physiologiques qui les caractérisent et qui les distinguent nettement des substances albuminoïdes, avec lesquelles elles ont cependant des caractères communs.

Toutes les peptones, et en particulier les peptones de viande, sont blanches, amorphes, sans odeur, à saveur peu prononcée, très solubles dans l'eau. Leurs solutions concentrées par la chaleur ne se prennent pas en gelée par le refroidissement, ce qui les distingue des solutions de gélatine. Elles sont lévogyres et très diffusibles à travers le septum du dialyseur.

Elles ont des caractères chimiques spécifiques, qui les distinguent nettement des matières albuminoïdes ; elles ont des caractères chimiques communs avec les matières albuminoïdes, caractères résumés dans le tableau suivant :

Tableau résumant les caractères différentiels et communs des peptones et des matières albuminoïdes

	RÉACTIFS	PEPTONES	MATIÈRES ALBUMINOÏDES
Caractères différentiels avec les matières albuminoïdes. *(Caractères spécifiques des peptones).*	Chaleur.	Ne se troublent, ni se coagulent.	Se coagulent.
	Acides (azotique, chlorhydrique, sulfurique, acétique).	Ne se troublent, ni à froid ni à chaud.	Se troublent.
	Alcool concentré.	Précipitent, mais le précipité se dissout dans l'eau.	Précipitent ; le précipité ne se dissout pas dans l'eau.
	Ferrocyanure de potassium additionné d'acide acétique.	Pas de précipité, à la condition que la peptone soit pure et rendue telle par la dialyse.	Précipitent.
	Dialyse.	Très diffusible à travers le septum du dialyseur.	Pouvoir diffusible plus faible.
Caractères communs des peptones et des matières albuminoïdes.	Tannin.	Précipité blanc abondant.	Précipité.
	Chlorure mercurique.	Précipité blanc.	Précipité.
	Azotate d'argent.	Précipité blanc.	Précipité.
	Sous-acétate de plomb.	Trouble.	Trouble.
	Chlorure d'or.	Précipité jaunâtre.	Précipité.
	Réactif de Millon (nitrate nitreux de mercure).	Coloration rose, qui vire au rouge si l'on chauffe.	Coloration rose, qui vire au rouge si on chauffe.
	Sulfate de cuivre et un peu de solution de potasse ou de soude.	Coloration violette (réaction du biuret). Le biuret est un composé cyanique ayant pour formule $C^2H^5Az^3O^2 + H^2O$.	Coloration violette (réaction du biuret).
	Solution de peptone dans l'acide acétique additionnée d'acide sulfurique.	Coloration bleu violet, avec une faible fluorescence verte.	Coloration bleu violet, avec une faible fluorescence verte.
Caractères physiologiques différentiels.	Si on injecte dans les veines d'un animal une solution de peptone ou d'albumine, voici ce qu'on observe (Mialhe).	La solution de peptone ne se retrouve pas dans l'urine ; elle est absorbée par l'organisme et sert à la nutrition cellulaire. D'après Beaunis (V. *Elé. de physiologie*, t. I, 1888, p. 181), l'azote absorbé avec les peptones s'élimine presque entièrement par l'urine à l'état d'urée, d'acide urique, de créatine, de créatinine ; une partie beaucoup moins importante s'élimine avec les débris de l'épiderme et de ses produits et divers liquides (mucus, etc.).	La solution d'albumine se retrouve dans les urines.

Falsifications ou altérations. — Les peptones du commerce, souvent mal préparées ou falsifiées, contiennent des impuretés nombreuses qui peuvent être divisées en quatre groupes :

1° Impuretés dues à une digestion incomplète. Elles comprennent :

A. l'albumine de la viande non attaquée par la pepsine.

B. l'albuminose ⎫ Ces 2 substances constituent des phases transi-
C. l'albumose ⎬ toires de la digestion de la myosine et de la
          ⎭ gélatine de la chair musculaire.

2° Impuretés dues aux principes extractifs de la viande. Elles comprennent les produits excrémentiels solubles que contient le muscle : créatine, créatinine, carnine, etc.

3° Impuretés dues aux produits secondaires de décomposition qui se forment dans les digestions imparfaites ou mal conduites.

Elles contiennent : leucine, tyrosine, acide aspartique, issus des albuminoïdes (monalbumine, myosine) ; alanine, glycocolle, acide amido-butyrique, issus des matières collagènes (gélatine).

Ces produits secondaires de décomposition sont très abondants dans les peptones commerciales, souvent préparées avec un grand excès d'acide et par l'action prolongée de la chaleur qui activent la dissolution de la viande.

On donne le nom d'*extractif* des peptones à l'ensemble des impuretés contenues sous les n°ˢ 2 et 3, c'est-à-dire à l'ensemble des principes extractifs de la viande et des produits secondaires de décomposition.

Le poids d'extractif dans les peptones mal préparées peut atteindre 60 0/0. Cet extractif est soluble dans l'alcool à 95° tandis que la peptone est précipitée par l'alcool à 95°. Nous verrons plus loin que cette précipitation des peptones par l'alcool a été proposée par M. Denaeyer pour obtenir la valeur réelle d'une peptone quelconque.

4° Impuretés dues à des falsifications. Les produits d'altération introduits dans un but frauduleux sont : la pepsine, la glucose, la dextrine, l'amidon, etc.

A cause des nombreuses impuretés qu'elles peuvent renfermer, il y a donc nécessité, comme on le voit, pour s'assurer de la valeur des peptones commerciales, de faire leur essai.

Essai des peptones. — Cet essai doit comprendre :

1° L'examen des caractères d'identité de la peptone.

2° L'examen des caractères spécifiques de la peptone.

3° L'examen des caractères de contrôle.
{ 1° Recherche de la peptonisation du produit.
{ 2° Recherche des falsifications.

4° L'examen de la valeur nutritive ou titrage de la peptone.

1° Examen des caractères d'identité.

Une peptone bien préparée doit avoir une couleur blanc jaunâtre, une odeur faible, une saveur aromatique un peu amère et un peu salée. — Les peptones trop vieilles ou mal conservées prennent une odeur putride et doivent être rejetées.

Elle doit être soluble dans l'eau froide et chaude et donner un soluté limpide incolore ou à peine teinté en jaune, filtrant facilement surtout à chaud.

Elle doit être soluble dans l'alcool faible, insoluble dans l'alcool fort et être précipitée de sa solution aqueuse par l'alcool à 95°.

2° Examen des caractères spécifiques.

On la reconnaît aux caractères suivants :

1° Sa solution aqueuse assez diluée pour être incolore additionnée d'un peu de lessive de soude et quelques gouttes de soluté de sulfate de cuivre à 2 % se colore en rouge violet pourpre (réaction de biuret caractéristique de la peptone).

2° Sa solution aqueuse, traitée par l'azotate d'argent, donne un double précipité :

A. Un précipité blanc cailleboté se déposant bientôt : il est dû au chlorure de sodium que contient toujours la peptone chlorhydro-pepsique.

B. Un précipité très fin rendant la liqueur surnageante, laiteuse et ne se déposant qu'à la longue : il est dû à la peptone.

3° Examen des caractères de contrôle.

a) *Recherche de la peptonisation du produit.* — Les peptones peuvent être insuffisamment peptonisées, c'est-à-dire que toutes les matières albuminoïdes de la viande ne sont pas transformées en peptones lorsque la digestion ou peptonisation n'est pas complète. Pour s'en assurer, dissoudre 1 gr. de peptone dans 20 cc. d'eau froide.

A. — Si la peptonisation est complète :

1° La peptone sera entièrement soluble ;

2° La moitié de la solution chauffée à l'ébullition ne donnera ni trouble ni précipité.

3° La moitié de la solution, traitée par 5 gouttes d'acide azotique, ne donnera ni trouble ni précipité.

B. — Si la peptonisation est incomplète :

1° La peptone sera incomplètement insoluble ;

2° La moitié de la solution chauffée à l'ébullition donnera un trouble ou un précipité ;

3° La moitié de la solution, traitée par 5 gouttes d'acide azotique, donnera un trouble ou un précipité.

Dans ce dernier cas la peptone renfermera : albumine, albuminose, albumose.

b) *Recherche des falsifications.* — La recherche des substances frauduleuses ajoutées aux peptones s'opère de la manière suivante :

Gélatine. — 1° Dissoudre 1 gramme de peptone dans 20 cc. d'eau ; laisser refroidir. Ajouter ensuite du sulfate de magnésie en quantité suffisante pour saturer la solution (environ un volume de sel en petits cristaux égal au volume de la solution). Agiter pour dissoudre, puis abandonner au repos.

A. Le soluté demeure limpide : peptone pure.

B. Le soluté se trouble et laisse peu à peu surnager des flocons blancs qui s'assemblent en une couche supérieure visqueuse : peptone contenant gélatine.

2° Faire une solution de peptone, la concentrer par la chaleur et laisser refroidir.

A. Le soluté ne se prend pas en gelée : peptone pure.

B. Le soluté se prend en gelée : peptone contenant gélatine.

3° Faire une solution de peptone et la traiter par l'acide valérianique.

A. Le soluté ne se trouble pas : peptone pure.

B. Il se produit une émulsion blanche laiteuse : peptone contenant gélatine.

Dextrine. — Dissoudre 1 gramme de peptone dans 10 cc. d'eau ; filtrer et ajouter 2 cc. de soluté d'iode à 3 0/0.

A. Il ne se produit pas de coloration : peptone pure.

B. Il se produit une coloration rouge violacé : peptone contenant dextrine.

Glucose. — Dissoudre 1 gr. de peptone dans 10 cc. d'eau ; chauffer à l'ébullition et ajouter un peu de liqueur de Fehling.

A. Il n'y a pas réduction de la liqueur cupro-potassique : peptone pure.

B. Il y a réduction avec formation d'un précipité rouge : peptone contenant glucose.

La dextrine contenant toujours un peu de glucose peut donner cette réaction ; de même et pour la même raison, la glucose peut donner la réaction de la dextrine.

Lactose. — Dissoudre totalement à chaud dans un petit ballon 1 gr. de peptone dans 25 cc. d'eau ; ajouter à l'ébullition de l'acétate neutre de plomb en poudre en quantité suffisante pour saturer la liqueur (jusqu'à ce qu'un peu de sel refuse de se dissoudre), ajouter ensuite de l'ammoniaque goutte à goutte.

A. Le mélange ne se colore pas : peptone pure.

B. Le mélange vire au jaune, puis à l'orangé et enfin au rouge : peptone contenant lactose.

Amidon. — Dissoudre 1 gr. de peptone dans l'eau froide.

A. La solution est complète : peptone pure.

B. La solution est incomplète : peptone contenant gélatine ou amidon (la présence de l'amidon sera vérifiée par l'examen microscopique).

4· Recherche de la valeur nutritive des peptones.

La recherche de la valeur nutritive des peptones a fait l'objet de nombreux travaux sur lesquels il serait trop long d'insister. L'étude critique et détaillée de tous ces procédés se trouve dans les ouvrages indiqués (1).

Nous signalerons, d'une manière particulière, la dernière étude parue sur ce sujet, étude très complète faite par MM. Heaton et Vasing. Après avoir passé en revue les principales méthodes analytiques déjà indiquées, les auteurs décrivent ensuite celle qu'ils ont adoptée pour faire l'analyse des peptones et qui n'est qu'une combinaison de celles anciennement proposées. Le procédé de MM. Heaton

(1) 1º *Dictionnaire de thérapeutique* de Dujardin-Beaumetz, t. IV, p. 182 ; 2º *Bulletin de thérapeutique*, t. C, 1881, p. 507 ; Defresne, *Étude critique sur le dosage des peptones* ; 3· *J. de Ph. et de Ch.*, 5e série, t. XX, 1889, p. 254; *Analyse des peptones*, par J. Kœnig et W. Kisch ; 4º *Union pharmaceutique*, 1892, janvier, p. 39 ; *Évaluation rapide des peptones commerciales*, par A. Denaeyer ; 5º *Revue internationale des falsifications* (1892); *Dosage de la peptone par précipitation à l'état de peptonate de mercure*, par M. L. A. Hallopeau ; 6º *J. de Ph. et de Ch.*, 5e série, t. XXV, 1892 (1·r juin), p. 549 ; *L'analyse des peptones* de C. W. Heaton et S. A. Vasing.

et Vasing est très délicat à exécuter et ne paraît pas pouvoir être employé dans les laboratoires ordinaires des pharmacies.

Méthodes employées. — On peut, dans la pratique, pour évaluer la valeur nutritive des peptones, employer les deux méthodes suivantes : 1° analyse des peptones par le dosage de l'azote qu'elles renferment ; 2° méthode de Denaeyer pour l'évaluation rapide des peptones commerciales.

1ʳᵉ méthode. — Analyse des peptones par le dosage de l'azote qu'elles renferment.

Prendre 1 gramme de peptone et le faire dissoudre dans l'eau. Filtrer, coaguler la solution par l'alcool à 95°. Recueillir le précipité et doser l'azote par les méthodes analytiques ordinaires, en particulier par la méthode de Kjeldahl, et multiplier le résultat par 6,25 pour avoir approximativement le poids des albuminoïdes transformés contenus dans le produit.

Une peptone pure et sèche doit donner à l'analyse 16 pour 100 d'azote ; celles du commerce, bien préparées, doivent approcher de ce chiffre.

2° méthode. — Méthode de Denaeyer pour l'évaluation rapide des peptones commerciales.

La méthode de Denaeyer est basée sur les faits suivants :

1° Si on traite par de l'alcool en excès à 95° une solution de peptone, cet alcool précipite les albumines non digérées, les albumoses, la peptone pure et la gélatine, de telle sorte que plus le précipité produit par l'alcool sera considérable, plus la teneur de la peptone en éléments nutritifs (albumoses, peptone, acides-albumines) sera élevée.

2° Lorsqu'on traite par l'alcool en excès à 95° une solution de peptone, l'alcool dissout les principes extractifs de la viande (carnines, créatines, créatinines, etc.), les produits de décomposition des albumines (leucine, tyrosine, acide aspartique, etc.), les produits de décomposition des gélatines (alanine, glycocolle, acide amydo-butyrique). Il en résulte que plus une peptone de viande est riche en principes extractifs solubles dans l'alcool, moins elle est bonne ; car ces produits, sans valeur alimentaire et formés dans les digestions défectueuses aux dépens des albuminoïdes et des colloïdes de la viande, représentent le déficit en gélatine, albumoses et peptone de la préparation.

Ces principes posés, voyons comment on doit procéder pour exa-

miner une peptone d'après la méthode de Denaeyer : On prend
2 grammes de peptone, on les dissout dans 10 centimètres cubes
d'eau distillée. On précipite cette solution par 100 grammes d'alcool
à 95° et on abandonne le mélange pendant 24 heures dans un endroit frais. Au bout de ce temps, on décante la solution alcoolique ;
on lave le précipité avec l'alcool, puis on réunit toutes les liqueurs
alcooliques. Le précipité, lavé à l'alcool, est séché à l'étuve et pesé.
Les liqueurs alcooliques sont distillées et le résidu qu'elles laissent
est séché à l'étuve et pesé.

Une bonne peptone, faite dans de bonnes conditions, doit fournir :

1° Un précipité d'albumoses, peptone, acides-albumines,très abondant allant jusqu'à 70 pour 100 : soit 0 gr. 70 pour 1 gramme, soit
par conséquent de 1,40 pour les 2 grammes de peptone essayés.

2° Un poids faible d'extractifs solubles dans l'alcool, qui ne doit pas
dépasser 30 pour 100 ; soit 0 gr. 30 pour 1 gramme, soit par conséquent 0 gr. 60 pour les 2 grammes de peptone essayés.

Le dosage de l'extrait alcoolique permet de déterminer non seulement l'équivalent diététique de la peptone, mais il donne en même
temps des indications précieuses sur la nature des digestions mises
en œuvre. En effet, on remarque que, dans les digestions très acides
et longtemps prolongées, le poids d'extractifs solubles dans l'alcool
est très fort, pouvant aller jusqu'à 60 pour 100, tandis que le poids
du précipité par l'alcool est très faible, 30 à 40 pour 100 au plus.
Beaucoup de peptones commerciales appelées *peptones industrielles*,
préparées par l'action prolongée des acides et de la chaleur, donnent
ces résultats. Au contraire, dans les digestions peu acides et bien
établies en tant que durée, température, dosage de pepsine, milieu
chlorhydrique, etc., le poids d'extractifs solubles dans l'alcool est très
faible tandis que le poids du précipité par l'alcool est très fort (jusqu'à
70 pour 100).

Titre. — On convient d'appeler titre d'une peptone le poids du
précipité obtenu en traitant par cette méthode 100 gr. de peptone.
C'est ainsi que l'on dira qu'une peptone titre 35 lorsque 100 gr. de
cette peptone fournissent 35 gr. de précipité.

En résumé, malgré les critiques justifiées qui peuvent être faites
au procédé de Denaeyer, ce procédé est recommandable, car il permet, au moyen d'une simple précipitation par l'alcool à 95°, d'être
fixé, d'une manière très suffisante, sur la valeur nutritive des préparations de peptone.

Action physiologique et thérapeutique. — Les peptones

sont, ainsi que nous l'avons dit, des matières albuminoïdes, rendues solubles et dialysables, qui sont absorbées par le tube digestif et fournissent à l'albumine du sang, au protoplasma des cellules, en un mot, à tous les tissus, les matériaux propres à leur alimentation.

Leur usage est donc indiqué pour maintenir momentanément l'équilibre nutritif de l'organisme ; elles sont employées pour compléter la nutrition et éviter ou retarder la chute fatale dans les affections chroniques. Ce sont les nutriments des estomacs malades et débilités à qui il faut donner des aliments presque tout digérés ; c'est également ment le mode d'alimentation de ceux dont l'estomac ne peut plus recevoir d'aliments (rétrécissement de l'œsophage, cancer du pylore, etc.) ; dans ce dernier cas, on a recours aux lavements de peptone.

Les peptones ont eu une très grande vogue, soit en France, soit à l'étranger. Aujourd'hui, cette vogue semble diminuer, en France du moins, car les peptones n'ont pas réalisé toutes les espérances que la théorie avait fondées sur elles.

D'après M. le professeur Hayem (1), elles sont difficilement tolérées ; d'après M. Dujardin-Beaumetz (2), loin de favoriser la sécrétion du suc gastrique et la digestion stomacale, elles les ralentissent ; d'après M. le professeur G. Sée (3) elles ne peuvent seules, même lorsqu'elles sont bien préparées et fraîches, ce qui n'est pas toujours le cas des peptones commerciales, elles ne peuvent seules réparer les tissus. Enfin, dit M. Soulier (4), les peptones commerciales ne sont ni des peptones vraies ni des substances alimentaires dignes de ce nom, parce que, à cause de leur mode de préparation, à cause souvent de leur ancienneté, elles sont comme momifiées ; elles paraissent inférieures à nos préparations culinaires sur lesquelles nos sucs digestifs ont plus de prise et surtout par lesquelles leur sécrétion est plus facilement provoquée. Les peptones de notre organisme ne peuvent être imitées que de loin, car on peut dire d'elles qu'elles sont aussi vivantes que nos tissus, qu'elles sont, comme eux, en état de transformation continuelle, en équilibre instable, par opposition à toutes ces peptones commerciales que l'estomac a besoin de repeptoniser, puisque l'expérimentation a prouvé qu'elles ne peuvent suffire seules à l'alimentation. De plus, pour les utiliser, il faudrait un estomac absolument irréprochable ; or, c'est au contraire à un estomac malade que nous prétendons les imposer.

(1) *Leçons de thérapeutique*, 2e série, p. 190.
(2) *Hygiène alimentaire*, 1887, p. 22.
(3) *Du régime alimentaire*, traitement hygiénique des maladies.
(4) *Traité de thérapeutique et de pharmacologie*, t. II, p. 327.

Malgré ces réserves, les peptones peuvent rendre des services dans les cas que nous avons indiqués (1).

Dans la communication qu'il a faite au Congrès international de chimie appliquée, tenu à Paris en 1896, M. Denaeyer, étudiant la tendance qu'ont certains auteurs à nier l'action des peptones, estime que si les médecins n'observent pas constamment les effets qu'ils en attendent, c'est que les produits qu'ils recommandent ou qu'on délivre, sous leurs ordonnances, ne sont souvent que des peptones incomplètes, ne ressemblant en rien aux peptones obtenues par la digestion artificielle chlorhydro-pepsique, c'est-à-dire par une digestion conforme aux lois physiologiques.

Les vraies peptones, il ne faut pas l'oublier, ne doivent pas être confondues avec les syntonines, avec les albumoses, ou tout produit incomplet de ce genre. Elles doivent être pures et avoir une valeur nutritive bien établie par un titrage rigoureux.

Modes d'administration et doses. — La peptone officinale peut être administrée sous forme de sirop, vin, élixir, cachets, à la dose de 0,50 à 1 gramme plusieurs fois par jour.

Les préparations de peptone contiennent généralement 5 pour 100 de peptone sèche.

Voici les formules habituellement adoptées qui ne sont indiquées ni au Codex, ni au supplément du Codex :

Élixir de peptone		Sirop de peptone		Vin de peptone	
Peptone sèche .	5 gr.	Peptone sèche .	5 gr.	Peptone sèche .	5 gr.
Alcool à 95° . .	10 »	Teinture d'écor-		Vin de Malaga .	95 gr.
Eau distillée . .	20 »	ces d'oranges			
Sucre.	25 »	amères. . . .	5 »		
Vin de Fronti-		Eau distillée . .	30 »		
gnan.	40 »	Sucre.	60 »		

LAVEMENTS DE PEPTONE. — Les peptones conviennent surtout dans le cas où l'alimentation par le rectum est nécessaire et elles sont fréquemment employées pour la confection des lavements nutritifs. Voici, d'après Dujardin-Beaumetz, comment ces lavements doivent être préparés et administrés (2) :

Chaque lavement peptonisé est précédé d'un grand lavement à l'eau ; puis le malade prend et garde le lavement suivant : dans un

(1) Voir à ce sujet les expériences de Plotz, Maly, Adamkiewicz, Wassermann, Hofmeister, Albertoni etc., etc. rapportées dans le *Dictionnaire de thérapeutique* de Dujardin-Beaumetz, t. IV, p. 177 et suivantes.

(2) *Leçons de clinique thérapeutique*, t. I, p. 623.

verre de lait additionné d'un jaune d'œuf, on introduit deux cuillerées à dessert de peptone sèche ou deux cuillerées à soupe de peptone liquide, puis cinq gouttes de laudanum et enfin 0 gr. 50 de bicarbonate de soude. Il est nécessaire de porter les lavements nutritifs le plus haut possible ; on y arrive au moyen d'une sonde molle introduite à 30 centimètres au-dessus de l'anus, ou à l'aide du tube de Debove. L'irrigateur suffit souvent en ayant soin de vider préalablement le rectum avec un grand lavement simple.

Les lavements alimentaires sont indiqués toutes les fois que l'alimentation normale est rendue insuffisante. Daremberg a pu nourrir pendant 14 mois, à l'aide de lavements peptonisés, un malade atteint d'un rétrécissement organique de l'œsophage.

ÉTUDE DES PEPTONATES.

Les peptones, et en particulier la peptone de viande, ont la propriété de se combiner avec certains sels métalliques et de produire des combinaisons dans lesquelles les caractères du métal sont le plus souvent dissimulés. On a utilisé cette propriété pour préparer des peptonates de fer et de mercure, employés en thérapeutique.

§ 1. — Peptonate de fer.

Le peptonate de fer peut se préparer par différents procédés :

1er Procédé Jaillet et Quillart. — D'après M. Crinon (1), il consiste à faire dissoudre 5 grammes de peptone sèche dans 50 centimètres cubes d'eau distillée ; on ajoute à cette solution d'abord 50 grammes de glycérine neutre, puis un mélange de 6 grammes de perchlorure de fer officinal avec 25 centimètres cubes d'eau. Après le mélange opéré, on verse avec précaution plusieurs centimètres cubes d'ammoniaque jusqu'à formation d'un précipité floconneux qu'on redissout entièrement par l'addition de quelques gouttes d'ammoniaque. On enlève au produit l'odeur ammoniacale qu'il possède en y ajoutant une solution d'acide citrique. Il faut avoir soin toutefois de conserver à la liqueur une légère alcalinité. Enfin, on complète 200 centimètres cubes en ajoutant de l'eau distillée. 1 centimètre cube de cette solution renferme 2 milligr. 1/2 de fer métallique.

D'après M. Bardet (2) le procédé Jaillet et Quillart se pratique de la manière suivante : faire une solution avec : peptone sèche 5 grammes,

(1) V. *Revue des médicaments nouveaux*, 1892, p. 295.
(2) V. *Formulaire des nouveaux remèdes*, 1892, p. 220.

eau distillée 50 grammes ; faire une solution avec : chlorhydrate d'ammoniaque 5 grammes, eau distillée 50 grammes. On verse dans la solution de peptone 12 grammes de solution officinale de perchlorure de fer, chimiquement neutre. Le coagulum, qui se forme, est redissous par la solution de chlorhydrate d'ammoniaque. On ajoute ensuite : glycérine neutre 75 grammes, eau distillée q. s. de façon à obtenir 200 centimètres cubes de mélange qu'on doit légèrement alcaliniser par quelques gouttes d'ammoniaque. 1 centimètre cube de cette solution représente 5 milligrammes de fer.

2º PROCÉDÉ. — On peut encore le préparer de la manière suivante (1):

Albumine d'œuf sèche	10 grammes.
Pepsine	5 —
Sirop de sucre.	30 —
Solution de fer dialysé	90 —
Eau-de-vie	100 —
Eau distillée	1000 —

3e PROCÉDÉ DIETRICH. — On peut aussi le préparer par le procédé de Dietrich :

Blanc d'œuf desséché	1 p.
Pepsine pure	0 p. 05
Solution d'oxychlorure de fer (pharmacopée germanique)	12 p.
Sirop	3 p.
Eau-de-vie.	10 p.
Eau distillée	100 p.

Dissoudre le blanc d'œuf dans 18 p. d'eau distillée, ajouter la pepsine et faire digérer pendant 4 heures à 40°. D'autre part, mêler la solution de fer avec le sirop et 55 p. d'eau distillée et ajouter à ce liquide la solution d'albumine peptonisée ; chauffer le tout au bain-marie de 90° à 96°. Après refroidissement, ajouter l'eau-de-vie et enfin une quantité suffisante d'eau pour obtenir 100 p. de produit. Laisser la mixture en repos pendant 8 jours et décanter le liquide clair (2).

La solution de peptonate de fer se prescrit surtout sous forme d'élixir qu'on peut formuler de la manière suivante :

Solution de peptonate de fer	165 grammes.
Eau de fleurs d'oranger	¦ āā 15 gr.
Alcoolat de mélisse	
Elixir de garus.	375 —
Sirop de sucre	450 —

Prendre un verre à liqueur à chaque repas.

(1) Andouard, *Eléments de pharmacie*, 1892, p. 500.
(2) *Union pharmaceutique*, juin 1893.

§ 2. — Peptonate de mercure.

Le peptonate de mercure, appelé aussi peptone mercurique, se prépare par deux procédés :

1° PROCÉDÉ DE A. PETIT :

        Bichlorure de mercure . . . . 1 p.
        Chlorure de sodium. . . . . 2 p.
        Peptone sèche . . . . 1 p.

On dissout dans la plus petite quantité d'eau possible et on évapore dans le vide.

On peut préparer avec cette peptone mercurique une solution hypodermique dont voici la formule :

        Peptone mercurique. . . . . 4 grammes
        Eau distillée 100   —

1 gramme de cette solution contient 1 centigramme de bichlorure de mercure.

2° PROCÉDÉ DELPECH :

        Peptone sèche pulvérisée . . . . 9 grammes
        Chlorure d'ammonium pur 9   —
        Bichlorure de mercure 6   —
        M. S. A.

Cette préparation est employée comme antisyphilitique, en solution pour l'usage hypodermique, en soluté et en pilules pour l'usage interne. Elle contient le quart de son poids de sublimé corrosif.

Sous le nom de **peptone hydrargyrique ammonique**, on emploie le mélange suivant :

        Peptone sèche. . . . . 10 grammes
        Chlorure d'ammonium pur 10   —
        Chlorure de sodium pur 10   —
        Sublimé corrosif pur. 10   —

Cette peptone hydrargyrique renferme le quart de son poids de sublimé combiné à la peptone ; elle s'emploie en pilules, en soluté glycériné, en solution hypodermique, en pommade, collyre, gargarisme, etc.

Des extraits de viande. — A propos de peptones, nous croyons devoir mentionner les recherches nouvelles faites sur la composition des extraits de viande par M. le professeur Bruylants, de l'Université de Louvain (1).

On a admis pendant longtemps que les bouillons et les extraits de viande ne contenaient, comme substance protéique, qu'une faible quantité de gélatine. L'azote autre qui s'y trouve passait pour appartenir à des substances sans valeur et provenant d'une désassimilation fort avancée ou complète.

1° Pendant longtemps, on s'était habitué à considérer ces produits comme des préparations sapides, peptogènes et on ne leur accordait seulement qu'une propriété excitante de la muqueuse stomacale due à la présence des bases créatiniques, des dérivés xanthiniques et des sels de potassium.

2° Pendant longtemps aussi, à ceux qui se prétendaient restaurés par l'absorption d'un bol de bouillon ou d'une solution chaude d'extrait de viande, et qui leur reconnaissaient des propriétés alimentaires, on répondait en attribuant ce phénomène à la digestion des restes d'un repas antérieur provoquée par une abondante sécrétion de suc gastique. Cette thèse ancienne ne peut plus être sérieusement défendue aujourd'hui. Les expériences de Kemmerich, Salkowski et Gieske, Slutzer, Gautier, ont démontré qu'une notable partie de l'azote contenu dans les extraits de viande appartient à des substances dont la valeur nutritive est plus grande que celle des albumines puisqu'elles ont déjà subi la modification que la digestion doit imprimer à celles-ci.

D'après Kemmerich, un extrait de viande contient environ le tiers de son poids d'albumines assimilables. Pour Gautier, cette proportion atteint 37 pour 100. Salzer y admet 20 à 22 pour 100 d'un mélange d'albumines et de peptones. M. Bruylants a fait une étude qualitative et quantitative des divers extraits de viande commerciaux et de ces expériences il semble résulter que :

1° Les extraits de viande renferment des substances nutritives de haute valeur, albumoses et peptones, directement assimilables.

2° Le plus riche en ces substances parmi les extraits de viande est l'extrait de Liebig. La composition de celui de Bovril s'en rapproche beaucoup ; le plus pauvre est le Bovril liquide. Bovril liquide et Bovril contiennent de la poudre de viande.

(1) *Journal de pharmacie et chimie*, 1897, p. 515.

OPOTHÉRAPIE ET SÉROTHÉRAPIE

PRÉLIMINAIRES. — DIVISION.

SOMMAIRE. — Commentaire et texte du projet de loi relatif aux sérums thérapeutiques et autres liquides organiques injectables, adopté par la Chambre des députés et le Sénat. — Considérations générales sur les virus atténués, toxines modifiées, sérums thérapeutiques et liquides organiques injectables. — Méthodes de transfusions hypodermiques ; division de ces méthodes.

Le Sénat dans la discussion du projet de loi sur l'exercice de la pharmacie a adopté en première délibération un article 15 devenu article 14 en deuxième délibération, ainsi conçu :

« Toutes substances, telles que virus atténués, sérums thérapeutiques, toxines modifiées et produits analogues, pouvant servir à la prophylaxie et à la thérapeutique des maladies contagieuses, ne pourront être débitées, à titre gratuit ou onéreux, qu'après autorisation du Gouvernement, donnée sur l'avis du Comité consultatif d'hygiène publique et de l'Académie de médecine. Ces produits ne bénéficieront que d'une autorisation temporaire ; ils seront soumis à une inspection exercée par une commission nommée par le ministre compétent.

Les produits seront délivrés au public par les pharmaciens. Chaque bouteille ou chaque récipient portera la marque du lieu d'origine et la date de la fabrication.

Ces prescriptions ne s'appliquent pas au vaccin jennerien humain ou animal. »

Cet article devait être soumis à la nouvelle commission nommée par la Chambre des Députés le 14 février 1895 et chargée de l'examen de la proposition de loi, adoptée par le Sénat, sur l'exercice de la pharmacie ; mais le Gouvernement a pensé qu'il y avait lieu de détacher cet article et d'en faire l'objet d'un projet de loi spécial.

L'encombrement de l'ordre du jour de la Chambre ne permet pas, en effet, de prévoir l'époque à laquelle la loi sur l'exercice de la pharmacie pourra être discutée, car son élaboration paraît devoir être fort longue. Dans ces conditions, dit l'exposé des motifs, le Gouvernement croit qu'il convient de demander au Parlement une disposition qui permette de réglementer la matière en attendant le vote définitif de la loi.

Dans un rapport remarquable, fait au nom de la commission et présenté à la Chambre des Députés le 5 août 1895, M. le Dr Bourillon, député, s'exprime ainsi :

Il y a urgence, en effet, au moment où le sérum antidiphtérique provenant de l'Institut Pasteur est livré au public par l'intermédiaire des pharmaciens et devient l'agent habituel du traitement de la diphtérie, à déterminer les conditions dans lesquelles cette substance, qui peut avoir des provenances diverses, peut être préparée et vendue. Ce serait exposer la santé publique et compromettre les résultats qu'on est en droit d'espérer des récentes découvertes que de permettre la production et la distribution du sérum par des mains inexpérimentées ou négligentes. Si des insuccès, ou même des accidents, dus à la mauvaise qualité venaient à se produire, il serait à craindre qu'on ne les attribuât à la méthode de traitement employée.

A ces motifs il nous suffira d'ajouter un exemple très récent des inconvénients qu'il y aurait à laisser fonctionner sans contrôle et sans surveillance certains laboratoires de fabrication de sérum et de produits analogues : tout dernièrement une grave épidémie de diphtérie a éclaté dans un centre minier important. On demande du sérum à un établissement régional qui paraissait offrir toutes les garanties nécessaires tant au point de vue de la science et de la compétence qu'au point de vue de l'honorabilité du personnel. Les résultats obtenus avec le sérum provenant de cet établissement furent absolument nuls. Devant cet insuccès et devant l'extension violente et rapide de l'épidémie, on se décida à recourir au sérum de l'Institut Pasteur, et, dès lors, on put constater un abaissement considérable de la mortalité.

Est-ce à dire que l'on doive accorder un monopole à ce dernier laboratoire ? Evidemment non. Mais cela démontre que, même préparé par des personnes instruites et consciencieuses, mais n'ayant pas une pratique suffisante, le sérum peut rester inefficace, s'il ne devient pas dangereux.

Que serait-ce si sa fabrication était laissée sans contrôle à certains industriels qui ne reculent devant aucun trafic, devant aucune fraude ? Cette exploitation de la maladie est déjà organisée et je n'en veux pour preuve que la quantité de sérum qui est recueillie tous les jours dans les abattoirs de Paris et qui est expédiée soit en France, soit à l'étranger comme sérum antidiphtérique.

Il est donc important de mettre rapidement à la disposition des tribunaux une loi permettant de réprimer ces fraudes qui constitue un grave danger pour la santé publique et pour la réputation de notre science et de nos laboratoires.

Les nations voisines nous ont devancés dans la réglementation de la vente du sérum. En Italie, on a interdit, par décret, l'importation de tout autre sérum que celui provenant des instituts de Paris ou de Berlin, en attendant qu'un institut similaire soit institué dans ce pays.

En Allemagne, où les prescriptions d'hygiène publique prennent souvent un caractère autocratique, on a été plus loin. Un représentant de l'Etat est attaché à chaque laboratoire, et aussitôt après sa mise en flacon, le sérum est enfermé par le délégué de l'Etat dans une armoire dont il possède seul la clef. Il prélève au hasard un certain nombre de tubes qui sont expédiés à un laboratoire de contrôle et d'analyse, et ce n'est qu'après autorisation venue de ce laboratoire que les flacons renfermés dans l'armoire sont livrés, scellés et plombés, à la consommation.

La commission de la Chambre, élargissant le texte proposé par le gouvernement sur la préparation et la vente des sérums thérapeutiques, a cru devoir introduire dans la loi une disposition relative à une méthode thérapeutique nouvelle, et qui, sans avoir toute l'importance de la sérothérapie, ne s'en est pas moins beaucoup développée. Cette nouvelle méthode consiste en injections dans le corps humain de liquides provenant de divers organes d'animaux et, si elle n'expose pas à d'aussi graves dangers que la sérothérapie mal appliquée, elle n'en constitue pas moins un procédé thérapeutique dont l'application peut occasionner, dans certains cas, de sérieux accidents. A ce titre, elle devait attirer l'attention du législateur.

Les différents motifs que nous venons d'exposer ont été pris en considération par la Chambre des Députés et le Sénat ; en conséquence, le 25 avril 1895, il a été promulgué la loi suivante :

*Loi concernant la préparation et la vente des sérums thérapeutiques
et autres liquides organiques injectables.*

« *Article premier.* — Les virus atténués, sérums thérapeutiques, toxines modifiées et produits analogues pouvant servir à la prophylaxie et à la thérapeutique des maladies contagieuses et les substances injectables d'origine organique non définies chimiquement, appliquées au traitement des affections aiguës ou chroniques, ne pourront être débités, à titre gratuit ou onéreux, qu'autant qu'ils auront été, au point de vue, soit de la fabrication, soit de la provenance, l'objet d'une autorisation du Gouvernement, rendue après avis du Comité consultatif d'hygiène de France et de l'Académie de Médecine.

« Ces produits ne bénéficieront que d'une autorisation temporaire et révocable. Ils seront soumis à une inspection exercée par une commission nommée par le ministre compétent.

« *Art.* 2.— Ces produits seront délivrés au public par les pharmaciens, sur ordonnances médicales. Chaque bouteille ou récipient portera la marque du lieu d'origine et la date de sa fabrication.

« En cas d'urgence, les médecins sont autorisés à fournir à leur clientèle ces mêmes produits.

« Lorsqu'ils seront destinés à être délivrés à titre gratuit aux indigents, les flacons contenant ces produits porteront dans la pâte du verre les mots : *Assistance publique, Gratuit.*

« Ils pourront alors être déposés, en dehors des officines de pharmacie et sous la surveillance d'un médecin, dans des établissements d'assistance désignés par l'administration, qui auront la faculté de se procurer directement ces produits.

« Toutes ces prescriptions ne s'appliquent pas au vaccin jennérien humain ou animal.

« *Art.* 3. — La distribution des substances mentionnées à l'article 1er, à quelque titre qu'elle soit faite, sera assimilée à la vente et soumise aux dispositions de l'article 423 du Code pénal et de la loi du 27 mars 1871.

« En conséquence seront punis des peines portées par l'article 423 du Code pénal et par la loi du 27 mars 1871 ceux qui auront trompé sur la nature desdites substances qu'ils sauront être falsifiées ou corrompues et ceux qui auront trompé ou tenté de tromper sur la qualité des choses livrées.

« *Art.* 4. — Toutes autres infractions aux dispositions de la présente loi seront punies d'une amende de 16 à 1.000 francs. »

Conformément à cette loi, il a été rendu en 1896 et 1897, des décrets autorisant la vente des sérums et extraits organiques dans les établissements énumérés dans le tableau suivant :

Décrets d'auto-risation	ADRESSES	SÉRUMS DIVERS et EXTRAITS						
		antidiphtérique	anti-streptococcique	anti-venimeux	Extraits organiques méth. Brown-Séquard	naturel	Tuberculine de Koch	Sérum antitétanique
1896	Institut Pasteur de Paris.	1		1				1
1896	idem.		1					
1896	Institut Pasteur de Lille dirigé par M. Calmettes.	1		1				
1896	Laboratoire de Nancy dirigé par M. Macé.	1						
1896	Laboratoire de Lyon dirigé par M. Arloing.	1						
1897	idem.		1					
1896	Laboratoire de Grenoble dirigé par MM. Berlioz et Jourdan.	1						
1896	Laboratoire de M. Egasse, rue des Fossés St-Jacques, 19, Paris.				1			
1896	Laboratoire de M. Bazin, 9, cours Victor Hugo (Bordeaux).			1	1			
1896	Société chimique des usines du Rhône, quai de Retz, 8, Lyon.		1					
1896	MM. Chaix et Remy, 10, rue de l'Orne, Paris.		1					
1897	Laboratoire de Lyon dirigé par le Dr Nicolle.		1					
1897	Laboratoire du Dr Barlerin, 50, rue du Paradis, Paris (sérum naturel — c-à-d. provenant d'animaux sains non immunisés).					1		
1897	Laboratoire de M. Masselin, avenue Henri Martin, 94, Paris.				1			
1897	Laboratoire de M. Boutry, 1, rue de Châteaudun, Paris.				1			
1897	Laboratoire de M. Flourens, 62, rue Notre-Dame, Bordeaux.				1			
1897	Max frères, 31, rue des Petites-Écuries, Paris (tuberculine de Koch, fabriquée à Hœscht, par la maison Ferbwercke, ancienne maison Meister, Lucien et Brünning).						1	

Ainsi que le faisait très justement remarquer au Sénat M. le Professeur Cornil, les termes scientifiques : virus atténués, sérums thérapeutiques, toxines modifiées, liquides organiques injectables, employés dans l'article 1ᵉʳ apparaissent pour la première fois dans une loi.

Il nous a paru intéressant de donner quelques explications à ce sujet afin de renseigner les médecins et les pharmaciens sur la signification précise de ces termes et sur la valeur thérapeutique de ces nouveaux produits considérés aujourd'hui comme de véritables médicaments.

On emploie actuellement en médecine, dans un but thérapeutique, diverses méthodes ayant les plus grands rapports avec les injections hypodermiques et que nous désignerons, à cause de cette analogie, sous le nom de *transfusions hypodermiques*.

Les différentes méthodes de transfusions hypodermiques proposées comprennent :

1° Les injections d'extraits organiques usitées dans l'opothérapie ;

2° Les injections de sang d'animaux, usitées dans l'hématothérapie ;

3° Les injections de sérum de sang d'animaux. . . ⎫

4° Les injections de sérum artificiel. . . . . . . ⎬ usitées dans la sérothérapie

5° Les injections de sérum d'animaux immunisés ⎭

appelés sérums antitoxiques ou thérapeutiques . . .

CHAPITRE PREMIER

INJECTIONS D'EXTRAITS ORGANIQUES ET DES LIQUIDES DESTINÉS A LES REMPLACER

SOMMAIRE. — Expériences de Brown-Séquard ; méthode séquardienne. — Emploi des liquides préparés avec la substance des capsules surrénales, du corps thyroïde, du parenchyme du rein, du pancréas, de la substance grise du cerveau (transfusion nerveuse de Constantin Paul). — Considérations générales sur la préparation des extraits organiques : sérum sanguin stérilisé ; chlorhydrate de spermine (*Poehl de St-Pétersbourg*) ; phosphate neutre de soude (*Croy fils de Bruxelles*) ; sérum artificiel (Chéron) ; glycérine (*Halipré et Tariel*) ; vitaline.

Le 1ᵉʳ juin 1889, Brown-Séquard fit à la Société de biologie une communication portant le titre : *Des effets produits chez l'homme par des injections sous-cutanées d'un liquide retiré des testicules de cobayes et de lapins.*

Cette communication frappa par son étrangeté non seulement le monde savant, mais encore et surtout le public. Ce ne fut pas, en effet, sans un certain étonnement, qu'on entendit ce grand physiologiste exposer les idées théoriques qui l'avaient conduit à expérimenter les effets du suc testiculaire du cobaye, dans le but de rajeunir en quelque sorte son organisme, et déclarer qu'à l'aide de ces injections, on pouvait donner aux vieillards une vigueur nouvelle se traduisant par une augmentation de force physique et intellectuelle.

Cette méthode de Brown-Séquard, à laquelle on a donné le nom de *méthode séquardienne*, a été le point de départ de recherches nombreuses et l'on a vu, dans les deux mondes, les médecins injecter les malades les plus variés avec des extraits d'organes non moins variés.

Après l'emploi du liquide obtenu par la macération des glandes testiculaires de différents animaux, on a proposé l'usage de liquides préparés avec le corps thyroïde, le thymus, la glande pituitaire, les capsules surrénales, la moelle osseuse, la rate, les ganglions lymphatiques, le pancréas, le rein, le foie, la parotide, le cerveau, le cœur, le poumon, la prostate, le cartilage, le muscle.

L'injection de ces extraits organiques a pris, dans ces derniers temps, une importance considérable, et a donné lieu à une nouvelle méthode thérapeutique appelée opothérapie.

Sans insister trop longuement sur cette méthode, il nous paraît cependant nécessaire d'indiquer à grands traits ses origines, son évolution, son état actuel.

En effet, la grande donnée des sécrétions internes que Brown-Séquard a eu le mérite et la hardiesse de généraliser, soulève toute une série de questions qui visent la chimie des humeurs, la physiologie. Elles visent aussi la pharmacie puisque les extraits des glandes mixtes ou internes tendent à entrer dans l'arsenal thérapeutique. A ce dernier point de vue, surtout, l'étude de ces glandes a sa place marquée dans ce cours, car le pharmacien a le devoir de fournir à la médecine des produits bien préparés, répondant aux exigences de la science moderne ; et il ne peut le faire avec compétence, qu'à la condition d'être renseigné sur l'origine, la fabrication, et la valeur de ces différents médicaments.

Qu'appelle-t-on opothérapie ? L'opothérapie est une méthode thérapeutique dans laquelle on emploie comme médicament ou moyen curatif : 1° soit les sucs des tissus animaux ou humains, 2° soit les tissus eux-mêmes (administrés à l'état naturel ou après leur avoir fait subir diverses préparations).

A l'opothérapie ressortissent : 1° les injections orchidiennes de Brown-Séquard ; 2° les injections ou les ingestions de sucs exprimés d'organes extraits d'un animal vivant ou mort ; 3° les injections ou les ingestions des tissus eux-mêmes, qu'il s'agisse de l'emploi du suc thyroïdien dans les affections goîtreuses, du suc pancréatique dans certains diabètes, du tissu rénal dans certaines affections néphrétiques, du tissu nerveux chez les neurasthéniques, du tissu du cœur dans certains cas d'insuffisance cardiaque.

Le mot opothérapie vient de ὀπός (suc, jus, humeur de tissu, tissu) et de θεραπεία (traitement, cure). Il a été proposé par M. le Professeur Landouzy dans son cours de thérapeutique à la Faculté de médecine de Paris.

Ce mot est moins amphibologique et plus général que le mot *organothérapie,* employé en Allemagne. Le mot organothérapie, en effet, peut prêter à confusion, car il laisse croire qu'il s'agit du traitement *des* organes, plutôt que d'un traitement *par les* organes.

« J'ai forgé ce mot opothérapie, dit M. le Professeur Landouzy, pour le besoin de mon cours, pour la commodité, la netteté, la clarté, la rapidité qu'il donne au langage quand on veut parler des médications nouvelles qui mettent en œuvre, comme agents de la matière médicale, la partie ou le tout d'un tissu animal.

Le mot opothérapie m'est apparu comme disant bien ce qu'il veut dire et ne laissant place à aucune confusion dans l'esprit de ceux qui liront une observation de myxœdème guéri par l'opothérapie thyroïdienne ; une observation de neurasthénie améliorée par l'opothérapie ovarienne ; une observation de diabète amélioré par l'opothérapie pancréatique. »

L'opothérapie, qui semble être une méthode nouvelle, ne l'est pas en réalité. En effet, l'idée de traiter les maladies par l'ingestion de certains organes ou tissus animaux est déjà ancienne. Il s'agissait là d'une thérapeutique instinctive, sans autre base scientifique que des observations très confuses, transmises par la tradition.

C'est ainsi que les toréros mangeaient les testicules des taureaux sacrifiés « pour se donner du muscle et du sang-froid » ; que les chasseurs, pour augmenter leur résistance à la fatigue, recherchaient les organes mâles des sangliers ; que les concrétions de l'estomac de l'écrevisse étaient propres pour l'estomac acide ; que le castoreum et le musc devaient avoir une action bienfaisante sur les organes génitaux ; que les anémiques se régénéraient en buvant, aux abattoirs, le sang chaud des animaux. C'est évidemment sous l'empire des mêmes idées (similia similibus curantur) que les médecins du XVIIe siècle avaient fait entrer dans l'ancienne matière médicale : les poumons de renard « estimés, dit Lemery, pour les maladies de poitrine, l'asthme, la phtisie » ; le foie et les intestins de loup, propres pour la colique venteuse ; l'arrière-faix, destiné à empêcher les tranchées des femmes en couches ; les têtes de vipère qui préservaient de la morsure des vipères.

On pourrait multiplier ces exemples et montrer combien l'âme populaire avait foi en des remèdes dont quelques faits heureux lui avaient révélé la puissance. Mais ces croyances étaient demeurées sans écho dans les milieux scientifiques.

Aussi, lorsque Brown-Séquard communiqua à la Société de biologie les résultats de ses premières injections de suc orchitique, on ne pensait guère qu'il jetait ainsi les bases d'une thérapeutique nouvelle susceptible d'applications nombreuses.

La découverte de l'illustre physiologiste n'était pourtant pas le fruit d'un empirisme grossier ; elle avait été déduite de l'examen des troubles consécutifs à la castration. Et tout de suite, après les premiers succès de ses expériences avec le liquide testiculaire, Brown-Séquard entrevoyait la généralisation de sa méthode et pressentait, de la façon la plus précise, le rôle que tiendraient, dans la thérapeutique de demain, les extraits des glandes ou des tissus normaux de l'organisme. Ces extraits de glandes ou de tissus normaux devaient être, en effet, comme nous le verrons plus loin, systématiquement employés dans le but de prévenir ou de combattre certains troubles morbides, produits dans l'économie, par la suppression naturelle ou accidentelle des fonctions de quelques-uns des organes qui le constituent.

Pour bien comprendre la méthode opothérapique, il est nécessaire de connaître les bases sur lesquelles elle repose. C'est ce que nous allons examiner rapidement.

La méthode opothérapique repose sur des faits cliniques et expérimentaux que l'on peut diviser en trois groupes.:

1er *Groupe*. — Troubles qui surviennent chez l'homme à la suite de l'ablation d'une glande ou de tout autre organe important.

2e *Groupe*. — Parenté physiologique qui semble exister, chez un même individu, entre quelques organes de son économie.

3e *Groupe*. — Expériences physiologiques démontrant qu'il se forme dans toutes les glandes, munies ou non de conduits excréteurs, et dans tous les tissus de l'organisme, une sécrétion interne, une sécrétion intra-cellulaire très active, qui, se mêlant au sang, y produit des modifications très diverses.

1er GROUPE. — *Troubles qui surviennent chez l'homme à la suite de l'ablation d'une glande ou de tout autre organe important*. — La pathologie enseigne qu'un grand nombre de maladies proviennent de la suppression d'organes, de glandes ou de fonctions glandulaires. C'est ainsi que la castration produit chez l'homme : la caducité, la vieillesse précoce, l'affaiblissement de l'activité intellectuelle, la diminution de résistance aux agents morbides. Chez la femme, l'ovariotomie a pour conséquences ordinaires une déchéance physique et psychique qui peut affecter les formes les plus bénignes jusqu'aux formes les plus graves de l'épuisement nerveux.

L'extirpation du corps thyroïde produit, chez les opérés du goître appelés thyroïdectomisés, une altération particulière de la peau et des muqueuses (épaississement), accompagnée de dyspnée et même de convulsions tétaniques coïncidant avec un état de dépression psychique et intellectuelle.

L'extirpation de la rate ou sa destruction anatomo-pathologique se traduit par une diminution passagère du nombre et peut-être même du volume des globules rouges.

Les lésions destructives du pancréas paraissent produire, dans quelques cas, le diabète ; celles du foie, des altérations chimiques diverses avec ou sans glycosurie ; celles des capsules surrénales, la mélanodermie et l'asthénie musculaire.

2° GROUPE. — *Parenté physiologique qui semble exister chez un même individu, entre quelques organes de son économie.* — L'observation clinique démontre qu'il existe des relations, ou mieux, une parenté physiologique entre quelques organes de l'économie, et la pathologie enseigne qu'un certain nombre d'états morbides peuvent dépendre du rapport de l'intégrité des relations fonctionnelles des organes entre eux.

On sait, depuis longtemps, qu'il existe des rapports entre le corps thyroïde et l'appareil génital, rapports que l'observation clinique a démontrés, et qui peuvent se manifester de différentes manières :

1° Hypertrophie thyroïdienne menstruelle (c'est-à-dire augmentation de la glande thyroïde au moment des règles de la femme), hypertrophie qui peut devenir définitive et persister sous la forme d'un goître.

2° Atrophie thyroïdienne, après la ménopause (c'est-à-dire diminution de la glande thyroïde après la suppression des règles de la femme).

3° Atrophie génitale, après la thyroïdectomie (c'est à-dire diminution du sens génital après l'ablation de la glande thyroïde).

4° Disparition d'un goître (ayant résisté à tous les traitements antérieurs) à la suite d'une hystérectomie pour fibrome de l'utérus, ou d'une oophoro-salpingectomie pour suppuration pelvienne.

Des liens aussi étroits unissent, à l'état pathologique, les glandes mammaires et l'utérus, la parotide et l'ovaire.

3° GROUPE. — *Expériences physiologiques démontrant qu'il se forme dans toutes les glandes, munies ou non de conduits excréteurs et dans tous les tissus de l'organisme, une sécrétion interne, une sécrétion intra-cellulaire qui, se mêlant au sang, y produit des modifications très diverses.* — L'existence de cette sécrétion interne, modificatrice du sang, démontrée par des expériences de laboratoire, est une notion nouvelle qui permet, dans le domaine de la physiologie normale et pathologique, l'interprétation de phénomènes et de faits que la clinique ne pouvait pas expliquer.

En 1889, Méring et Minkowsky ont démontré que, si l'ablation du pancréas a pour effet de provoquer le diabète chez le chien, il suffit, pour empêcher le développement de ce diabète, de laisser un petit fragment de la glande avec ses connexions vasculaires.

En 1890, Hédon supprime seulement l'excrétion du suc pancréatique en liant le canal de Wirsung, ou en le remplissant de paraffine : les animaux ne deviennent pas glycosuriques.

Antérieurement, M. Gley avait fait des injections intra-glandulaires de suif afin de supprimer complètement la fonction pancréatique ; mais, malgré ses efforts, il n'avait pas pu rendre diabétiques tous les chiens chez lesquels cette injection avait été faite ; car ici, encore, malgré le soin apporté à la technique, il restait quelques parties microscopiquement inappréciables et qui assuraient la fonction pancréatique.

En 1891, M. Gley a montré que, si on enlève, d'une manière totale, le corps thyroïde à des animaux, ces animaux sont frappés de mort. Ceux qui survivent le doivent à un certain nombre de glandes accessoires, appelées glandules thyroïdiennes, dont l'hypertrophie rétablit plus ou moins complètement, et pour un certain temps, les fonctions du corps thyroïde qui a été enlevé.

Si on enlève les glandules thyroïdiennes en même temps que le corps thyroïde, la mort est inévitable. Mais on peut retarder cette mort par l'injection intra-veineuse d'un liquide dilué extrait du corps thyroïde, même dans le cas où des phénomènes graves se seraient déjà manifestés. Après cette injection, le retour à l'état normal a lieu rapidement et persiste généralement jusqu'au lendemain ; on pratique alors une nouvelle injection qui a le même succès.

MM. Abelous et Langlois sont arrivés pour les capsules surrénales à des résultats identiques. Ils ont reconnu, qu'à côté des capsules surrénales. il existait des capsules accessoires jouant le même rôle que les glandules thyroïdiennes pour le corps thyroïde. M. Langlois a montré en outre qu'on pouvait maintenir la vie chez un chien auquel on avait enlevé les glandes surrénales à la condition de laisser 1/10° de capsules.

Il suffit donc, pour assurer la fonction d'une glande, qu'il existe une très petite quantité de cette glande, soit que cette partie ait été laissée par une extirpation incomplète de la glande, soit qu'elle ait été artificiellement introduite dans l'organisme.

De ces faits, nous tirerons avec MM. les Drs Maubrac et Morange les conclusions suivantes (1) :

1° Toutes les glandes, munies ou non de conduits excréteurs, en dehors de leur rôle d'appareils d'élimination et d'excrétion, tous les tissus de l'organisme, remplissent une fonction indispensable à l'économie.

2° Cette fonction consiste en une élaboration de produits spéciaux destinés à être déversés directement dans la circulation, et qui, se mêlant au sang, y produisent des modifications très diverses.

3° Cette fonction générale est appelée *sécrétion interne*.

4° Cette fonction peut, lorsque l'organe est absent ou détruit, être assurée au moins transitoirement : soit par une portion de cet organe, soit par des organes accessoires ou de réserve et de même type, soit par d'autres organes en parenté physiologique, soit par l'injection de l'extrait d'un organe de même type prélevé sur un animal sain.

5° L'opothérapie a pour but de fournir aux malades, à l'aide d'un organe identique ou en parenté physiologique, emprunté à la série animale, cette sécrétion interne, nécessaire au bon fonctionnement de l'organisme et que ne peut pas donner l'organe qui a été enlevé ou détruit.

En résumé, les diverses glandes et les tissus donnent naissance, en dehors de leurs sécrétions propres, à des sécrétions internes, nécessaires au bon fonctionnement de l'organisme. Si, pour une cause quelconque, ces sécrétions viennent à manquer ou à diminuer, on peut y suppléer à l'aide de l'opothérapie, c'est-à-dire, en administrant comme médicaments soit les sucs des tissus animaux ou humains, soit les tissus eux-mêmes, employés à l'état naturel ou après leur avoir fait subir différentes préparations.

Les organes (glandes ou tissus), employés en opothérapie, sont très nombreux ; ils peuvent être divisés en sept groupes d'après MM. les Drs Maubrac et Morange.

1er *Groupe*. — Corps thyroïde, thymus, glande pituitaire.

2° *Groupe*. — Capsules surrénales.

3° *Groupe*. — Moelle osseuse, rate, ganglions lymphatiques.

______

(1) *Revue générale des sciences appliquées*, numéro du 31 décembre 1896, p. 1235.

4° *Groupe*. — Testicules, ovaires, mamelles.

5° *Groupe*. — Glandes à conduits excréteurs : pancréas, rein, parotide, foie.

6° *Groupe*. — Organes à rôle fonctionnel : cerveau, cœur, poumons, prostate, cartilage, muscle.

7° *Groupe*. — Organes divers : moelle épinière, intestin (muqueuse et sous-muqueuse), duodénum (muqueuses), trompes, etc.

Tous ces organes peuvent être employés de trois manières différentes : 1° en greffe ; 2° en injection hypodermique ; 3° par la voie gastrique.

A. *Méthode de la greffe*. — Schiff d'une part, Horsley d'autre part, ont démontré que, si on extirpe à un chien sa glande thyroïde et si l'on transplante dans le péritoine de ce chien sa propre glande thyroïde extirpée, on retarde la mort de l'animal. — Se fondant sur ces expériences, Lannelongue tenta, en 1890, chez l'homme, la greffe thyroïdienne. Cet essai répété par Kocher, Bettencourt et Serrano ne donna que des succès temporaires. On ne tarda pas du reste à reconnaître que ces succès étaient dus non à la greffe elle-même, qui se résorbait ou cessait de sécréter, mais au suc thyroïdien contenu dans l'organe greffé. Il est donc plus naturel de s'adresser au suc thyroïdien lui-même et d'injecter ce suc par la voie hypodermique ou de toute autre manière ; c'est ce qu'on a fait ; aussi la greffe est-elle aujourd'hui complètement abandonnée.

B. *Méthode hypodermique*. — Cette méthode consiste à injecter par la voie sous-cutanée un liquide organique préparé avec les organes. Ce liquide est un véritable extrait de l'organe dont il représente la totalité des éléments.

Les liquides organiques, destinés à être injectés hypodermiquement, sont préparés dans l'industrie par des industriels autorisés par les décrets spéciaux que nous avons indiqués. La préparation de ces liquides ou extraits organiques s'opère en général de la manière suivante : on prend les glandes ou les tissus ; on les débarrasse de tout élément étranger (aponévroses, graisses, concrétions, kystes, etc.) ; on les coupe en menus fragments, puis on les fait macérer pendant 24 heures dans un poids égal de glycérine additionnée d'eau stérilisée contenant des quantités variables de sel marin. On filtre sur porcelaine par l'acide carbonique sous pression avec l'appareil imaginé par M. d'Arsonval.

On peut aussi, pour remédier aux inconvénients des bougies en porcelaine qui retiennent certains principes albuminoïdes du liquide filtré, ce qui, d'après les expériences de Gley, diminue l'activité thérapeutique du liquide organique, opérer de la manière suivante : filtrer le liquide sur du papier ; stériliser ensuite à l'autoclave imaginé par M. d'Arsonval pour la stérilisation et la conservation des liquides organiques, appareil dans lequel on peut atteindre une pression d'acide carbonique de 95 atmosphères à 45°, température maxima que l'on ne peut dépasser sans altérer les matières albuminoïdes.

Les liquides organiques ainsi obtenus sont mis en ampoules stérilisées et scellées à la lampe, chaque ampoule contenant la quantité nécessaire à une seule injection. Il faut prendre, pour procéder à cette préparation, de nombreuses précautions antiseptiques indiquées par divers expérimentateurs, en particulier par M. d'Arsonval, précautions qui nécessitent un outillage compliqué et sont souvent négligées par les nombreux laboratoires qui s'étaient primitivement créés pour la fabrication de ces produits.

L'amélioration ou les cures obtenues, à l'aide de liquides organiques injectables, avaient en effet engagé un certain nombre de préparateurs, chimistes ou physiologistes, à s'occuper de la fabrication industrielle de ces produits ; et tous les médecins ou pharmaciens ont reçu des circulaires annonçant l'ouverture de laboratoires dont quelques-uns présentent des garanties suffisantes, mais dont la plupart réclament une active surveillance.

Sans parler de ceux qui mettaient en circulation de l'eau distillée légèrement saline, certains préparateurs s'approvisionnaient des organes, dont ils voulaient faire des extraits sans se préoccuper de l'état de l'animal et sans prendre aucune précaution antiseptique. Quelle garantie avait alors le malade ? Et combien de fois n'a-t-on pas vu se produire, après les injections, des accidents septiques ou des phénomènes infectieux souvent très graves. N'est-on pas exposé à inoculer surtout les maladies transmissibles des animaux à l'homme, telles que la morve, le charbon, la tuberculose.

La loi du 25 avril 1895 a pensé avec raison, qu'au nom de la santé publique, il était nécessaire d'exercer une surveillance rigoureuse sur la fabrication et la provenance de ces liquides organiques et de n'en permettre la délivrance que dans les conditions énumérées dans l'article 1er ; aussi aujourd'hui cette préparation ne peut être faite que dans les laboratoires spéciaux et leur délivrance ne peut être opérée que par les pharmaciens et sur ordonnance des médecins.

Nous ne croyons pas devoir insister plus longuement sur la préparation de ces liquides organiques (1).

Les liquides organiques, préparés dans les laboratoires, sont les suivants :

1° Liquide thyroïdien, appelé aussi thyroïdine : extrait du corps thyroïde.

2° Liquide capsulaire, appelé aussi addisonine : extrait des capsules surrénales.

3° Liquide de moelle des os, appelé myéline : extrait de la moelle épinière.

4° Liquide splénique, appelé liénine : extrait de la rate.

5° Liquide des ganglions lymphatiques ou adénine : extrait des ganglions lymphatiques.

6° Liquide testiculaire, appelé orchitine : extrait du testicule.

7° Liquide ovarique, appelé ovarine : extrait de l'ovaire.

8° Liquide pancréatique, appelé pancréatine : extrait du pancréas.

9° Liquide rénal, appelé rénine : extrait du rein.

10° Liquide hépatique, appelé hépatine : extrait du foie.

11° Liquide cérébral ou de substance grise, appelé cérébrine : extrait des cervelles.

12° Liquide carditique, appelé cardine : extrait du cœur.

13° Liquide musculaire : extrait des muscles.

14° Liquide pneumique, appelé pulmonine : extrait des poumons.

Ces liquides organiques, préparés dans les divers laboratoires sont livrés par boîtes de 10 à 12 tubes, chaque tube contient 1 centimètre cube, 2 centimètres cubes, 3 centimètres cubes de liquide, quantité moyenne employée pour une seule injection.

C. *Méthode par la voie gastrique*. — Cette méthode consiste à faire ingérer, avaler aux malades les organes eux-mêmes.

En 1892, Howitz, Fox et Mackensie ont montré que le suc gastrique n'altère pas les propriétés des organes ingérés. Depuis cette époque, l'opothérapie gastrique a pris un grand développement et tend à remplacer l'opothérapie hypodermique.

On a reconnu en effet que l'ingestion de l'organe produisait les

(1) Consulter à se sujet : *Bulletin de thérapeutique*, 1892, t. XXIII, p. 337 ; d'Arsonval, *Filtration et stérilisation rapide des liquides organiques par l'emploi de l'acide carbonique liquéfié* ; d'Arsonval, C. R. Ac. des sciences, 23 février 1892 ; autoclave d'Arsonval pour la stérilisation et la conservation des liquides organiques ; Morange, *Formulaire pratique de l'hypodermie*, p. 227 à 234 ; dessins des appareils de d'Arsonval.

mêmes résultats que l'injection hypodermique de liquides organiques, provenant du même organe, et présentait l'avantage d'être d'une application plus facile, moins coûteuse, et peut-être plus efficace.

Les liquides organiques, en effet, contiennent-ils véritablement tous les principes actifs des organes dont ils proviennent ? Quel est le principe actif de ces différents organes ? Ce sont là des questions qu'il est difficile de résoudre dans l'état actuel de nos connaissances et les beaux travaux de Poehl, sur le principe dynamogénique des sucs organiques, ne nous permettent pas d'avoir une opinion précise à cet égard.

Lorsque les progrès de l'étude chimique auront permis d'isoler chacune des substances actives contenues dans les produits complexes qu'utilise l'opothérapie et que l'on en aura établi la pharmacodynamie, il est certain qu'elles seront employées à la place de ces derniers.

Nous assisterons alors à une évolution comparable à celle qui s'est produite dans la matière médicale qui, à la place des racines, des tiges, feuilles, fleurs des plantes, utilise les alcaloïdes ou glucosides contenus dans les différentes parties de ces végétaux.

Mais, en opothérapie, comme le disent très justement MM. Maubrac et Morange, nous en sommes encore à la tisane préparée avec les organes et pas encore à l'alcaloïde ou principe actif des organes. C'est dire que la greffe, que l'injection sous-cutanée doivent provisoirement céder le pas à la voie gastrique, en attendant que la découverte des principes actifs nous permette de revenir à la méthode hypodermique.

En résumé, il semble que la méthode par voie gastrique doive être actuellement employée, la voie hypodermique restant, pour le moment, une voie d'exception et pouvant devenir avec les progrès de la science, la voie d'élection pour l'avenir.

Disons, en passant, que la voie rectale, proposée par certains médecins, ne doit pas être utilisée ; car, en dehors des inconvénients qui lui sont propres, elle présente aussi celui de faire subir aux substances organiques une dénaturation capable d'en modifier les propriétés, ainsi que Gibier l'a démontré pour les sérums vaccinateurs.

Dans la méthode par la voie gastrique, on emploie de préférence les organes frais.

La cuisson n'altérant pas leurs propriétés thérapeutiques, on peut faire cuire les organes et les administrer soit en cachets, soit en capsules gélatineuses.

Mais la conservation de ces différents produits étant difficile, on fait ordinairement dessécher les organes dans le vide à une température de 37° : au bout de 24 heures ou de 36 heures au plus, ils sont transformés en une masse brune qui, pulvérisée, peut être mise en pilules, tablettes ou cachets.

Toutes les préparations pharmaceutiques faites avec les organes desséchés s'altèrent aussi très rapidement. On y trouve, en effet, comme cela a été observé, une vraie flore bactérienne comprenant même le vibrion septique et aussi des produits de décomposition putride, ptomaïnes, etc. ; il en résulte une série d'accidents qui sont imputables non à la médication, mais au remède lui-même. C'est ainsi par exemple que O. Lang a observé sur lui-même et quelques-uns de ses amis, des signes de pseudo-thyroïdisme avec 0 gr. 60 de tablettes, tandis que l'ingestion de 20 à 30 gr. de glande fraîche crue n'était suivie d'aucun trouble, même passager.

Il faut donc s'en tenir aux préparations d'organes frais, si l'on veut avoir des résultats comparables.

Mais l'utilisation même de ces préparations n'est pas sans dangers. Ce sont, en effet, des produits très actifs, voire même toxiques, dont l'emploi prolongé ou inopportun peut amener des accidents. Il faut tenir compte de la possibilité de la présence simultanée dans le médicament opothérapique du principe utile et de la substance nuisible qu'il a précisément pour but de neutraliser. De là la nécessité d'une grande prudence dans les doses et d'une surveillance rigoureuse des malades.

A part la glande thyroïde, qui peut être administrée sous d'autres formes (ingestion de glandes fraîches ou desséchées), tous les organes usités en opothérapie se préparent par le procédé que nous avons décrit et qui consiste essentiellement à pulper l'organe dont on veut préparer le suc, à additionner la pulpe de glycérine, à la soumettre à la presse et à filtrer le suc à la bougie Chamberland, sous pression d'acide carbonique, afin de le stériliser.

M. Denaeyer, se fondant sur un procédé adopté par Baumann pour la préparation de la glande thyroïde (procédé que nous décrivons plus loin), a proposé au Congrès pharmaceutique international, tenu à Bruxelles du 14 au 19 août 1897, de suivre un procédé analogue pour obtenir des préparations organothérapiques inaltérables avec tous les organes usités en opothérapie.

Voici comment il conseille d'opérer :

Organe usité en opothérapie. . . . 2000 grammes
Eau . . . . 3000 »
Acide chlorhydrique . . . . 9 »
Pepsine. . . . . 30 »

Faire digérer pendant 6 heures à 40° l'organe pulpé. Quand la digestion est terminée, porter à l'ébullition, neutraliser par le carbonate de soude, filtrer et évaporer à sec dans le vide.

D'après M. Denaeyer ces produits de digestion contiennent les principes actifs des divers organes, principes dont les propriétés thérapeutiques sont intégralement conservées. Comme les albumoses dominent dans ces produits, M. Denaeyer propose de donner à ces médicaments le nom d'albumoses, suivi du nom de l'organe ; il dit, par exemple :

Albumose orchitique ou testiculaire.

Albumose thyroïdienne.

Albumose ovarique, etc., etc.

Ces albumoses, desséchées dans le vide, se présentent sous forme de poudres ou de grumeaux diversement colorés, suivant l'organe dont elles proviennent. Elles sont solubles dans l'eau et dans l'eau glycérinée et présentent une odeur agréable.

Dissoutes dans l'eau glycérinée et filtrées au papier, elles fournissent des solutions limpides, qui peuvent être passées à l'autoclave ou à l'étuve à stériliser, sans que la coagulation des albumines soit à craindre.

Tout pharmacien pourrait donc préparer à l'avance ou extemporanément de petits flacons de sucs d'organes stérilisés, sans avoir à recourir à des manipulations difficiles nécessitant des appareils coûteux.

Pour conserver ces produits absolument stérilisés, il suffit de paraffiner le bouchon flambé et de le recouvrir ensuite d'une peau blanche.

On peut aussi en faire des pilules, des tablettes, etc.

Les albumoses organo-thérapeutiques en poudre soluble se conservent indéfiniment, lorsqu'elles sont mises à l'abri de l'humidité dans un flacon bien bouché ou mieux encore dans un flacon dessiccateur contenant de la chaux.

Les albumoses que M. Denayer a préparées et qu'il a présentées au Congrès représentaient en poids le dixième du poids des organes traités.

Quelle est la valeur réelle des albumoses de M. Denaeyer? Remplaceront-elles les sucs ou liquides organiques? C'est ce que l'avenir nous apprendra.

Le 10 novembre 1897, M. Morange a proposé à la Société de thérapeutique un procédé général de préparation des médicaments opothérapiques, analogue à celui donné par M. Denayer; c'est-à-dire peptonisation par les procédés habituels des organes tels que corps thyroïde, ovaire, moelle osseuse, capsule surrénale. Nous n'insisterons pas sur cette méthode complètement semblable à celle de M. Denayer. M. Morange appelle ces nouvelles peptones suivant les cas : Peptothyroïdine, peptoovarine, peptomédulline (1).

Merck de Darmstadt a proposé une série de poudres organothérapiques, qu'il prépare par un procédé spécial, et auxquelles il a donné les noms d'opothyroïdine, opothymine, opohypophisine etc. (voir tableau plus loin) — Une partie en poids de chaque poudre correspond à 5 parties de tissu frais.

Il nous reste pour terminer notre étude sur l'opothérapie à examiner la provenance et les usages thérapeutiques des liquides et préparations obtenus avec les différents organes.

1° **Opothérapie thyroïdienne.**— Dans l'opothérapie thyroïdienne, on emploie le corps thyroïde ou glande thyroïde.

Le corps thyroïde est un organe placé sur les premiers anneaux de la trachée artère, au-dessous du larynx, peu volumineux chez l'homme bien portant, il se présente alors sous la forme d'une petite masse bilobée qui ne pèse que 30 gr. environ. Son développement exagéré constitue le goître, si fréquent chez les crétins des montagnes.

Dans la médication thyroïdienne on emploie la glande thyroïde du mouton et du veau. Une glande de veau pèse à l'état frais 4 à 5 gr. Le poids des glandes de mouton est très variable, et peut, d'après Catillon, aller de 0 gr. 50 à 20 gr.

Si l'on examine les phases historiques de cette médication, on voit qu'on a successivement employé : 1° la greffe thyroïdienne, 2° l'injection hypodermique de liquides thyroïdiens, 3° l'ingestion des glandes thyroïdes fraîches, l'ingestion des glandes cuites, l'ingestion des glandes desséchées.

On a proposé aussi l'emploi des produits extraits de cette glande et considérés comme en représentant le principe actif. Nous n'insisterons pas sur ces derniers produits, car on peut dire que le principe actif

(1) V. *J. pharm. et chim.*, 1er déc. 1897, p. 527.

du corps thyroïde est encore inconnu, malgré les belles recherches faites à ce sujet par divers expérimentateurs, parmi lesquels nous citerons Vermehren, Notkin, Fraenkel, Baumann et Roos, Oswald.

Nous mentionnerons cependant un produit spécial préparé par le procédé de Baumann et qu'on trouve dans le commerce sous le nom d'*iodothyrine, thyroïodine, iodothyroïdine*.

On le prépare en faisant digérer la glande thyroïde dans une solution de pepsine additionnée d'acide chlorhydrique et on ajoute au produit ainsi obtenu une quantité de sucre de lait telle que le poids du mélange total soit égal au poids de la glande mise en traitement.

Nous ne croyons pas devoir nous prononcer sur la valeur de ce dernier produit. Représente-t-il, comme on l'a prétendu, le vrai principe actif de la glande thyroïde ? C'est là une question encore controversée.

Nous avons dit que l'on pouvait employer : 1° le liquide thyroïdien en injection hypodermique ; 2° l'ingestion de la glande thyroïde fraîche cuite ou desséchée ; comment et à quelles doses s'administrent ces préparations ?

1° Le liquide thyroïdien s'emploie à la dose de 3 à 4 centimètres cubes par semaine en injections hypodermiques.

2° La glande fraîche s'emploie à la dose de 1 à 2 grammes par 24 heures. Cette glande fraîche, pour laquelle certains malades éprouvent de la répugnance, peut être administrée cuite, car on sait aujourd'hui que la cuisson ne fait rien perdre de son efficacité à la glande.

D'après la plupart des expérimentateurs, le meilleur mode d'administration est la glande à l'état frais.

On emploie aussi des tablettes qui sont préparées en mélangeant le corps thyroïde desséché avec du sucre. Chaque tablette contient 0 gr. 20 de corps thyroïde. On fait aussi des pilules contenant 0 gr. 05 de corps thyroïde.

M. Viallet, ancien pharmacien adjoint à l'hôpital de Montpellier, a donné, pour la préparation du corps thyroïde, des formules qui ont été adoptées dans cet hôpital et qui nous paraissent très recommandables.

1° *Poudre de corps thyroïde* :

Corps thyroïde frais de mouton ou de veau. . . . . QS
Sucre de lait. . . . . QS

Mondez les lobes de toute membrane et du tissu adipeux à l'aide d'un couteau stérilisé à la flamme ; coupez-les en menus fragments et triturez-les avec deux fois leur poids de sucre de lait. On obtient ainsi une pâte liquide qu'on distribue en couches minces sur des assiettes ; on laisse sécher au soleil jusqu'à la dessiccation complète et on pulvérise ensuite.

100 grammes de poudre contiennent 15 grammes de corps thyroïde sec et correspondent environ à 40 grammes de corps thyroïde frais.

2° *Tablettes de corps thyroïde.*

Poudre de corps thyroïde lactosée : } Q S correspondant à 50 grammes de glande fraîche (environ 125 gr.).

Mélange de gomme adragante
Sucre blanc en poudre fine
Essence de citron } Q S pour faire 100 tablettes pesant chacune 2 grammes.

Chaque tablette de 2 grammes correspond à 0 gr. 50 de corps thyroïde frais.

La médication thyroïdienne a été employée dans une foule de cas très différents les uns des autres et quelquefois un peu empiriquement.

Elle est particulièrement efficace dans le myxœdème et l'on peut dire avec Mendel : « le traitement du goître par le suc thyroïdien est un progrès réalisé dans cette affection ». Et avec M. Jean Mordague dans sa thèse passée à la Faculté de Toulouse : « Le corps thyroïde est regardé comme le spécifique du myxœdème. »

Le myxœdème, affection décrite la première fois par Gull, ainsi dénommée par Ord, décrite par Morvan et étudiée par Charcot, est un état morbide provoqué par la suppression de la glande thyroïde, par absence congénitale, par atrophie, par dégénérescence, par ablation chirurgicale et caractérisé par un trouble trophique des téguments avec infiltration de mucine, et par la déchéance intellectuelle.

Selon la cause de la suppression de la glande thyroïde, on distingue plusieurs sortes de myxœdème :

1° Le myxœdème congénital (absence congénitale du corps thyroïde, c'est-à-dire absence de la glande thyroïde au moment de la naissance).

2° Le myxœdème des adultes, appelé aussi cachexie pachydermique (atrophie simple de la glande).

3° Le myxœdème opératoire, appelé par Reverdin cachexie strumiprive (après thyroïdectomie ou ablation chirurgicale de la glande).

Ajoutons enfin, pour bien faire comprendre le rôle important de la glande thyroïde que la perversion, la diminution ou la suppression.

de la sécrétion thyroïdienne, amènent des tumeurs diverses, le goître : goître sporadique, goître endémique, degré initial d'une dégénérescence dont le crétinisme complet est le dernier échelon, crétinisme se complétant parfois d'idiotie et de myxœdème.

Le myxœdème présente des formes cliniques très complexes : goître, obésité, dermatoses diverses, anémie, arrêts de développement, tétanie. La plúpart de ces états physiologiques étant, en même temps que le myxœdème, favorablement influencés par la médication thyroïdienne, on a eu l'idée de leur appliquer ce même traitement, alors même qu'ils sont indépendants du myxœdème.

Par extension, d'autres troubles de la nutrition : rachitisme, diabète, goutte ; puis encore la syphilis, la tuberculose, le cancer, la èpre, etc. ont été l'objet de tentatives thérapeutiques du même ordre ; en sorte qu'aujourd'hui, il n'est guère de maladies où le corps thyroïde n'ait été prescrit.

Nous n'insisterons pas sur les divers essais qui ont été tentés, nous dirons seulement avec M. Chassevant, professeur agrégé à la Faculté de médecine de Paris (voir *Etude sur la fonction thyroïdienne; Nouveaux remèdes*, 8 nov. 1895, p. 633 à 651) : « En résumé la médication thyroïdienne a acquis à juste titre une grande importance dans le traitement des idiots et des obèses en facilitant leurs échanges nutritifs ; quant aux autres applications, il convient d'attendre avant de se prononcer sur leur efficacité. »

2º **Opothérapie thymienne.** — Dans l'opothérapie thymienne ou médication au moyen du thymus, on emploie le thymus, glande située à la partie inférieure du cou ; on utilise plus spécialement le thymus du veau.

On l'administre sous les mêmes formes et aux mêmes doses que le corps thyroïde.

Il a été employé avec succès dans le goître et dans la maladie de Basedow.

3º **Opothérapie hypophysienne.** — Cette opothérapie se fait au moyen de la glande pituitaire.

Elle a été utilisée dans l'acromégalie.

4º **Opothérapie suprarénaline.** — Cette opothérapie se fait au moyen des capsules surrénales. On peut employer les capsules surrénales de tous les mammifères, mais on préfère, en général, celles du porc, du cheval, du cobaye.

Ces capsules ont, au point de vue physiologique et biologique, une importance considérable, sur laquelle nous ne croyons pas devoir insister. Ceux qui voudraient approfondir la question pourront consulter les beaux travaux de MM. Abelous et Langlois, de Charrin, très bien exposés : *Revue générale des sciences* du 15 mai 1893, tome II, p. 273 : Abelous, La physiologie des glandes à sécrétion interne, corps thyroïde et capsules surrénales ; — *Journal de pharmacie et de chimie*, p. 19 : Charrin, Les capsules surrénales au point de vue biologique.

Le liquide des glandes surrénales, appelé liquide capsulaire, addisonine, s'emploie à la dose de 2 à 5 centimètres cubes en injections hypodermiques.

Il a été employé avec des succès très variables dans le traitement de la maladie d'Addison ou maladie bronzée caractérisée par une cachexie anémique et une coloration bronzée de la peau (Abelous, Charrin, Langlois, Chauffart, Dieulafoy).

Il a été préconisé dans la neurasthénie, l'hystérie, le diabète sucré et en thérapeutique oculaire comme astringent local par W. H. Bates et Dor.

5° **Opothérapie médulinienne.** — Cette opothérapie se fait avec la moelle osseuse.

L'ingestion de la moelle osseuse a donné quelques résultats dans l'anémie pernicieuse (Danforth, Fraser), dans la cachexie palustre, l'anémie secondaire, la chlorose.

6° **Opothérapie splénique.** — Cette opothérapie se fait avec la rate, et en particulier avec celle du mouton.

La rate est rarement employée seule. On l'associe en général à la moelle osseuse dans la médication hématopoiétique, ayant pour but la reconstitution du sang. Cousin (de Marseille) l'a employée seule cependant contre la cachexie paludéenne.

7° **Opothérapie par les ganglions lymphatiques.** — Le produit de trituration des ganglions lymphatiques pourrait être employé, comme le conseille Brown-Séquard, avec la pulpe splénique et la moelle osseuse pour le traitement de la leucocythémie. Cette hypothèse n'a pas reçu de confirmation clinique.

8° **Opothérapie orchidienne.** — Dans l'opothérapie orchidienne ou médication orchitique, ou méthode séquardienne, on emploie le liquide testiculaire préparé avec les testicules de taureau.

Dans cette médication, on emploie presque exclusivement la méthode hypodermique ; et on injecte 3 à 8 centimètres cubes de liquide testiculaire tous les deux jours.

Le liquide testiculaire a été employé contre l'impuissance, la constipation opiniâtre des vieillards, la débilité sénile, la neurasthénie, les scléroses médullaires, la paralysie agitante, les maladies mentales, la chorée, le diabète, le psoriasis, l'ataxie locomotrice, l'asthénie de la tuberculose et du cancer. D'après MM. Maubrac et Maurange, il est prudent de limiter son emploi au traitement de la débilité sénile et de l'épuisement nerveux accidentel chez l'adulte.

Nous n'insisterons pas plus longuement sur la méthode séquardienne ; ceux qui voudraient l'approfondir consulteront les ouvrages mentionnés à la note (1).

Nous ajouterons en terminant, qu'on a proposé pour remplacer le liquide testiculaire certains liquides qu'il importe de signaler en passant :

1° Le sérum sanguin stérilisé ;

2° Le chlorhydrate de spermine (Poehl de St-Pétersbourg) ;

3° Le phosphate neutre de soude (Croq fils de Bruxelles).

4° Les sérums artificiels préparés d'après différentes formules en particulier par celle de Chéron (2) :

Sulfate de soude chimiquement pur . . .	8 grammes
Phosphate de soude.	4 —
Chlorure de sodium	2 —
Acide phénique neigeux.	1 —
Eau pure stérilisée	100 —

5° Les solutions de glycérine, préparées d'après la formule de Halipré et Tariel :

Glycérine neutre . . . . :	10 grammes
Eau bouillie.	30 —

6° La vitaline, préparation très usitée en Russie, qui n'est qu'une solution de borax dans la glycérine et dont la composition serait, d'après le laboratoire municipal de Paris, ainsi fixée :

Borax.	38 grammes
Glycérine pure à 1,26.	42 —
Eau distillée.	40 —

---

(1) 1° *Midi médical*, année 1890, p. 1, *La médication séquardienne*, par M. le professeur Mossé de Toulouse, étude très savante dans laquelle on trouve une bibliographie complète sur la question.

2° *La méthode de Brown-Séquard*, par Eloy (J.-B. Baillière et fils).

(2) Consulter à ce sujet Jules Chéron, *Lois générales de l'hypodermie physiologique et thérapeutique*, 1893.

9° **Opothérapie ovarique.** — Cette opothérapie, appelée aussi opothérapie ovarienne,se fait avec un liquide organique extrait des ovaires.

On emploie presque exclusivement le liquide ovarique en injections hypodermiques à la dose de 3 à 8 centimètres cubes tous les deux jours.

Ce traitement est recommandé contre les troubles consécutifs à la castration chez la femme (ovariosalpingectomie) ; contre l'hystérie, l'aménorrhée, la dysménorrhée, la sénilité des vieilles femmes.

10° **Opothérapie pancréatique.** — Dans cette opothérapie, on emploie le pancréas du mouton ou du veau, soit en injections hypodermiques de liquide pancréatique, soit en ingestion, soit en greffe du pancréas.

Le pancréas a un rôle physiologique très intéressant sur lequel nous n'insisterons pas,et qui a été très bien exposé par M.Gley dans la *Revue générale des Sciences* du 30 juillet 1891, t. II, p. 449 : E. Gley, Les découvertes récentes sur la physiologie du pancréas.

L'opothérapie pancréatique a été employée avec des succès divers contre le diabète maigre par MM. Rémond et Rispal, Battisni, Hale, Leyden, etc., etc.

11° **Opothérapie rénale.** — L'opothérapie rénale se fait au moyen du liquide rénal préparé avec la substance corticale du rein de bœuf.

On emploie le liquide rénal en injections hypodermiques.

L'opothérapie rénale a été employée par M. le professeur Meyer (de Toulouse, aujourd'hui à Nancy) pour prévenir les accidents consécutifs à la néphrectomie, par M. Dieulafoy contre l'urémie, par MM. Teissier et Fraenkel contre l'albuminurie.

12° **Opothérapie hépatique.** — L'opothérapie hépatique se fait avec le liquide hépatique obtenu avec le tissu hépatique et qu'on emploie en injection hypodermique à la dose de 3 centimètres cubes par jour.

Cette méthode pourrait, d'après Bra, être employée dans toutes les affections reconnaissant pour cause une intoxication par les sels biliaires et les matières colorantes de la bile.

Elle a été utilisée par Cadiot, Roger, Widal, dans le traitement de la cirrhose hypertrophique, et par Gilbert et Carnot dans le diabète ; mais les résultats obtenus sont encore problématiques.

13° **Opothérapie cérébrine.** — En 1893, Constantin Paul a proposé sous le nom de transfusion nerveuse, l'injection d'un liquide cérébral, obtenu à l'aide de la cervelle de mouton.

Tableau des préparations opothérapiques
(*Origine, indication, emploi, doses*)

DIVISION	DÉNOMINATIONS — Préparations employées par la méthode gastrique	DÉNOMINATIONS — Préparations employées par la méthode hypodermique	ORIGINE	INDICATIONS	DOSES — MÉTHODE GASTRIQUE par dose en gr.	DOSES — MÉTHODE GASTRIQUE par jour en gr.	DOSES — MÉTHODE HYPODERMIQUE en cent.³
1er groupe	Opothyroïdine	Liquide thyroïdien (thyroïdine, iodothyroïdine, iodothyrine de Baumann).	corps thyroïde.	Myxœdème, crétinisme, cachexie strumiprive, affections cutanées (psoriasis, eczéma, etc.), agalactie, hémophylie, torticolis, etc.	0,05 à 0,10	0,15 à 0,60	3 à 4 par semaine.
	Opothymine	Liquide thymien	thymus.	Développement insuffisant pour le nouveau-né, paralysie infantile, maladie de Basedow, leucémie, chlorose, anémie.	0,2 à 0,5	0,6 à 3	3 à 4 par semaine.
	Opohypophysine		glande pituitaire.	Acromégalie.	0,05		
2e groupe	Oposuprarénaline	Liquide capsulaire (addisonine).	capsules surrénales.	Diabète insipide, maladie d'Addison, ménopause, neurasthénie.	0,2 à 0,4	0,4 à 0,8	2 à 5 par semaine.
	Opoosséine		moelle osseuse jaune	Rachitisme.	0,2 à 1	jusqu'à 6 gr.	
	Opomédulline		moelle osseuse rouge	Anémie pernicieuse, chlorose, neurasthénie, pseudoleucocémie.	0,2 à 1	jusqu'à 6 gr.	
3e groupe	Opoliénine	Liquide splénique (liénine).	rate.	Hypertrophie splénique, cachexie malarique, leucémie, pseudoleucémie.	2 à 6	4 à 12	
		Liquide des ganglions lymphatiques (adénine).	ganglions lymphatiques.	Leucocythémie.			
4e groupe	Opoorchidine	Liquide testiculaire (orchiline).	testicules.	Affections médullaires et autres maladies nerveuses.	0,5 à 0,8	1,5 à 3	3 à 8 tous les 2 jours.
	Opoovariine	Liquide ovarique (ovarine).	ovaires.	Symptômes de ménopause, phénomènes morbides nerveux consécutifs à l'ovariotomie, hystérie, chlorose.	0,2 à 0,8	0,6 à 3	3 à 8 tous les 2 jours.
5e groupe glandes à conduits excréteurs	Opopancréatine	Liquide pancréatique	pancréas.	Diabète sucré.	0,2 à 0,8	2 à 8	
	Oporénine	Liquide rénal (rénine)	rein.	Urémie, néphrite chronique, albuminurie.	0,5 à 08	1,5 à 3	
	Opohépatoïdine	Liquide hépatique (hépaline)	foie.	Hémoptysie, ictère, épistaxis, cirrhose du foie.	0,5	1,5 à 4	2 cm³ par jour.
6e groupe organes à rôle fonctionnel	Opocérébrine	Liquide cérébral ou de substance grise (cérébrine)	substance cérébrale grise	Chorée, hystérie, neurasthénie, insomnie, alcoolisme chronique, chlorose avec symptômes cérébraux accusés, épilepsie, myocardie.	0,2 à 0,4	0,4 à 0,8	2 à 3 cm³ par jour.
		Liquide cardiique (cardine)	cœur	Faiblesse du myocarde.			
		Liquide musculaire	muscles				
		Liquide pneumonique (pneumonine)	poumons				
	Opoprostatine		prostate	Hypertrophie prostatique.	0,2 à 0,8		

Dans cette méthode, on emploie le liquide cérébral en injections hypodermiques, à la dose de 2 à 3 centimètres cubes comme tonique et névrosthénique.

Cette méthode, employée avec des succès très variés contre la neurasthénie, la chlorose, la débilité sénile, l'hystérie, la névrose, l'ataxie, l'épilepsie, etc., semble aujourd'hui complètement abandonnée.

14º **Opothérapie carditique.** — Le liquide carditique ou cardine, obtenu avec le cœur frais du bœuf, employé à des doses faibles, en injections hypodermiques, a été utilisé par Hammond dans le traitement du pouls lent permanent, et dans tous les cas de faiblesse du myocarde. Ces résultats sont encore incertains et méritent d'être vérifiés.

15º On a proposé le liquide musculaire (préparé avec les muscles), le liquide pneumique (préparé avec les poumons), le liquide préparé avec beaucoup d'autres organes ; mais les résultats obtenus étant encore très incertains, nous n'insisterons pas sur ces différentes tentatives.

En résumé, l'opothérapie employée avec discernement, dans des cas déterminés, a donné des succès heureux et quelquefois remarquables. Mais c'est encore une méthode dans l'enfance, car ses principes actifs sont inconnus, ses indications encore peu précises et les résultats souvent incertains.

Lorsqu'on connaîtra mieux, au point de vue clinique et physiologique, la nature des sécrétions internes des glandes, l'opothérapie deviendra une méthode plus scientifique dont les applications pourront être étendues et précisées. Mais déjà les résultats acquis ont fait en thérapeutique une place très honorable à cette méthode, aussi avons-nous cru devoir l'étudier avec quelques développements.

CHAPITRE II

INJECTIONS DE SANG D'ANIMAUX
(HÉMATOTHÉRAPIE).

Les injections de sang d'animaux sont employées dans l'*hémato-thérapie ou méthode de transfusion sanguine.*

Cette méthode a pour but de rendre la force aux épuisés et la santé aux malades, en remplaçant leur sang, plus ou moins vicié, par un sang riche et pur.

La transfusion sanguine peut se faire de trois manières :

1° Transfusion sanguine intra-veineuse.

2° Transfusion sanguine péritonéale.

3° Transfusion sanguine hypodermique.

Transfusion sanguine intra-veineuse. — La première transfusion sanguine fut pratiquée en 1667 par Denys de Montpellier ; elle consista à retirer de la veine d'un fiévreux trois onces de sang et à injecter, dans la même veine, huit onces de sang artériel d'agneau. Denys explique dans l'intéressante relation qu'il a faite de cette mémorable expérience, qu'il a choisi le sang de l'agneau parce que ce sang, paraît-il, est plus pur que celui de l'homme.

En 1675, un arrêt du Châtelet interrompit les recherches de Denys et la transfusion sanguine fut à peu près complètement abandonnée jusqu'au commencement de ce siècle.

Après les travaux de James Blundell (1815), de Dieffenbach (1828), de Bischoff (1838), de Magendie (1838), de Nélaton, de Leroy et Desgranges etc., la question entra dans une phase réellement scientifique et son étude a été complétée par les travaux d'Oré (1868), de Moncoq (1862-1874), de Roussel, de Jullien (1873), de Hayem (1882).

Des travaux que nous venons de rapporter, on peut tirer les conclusions suivantes, dit M. Jules Chéron, dans sa remarquable étude intitulée : *Lois générales de l'hypodermie.*

La transfusion sanguine intra-veineuse ne doit être faite qu'avec du sang emprunté à un animal de même espèce que le transfusé. Ce n'est que dans ces conditions qu'il est permis d'espérer que le sang injecté se greffera un temps plus ou moins long dans l'organisme auquel on l'a fourni.

La transfusion chez l'homme exige donc toujours qu'un autre homme se dévoue et consente à se laisser saigner pour tenter de sauver la vie du malade. C'est là une première et bien grosse difficulté, de nature à rendre aussi rare que possible l'emploi de la transfusion sanguine. Aussi cette opération, dont le but primitif était de rendre la force aux épuisés et la santé aux malades en reconstituant leur sang lui-même usé ou altéré, s'est-elle trouvée logiquement restreinte à cette unique indication, heureusement assez rare : empêcher de mourir une personne accouchée ou encore une personne qui vient de subir une opération chirurgicale, l'une et l'autre à bout de sang par hémorrhagie. Lorsque cette hémorrhagie correspond à une perte de sang égale à la 19e partie du poids du corps, elle est fatalement mortelle, il n'y a alors que la transfusion de sang humain complet qui puisse sauver la vie du malade, car il faut restituer sans retard au système circulatoire un sang vivant.

Mais, en supposant qu'une personne bien portante soit toute prête à se laisser retirer une quantité de sang assez considérable, il y a encore beaucoup de difficultés à surmonter pour faire cette opération d'urgence, pour laquelle les minutes sont comptées. Il faut avoir à sa disposition un appareil à transfusion, une solution saline chaude pour amorcer le transfuseur et empêcher la coagulation du sang qui pourrait entraîner la mort de l'opéré etc. etc.

Malgré toutes ces difficultés, la transfusion de sang complet a sauvé la vie à quelques personnes et ce n'est que très exceptionnellement qu'on a eu à regretter la mort de celui qui avait fourni le sang vivificateur.

Il est arrivé souvent que l'opération a dû être interrompue, parce que le sang se coagulait dans l'appareil transfuseur et même, dans quelques cas, l'introduction d'un caillot dans la veine du malade venait hâter la terminaison fatale. De là est venue l'idée d'employer la transfusion de *sang défibriné*, c'est-à-dire le *sérum du sang*, à la place de la transfusion de sang complet. Nous reviendrons sur ce point lorsque nous parlerons de la *sérothérapie*.

Transfusion sanguine péritonéale.— La transfusion intraveineuse du sang étant quelquefois difficile, lorsque les veines sont trop aplaties, très petites, difficiles à découvrir au milieu d'un tissu adipeux très développé, comme cela arrive chez certaines femmes, on a essayé d'introduire le sang par une autre voie ; de là l'idée de la transfusion péritonéale étudiée par Ponfick en 1879.

Transfusion sanguine hypodermique. — En 1873, Kalt (de Kreuznack) a proposé de faire des transfusions de sang dans le tissu cellulaire sous-cutané ; mais la résorption du sang, qui est déjà très lente dans la transfusion sanguine péritonéale, puisqu'il faut 2 à 5 jours pour qu'elle soit complète, se fait encore plus lentement et d'une manière moins complète que lorsque le sang est injecté dans le péritoine ; aussi les transfusions sanguines hypodermiques au point de vue des hémorrhagies graves sont-elles à peu près complètement abandonnées.

Cependant ces injections hypodermiques ont été proposées dans un but thérapeutique. En effet, MM. Picq et Bertin ont eu l'idée de traiter la tuberculose par les injections hypodermiques de sang de chèvre. Ils ont eu recours à ces injections dans le but d'utiliser l'action bactéricide du sérum sanguin d'un animal qu'ils croyaient réfractaire à la tuberculose spontanée. Ils injectent chaque fois 15 à 20 gr. de sang complet.

CHAPITRE III

INJECTIONS DE SÉRUMS (SÉROTHÉRAPIE).

La sérothérapie est une méthode qui consiste à introduire dans l'économie, au moyen d'injections sous-cutanées, soit du sérum d'animaux, soit du sérum artificiel, soit des sérums antitoxiques ou thérapeutiques, dans le but d'obtenir la guérison de certaines maladies.

Cette méthode, qui a pris dans ces derniers temps une importance considérable peut être divisée en trois grandes classes :

1º Sérothérapie, comprenant l'injection de sérum d'animaux.

2º Sérothérapie, comprenant l'injection de sérum artificiel.

3º Sérothérapie, comprenant l'injection de sérum antitoxique ou thérapeutique.

TITRE I. — SÉROTHÉRAPIE COMPRENANT L'INJECTION DE SÉRUM D'ANIMAUX.

SOMMAIRE. — Différences entre l'hématothérapie et la sérothérapie. Du sérum du sang (propriétés, composition) — Emploi du sérum sanguin fait pour la première fois par Charles Richet et Héricourt. — De l'immunité : immunité naturelle et artificielle. Travaux de Behring, d'Ogata. — Objections faites contre l'emploi du sérum d'animaux jouissant de l'immunité naturelle. — Emploi du sérum d'animaux immunisés artificiellement.

Avant de parler de l'injection de sérum d'animaux, il convient de rappeler que cette classe de sérothérapie n'est qu'un cas particulier de l'hématothérapie. En effet, dans l'hématothérapie, on injecte du sang complet, tandis que dans cette classe de sérothérapie on injecte seulement du sérum du sang.

Rappelons brièvement ce que c'est que le sérum du sang.

Lorsqu'on abandonne le sang à lui-même, il perd sa consistance liquide et prend l'aspect d'une masse molle élastique. Peu à peu, la masse coagulée se sépare en deux parties :

1° L'une franchement liquide de couleur jaunâtre ; c'est le sérum ;

2° L'autre, de plus en plus consistante, de couleur rouge ; c'est le caillot. Ce caillot est formé par la fibrine et les globules sanguins.

Donc, quand le sang se coagule, c'est la fibrine, contenue dans le plasma sanguin qui se coagule, entraînant avec elle les globules du sang.

Il résulte de là :

1° Que le sérum est formé de tous les principes du plasma sanguin, moins la fibrine et les globules sanguins.

2° Que le caillot est formé par la fibrine et les globules sanguins.

Le sérum sanguin est un liquide visqueux, ayant une couleur ambrée chez le cheval, rougeâtre chez le bœuf, jaunâtre chez l'homme. Il est transparent en général, et quelquefois opalescent ou lactescent chez les animaux gras.

Il contient :

1° Eau : 90 à 92 pour 100.

2° Des matières albuminoïdes et spécialement de la sérine, matière albuminoïde analogue à l'albumine de l'œuf.

3° Des matières protéiques nombreuses (paraglobuline, caséine, fibrine soluble, peptones).

4° Des matières extractives (graisses, glucose, alcool, urée, créatine, créatinine, xanthine, sarcine, cholestérine, etc.).

5° Des sels minéraux (chlorure de sodium, chlorure de potassium, bicarbonate de sodium, phosphates tribasiques de calcium, de sodium, de magnésium).

Les injections de sérum sanguin ont été employées pour la première fois en 1884 par MM. Charles Richet et Héricourt. Poursuivant la même idée que MM. Picq et Bertin, ces expérimentateurs, croyant que le chien et la chèvre étaient réfractaires à la tuberculose, ont proposé de faire des injections hypodermiques de sérum sanguin emprunté à ces animaux, afin d'obtenir un effet antibacillaire propre à combattre cette maladie.

A ce sujet il importe de présenter quelques considérations générales importantes :

On dit qu'un animal est réfractaire à une maladie, quand cet animal est incapable d'acquérir cette maladie.

Les animaux ainsi réfractaires à une maladie jouissent vis-à-vis de cette maladie d'une immunité dite naturelle.

Ces animaux réfractaires à telle ou telle maladie infectieuse, qui jouissent d'une immunité naturelle, possèdent dans leur sérum une substance bactéricide qui permet à leur organisme de lutter avec avantage contre l'infection produite par les microbes pathogènes.

D'après la doctrine de l'immunisation aujourd'hui adoptée, on peut prévenir ou guérir les maladies infectieuses par le sérum des animaux réfractaires à une maladie donnée ou mieux, comme nous le verrons plus tard, par le sérum d'animaux artificiellement immunisés contre telle ou telle maladie.

Behring en 1888, le professeur Ogata (de Tokio) en 1889 et en 1890, proposèrent de guérir le charbon en injectant à des animaux (souris, cobayes, lapins auxquels on avait inoculé le charbon) le sérum du sang de rats blancs, de grenouilles ou de chiens qui jouissent, vis-à-vis de cette maladie, d'une immunité naturelle.

Mais on s'aperçut bien vite que la présence d'une substance bactéricide dans le sérum d'animaux doués de l'immunité naturelle et les succès qui en sont la conséquence, loin de pouvoir être généralisés, ne constituent en somme qu'une exception. M. Behring lui-même ne tarda pas à reconnaître que le sérum d'animaux (souris, rats, chiens). jouissant d'une immunité naturelle contre la diphtérie, est impuissant à empêcher la marche de cette maladie. Il a eu au contraire des résultats positifs en se servant du sérum du sang d'animaux immunisés artificiellement.

En présence de ces nouvelles observations, on a abandonné, pour le traitement de telle ou telle maladie, les injections de sérum d'animaux jouissant d'une immunité naturelle contre ces maladies et aujourd'hui, on utilise seulement, pour leur traitement, les sérums d'animaux artificiellement immunisés contre ces maladies. Nous reviendrons plus loin sur ce point lorsque nous étudierons la 3e classe de la sérothérapie : injections de sérums antitoxiques ou thérapeutiques.

TITRE II. — SÉROTHÉRAPIE COMPRENANT L'INJECTION DES SÉRUMS ARTIFICIELS.

SOMMAIRE. — Sérums artificiels, hypodermoclyse, lavage du sang.

Liquides d'injection. — Caractères, composition (sérums simples, sérums complexes et concentrés).

Technique de l'injection. — Injections sous-cutanée, intra-veineuse, intra-artérielle, intra-péritonéale, rectale. — Seringues, appareils à pompe, appareils à écoulement libre.

Résultats expérimentaux.

Histoire clinique ou usages thérapeutiques. — Sérothérapie minima, maxima. Sérum de lait. — Sérum gélatinisé.

Lorsqu'on injecte dans le système circulatoire d'un animal le sang d'un animal d'une autre espèce, l'expérimentation physiologique démontre qu'on ne greffe pas un sang nouveau sur l'animal transfusé: les globules rouges du sang nouvellement introduits n'ont qu'une survie très courte ; de plus les globules rouges de l'animal transfusé sont en partie détruits et altérés par le fait du mélange de son sang avec un sang de nature différente.

Cependant, cette transfusion n'est point inutile, car il se produit, dès le début, un phénomène d'excitation générale, une sensation de bien-être et de force, une augmentation de tension artérielle, et finalement une augmentation de la richesse globulaire du sang du sujet soumis à cette transfusion.

Puisque le sang des animaux ne peut se greffer chez l'homme, il est préférable, lorsqu'on veut utiliser la transfusion sanguine pour le traitement des malades, d'injecter des *sérums artificiels* qui rappellent plus ou moins la partie liquide du sang des animaux (sérum du sang), de là l'emploi de la sérothérapie, comprenant les injections de sérums artificiels.

Le terme de sérum artificiel est un terme impropre. En effet, il semble désigner un liquide de composition fixe et identique au sérum sanguin. Or, il est impossible, quelles que soient les formules employées, de créer un *liquide vivant* comme le sérum vrai du sang.

En réalité, les différents liquides, décorés du nom de sérums artificiels ne sont que des solutions d'un ou de plusieurs sels contenus dans le sang, et l'expérience prouve que la complexité de certaines formules n'est rien moins qu'utile.

Aussi, c'est avec raison que MM. Chauveau et Charrin ont critiqué le terme de sérum artificiel, employé dans le langage courant (V. *Société de biologie*, 9 mai 1896).

Les sérums artificiels ont été employés tout d'abord en injections intra-veineuses contre le choléra par Latta, Crégie, Christison, Colson, Hérard, Jennings, etc. ; ils ont été aussi préconisés par M. le professeur Hayem, pendant l'épidémie cholérique de 1884, qui donna à ce moment une formule de sérum, portant son nom, dont l'usage s'est depuis généralisé, comme nous le verrons plus loin.

Ils ont été ensuite employés en *injections hypodermiques*. — Les premières tentatives de transfusion hypodermique de sérum artificiel sont dues à Cantani de Naples. En 1865, il a proposé une nouvelle méthode du traitement du choléra, qu'il a appelée *hypodermoclyse* ou *dermoclyse*, et qui consiste à injecter dans le tissu cellulaire sous-cutané un ou plusieurs litres d'une solution de chlorure de sodium.

Ces injections hypodermiques de sérum artificiel ont été ensuite préconisées par divers auteurs, Prégaldino, Weiss, etc. etc., dans le but de remplacer la transfusion sanguine en cas d'hémorragies graves.

Enfin, Salhi de Berne, s'appuyant sur les recherches expérimentales de Dastre et Loye, a proposé pour la première fois de faire des injections hypodermiques de sérum artificiel dans les maladies infectieuses et dans les intoxications (fièvre typhoïde, urémie, etc.), pour opérer une sorte de lavage du sang, car chez l'homme on ne pratique jamais qu'un lavage incomplet ; chez les animaux, au contraire, le lavage du sang, dans le sens rigoureux du mot, ou *hématocatharlise*, a été réalisé par Dastre.

L'emploi des sérums artificiels s'est beaucoup généralisé dans ces dernières années grâce aux travaux de MM. Pozzi, Monod, Peyraud, Michaux, Jayle, Delbet, Duret et Fourneaux, Tuffier, Lejars etc., et a donné lieu à une méthode thérapeutique que l'on a appelée pour la commodité du langage : *lavage du sang*.

On appelle donc *lavage du sang* une méthode qui consiste à introduire dans le système circulatoire, et dans un but thérapeutique, des solutions salines, n'altérant pas les éléments figurés du sang, solutions appelées improprement sérums artificiels.

Cette méthode a été étudiée par de nombreux expérimentateurs et résumée, d'une manière remarquable, par M. Félix Lejars, professeur agrégé à la Faculté de médecine de Paris, dans une brochure, parue dans l'œuvre médico-chirurgicale du Dr Critzmann sous le n° 3 des monographies cliniques, publiée le 10 juillet 1897 sous le titre : Le lavage du sang.

Nous empruntons à cette brochure les renseignements sommaires que nous croyons intéressant de donner sur cette nouvelle méthode.

Dans la méthode de lavage du sang, il convient d'étudier successivement :

1° Le liquide d'injection ;

2° La technique de l'injection ;

3° Les résultats expérimentaux ;

4° L'histoire clinique ou usages thérapeutiques ;

5° Les accidents et les contre-indications de la méthode.

1° **Liquide d'injection.** — Le liquide employé dans le lavage du sang doit être : aseptique, d'une limpidité parfaite, d'une composition et d'une température telles qu'il n'altère pas les éléments figurés du sang ; il doit enfin ne présenter par lui-même aucune propriété nocive.

Asepsie. — On emploie, pour faire les sérums artificiels, de l'eau filtrée et bouillie. En cas d'urgence, on peut utiliser l'eau ordinaire : en effet lorsqu'elle a été soumise à une ébullition d'une demi-heure, l'eau ordinaire est stérilisée et peut être employée sans danger.

En cas d'urgence, on peut aussi, en se fondant sur les expériences de Tavel (Tavel : La stérilisation à l'eau salée et son emploi en chirurgie, *Annales de micrographie*, décembre 1899, p. 545), faire bouillir, pendant un quart d'heure seulement, le sérum artificiel qui est en général, comme nous le verrons plus loin, une simple solution de sel marin.

D'après Tavel, l'eau salée est de stérilisation rapide à l'ébullition ; une solution à 7 pour 100 ne contient plus aucun microbe après un quart d'heure d'ébullition.

Limpidité. — La solution destinée au lavage du sang doit être très limpide et être filtrée avec le plus grand soin.

En cas d'urgence, si l'on manquait d'eau filtrée au moment de préparer la solution, on pourrait filtrer l'eau ordinaire sur une couche de ouate avant de la faire bouillir.

Composition. — On a proposé comme sérums artificiels :

1° *L'eau ordinaire stérilisée,* qui ne paraît pas nocive pour les éléments figurés du sang. Elle peut être employée à la rigueur.

2° *L'eau distillée stérilisée* qui, d'après Hayem (1882) et Maurel

(Comptes rendus de la Société de biologie, 1896, p. 967), à doses modérées, n'aurait aucune action sur les éléments figurés du sang. Il importe de faire remarquer que, d'après les expériences de Bosc et Vedel, l'eau distillée détruit les globules rouges et provoque souvent de graves accidents toxiques (hématurie, troubles respiratoires très marqués). Aussi, pratiquement, dit M. Lejars, il n'y a aucun avantage à utiliser l'eau distillée qui s'est montrée toxique dans certaines limites encore indécises.

3° *Les solutions salines renfermant, en proportions variées, un ou plusieurs des sels normaux du sang.* — Elles sont exclusivement employées et nous allons les étudier d'une manière spéciale.

Les sérums artificiels, consistant en solutions salines dans la composition desquelles entrent, en proportions variées, un ou plusieurs des sels normaux du sang, se divisent en sérums simples et en sérums complexes et concentrés.

1° SÉRUMS SIMPLES. — Les sérums simples suffisent en général à toutes les indications et sont aujourd'hui employés d'une manière presque exclusive.

On utilise parmi ces sérums :

A. *Le sérum de Hayem* ou *solution de Hayem,* qui n'est que de l'eau salée et qui est ainsi composé :

Chlorure de sodium	5 grammes.
Sulfate de soude.	10 »
Eau stérilisée.	1000 »

Dans un article : Des injections salines intra-veineuses (paru dans la *Presse médicale,* n° 110, 9 décembre 1896), M. Hayem, rappelait qu'il n'avait ajouté le sulfate de soude à sa formule que pour produire, chez les cholériques, un effet complémentaire, pour exercer une action constipante ; les expériences de Rabuteau ayant démontré que ce sel injecté dans les veines jouissait d'une telle propriété. Or, en dehors du choléra, la présence du sulfate de soude dans la solution ne répond à aucune indication spéciale, et par conséquent le sérum d'Hayem est donc une véritable solution d'eau salée.

B. *Solution de chlorure de sodium,* de sel de cuisine, à la dose de 8 à 10 gr. par litre.

C'est là, dit M. Lejars, le liquide d'injection, le sérum artificiel le plus simple et le plus pratique.

Il est, en effet, à remarquer avec M. Malassez (V. Malassez, *Sur les solutions salées dites physiologiques* ; Comptes rendus de la Société de biologie, 1896, p. 504) que la solution salée, dite physiologique, à 7,50 pour 1000 déforme les globules rouges dont le diamètre diminue et l'épaisseur augmente. Dans les solutions beaucoup plus concentrées dépassant 50 pour 1000, il se produit des modifications inverses, les globules rouges s'aplatissant et beaucoup se plissant régulièrement. La solution à 10 pour 1000 conserve beaucoup mieux les dimensions et la forme des globules.

Donc, en pratique, il faudra 8 ou 10 grammes de chlorure de sodium par litre et il vaut mieux dépasser la dose que rester en dessous.

En cas d'urgence, on peut employer pour doser la quantité de sel, le procédé indiqué par Fancy qui peut rendre des services : « une cuillerée à café, remplie exactement de sel finement pulvérisé et fortement comprimé, en contient exactement 7 grammes. Si on verse simplement le sel dans la cuillère, sans le tasser, ni le comprimer, deux cuillerées exactement remplies en contiendront 9 grammes.

Les sérums simples s'emploient, comme nous le verrons, à des doses élevées (1 à 4 litres et même plus).

2° SÉRUMS COMPLEXES ET CONCENTRÉS. — M. Chéron s'est demandé s'il était nécessaire de faire des transfusions hypodermiques aussi abondantes pour obtenir les effets que l'on recherche dans ces transfusions et s'il ne serait pas possible, en employant des sérums beaucoup plus concentrés, de réduire dans de notables proportions la dose de sérum artificiel transfusé sous la peau.

Il est parvenu à démontrer que, par l'usage d'un sérum complexe et concentré, employé à doses moyennes, on obtenait tous les effets physiologiques et thérapeutiques de la transfusion hypodermique.

Le sérum artificiel proposé par M. Chéron est *complexe*, c'est-à-dire qu'il renferme les principaux sels minéraux contenus dans le sérum sanguin ; de plus, ce *sérum est concentré*, c'est-à-dire qu'il contient une quantité de sels minéraux plus considérable que celle renfermée dans le sérum du sang humain.

Il emploie la formule suivante :

Chlorure de sodium	2 grammes.
Sulfate de soude	8 —
Phosphate de soude	4 —
Acide phénique neigeux	1 —
Eau distillée	100 —

On injecte par la voie hypodermique 5 à 10 grammes de ce sérum.

A côté du sérum de Chéron, il convient de donner la composition du sérum complexe et concentré proposé par Sapelier et employé avec succès par lui dans le typhus exanthématique (*Revue internat. de M. et Ch.*, 1896).

Chlorure de sodium . . . .   60 gr.
Chlorure de potassium . . . .   5 gr.
Carbonate de soude . . . .   31 gr.
Phosphate de soude . . . .   4 gr. 50
Sulfate de potasse. . . . .   4 gr. 50
Eau distillée bouillie. . . . .   900 gr.

On injecte dans les veines 300 à 600 grammes de ce liquide.

En résumé le sérum artificiel, le plus pratique et le plus employé, est le sérum suivant :

Chlorure de sodium . . . .   10 gr.
Eau filtrée stérilisée par ébullition. . . . . .   1000 gr.

Filtrer la solution que l'on placera dans des bouteilles bien propres, rincées avec de l'eau stérilisée et bouchées avec des bouchons lavés à l'eau stérilisée.

Le sérum artificiel doit être employé chaud, à une température très voisine ou même un peu supérieure à celle du sang (38 à 40°). On peut même, surtout dans les cas menaçants à bref délai, se servir d'un sérum très chaud 40 à 42°. Les solutions froides agissent mal et peut-être sont-elles nocives.

2° **Technique de l'injection.** — Le lavage du sang est une méthode d'urgence : aussi s'est-on efforcé d'en simplifier la technique.

Il peut s'opérer par des voies différentes et l'on distingue à cet égard :

1° *Les injections sous-cutanées* ou *hypodermiques,* appelées aussi *transfusion sous-cutanée* ou *hypodermoclyse.* C'est le procédé le plus usuel et le plus pratique. On l'emploie quand on veut pratiquer la *sérothérapie minima* de Landouzy, c'est-à-dire injecter 1 à 100 grammes de sérum.

2° *Les injections intra-veineuses* ou *transfusions intra-veineuses.* C'est un procédé dont les difficultés ou les dangers ont été exagérés, et qui, produisant des effets plus rapides que l'injection sous-cutanée, doit être employée en cas de péril urgent. On l'utilise quand on veut pratiquer la *sérothérapie maxima* de Landouzy, c'est-à-dire injecter plus de 100 grammes de sérum.

3° *Les injections intra-artérielles* ou *transfusions intra-artérielles.*
4° *Les injections intra-péritonéales* ou *transfusions péritonéales.*
5° *Les injections rectales.*

Ces trois méthodes ne sont employées que dans des cas très exceptionnels.

Les injections hypodermiques ou intra-veineuses, qui sont employées dans la majorité des cas, et qui répondent à la presque généralité des indications, se pratiquent avec des précautions spéciales sur lesquelles nous n'insisterons pas, ne voulant pas entrer dans un domaine qui ne nous appartient pas. Ceux qui voudraient être renseignés sur ce point pourront consulter les ouvrages indiqués en note (1).

Il nous a paru cependant intéressant d'indiquer les appareils employés dans ces injections, car le pharmacien peut être souvent consulté sur cette question et appelé dans des cas urgents à fabriquer lui-même ces appareils.

Il existe un certain nombre d'appareils très ingénieux qui ont été imaginés dans ces derniers temps ; mais ils sont d'un usage restreint. D'après M. Lejars, le meilleur appareil est celui qui est le plus facile à improviser.

Tous les appareils usités dans le lavage du sang peuvent se classer en trois groupes : 1° les seringues ; 2° les appareils à pompe ; 3° les appareils dans lesquels l'écoulement du liquide est réalisé par le propre poids de ce liquide, aidé ou non d'un mécanisme de siphon.

1ᵉʳ Groupe. — On peut utiliser toutes les *seringues hypodermiques* pour les injections sous-cutanées à la condition toutefois que ces seringues aient une certaine capacité et soient facilement stérilisables. M. Lejars emploie une seringue de Roux de 50 cc. de capacité. Il laisse l'aiguille en place, recharge l'instrument aussi souvent que cela est nécessaire et injecte facilement 300 à 400 cc. de liquide. M. Olivier a fait construire une *seringue à écrou brisé,* entièrement métallique, d'une capacité de 200 cc. et dont le maniement est très facile (Voir Olivier, *De l'emploi des injections de sérum artificiel au cours et à la suite des hémorrhagies post partum.* Société obstétricale et gynécologique de Paris, décembre 1896. Amilhet, Thèse de doctorat, Paris, 1897, n° 312).

Ces appareils, qui peuvent servir aux injections sous-cutanées, sont insuffisants, en général, pour la transfusion intra-veineuse.

(1) Jules Chéron, *Introduction à l'étude générale des lois de l'hypodermie* ; Lejars, *Le lavage du sang,* p. 9 à 16.

2ᵉ Groupe. — Dans les appareils à pompe, on peut utiliser l'appareil Potain. Varnier a constaté qu'en se servant de l'aiguille n° 2, on peut faire pénétrer 100 grammes de liquide en deux minutes avec trois coups de piston. On peut utiliser aussi l'appareil de Berlureaux et Guesder figuré t. II, p. 334.

3ᵉ Groupe. — Dans les appareils dans lesquels l'écoulement du liquide est réalisé par son propre poids, on se sert simplement d'un bock laveur, émaillé ou en verre, portant à sa partie inférieure un tube en caoutchouc rouge de 1 mètre 50 de long auquel on adapte, soit une aiguille Potain n° 2 pour les injections hypodermiques, soit une canule en verre pour les injections intra-veineuses.

Dans les appareils dans lesquels l'écoulement du liquide est réalisé par son propre poids, aidé d'un mécanisme de siphon, on emploie les dispositifs indiqués pages 10 et 11 (figures, 1, 2, 3) dans Lejars: Lavage du sang.

Avant de se servir de ces instruments, ils doivent être stérilisés : il suffit pour cela de faire bouillir le flacon, le tube en caoutchouc, la canule en verre destinée à faire les transfusions intra-veineuses dans une solution d'eau salée à 6 pour 100, ou dans de l'eau additionnée de carbonate de soude, et de prolonger l'ébullition pendant un quart d'heure au moins. L'aiguille Potain, destinée aux injections sous-cutanées est flambée à l'alcool.

L'aiguille pour les injections hypodermiques, ou la canule pour les injections intra-veineuses ayant été introduites dans les régions choisies, il suffit d'élever les bouteilles contenant les sérums artificiels (bock ou bouteilles à siphon) à une hauteur variable ; ordinairement 1 m. 50 suffit. Varnier a montré qu'en élevant le réservoir à 2 mètres une injection de 250 grammes met environ 10 minutes à pénétrer.

3ᵉ Résultats expérimentaux. — MM. Dastre et Loye ont publié dans les *Archives de physiologie*, en 1888, page 93, et en 1889, page 253, une longue étude sur le lavage du sang chez l'animal sain, de laquelle il résulte qu'avec une vitesse d'injection tolérable, on peut injecter dans l'organisme des quantités considérables de sérum artificiel (eau salée) pouvant atteindre jusqu'aux 2/3 du poids de l'animal (plus de 42 litres chez un homme pesant 65 kilogrammes).

Il résulte aussi des études thérapeutiques expérimentales faites par Hayem, Schwarz, Roger, Enriquez et Hallion, Bosc et Vedel, etc., etc., que l'injection de sérum artificiel (eau salée) relève la tension sanguine dans les infections et dans les hémorragies, qu'elle provoque la diurèse et la mise en jeu de tous les émonctoires (diarrhée, sueurs, salivation, etc), qu'elle exerce peut-être une action dynamogénique sur les centres nerveux. C'est là tout ce que l'on sait pour le moment.

4° **Histoire clinique ou usages thérapeutiques.**— Nous ne croyons pas devoir insister longuement sur les usages thérapeutiques du lavage du sang très bien exposés dans la brochure de M. Lejars (p. 24 à 40), ni sur les accidents ou contre-indications de cette méthode qui sont particulièrement du domaine médical ; nous nous bornerons simplement à dire avec M. Lejars :

La méthode des injections salées à 8 pour 1000, faites par la voie sous-cutanée ou la voie intra-veineuse, bien qu'elle soit encore à l'étude, a fourni, dans des conditions nombreuses, des résultats importants qui doivent la faire adopter en pratique.

La sérothérapie minima (1 à 100 gr. de sérum employé en injection hypodermique) est surtout utilisée chez les anémiés, les déprimés, les cachectiques, les neurasthéniques, etc.

La sérothérapie maxima (100 à 1500 gr. et plus de sérum employé en injection intra-veineuse), est utilisée pour combattre le collapsus nerveux qui résulte d'un choc traumatique ou opératoire, dans les cas d'hémorragie grave consécutive à des accidents pathologiques divers, dans les empoisonnements, les auto-intoxications, etc.

A côté des sérums artificiels, nous mentionnerons le sérum du lait et le sérum gélatinisé, proposés depuis quelque temps.

Sérum du lait. — En 1890, M. Lereboullet a communiqué à l'Académie de médecine les heureux résultats obtenus par M. Gimbert de Caen dans la neurasthénie, la tuberculose, etc. avec les injections de sérum du lait.

Le sérum se prépare en coagulant le lait par la pepsine (qui renferme toujours le ferment lab, coagulateur du lait). On laisse la coagulation pendant quelques heures en contact avec le petit-lait. On filtre, on stérilise à l'autoclave à 120°. L'on conserve dans des ampoules scellées à la lampe.

Le sérum contient, par litre :

1 gr. 875 d'acide phosphorique,

2 gr. 50 de chlorures,

0 gr. 60 de sulfates,

80 gr. de lactose, de lactate et de carbonate.

On l'emploie à doses fréquemment répétées de 5 à 25 cc.

Sérum gélatinisé. — Depuis quelque temps on a utilisé la propriété coagulante de la gélatine, observée par Dastre et Floresco, et on a fait un sérum gélatinisé, que l'on emploie comme hémostatique local.

TITRE III. — SÉROTHÉRAPIE COMPRENANT L'INJECTION DE SÉRUMS ANTITOXIQUES OU THÉRAPEUTIQUES.

SOMMAIRE. — Considérations générales. — Définitions des sérums antitoxiques ou thérapeutiques, leur importance. — Notions sur les maladies contagieuses ; définition des mots : virus, contage, toxines, poisons microbiens, poisons bactériens. — Résumé des travaux faits sur les poisons.

Nous avons dit, en parlant de la 1re classe de la sérothérapie comprenant l'injection des sérums d'animaux, que, d'après la théorie de l'immunisation aujourd'hui adoptée, on peut prévenir et guérir les maladies infectieuses par le sérum des animaux réfractaires à ces maladies contagieuses ou mieux par le sérum d'animaux artificiellement immunisés contre ces maladies.

Les sérums des animaux ainsi immunisés artificiellement sont appelés *sérums antitoxiques* ; ils sont à la fois préventifs et thérapeutiques, c'est-à-dire qu'ils peuvent servir à la prophylaxie et à la thérapeutique des maladies contagieuses.

Ces sérums antitoxiques, généralement désignés sous le nom de sérums thérapeutiques présentent, au point de vue scientifique et pratique une importance considérable. Mais avant d'en faire l'étude, il convient tout d'abord de faire connaître la valeur des dénominations employées pour la première fois dans notre législation médico-pharmaceutique : « virus, toxines, toxines modifiées, sérums thérapeutiques et autres produits analogues pouvant servir à la prophylaxie et à la thérapeutique des maladies contagieuses ».

On appelle maladies contagieuses ou infectieuses des maladies produites par l'introduction dans l'organisme d'un agent morbigène qui l'infecte à la manière d'un poison.

Cet agent morbigène, appelé *virus, contage* d'une maladie, était de nature inconnue autrefois ; mais on sait aujourd'hui, depuis les découvertes de Pasteur, que cet agent est un être vivant, un microbe pathogène, nocif, non seulement par lui-même, mais nocif surtout par les produits qu'il sécrète, produits qui sont de véritables poisons et qu'on appelle *toxines*.

Ces toxines, appelées aussi poisons microbiens, qui entrent pour une grande part dans la composition des virus, sont très nombreux, très bien définis, non seulement par leur origine et leur composition, mais aussi par leur mode d'action sur les animaux et sur l'homme. Ainsi on connaît la toxine de la tuberculose (tuberculine de Koch), la toxine de la morve du cheval (malléine de M. Nocard), la toxine du tétanos, la toxine de la diphtérie.

Les rapports entre les poisons microbiens et l'économie animale ont été surtout étudiés au point de vue de l'immunité et, à ce sujet, il convient de rappeler les travaux de Tizzoni, Cattani, Vaillard, Behring et Kitasato sur le tétanos ; ceux de Kock, de Maffuci, de Pruden, de Straus, de Gamaleïa, de Gaucher, sur la tuberculose ; ceux de Gamaleïa, de Hernandez et Bruhl, de Behring, de Niessen et Zalssein, sur le choléra et le vibrion avicide ; enfin ceux de Löffler, de Frænkel, de Behring, de Roux et Yersin sur la diphtérie.

Nous ne croyons pas devoir insister sur ces beaux travaux que l'on trouvera très bien résumés et décrits dans le livre de M. Gamaleïa, portant le titre : *Les poisons bactériens* et publié dans la bibliothèque médicale Charcot-Debove ; mais nous étudierons spécialement les recherches faites sur la diphtérie qui viennent de fournir à la thérapeutique un moyen de combattre et de guérir cette terrible maladie ou du moins de sauver une grande partie des pauvres petits malades qui en sont atteints.

Nous dirons aussi un mot des sérums récemment proposés, dans un but thérapeutique : sérums antistreptococcique, anticancéreux, antisyphilitique, antitétanique, antituberculeux, antivenimeux et des sérums divers.

CLASSE I

SÉRUM ANTIDIPHTÉRIQUE.

Sommaire. — Diphtérie (angine couenneuse, croup). — Incertitudes sur la nature de cette maladie. — Travaux de Klebs (1883), de Lœffler (1884), qui
ont démontré qu'elle est due au bacille de Klebs-Lœffler, nocif par lui-même,
mais nocif surtout par la toxine qu'il sécrète. — Travaux de Roux et Yersin démontrant que cette toxine, fabriquée de toutes pièces par le microbe
de la diphtérie, est la cause du mal. — Travaux de Carl Frænkel, Behring,
Roux sur l'antidote de la toxine diphtérique. — Travaux de Roux et Vaillard sur la vaccination des animaux. — Recherches de Behring et Kitasato
qui démontrent que le sérum des animaux vaccinés contre la diphtérie
jouit de propriétés antitoxiques remarquables et que ce sérum transfusé à
un autre animal peut, non seulement l'immuniser contre la maladie, mais
même le guérir. — Expériences de Richet et Héricourt, de Behring et Kitasato, de Roux. — Communication de Roux au Congrès de Budapest (Hongrie) du 2 au 8 septembre 1894. — Définition de la sérothérapie appliquée
au traitement de la diphtérie.

La diphtérie est une maladie infectieuse dont tout le monde connaît la gravité ; elle est caractérisée par le développement de fausses
membranes appelées vulgairement « couennes », peaux ou peaux
blanches.

Lorsque ces fausses membranes sont limitées à l'arrière-bouche,
la diphtérie s'appelle *angine couenneuse*. Lorsque ces plaques ou
peaux blanches envahissent le larynx et les voies respiratoires, *c'est
le croup*.

Pendant longtemps, on a pensé que la diphtérie était une maladie
locale et on essayait, pour la guérir, de tous les traitements locaux :
irrigations au sublimé, à l'iode ; attouchements avec des solutions
phéniquées, etc., etc. Quelquefois le médicament semblait agir et
l'on croyait à son efficacité ; mais en réalité il n'avait qu'une action
très faible.

En 1883, Klebs et, en 1884, Lœffler démontrent que la diphtérie était due à un microbe pullulant dans les fausses membranes, ce microbe est appelé *bacille diphtérique* ou bacille de *Klebs-
Lœffler* du nom des deux savants qui l'ont découvert.

Ces microbes sécrètent, en se développant, un principe toxique, une toxine, véritable poison chimique qui infecte l'économie tout entière et amène la mort du sujet.

MM. Roux et Yersin purent recueillir cette toxine en cultivant, dans des bouillons appropriés, les microbes diphtériques ; ils préparèrent de notables quantités de ces cultures, et après les avoir filtrées au filtre Chamberland, ils obtinrent des liquides toxiques qui, injectés à des animaux : cobayes, lapins, chiens, déterminèrent chez ces animaux une véritable diphtérie, c'est-à-dire déterminèrent chez eux la même série de symptômes que le bacille diphtérique vivant.

La cause du mal, c'est donc bien ce poison, cette toxine fabriquée de toutes pièces par les microbes de la diphtérie.

Tout poison possède généralement un contre-poison ; on chercha dès lors quel pourrait être l'antidote de la toxine diphtérique.

MM. Carl Fraenkel, Behring, Roux et Yersin reconnurent que l'on pourrait facilement vacciner, et par conséquent immuniser contre la diphtérie, rendre réfractaires à la diphtérie, des animaux, en leur injectant quotidiennement de petites doses de culture du bacille de Klebs-Lœffler. L'organisme s'habitue peu à peu au poison.

MM. Roux et Vaillard vaccinèrent assez rapidement ensuite les animaux en leur injectant la toxine mêlée à son volume d'iode ; l'accoutumance au poison se faisait alors en quelques semaines et les animaux ainsi vaccinés devenaient absolument réfractaires au poison diphtérique ; il était impossible de leur donner la diphtérie.

Mais il est clair que s'il fallait des semaines pour produire un état antitoxique du sang, on n'arriverait jamais à temps chez un sujet atteint de diphtérie et la méthode ne serait pas curative à cause de sa lenteur.

Mais au moment où on pouvait se laisser aller à cette conclusion décourageante, MM. Behring et Kitasato annoncèrent que si l'on a immunisé un animal contre la diphtérie, son sérum transfusé à un autre animal, en quantité suffisante, peut non seulement l'immuniser, mais le guérir. Le sérum des animaux ainsi vaccinés jouit donc de propriétés antitoxiques remarquables.

Ce sérum, comme l'a démontré M. Roux, mélangé au poison diphtérique (à la toxine cultivée) soit dans un vase, soit même dans les tissus d'un animal, empêche la toxine d'agir, il l'annihile complètement.

De nombreuses expériences furent poursuivies sur les animaux par MM. Richet et Héricourt et d'autres expérimentateurs. De ces observations, il résulte que le sérum des animaux vaccinés contre la diphtérie fournit un contre-poison qui agit rapidement sur le sujet intoxiqué par le bacille diphtérique ; il suffit d'injecter, à deux ou trois reprises, des doses convenables de sérum antitoxique pour arrêter le mal.

A Berlin, MM. Behring et Kitasato expérimentèrent, avec le même succès, le sérum d'animaux préalablement immunisés par la vaccination. Ils passèrent ensuite de l'animal à l'homme et purent abaisser la mortalité des enfants traités pour le croup dans les proportions de 60 à 28, soit sauver la moitié des petits malades qui succombaient avec le traitement ordinaire. La sérothérapie était donc une bonne méthode de traitement de la diphtérie.

Mais ces premiers essais de Behring, qui est le véritable fondateur de la méthode, ne parurent pas concluants. A Berlin, même l'opinion médicale restait flottante. On se demandait si on devait considérer comme remède un médicament qui ne sauve les malades que dans la proportion de 50 0/0.

Dans une communication faite au huitième congrès international d'hygiène et de démographie, tenu à Budapesth (Hongrie) du 2 au 8 septembre 1894, M. le Dr Roux a entraîné les opinions un peu hésitantes des physiologistes et des médecins en expliquant pourquoi jusqu'ici le traitement échouait encore trop souvent.

Il a montré que, d'après les essais qu'il avait faits à Paris, à l'hôpital des Enfants Malades avec MM. Martin et Chaillou du 1er février au 24 juillet, sur 448 enfants malades, le traitement avait procuré un bénéfice de 27 à 38 0/0, c'est-à-dire qu'il produisait des résultats analogues à ceux obtenus par Behring.

M. Roux a étudié de très près chaque cas et il a pu démontrer que dans les diphtéries pures et les croups purs, c'est à-dire sans complications d'autres maladies, le sérum avait été tout puissant ; la mortalité réelle s'était abaissée à 1,66 0/0. Donc la méthode est absolument efficace.

Dans les autres cas, la maladie était complexe : au microbe diphtérique étaient associés d'autres microbes, et le poison qu'ils sécrètent n'est plus annihilé par le contre-poison du sérum diphtérique. En effet, beaucoup d'enfants, ayant contracté le croup, ont, en même temps, de la rougeole, de la scarlatine, de la tuberculose, de la pneumonie ; et ces enfants ne sont pas morts de la diphtérie, mais de ces maladies concomitantes. On peut donc avancer que le traitement serait efficace dans une proportion considérable si les autres maladies n'agissaient pas pour leur propre compte.

Pour le moment la méthode peut rendre d'immenses services, et l'on comprend très bien l'enthousiasme avec lequel a été accueillie, dans le public et dans le monde savant, la belle découverte de M. Behring et de M. Roux.

En résumé, la sérothérapie, appliquée au traitement de la diphtérie, est une méthode qui permet, par l'injection d'un sérum rendu antitoxique par l'immunisation préalable d'animaux, de distribuer dans l'organisme un contre-poison actif qui annihile le poison diphtérique.

SECTION I

PRÉPARATION DE LA TOXINE DIPHTÉRIQUE ET DU SÉRUM ANTIDIPHTÉRIQUE.

SOMMAIRE. — Préparation de la toxine diphtérique. — Méthode employée pour immuniser les animaux devant fournir le sérum antidiphtérique : atténuation de la toxine à l'aide de la liqueur de Gram ; injection de cette toxine atténuée aux chevaux qui doivent être immunisés, dose et temps nécessaire à l'immunisation. — Récolte et conservation du sérum antidiphtérique. — Quantité de sérum que peut fournir un cheval.

Les animaux, fournisseurs de sérum antitoxique, sont immunisés contre la diphtérie, c'est-à-dire accoutumés à la toxine diphtérique ; il est donc indispensable de dire quelques mots sur la préparation de cette toxine et sur la manière dont les animaux sont immunisés.

Pour préparer la toxine, on ensemence, avec le bacille de la diphtérie, du bouillon peptonisé contenu dans des vases plats mis en rapport avec l'air humide.

Au bout de trois semaines ou un mois, la culture est assez riche en toxine pour être employée. A ce moment, on filtre les cultures achevées, c'est-à-dire le bouillon chargé de toxines, à travers un filtre Chamberland, de manière à éliminer complètement les bactéries, et on obtient ainsi la toxine liquide pure et limpide. On la conserve dans des vases bien remplis, bouchés et tenus à l'abri de la lumière à la température ordinaire.

La toxine une fois obtenue, il s'agit d'immuniser les animaux qui doivent fournir le sérum, mais il faut commencer par *atténuer la toxine dans son activité*, de façon à ce qu'elle n'entraîne pas d'accidents graves chez l'animal. Pour cela, on l'*additionne d'iode* (1/3 de son volume de liqueur de Gram, ainsi composée : iode, 1 gramme ; iodure de potassium, 2 grammes ; eau distillée, 300 grammes), puis on injecte à des chevaux, qui sont très peu sensibles ou tout à fait insensibles à la diphtérie, de faibles doses de toxine iodée, en augmentant progressivement la dose de jour en jour. Il faut, pour préparer un cheval à donner un sérum utile au point de vue thérapeutique, trois mois d'injections successives, soit tous les jours, soit à de courtes distances ; on arrive à administrer à ce cheval jusqu'à 250 cc. de toxine en une seule fois.

Au bout de trois mois environ, on pratique dans la jugulaire du cheval une saignée, on recueille le sang, on le laisse séjourner dans un endroit frais ; le sérum se sépare d'avec le caillot, ou partie solide du sang.

On recueille le sérum et on le conserve dans des flacons stérilisés bien remplis dans lesquels on place un petit morceau de camphre. Chaque cheval immunisé peut être saigné environ une fois par mois ; il peut fournir quatre litres de sang desquels on extrait environ deux litres de sérum antitoxique.

Comme on le voit, la toxine ainsi introduite dans le cheval est élaborée par les cellules du cheval. C'est le cheval lui-même qui transforme dans l'intérieur de ses cellules le poison en agent thérapeutique, la toxine diphtérique en antitoxine diphtérique, le poison de la diphtérie en un remède qui va être employé contre la diphtérie. C'est là, comme le disait très éloquemment M. le Professeur Cornil au Sénat, un fait des plus curieux, des plus intéressants, pour ne pas dire des plus admirables.

SECTION II

DIAGNOSTIC BACTÉRIOLOGIQUE DE LA DIPHTÉRIE.

Sommaire. — Comment se fait cet examen en Amérique.— Sérum de culture tenu dans les officines. — Importance de ce diagnostic et technique à employer pour le pratiquer ; opérations qu'il comprend. — Récolte et conservation des fausses membranes ou secrétions supposées diphtériques. — Cas qui peuvent se présenter : 1° le pharmacien ne veut pas faire personnellement le diagnostic bactériologique (Précautions qu'il doit prendre pour l'expédition et le transport de ces fausses membranes aux laboratoires de bactériologie ; circulaire de l'administration des postes à ce sujet). 2° Le pharmacien veut pratiquer lui-même le diagnostic bactériologique, il doit dans ce cas faire les deux opérations suivantes :

1re *Opération. Examen micrographique des fausses membranes supposées diphtériques.* — Etude des précautions à prendre pour obtenir la préparation micrographique, pour la colorer et l'examiner. Aspect de préparations obtenues.

2e *Opération. Culture sur sérum des fausses membranes ou des sécrétions supposées dipthériques et examen micrographique des cultures obtenues.* — Cette deuxième opération comprend quatre temps.

1er *Temps : Préparation des tubes de sérum destinés à la culture des bactéries.* — On emploie comme milieu de culture le sérum de sang de bœuf ou de cheval gélatinisé. Méthodes employées pour la préparation du sérum : 1° Méthode Nocard-Roux (parfaite, mais peu pratique ; donne de suite un sérum stérile) ; 2° Méthode de Koch (moins parfaite, plus pratique ; ne donne pas de suite un sérum stérile et le sérum obtenu doit être stérilisé par la méthode de Tyndall ou du chauffage discontinu) ; 3° Méthode Mique (stérilisation du sérum par filtration à la bougie de porcelaine ; donne de suite un sérum stérile). Précautions à prendre pour obtenir du sang stérile à l'aide de ces trois méthodes. Gélatinisation du sérum aseptique, préparé par l'une quelconque des trois méthodes ci-dessus indiquées.

2° *Temps : Ensemencement des tubes de sérum destinés à la culture des bactéries.* — Précautions à prendre pour faire cet ensemencement.

3° *Temps : Examen à l'œil des cultures obtenues.*

4° *Temps : Examen micrographique des cultures obtenues.*

Aspect des préparations dans les deux cas :

Rapport que le pharmacien doit présenter sur l'examen bactériologique qu'il a pratiqué.

Avant d'employer le sérum thérapeutique pour le traitement de la diphtérie, il importe tout d'abord de faire le diagnostic de la diphtérie afin de reconnaître le bacille qui la caractérise (bacille de Klebs-Lœffler) et de s'assurer s'il existe ou non des microbes que l'on trouve le plus souvent associés à ce bacille, c'est-à-dire le streptocoque, le staphylocoque, le petit coccus Brisou. Ce diagnostic comprend plusieurs opérations sur lesquelles nous reviendrons plus loin.

A New-York et dans beaucoup d'autres villes des Etats-Unis les pharmaciens tiennent dans leurs officines du sérum de culture, c'est-à-dire du sérum destiné à cultiver les microorganismes des fausses membranes ou sécrétions supposées diphtériques.

Lorsqu'un médecin croit avoir affaire à de la diphtérie, il envoie chercher chez un pharmacien deux tubes de culture et un fil de platine nécessaire pour l'ensemencement. Les deux tubes une fois ensemencés, il les renvoie tout de suite au pharmacien qui doit immédiatement les expédier au laboratoire central d'hygiène, qui, 24 heures après réception, adresse le diagnostic bactériologique.

Il a été créé dans certaines villes des laboratoires de diagnostic bactériologique de la diphtérie ; nous citerons notamment celui de Paris, sis rue Lobau 2, placé sous la haute et savante direction de M. le Dr Miquel. Mais il nous semble que les pharmaciens français, si bien préparés aujourd'hui par leurs études, sont tout indiqués pour procéder à l'examen des fausses membranes diphtériques et remplacer ou suppléer avec avantage les divers bureaux d'hygiène qui existent ou non dans les villes. Afin de leur permettre de remplir avec succès cette mission, nous croyons devoir résumer brièvement la technique employée pour procéder à cet examen (1).

(1) Nous avons été heureux de constater que, dès le mois de mars 1895, époque à laquelle ces leçons ont été professées, pour la première fois à la Faculté de médecine et de pharmacie de Toulouse, nous étions déjà en communion d'idées sur ce point avec quelques-uns de nos savants collègues. En effet, dans la séance de l'Académie de médecine du 2 juillet 1895, M. le Dr Cadet de Gassicourt et M. le professeur Dieulafoy ont demandé la création d'un cours de bactériologie dans les Facultés ou Écoles à l'usage des étudiants en pharmacie. Nous espérons que ce vœu, appuyé par le professeur Planchon, le regretté directeur de l'Ecole supérieure de Paris, sera favorablement accueilli par le Conseil supérieur de l'Instruction publique. En attendant l'institution officielle de cet enseignement M. le Professeur agrégé Morel, chargé d'un cours de bactériologie à la Faculté, a bien voulu, sur ma demande, faire aux étudiants en pharmacie de notre Faculté quelques leçons qui ont été particulièrement suivies et remarquées par ses auditeurs. Il m'est très agréable de lui adresser ici mes bien sincères remerciements.

E. D.

Nous avons dit plus haut qu'avant d'employer le sérum antitoxique, il importait tout d'abord de faire le diagnostic bactériologique de la diphtérie afin de s'assurer si la fausse membrane ou la sécrétion supposée diphtérique renferme ou ne renferme pas le bacille de Klebs-Lœffler (bacille de la diphtérie) et si elle ne contient pas en même temps certains microbes que l'on trouve le plus souvent associés à ce bacille, c'est-à-dire : le streptocoque, le staphylocoque et le petit coccus Brisou.

Cet examen ou diagnostic bactériologique comprend deux opérations principales :

1° Examen micrographique des fausses membranes ou des sécrétions supposées diphtériques ;

2° Culture sur sérum des fausses membranes ou des sécrétions supposées diphtériques et examen micrographique des cultures obtenues.

Qu'il s'agisse de procéder à la première ou à la seconde des opérations, il importe tout d'abord de posséder les fausses membranes ou les sécrétions supposées diphtériques. Rappelons à ce sujet que, dans les angines diphtériques, les fausses membranes envahissent surtout les amygdales et dans les laryngites diphtériques, au contraire, ces néoformations tapissent les différentes parties du larynx. Pour l'examen bactériologique, ce sera surtout des sécrétions qu'on ira chercher jusque dans l'arrière-gorge.

La fausse membrane une fois détachée doit être immédiatement enveloppée par le médecin dans du taffetas gommé où elle se conserve très bien. Il ne faut jamais, dans aucun cas, la plonger dans un liquide conservateur quelconque (eau distillée, alcool, glycérine, essence, etc.), ces corps pouvant empêcher, ou tout ou moins gêner le développement des cultures des bacilles diphtériques, cultures indispensables, comme nous le verrons, pour la sûreté du diagnostic bactériologique.

Les fausses membranes détachées et renfermées dans du taffetas gommé, il s'agit de procéder à leur examen bactériologique. Ici, deux cas peuvent se présenter : si le pharmacien ne veut pas faire personnellement cet examen, il doit expédier les fausses membranes au laboratoire où on les examinera, en prenant pour l'expédition et le transport les précautions nécessaires pour éviter les dangers de diffusion et de contagion. Il suffit, à cet égard, d'enrouler sur lui-même les taffetas contenant les fausses membranes et de le placer ensuite dans un tube à essai bouché avec de la ouate.

Dans une circulaire récente, l'administration des postes a réglementé ce genre d'expédition de la manière suivante :

1° Le flacon contenant les membranes devra être en verre épais, fortement bouché et cacheté à la cire ;

2° Il sera inséré dans une boîte en métal solide, après avoir été entouré d'une couche de ouate suffisamment épaisse ;

3° Cette boîte métallique sera elle-même placée dans une seconde boîte en bois parfaitement close ;

4° Chaque envoi devra porter, d'une manière très apparente, du côté de l'adresse, les mots : « fausses membranes diphtériques » ;

5° Les envois de cette nature ne pourront être adressés qu'à l'Institut Pasteur ou à des laboratoires notoirement connus.

Si le pharmacien, en possession des fausses membranes, veut procéder lui-même à leur examen bactériologique, il devra faire successivement les deux opérations principales que nous avons déjà indiquées, c'est-à-dire :

1° Examen micrographique des fausses membranes supposées diphtériques ;

2° Culture sur sérum des fausses membranes ou des sécrétions supposées diphtériques et examen micrographique des cultures obtenues.

1re OPÉRATION. — *Examen micrographique des fausses membranes supposées diphtériques.* — On procédera de la manière suivante : ouvrir le taffetas gommé qui renferme la fausse membrane ; prendre, avec une pince flambée, un fragment de cette fausse membrane et le frotter sur une lamelle de verre bien propre et que l'on a préalablement stérilisée par le flambage en la passant à la flamme d'un bec de gaz ou d'une lampe à alcool. On obtient ainsi un « frottis » peu épais que l'on laisse bien sécher, ce qui ne demande que quelques minutes. Ce dessèchement obtenu, on fixe ce frottis sur la lamelle de verre ; pour cela, il suffit de passer rapidement cette lamelle sur la flamme d'une lampe à alcool.

La préparation ainsi obtenue *doit être colorée*, de manière à colorer les microbes qu'elle peut renfermer. Cette coloration peut être faite avec différents colorants, mais on emploie plus particulièrement et de préférence le bleu Roux-Yersin ; il se recommande, en effet, par l'élection spéciale qu'il présente envers le bacille de Klebs-Lœffler, qu'il colore avec une plus grande intensité que les autres éléments.

Le bleu Roux-Yersin s'obtient en mélangeant ensemble :

1 3 de la solution A ainsi composée

{ Violet dahlia. . . . . . . 1 gr.
Alcool à 90° . . . . 10 gr.
Eau distillée. . . . . . 90 gr.

2/3 de la solution B ainsi composée

{ Vert de méthyle. . . . . 2 gr.
Alcool à 90° . . . . 10 gr.
Eau distillée . . . . . 90 gr.

Pour colorer la préparation, on opère de la manière suivante : verser sur la préparation, préalablement fixée comme il a été dit, trois à quatre gouttes du colorant, laisser en contact pendant une minute environ, temps largement suffisant pour fixer la couleur ; enlever l'excès de matière colorante, en lavant modérément à l'eau ; monter enfin la lamelle sur une lame porte-objet, soit à l'eau, soit au baume de Canada, si l'on désire conserver la préparation.

Pour examiner la préparation, on doit se servir de préférence d'un objectif à immersion ; on peut cependant se contenter d'un objectif à sec à très fort grossissement, mais dans ce cas les microbes apparaissent très petits et leur examen devient très délicat.

Aspect de la préparation. — Dans beaucoup de cas, les bacilles diphtériques sont tellement nombreux que le diagnostic s'impose ;

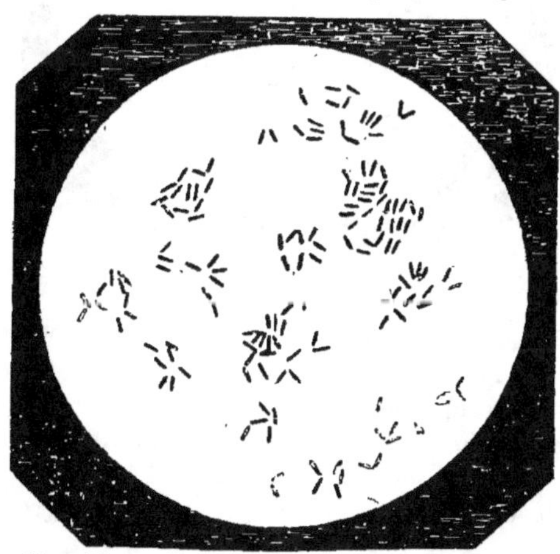

Fig. 70. — Bacilles de Klebs, culture pure.

dans d'autres cas, au contraire, ils sont peu nombreux, mais ils se groupent d'une façon si caractéristique que lorsqu'on a pratiqué un certain nombre de fois cette sorte d'examen, il est vraiment difficile de s'y tromper.

Le bacille de Klebs-Lœffler se présente sous la forme de bâtonnets deux fois plus longs que larges, légèrement renflés à leurs extrémités et disposés par groupes de trois ou quatre. Ils sont ordinairement rangés parallèlement les uns à côté des autres ; quelquefois, au contraire, ils sont placés bout à bout, mais alors les corps des deux bacilles ne se trouvent jamais dans le prolongement l'un de l'autre ; en d'autres termes, ils figurent des accents circonflexes plus ou moins ouverts. Si on regarde l'aspect formé par ces divers groupements, on voit une figure générale qui rappellerait celle fournie par des épingles qu'on aurait laissé tomber par petits tas sur une table.

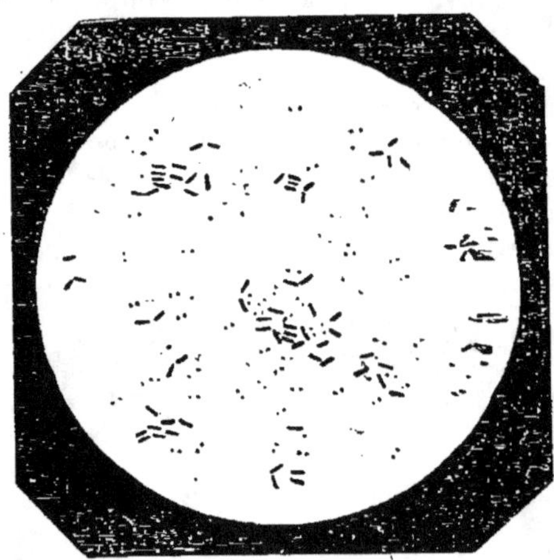

Fig. 71. — Bacilles de Klebs-Lœffler et Coccus de Brisou.

Le coccus Brisou (du nom de l'enfant chez lequel MM. Roux, Yersin et L. Martin l'ont découvert) se présente sous forme de petits points, isolés ou groupés deux par deux.

Le streptocoque apparaît sous forme de points réunis deux par deux ou en courtes chaînettes de quatre à six éléments.

Les staphylocoques sont ronds et présentent des groupements en grappes.

Comme on le voit, il n'est pas possible, même pour les yeux les moins exercés, de confondre le bacille diphtérique de Klebs-Lœffler, *qui est long*, avec les microbes qui lui sont souvent associés : coccus de Brisou, staphylocoque et streptocoque, puisque ces microbes *sont ronds*.

L'examen micrographique des fausses membranes n'est pas toujours suffisant pour poser un diagnostic certain ; il doit être complété par la culture des bacilles contenus dans les fausses membranes et par l'examen micrographique des cultures obtenues. Observons en outre que les cultures s'imposent dans le cas où on n'a pas de fausses membranes à sa disposition et que l'on peut simplement examiner les sécrétions supposées diphtériques. Disons tout de suite que, lorsqu'on n'a pas de fausses membranes à sa disposition, et que l'on croit à la diphtérie, on doit avec un fil spatule, stérilisé préala-

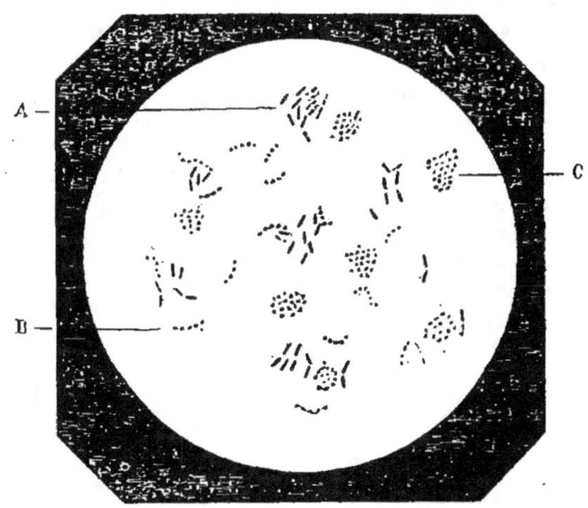

Fig. 72.

A Bacilles de Klebs-Lœffler. — B Streptocoques. — C Staphylocoques.

blement à la lampe, puis refroidi à l'air, toucher la muqueuse du pilier postérieur, le plus près possible du larynx et se servir de cette sécrétion pour faire les cultures dont nous parlerons plus loin.

2ᵉ OPÉRATION. — *Culture sur sérum des fausses membranes ou des sécrétions supposées diphtériques et examen micrographique des cultures obtenues.* — Cette opération comprend quatre temps :

1° Préparation des tubes de sérums destiné à la culture des bactéries ;

2° Ensemencement des tubes de sérum ;

3° Examen à l'œil nu des colonies obtenues ;

4° Examen micrographique des colonies obtenues.

1ᵉʳ TEMPS. — *Préparation des tubes de sérum destinés à la culture des bactéries.* — Pour cultiver les bacilles contenus dans les fausses membranes ou sécrétions supposées diphtériques, on emploie comme milieu de culture le sérum de sang de bœuf ou de cheval gélatinisé, préparé dans les conditions que nous allons indiquer.

Ce sérum peut se préparer par deux méthodes générales.

1° MÉTHODE NOCARD-ROUX.	2° MÉTHODE KOCH.
Cette méthode est de beaucoup la plus rigoureuse, mais elle n'est pas à la portée de tous. Il faut s'entendre en effet avec un boucher ou un vétérinaire et avoir l'animal à saigner à sa disposition de façon à recueillir le sang aseptiquement au sortir du vaisseau dans un flacon stérilisé. On distribue le sérum obtenu dans des tubes en se mettant à l'abri de toute contamination ; par conséquent, il n'est pas nécessaire de stériliser ultérieurement ce sérum, car cette méthode donne du premier coup du sérum stérile.	Cette méthode, plus pratique dans son application, consiste à prendre du sang venant d'un abattoir, à recueillir le sérum et à stériliser ensuite ce sérum par la méthode de Tyndall ou du chauffage discontinu.

Examinons les détails de ces opérations.

1° *Méthode Nocard-Roux.* — On prend un flacon à large ouverture dont la dimension doit être en rapport avec la proportion de sérum que l'on veut préparer. On obture ce flacon avec un fort papier à filtrer, et on le recouvre d'un cône en papier que l'on fixe au goulot. On stérilise le tout à l'étuve chauffée à 110°.

D'un autre côté on dispose une canule métallique destinée à être introduite dans le vaisseau de l'animal. Cette canule se termine d'un côté par un bec mousse taillé en biseau et de l'autre par un renflement auquel on adapte un caoutchouc de 0 m. 40 de longueur environ (fig. 72). On stérilise cette canule à l'étuve ou à l'autoclave chauffés à 110° ou 115° au maximum, mais avant d'opérer cette stérilisation il faut introduire cette canule dans l'extrémité libre du tube de caoutchouc comme dans un manchon (fig. 73).

Le tube à sérum et la canule étant prêts, on fait disposer pour l'opération l'animal sur lequel on veut prendre le sang.

Avant de procéder à l'opération, l'opérateur place à sa portée sur une table : une lampe à alcool, une ou deux baguettes de verre, un bistouri très propre, une paire de ciseaux, des pinces anatomiques, des fils à ligatures, ainsi que les récipients et la canule stérilisés.

Le sang peut être pris soit dans la carotide, soit dans la jugulaire ; il vaut mieux, surtout si l'animal doit être sacrifié, s'adresser à la carotide, car la pression artérielle favorise l'arrivée du sang dans le récipient.

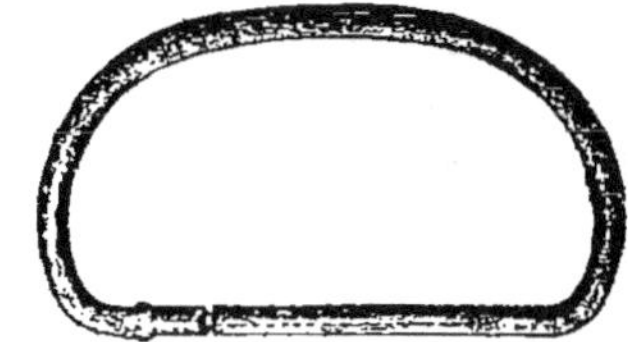

Fig. 73.

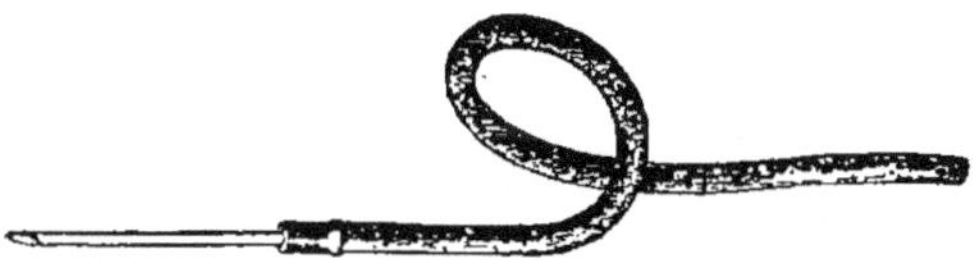

Fig. 74.

L'opération sur la carotide se pratique de la manière suivante : on met à nu le vaisseau et on le fait saillir avec une pince passée en dessous ; on en cautérise la surface avec l'extrémité d'une baguette de verre fortement chauffée sur la lampe à alcool et on incise avec le bistouri rapidement flambé. Aussitôt que le sang jaillit, on sort la canule du tube de caoutchouc, on la flambe et on l'introduit dans le vaisseau. On prend ensuite le vase à sérum, on retire le chapeau qui le recouvre, on crève la feuille de papier qui l'obture et on recueille dans le vase le sang qui s'échappe par le tube de caoutchouc. Quand le premier vase est rempli, on comprime le caoutchouc pour arrêter l'écoulement du sang, et on retire ce vase que l'on coiffe de son cône en papier. On peut remplir de la même manière un ou plusieurs vases préparés à l'avance puis on retire la canule et on ligature ensuite l'artère.

On transporte les récipients ainsi remplis de sang dans un endroit frais et, au bout de 24 à 48 heures, le caillot est rétracté. Quand la séparation est complète on recueille le sérum.

Pour cela à l'aide d'une pipette de Chamberland stérilisée, dont on brise l'extrémité effilée préalablement flambée, on aspire le sérum, en ayant soin de ne pas toucher au caillot, afin d'avoir un sérum peu coloré. La pipette une fois remplie est fermée à la lampe, puis abandonnée pendant 24 heures au repos pour que les globules sanguins entraînés puissent se déposer.

Cette série de manipulations donne un sérum transparent, pas coloré, que l'on peut conserver dans les pipettes aussi longtemps qu'on le désire ou qu'on distribue immédiatement dans des tubes à essai.

Pour faire cette dernière opération, on prépare des tubes à essai

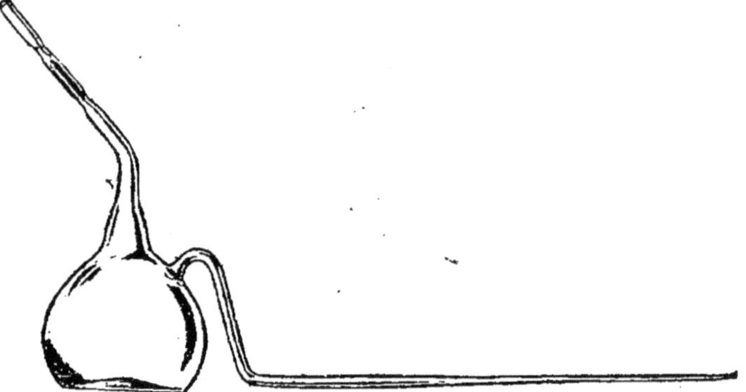

Fig. 75. — Pipette Chamberland.

bouchés d'un tampon de ouate et stérilisés à 115°. On brise l'effilure latérale de la pipette avec un couteau à verre flambé et on répartit le sérum dans les tubes en ayant soin de ne les remplir qu'au quart de leur hauteur.

Il s'agit maintenant de vérifier la pureté de ces tubes de sérum au point de vue bactériologique ; pour cela, on les met pendant 48 heures dans une étuve chauffée à 37° et on examine ceux qui se sont troublés. On doit rejeter tous les tubes qui seront troublés, ce qui indique qu'ils ne sont pas stériles.

Ces tubes, ainsi préparés, doivent être soumis ensuite à la *gélatinisation*, opération que nous décrirons plus loin.

2° *Méthode Koch*. — Dans cette méthode, il n'est pas nécessaire de recueillir le sang provenant de la saignée en prenant toutes les précautions d'asepsie employée dans la méthode de Nocard-Roux. On opère de la manière suivante : prendre deux cristallisoirs en verre d'un litre environ de capacité, dont l'un, d'un diamètre supérieur, sert de couvercle à l'autre. Ces deux vases sont stérilisés à l'autoclave ou à l'étuve à 120°, et enveloppés ensuite d'une feuille de papier qu'on déchirera au moment de recueillir le sang.

Arrivé à l'abattoir, on reçoit dans le plus petit cristallisoir le sang qui jaillit lorsque le boucher saigne l'animal, en ne le découvrant que juste au moment de recueillir le sang. On remplit ce cristallisoir aux deux tiers et on le recouvre avec le grand cristallisoir, puis on

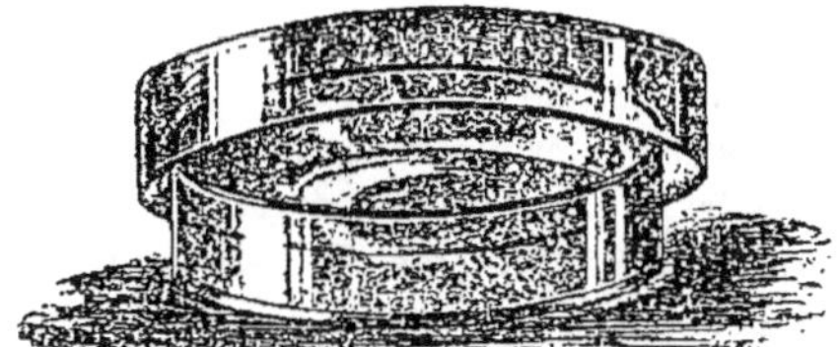

Fig. 76.

porte le tout dans un endroit frais pendant 48 heures. Au bout de ce temps, le caillot se rétracte et le sérum est mis en liberté. Ce sérum est recueilli à l'aide d'une pipette Chamberland et distribué dans des tubes à essai stérilisés en prenant les précautions indiquées et suivies dans la méthode Nocard-Roux.

Cette méthode, employée dans la plupart des abattoirs parisiens, donne un sérum qui n'est pas stérile ; aussi doit-on le stériliser, lorsqu'on l'a recueilli dans les pipettes Chamberland, par la méthode *de Tyndall* ou *du chauffage discontinu* qui se pratique de la manière suivante :

On dispose les pipettes Chamberland dans lesquelles se trouve le sérum recueilli dans une étuve au bain-marie chauffé à 58° et réglé exactement à cette température ; on chauffe pendant une heure. On répète cette opération une heure chaque jour pendant dix jours et on obtient ainsi un sérum stérilisé qu'on distribue ensuite dans les tubes à essai.

Pour cela on brise l'effilure de la pipette avec un couteau à verre flambé et on répartit ensuite le sérum dans les tubes, en ayant soin de ne les remplir qu'au quart de leur hauteur.

Pour vérifier la pureté de ces tubes de sérum au point de vu bactériologique, on agit comme dans la méthode Nocard-Roux : mettre les tubes pendant 48 heures dans une étuve chauffée à 37° et rejeter tous les tubes qui se troublent, car ils ne sont pas stériles (1).

Ces tubes, ainsi préparés, doivent être ensuite soumis à la gélatinisation.

Gélatinisation. — Le sérum aseptique, réparti en tubes et obtenu par la méthode Nocard-Roux ou par la méthode Koch doit, comme nous l'avons dit, être soumis à la gélatinisation.

Cette opération consiste à faire coaguler le sérum en chauffant les tubes qui le contiennent à une température de 65° environ ; les tubes étant presque couchés de façon à ce que le sérum solidifié s'étale dans les tubes en couche oblique.

Dans les laboratoires de bactériologie, cette gélatinisation s'effectue dans des étuves spéciales ; mais l'étuve ordinaire de Gay-Lussac peut remplir le même but : on peut même, à défaut d'étuve, placer les tubes à demi-couchés sur une claie disposée sur une bassine contenant de l'eau. On chauffe ; la vapeur d'eau échauffant les tubes, fait gélatiniser le sérum.

Le temps nécessaire pour amener la gélatinisation complète varie de 30 à 60 minutes ; on reconnaît que l'opération est terminée quand le sérum a pris une teinte ambrée semi-transparente. A ce moment, on enlève les tubes, car sous l'action plus prolongée de la chaleur, la teinte ambrée semi-transparente deviendrait opaque, ce qu'il faut éviter.

Les tubes contenant le sérum gélatinisé destiné à la culture des bactéries étant ainsi préparés, on procède au deuxième temps de l'opération, c'est-à-dire à l'ensemencement de ces tubes.

(1) Dans une note récente publiée par le *Journal de pharmacie et de chimie* (15ᵉ année, 6ᵉ série, t. II, n° 5, 1ᵉʳ septembre 1895, p. 210) M. le Dᵣ Miquel préconise les filtres en biscuit ou bougies en porcelaine pour obtenir la stérilisation du sérum du sang. Appelé à préparer de grandes quantités de sérum de sang de cheval stérilisé pour le diagnostic bactériologique de la diphtérie, M. Miquel a reconnu qu'il était facile d'obtenir du sérum stérile en quantité quelconque, par la filtration au moyen de ces bougies ; mais il faut, pour cela, observer les conditions suivantes : 1° ne soumettre à la filtration que les sérums exempts, autant que possible, de globules sanguins ; en un mot, tels qu'on les obtient en laissant égoutter dans la glace les caillots de sang pendant 48 heures ; 2° opérer la filtration à une température voisine de 40° à 50° ; 3° disposer d'un vide ou d'une pression égale à 60 et 70 cm. de mercure. Le sérum stérile obtenu par ce procédé est recueilli et vérifié comme dans le procédé Nocard-Roux ; il est soumis ensuite à la gélatinisation, comme dans le procédé Nocard-Roux et le procédé Koch.

2ᵉ Temps. — *Ensemencement des tubes de sérum.* — On prend un fil de platine enchâssé dans un agitateur en verre ; on le passe deux ou trois fois dans la flamme d'une lampe à alcool ou d'un bec de Bunsen pour le stériliser ; et après l'avoir laissé refroidir, on touche avec lui la fausse membrane supposée diphtérique. Le fil ainsi chargé est promené à la surface d'un des tubes de sérum, de façon à convrir cette surface de traînées parallèles d'ensemencement, faites de gauche à droite ou de droite à gauche, peu importe, mais toujours dans le même sens. En d'autres termes, et pour nous servir d'une comparaison familière, on trace les lignes d'ensemencement comme on règle une feuille de papier. La seule différence, c'est qu'il faut serrer les lignes le plus possible, comme si l'on voulait les faire se toucher.

On procède de même pour un second tube de sérum, mais sans essuyer ni charger à nouveau le fil de platine sur la fausse membrane. Ce tube donnera ainsi des colonies moins serrées.

Il importe, en procédant à cet ensemencement, de prendre certaines précautions pour éviter toutes les chances de contamination : ne déboucher les tubes que juste au moment d'y introduire le fil de platine ; ne pas déposer sur une table le bouchon de ouate fermant les tubes, mais le tenir entre les mors d'une pince stérilisée.

Quand l'ensemencement est terminé, on flambe l'embouchure du tube en la passant rapidement dans la flamme : on la bouche avec le tampon de ouate et on place les tubes ainsi ensemencés dans une étuve réglée à 37° où ils devront séjourner pendant 24 heures.

Si l'on n'a pas de fausse membrane à sa disposition, et si l'on croit à la diphtérie, il suffit, avec le fil de platine préalablement stérilisé à la flamme et refroidi à l'air, de toucher la muqueuse du pilier postérieur, *le plus près possible du larynx*, et d'ensemencer ensuite les tubes comme il a été dit plus haut.

Après 24 heures de séjour des tubes à l'étuve, si l'ensemencement a été fait convenablement et si le sérum employé était tel qu'il doit être, on a toujours un diagnostic certain qui permet d'affirmer que la diphtérie existe ou n'existe pas.

Pour poser ce diagnostic, il faut faire deux examens :

1° Examen à l'œil nu des cultures obtenues :

2° Examen micrographique des cultures obtenues.

Étudions comparativement ces deux examens et voyons ce qu'on observe.

EXAMEN A L'ŒIL NU DES CULTURES OBTENUES.

S'il n'y a pas de colonies à la surface du tube, on peut, sans avoir besoin de recourir au microscope, affirmer qu'il n'y a pas de diphtérie.

S'il y a de la diphtérie, c'est-à-dire si le bacille de Klebs-Lœffler existe, on voit au bout de 24 h. à la surface des tubes, des colonies d'un blanc grisâtre, arrondies, de contours réguliers, et qui, regardées par transparence, c'est-à-dire en interposant le tube entre les yeux et la lumière sont opaques au centre et translucides à la périphérie.

On sait que la fausse membrane est le plus souvent associée à d'autres microbes, notamment le coccus Brisou, au streptocoque et au staphylocoque ; dans ce cas, on voit apparaître, à côté des colonies du bacille de Klebs-Lœffler, d'autres cultures.

Les colonies formées par le coccus Brisou ressemblent un peu à celles formées par le bacille de Klebs-Lœffler, mais regardées par transparence, elles sont translucides dans toutes

EXAMEN MICROGRAPHIQUE DES CULTURES OBTENUES.

Pour faire l'examen micrographique des cultures, on prélève au moyen d'un fil de platine stérilisé un fragment de la colonie, on le délaye dans une goutte d'eau distillée stérilisée placée sur une lamelle, on colore la préparation à l'aide du bleu Roux-Yersin, et on procède à l'examen en prenant les précautions générales que nous avons indiquées pour l'examen microscopique des fausses membranes supposées diphtériques (V. p. 576).

S'il y a de la diphtérie, c'est-à-dire si le bacille de Klebs-Lœffler existe, la préparation présentera l'aspect que nous avons indiqué, p. 577.

Les colonies formées par le coccus Brisou, présentent l'aspect indiqué, p. 578.

EXAMEN A L'ŒIL NU DES CULTURES OBTENUES	EXAMEN MICROGRAPHIQUE DES CULTURES OBTENUES
leurs parties et ne présentent pas de point central opaque.	
Les colonies fournies par le streptocoque, sont translucides, beaucoup plus petites que celles formées par le coccus Brisou, formant un fin pointillé de petites colonies interposées entre les grosses colonies diphtériques.	Les colonies formées par le streptocoque présentent l'aspect indiqué, p. 579.
Les colonies fournies par le staphylocoque sont aplaties, diffluentes, irrégulières ; elles sont peu développées au bout de 24 heures. mais se développent rapidement ensuite.	Les colonies fournies par le staphylocoque présentent l'aspect indiqué, p. 579.

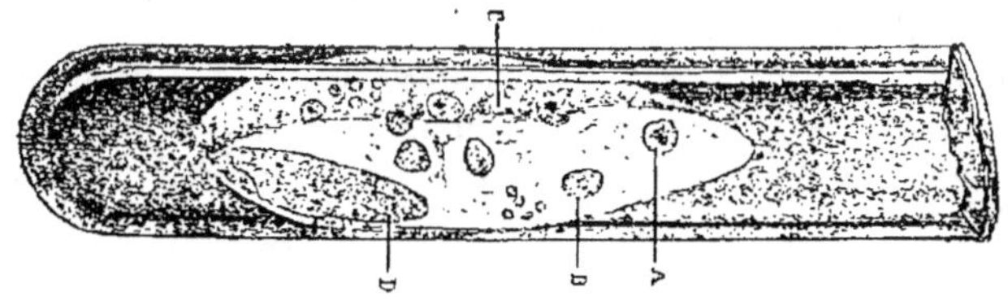

Fig. 77.
Aspect des cultures. — A Colonies et bacilles de Klebs-Lœffler. — B Coccus Brisou. — C Streptocoques. — D Staphylocoques.

Le pharmacien qui s'est chargé de faire le diagnostic bactériologique de la diphtérie doit noter avec soin, dans son rapport, la présence simultanée et la nature des microbes qui se trouvent associés au bacille de Klebs-Lœffler ; la connaissance de ces associations est, en effet, indispensable, non seulement pour émettre un bon pronostic, mais encore pour bien appliquer le nouveau traitement par le sérum et en tirer tout le parti qu'il peut donner.

Si le bacille diphtérique a été trouvé seul, il s'agit d'une angine diphtéritique pure ou d'un croup pur ; dans les cas peu graves, les fausses membranes se détachent rapidement et disparaissent dans les quarante-huit heures, la température s'abaisse, l'albumine disparaît s'il s'en est déclaré. La guérison est assurée par une injection de 10 cc. faite alors dans l'autre flanc (une injection préventive ayant déjà été faite avant de connaître le résultat de l'examen bactériologique).

Dans les cas plus graves, les membranes cessent d'augmenter pendant les 24 heures qui ont suivi l'injection ; on doit faire d'autres injections de 20 cc. toutes les vingt-quatre heures, et il faut continuer jusqu'à ce que la température descende au-dessous de 38°.

Lorsque l'examen bactériologique a indiqué l'association du bacille diphtérique au coccus, dit de Brisou, la maladie n'est pas aggravée et on doit opérer comme ci-dessus.

Quand le staphylocoque pyogène est associé au bacille de Klebs-Lœffler, l'angine et le croup sont très graves. On doit injecter 20 cc. de sérum par jour, moitié le matin, moitié le soir, jusqu'à défervescence complète. Il est clair que le sérum est impuissant contre les complications pulmonaires qui se déclarent fréquemment.

Enfin si le bacille diphtérique est accompagné de streptocoques, le danger est extrême, la durée du traitement est plus longue et la quantité du sérum atteint 80 et 100 cc. Les complications pulmonaires sont des plus redoutables.

Comme on le voit, le coccus Brisou associé seul au bacille diphtérique est en général d'un pronostic bénin, le staphylocoque, et le streptocoque au contraire, viennent compliquer la diphtérie et assombrir le pronostic.

SECTION III

SÉRUM ANTIDIPHTÉRIQUE DE L'INSTITUT PASTEUR.

SOMMAIRE. — Modes de livraison du sérum à l'Institut Pasteur, aux pharmaciens et à l'assistance publique. — Prix aux pharmaciens et au public. — Instruction pour l'emploi.

Le sérum antidiphtérique est livré en petits flacons stérilisés, fermés par un bouchon de caoutchouc aseptique. Ils contiennent 20 cc. de liquide et un petit morceau de camphre destiné à prolonger la conservation. Ils sont renfermés dans un boîte en bois qui met le sérum à l'abri de la lumière et entourés d'une instruction sur l'emploi.

Le sérum de l'Institut Pasteur est délivré aux pharmaciens et droguistes depuis le 10 février 1895. Toutes les demandes doivent être adressées au *Service du sérum antidiphtérique*, 18, *rue Dutot, Paris* et les signataires des demandes doivent indiquer leur qualité, l'Institut Pasteur ne pouvant, conformément à la loi, délivrer le sérum au public. C'est exclusivement *aux pharmaciens* que devront s'adresser le public et les médecins.

Le prix du flacon de 10 grammes est de 2 fr. 50 pour les pharmaciens qui doivent le délivrer au public au prix de 3 francs ; le prix du flacon de 20 grammes est de 5 francs pour les pharmaciens qui doivent le délivrer au public au prix de 6 francs.

Le sérum nécessaire aux indigents est distribué gratuitement à Paris, par les soins de l'Assistance publique et en province, par l'intermédiaire des services d'assistance, conformément aux règlements élaborés par l'administration et le comité consultatif d'hygiène publique de France. Il est renfermé dans des flacons portant dans la pâte du verre les mots : *Assistance publique. Gratuit*.

Il importe de faire, à propos du sérum de l'Institut Pasteur quelques remarques intéressantes au point de vue pratique :

Le plus grand nombre des pharmaciens pensent que la vente du sérum antidiphtérique de l'Institut Pasteur est faite dans l'immeuble de la rue Dutot où se trouve l'Institut Pasteur. La chose paraît absolument rationnelle, mais il n'en est pas ainsi.

Le conditionnement des flacons et la vente constituent un service spécial, qui est absolument séparé de l'Institut Pasteur et qui est installé dans un autre immeuble de la rue Dutot.

Cette séparation présente, dans la pratique, d'assez sérieux inconvénients : il arrive souvent, en effet, que les télégrammes adressés à l'Institut Pasteur par les pharmaciens qui demandent du sérum sont portés à cet établissement et y séjournent assez longtemps pour que l'expédition subisse un retard préjudiciable aux malades.

Pour éviter ces inconvénients, les pharmaciens qui demandent du sérum par dépêche doivent mettre sur le télégramme l'adresse suivante : *Séropasteur, Paris*.

Il arrive aussi très fréquemment que certains pharmaciens hésitent à faire provision de sérum, dans la crainte, s'ils ne le vendent pas de suite, d'avoir un sérum trop ancien et par conséquent invendable.

Cette question avait préoccupé la Société pharmaceutique du Centre et voici la lettre très intéressante qu'elle a reçue à ce sujet de M. le Dr Roux de l'Institut Pasteur à la date du 20 octobre 1896 :

« M. le Secrétaire de la Société pharmaceutique du Centre.

En réponse à votre honorée du 18 courant, j'ai l'avantage de vous confirmer que l'Institut Pasteur, désireux de faciliter toutes les relations entre médecins et pharmaciens, fait indistinctement l'échange de tous les flacons qui lui sont retournés.

Cet échange est justifié lorsque le contenu du flacon est très trouble, mais lorsqu'il n'existe que quelques flocons nageant dans un liquide limpide et provenant le plus souvent d'une coagulation de la fibrine, postérieure à la mise en flacon du sérum, le remplacement du flacon est inutile.

Le sérum, conservant ses propriétés curatives pendant au moins une année, ainsi que cela est indiqué dans le mode d'emploi, il est inutile de le remplacer aussi longtemps qu'il se conserve limpide.

Sous le bénéfice de ces observations, nous vous ferons l'échange de tous les flacons qui nous seront retournés.

Dr Roux. »

Des considérations précédentes nous tirerons les conclusions suivantes, importantes au point de vue pratique :

1° Les pharmaciens feront bien d'avoir toujours en provision dans leurs pharmacies quelques flacons dĕ sérum antidiphtérique, dans l'intérêt de leur clientèle.

2° Ils pourront, en temps ordinaire, se procurer ces flacons en adressant leur demande à l'Institut Pasteur, service du sérum antidiphtérique, 18 rue Dutot, Paris. En cas d'urgence, et s'ils le demandent par télégramme, ils mettront sur leur télégramme l'adresse suivante : Séropasteur, Paris.

3° Ils conserveront les flacons dans un endroit dont la température soit peu élevée et à l'abri de la lumière, sans sortir les flacons de la boîte en bois qui les renferme.

4° Ils visiteront de temps en temps les flacons de sérum pour s'assurer de la bonne qualité de ce dernier. *Si le contenu du flacon est très trouble*, cela prouve que le sérum est mal conservé et ne peut être employé sans dangers. Dans ce cas, ils retourneront ces flacons à l'Institut Pasteur qui leur enverra en échange des flacons de sérum bien conservé. *Si le contenu du flacon est limpide ou s'il n'existe que quelques flocons nageant dans un liquide limpide*, le sérum est bon et peut être délivré sans dangers ; il est inutile dans ce cas de demander le remplacement du flacon, car le léger trouble qui s'est produit dans ce liquide limpide, provient, le plus souvent d'une coagulation de la fibrine, postérieure à la mise en flacon du sérum.

5° Le sérum, conservant ses propriétés curatives pendant au moins un an, il est inutile que les pharmaciens demandent de le remplacer aussi longtemps qu'il se conserve limpide.

6° Ajoutons enfin, que les pharmaciens peuvent se procurer du sérum anti-diphtérique, non seulement à l'Institut Pasteur de Paris, mais encore dans les établissements suivants :

Institut Pasteur de Lille, dirigé par M. Calmettes (autorisé par décret du 26 janvier 1896).

Laboratoire de Nancy, dirigé par M. Macé (autorisé par décret du 26 janvier 1896).

Laboratoire de Lyon, dirigé par M. Arloing (autorisé par décret du 26 janvier 1896).

Laboratoire de Grenoble, dirigé par MM. Berlioz et Jourdan (autorisé par décret du 26 janvier 1896).

La conservation du sérum antidiphtérique a fait, dans ces derniers temps, l'objet d'études très intéressantes sur lesquelles nous devons attirer l'attention.

D'après M. Roux, le sérum antidiphtérique, placé dans de bonnes conditions, conserverait pendant une année, au moins, ses propriétés curatives.

D'après M. Arloing, au contraire, le sérum antidiphtérique perd, au bout de trois mois, le quart de son pouvoir immunisant. Il conseille, en conséquence, de rejeter tout sérum datant de plus de trois mois, non parce qu'il est devenu dangereux, mais parce qu'il risque d'être inefficace ou peu actif. Aussi il importe de vérifier exactement la date de fabrication des sérums, date qui doit être marquée sur les étiquettes et qui souvent, malgré les prescriptions de la loi, n'est pas inscrite sur les flacons, ainsi que nous avons eu l'occasion de le vérifier dans nos inspections (1).

D'après MM. Palmirky et Orlovsky, le sérum bien conservé dans un endroit frais, dans une cave sèche ou dans une glacière, conserve toute son activité pendant au moins cinq mois. Ces expérimentateurs ont étudié l'influence des diverses conditions sur les propriétés du

(1) Voir communication d'Arloing à la Société nationale de médecine de Lyon, rapportée dans l'*Union pharmaceutique* du mois de décembre 1895, p. 553 à 555.

sérum antidiphtérique que nous rapportons d'après le *Journal de pharmacie et de chimie* du 1ᵉʳ mai 1896 (p. 437 à 438).

« Dans leurs expériences sur le sérum de Roux, de Behring, d'Arousohn, et sur celui préparé à Varsovie, les auteurs sont arrivés aux conclusions suivantes :

1° Le sérum antidiphtérique peut être conservé à des températures très variables. La température même de 36° ne diminue pas sa force.

2º La lumière solaire diffuse n'a pas non plus d'influence, mais l'exposition directe aux rayons solaires, l'agitation prolongée du liquide, surtout son transport en voiture à grande distance diminuent la force du sérum antidiphtérique.

3ᵉ Le sérum se conserve le mieux dans un endroit frais, dans une cave sèche ou dans une glacière. Conservé dans ces conditions, sa force n'est pas diminuée, même au bout de cinq mois.

4º Il ne faut pas décacheter les flacons de sérum, l'ouverture des flacons, faite même avec les plus grandes précautions, permet l'introduction des microbes dans le sérum. L'ouverture des flacons doit être faite immédiatement avant l'injection ; il faut injecter toute la dose à la fois, sans conserver le liquide pour une autre injection.

5° Les substances employées pour empêcher la prolifération des microbes dans le sérum, acide phénique, crésol, camphre, chloroforme, n'atteignent pas le but désiré.

6° Le sérum conservé pendant longtemps laisse un précipité blanc floconneux qui n'est autre que le reste de fibrine non éliminé. Ce précipité n'influe nullement sur la qualité du sérum.

7° Macroscopiquement (1), il est le plus souvent difficile de reconnaître les impuretés nocives du sérum. »

D'après M. Martin, le sérum non altéré macroscopiquement conserverait sans diminution son activité pendant deux ans au moins.

M. Martin préconise le *sérum antidiphtérique desséché* qui est inaltérable et qui conserve indéfiniment ses propriétés. Son activité est moins grande que celle du sérum liquide, mais il peut rendre de grands services, en ce sens qu'il peut servir au début du traitement d'un diphtérique, ce qui donne le temps de demander du sérum liquide devant servir pour la suite du traitement. Ce sérum desséché est préparé dans le vide sulfurique et renfermé dans des flacons scellés à la lampe et portant un trait indiquant un volume de 10 cen-

(1) Macroscopiquement, par opposition à microscopique, se dit des objets visibles à l'œil nu.

timètres cubes ; pour s'en servir, on casse la pointe du flacon ; on place à peu près horizontalement le flacon et on ajoute une petite quantité d'eau *stérilisée* ou bien de solution de chlorure de sodium stérilisée à 7 p. 1000 ; on laisse le sérum desséché en contact avec le liquide pendant une heure ; alors il a absorbé l'eau et s'est gonflé ; on complète 10 centimètres cubes avec l'eau distillée ou la solution saline. Ces diverses opérations doivent être effectuées en prenant les précautions antiseptiques nécessaires.

On le voit, la question du temps pendant lequel le sérum antidiphté-rique possède tout son pouvoir immunisant semble encore être incer-taine.

Action préventive. — Employé à la dose de 5 cc., le sérum donne une immunité passagère contre la diphtérie ; cette immunité dure quatre à six semaines ; on peut donc faire des injections préventives aux personnes exposées à la contagion. Le pouvoir préventif du sérum livré par l'Institut Pasteur est au moins de 50.000, c'est-à-dire qu'il suffit d'injecter à un cobaye une quantité de ce sérum égale à 1/50.000^e de son poids pour qu'il puisse supporter, sans être ma-lade, une dose de culture virulente ou de toxine capable de faire périr les cobayes témoins en moins de trente heures. Cette activité corres-pond environ à celle d'un sérum de 100 à 200 unités immunisantes de M. Ehrlich.

Action thérapeutique. — Injecté en quantité suffisante, le sérum antidiphtérique guérit la maladie déclarée, si toutefois elle n'est pas arrivée à une période trop avancée. La dose à employer varie suivant l'âge du malade. 5 à 10 cc. sont nécessaires si la maladie est grave ou si elle date de plusieurs jours : il faut, exceptionnellement, aller jusqu'à 30 cc. et même au delà dans les cas très graves, notamment dans ceux où l'on est obligé de pratiquer la trachéotomie. Il est donc impossible de fixer la quantité de sérum qui guérit un cas de diphté-rie. Le médecin devra se guider sur la marche de la température et du pouls, ainsi que sur l'état général du malade. Aussi longtemps que la température rectale n'est pas tombée au-dessous de 38° on ne peut considérer la maladie comme terminée. En général, les faus-ses membranes se détachent dans les vingt-quatre heures qui suivent l'injection de sérum, si la dose injectée est suffisante.

Lorsqu'un enfant présente du tirage, on pourra souvent éviter la trachéotomie en lui injectant une première fois 15 à 20 cc. de sérum, et en pratiquant douze heures après une nouvelle injection de 10 à 20 cc., si l'amélioration n'est pas suffisante.

II

Il est préférable d'injecter, dès le début, une dose de sérum un peu plus forte capable d'arrêter la maladie, plutôt que de faire, à plusieurs reprises, des injections de doses faibles.

Chez tous les petits enfants au-dessous d'un an, en règle générale, on injectera autant de centimètres cubes de sérum que l'enfant compte de mois. Il n'est pas nécessaire, à moins d'une gravité exceptionnelle de l'affection, de dépasser 15 à 20 cc. pour la première fois chez les adultes ; car si leur poids est plus considérable que celui des enfants, ils résistent beaucoup mieux à la maladie et par suite n'ont besoin que d'une aide moins puissante. Il faut injecter aux malades la quantité utile de sérum, mais ne pas réitérer les injections sans nécessité.

Injections. — On doit faire les injections dans le tissu cellulaire sous-cutané, au niveau du flanc, en prenant toutes les précautions antiseptiques nécessaires. On lave d'abord la région avec de l'eau phéniquée à 2 0/0, ou avec la solution de sublimé au millième ; on doit, au moment même de pratiquer l'injection, stériliser la seringue et la canule, en les plongeant dans l'eau froide que l'on porte ensuite à l'ébullition pendant un quart d'heure. On recouvrira avec du coton antiseptique l'endroit où la piqûre a été faite. L'introduction du sérum sous la peau est peu douloureuse et le liquide est résorbé en quelques instants.

Avant d'injecter le sérum, il est nécessaire de s'assurer qu'il est resté limpide ; un très léger précipité rassemblé au fond du flacon n'indique pas une altération.

Le diagnostic bactériologique de la diphtérie devra toujours être fait, puisque c'est le seul moyen de connaître d'une manière certaine si le cas est justiciable du traitement par le sérum et d'être fixé sur les mesures de désinfection à prescrire ; mais comme le traitement sérothérapique est d'autant plus efficace qu'il est institué plus tôt, il ne faudrait pas, sous prétexte d'attendre le résultat du diagnostic bactériologique, retarder l'injection de sérum, surtout si le cas se présente comme sérieux et avec élévation notable de température.

On sait, en effet, que le sérum injecté en temps utile prévient l'empoisonnement diphtérique, mais qu'il est impuissant contre l'empoisonnement accompli qui se traduit par la paralysie, l'irrégularité de la respiration et du pouls. Lorsque ces symptômes se manifesteront malgré l'injection du sérum, c'est qu'alors on sera intervenu trop tard ou que la dose administrée aura été trop faible.

Inconvénients du sérum. — A la suite des injections du sérum antidiphtérique, on observe fréquemment une éruption d'urticaire

qui apparaît le plus souvent dans les huit jours qui suivent le commencement du traitement. Cette éruption peut être accompagnée
d'une légère élévation de température ; elle disparaît sans causer de
malaise notable. Plus rarement on voit survenir des éruptions mal
définies (érythèmes polymorphes) avec mouvement fébrile. Exceptionnellement, on observe des gonflements articulaires douloureux
qui accompagnent l'éruption et, dans ce cas, l'état fébrile pourra se
prolonger plusieurs jours. Les adultes sont peut-être plus sujets que
les enfants à ces manifestations érythémateuses fébriles. Tous ces
accidents sont très passagers et n'ont jamais présenté de gravité sérieuse.

SECTION IV

EMPLOI DU SÉRUM ANTIDIPHTÉRIQUE.

Sommaire. — Technique des injections. — Indication de la sérothérapie dans
la diphtérie. — Tableau de Charles Richet sur l'abaissement progressif de
la mortalité diphtérique à Paris depuis l'emploi du sérum de Roux.

La technique employée pour pratiquer les injections de sérum
antidiphtérique dans le traitement de la diphtérie, les indications de
la sérothérapie, les traitements locaux employés dans cette maladie
ont été l'objet de nombreux travaux. M. le Dr Louis Martin a fait sur
ces différentes questions, le 6 et le 14 octobre 1894 à l'Institut Pasteur, une conférence remarquable à laquelle nous empruntons les
lignes suivantes :

« *Technique des injections de sérum.* — Pour pratiquer ces injections
on emploie une seringue ayant une contenance de 20 cc. *Elle est stérilisable à l'eau bouillante.* Elle se compose : 1° d'un corps de pompe (verre
et métal, le verre séparé du métal par deux coussinets de caoutchouc) ;
2° d'un piston en caoutchouc ; 3° d'un ajutage représenté par un tube
de caoutchouc du diamètre d'un gros drain et de dix centimètres de
long ; 4° d'une aiguille de quatre à cinq centimètres de long.

L'ajutage qui est une pièce surajoutée, intercalée entre la seringue
et l'aiguille, permet de faire convenablement les injections alors même
que l'enfant bougerait un peu.

Quelques conseils pratiques pour la stérilisation de la seringue:

Tout d'abord, avant de stériliser la seringue, vous devez toujours vous
assurer de son bon fonctionnement. Je vous recommande surtout de

bien vérifier la perméabilité de votre aiguille et le bon état des deux coussinets de caoutchouc que traverse le piston et qui correspondent aux deux extrémités du cylindre de verre.

Ces premières précautions prises, et sans serrer complètement le pas de vis qui assujettit le cylindre de verre — ce qui risquerait de le faire casser — vous plongez la seringue dans l'eau et faites bouillir pendant cinq minutes environ. Après l'ébullition vous retirez la seringue et la laissez refroidir. Vous serrez alors le pas de vis et l'instrument est prêt à fonctionner.

Ne jetez pas l'eau qui vient de bouillir. Elle vous servira, l'injection faite, à laver votre seringue, votre ajutage de caoutchouc et votre aiguille. Or cette précaution est très importante. Sans elle, en effet, ce qui reste du sérum, après l'injection, sur les parois des trois pièces de la seringue, se dessécherait et supprimerait la perméabilité de votre aiguille.

J'en aurai fini avec ces petits détails pratiques lorsque je vous aurai dit que vous devez toujours desserrer le pas de vis de votre seringue quand elle ne sert pas ; de la sorte vous ménagerez les coussinets de caoutchouc.

Passons à l'*injection*.

Pour pratiquer cette injection, après avoir rempli la seringue de sérum, vous la prenez de la main droite, à pleine main, entre les trois derniers doigts et la paume de la main. Entre le pouce et l'index, restés libres, vous saisissez l'aiguille par la base, c'est-à-dire à son point d'union avec l'ajutage de caoutchouc. De la main gauche, vous faites alors un pli dans la peau du flanc et vous enfoncez l'aiguille à la base de ce pli, mais sans l'enfoncer par trop, de façon à ne pas dépasser le tissu cellulaire sous-cutané quand vous pousserez l'injection.

A ce moment, c'est-à-dire quand l'aiguille est enfoncée, vous changez votre seringue de main ; après quoi, de la main droite, redevenue libre, vous poussez doucement le piston de la seringue en même temps que vous lui imprimez un léger mouvement de rotation. J'ajoute qu'il ne faut charger votre seringue que de la quantité que vous devez injecter.

Je n'ai pas besoin de vous dire qu'avant l'injection, vous aurez eu soin de laver la peau avec une solution antiseptique (sublimé au 1/1000 de préférence) au niveau du point que vous devez traverser. L'injection faite, vous recouvrez la zone de la piqûre avec de la ouate hydrophile. Cette ouate forme une sorte de collodion avec le sérum qui revient par la piqûre et, de la sorte, l'orifice de cette piqûre se trouve complètement obturé. Une boule d'œdème assez considérable se produit pendant l'injection pour disparaître quinze à trente minutes après. Pas de réaction générale.

Indications de la sérumthérapie dans la diphtérie. — Nous arrivons aux indications de la sérumthérapie dans la diphtérie.

Nous avons dit que le sérum pouvait être employé *préventivement* et *thérapeutiquement*, en d'autres termes qu'il agissait comme vaccin et comme remède.

Voici, dans quels cas, nous conseillons de l'employer à titre préventif.

Lorsque, dans une famille, ou une agglomération d'enfants, survient un cas de diphtérie, on doit vacciner les enfants de cette famille ou de cette agglomération en injectant cinq centimètres cubes de sérum, une fois donnés, pour les enfants de moins de dix ans, et dix centimètres cubes au-dessus de cet âge. Cette vaccination suffira le plus souvent à empêcher toute épidémie, ou si quelques enfants sont infectés par le premier cas, ils le seront moins gravement. Je ne saurais préciser davantage faute d'observation en nombre suffisant. Je ne puis donc vous dire combien de temps dure l'immunisation ainsi obtenue.

Étudions maintenant l'*emploi thérapeutique* du sérum antidiphtérique.

Règle générale, dont il ne faudra jamais vous départir : toutes les fois que vous soupçonnerez la diphtérie chez un malade, vous devrez immédiatement lui injecter sous la peau du flanc vingt centimètres cubes de sérum en une seule fois. Au-dessus de quinze ans, il est préférable d'injecter 30 à 40 centimètres cubes, dans la même séance, mais en deux piqûres, l'une au flanc droit, l'autre au flanc gauche, soit 15 à 20 centimètres cubes de chaque côté. Ces injections, en effet, n'ont aucun inconvénient tant soit peu sérieux. Tout au plus risquerez-vous un peu d'urticaire ; et s'il s'agit vraiment d'une diphtérie, vous n'aurez pas, du moins, perdu pour agir un temps souvent précieux.

Aussitôt votre injection faite, ou mieux *avant* l'injection, pour n'avoir pas à remuer le malade *après*, vous ouvrez sa bouche, vous chargez votre fil-spatule en le portant sur une fausse membrane ou sur la muqueuse du pilier postérieur, et vous ensemencez immédiatement vos deux tubes de sérum de la façon que je vous ai indiquée dans notre conférence.

Vingt-quatre heures après, l'examen de vos tubes va vous donner les indications thérapeutiques les plus importantes. Il vous apprendra, en effet, si oui ou non, il s'agit de diphtérie. S'il n'y a pas diphtérie, vous cessez, bien entendu, le sérum. Dans le cas contraire, l'examen de vos cultures vous apprendra encore — chose capitale, je vous l'ai déjà dit, — s'il s'agit de diphtérie pure ou de diphtérie associée.

Toutes les indications de la sérumthérapie que je vais vous exposer maintenant sont en dépendance : 1° de l'état du pouls ; 2° de la température ; 3° de la respiration ; 4° de l'albumine. L'état local (fausses membranes) fournirait assurément des indications utiles si nous n'avions pas l'examen bactériologique, mais ce dernier donne des indications analogues et elles sont plus précises. L'aspect des fausses membranes, pas plus que leur abondance, ne vous renseignerait jamais, en effet, sur le point capital pour le pronostic et le traitement ; à savoir s'il y a diphtérie pure ou diphtérie associée.

Entrons, à présent, dans le détail des différents cas qui peuvent se présenter dans la sérumthérapie. Mais il est nécessaire au préalable d'ouvrir ici une parenthèse. Je veux parler des traitements locaux dans la diphtérie.

Sur les traitements locaux dans la diphtérie. — Il est bien entendu que le traitement par le sérum n'exclut pas tous les traitements locaux. M. Roux l'a dit expressément au Congrès de Buda-Pesth et dans ses mémoires antérieurs. Assurément, il proscrit tout traumatisme et, par conséquent, tout caustique ; en outre, il demande la suppression des traitements par l'acide phénique et le sublimé, parce que l'expérience nous a démontré que si l'on employait simultanément les traitements par le sérum et par l'acide phénique ou le sublimé, on aboutissait à de mauvais résultats. Ainsi, pendant huit jours, dans le pavillon de la diphtérie à l'hôpital des Enfants, nous avons employé concurremment les traitements par le sublimé et par le sérum. Or nous avons eu trois décès d'angines diphtériques de moyenne intensité alors que, dans la même semaine, avec le même sérum, dans le même milieu, des cas de croup opérés, par conséquent beaucoup plus graves, mais traités exclusivement au sérum, guérissaient. Nous ne nous sommes pas crus autorisés à pousser plus loin l'expérience.

Mais si M. Roux a déconseillé l'acide phénique et le sublimé, il conseille les lavages, trois fois par jour, avec des solutions boriquées ou une solution de 50 grammes de liqueur de Labarraque dans un litre d'eau bouillie. Ces lavages, en effet, ont pour avantage de détruire le plus de germes possible et d'éviter ainsi des angines microbiennes qui pourraient succéder à l'angine diphtérique guérie. M. Roux est si peu opposé au traitement local qu'il a toujours conseillé les attouchements au bleu composé, et qu'il a essayé, dans ces derniers temps, un mélange — à peu près à parties égales — de camphre et de menthol porté à viscosité dans un mortier. En outre, pendant tous nos traitements au sérum, nous avons conservé, pour tous les cas, les attouchements à la glycérine salicylée (5 0/0 d'acide salicylique). Dans les cas bénins, les fausses membranes se détergent si facilement, et la bouche se nettoie si vite, que ce traitement local peut être abandonné rapidement.

Je n'ai pas besoin d'ajouter que le traitement par le sérum ne change rien à l'alimentation des enfants. Il faut les bien nourrir toutes les fois qu'une albuminurie sérieuse n'impose pas le régime lacté exclusif.

Angine diphtérique pure bénigne. — Ceci dit, prenons tout d'abord un cas d'angine diphtérique pure.

Le premier jour, conformément à la règle générale, nous avons injecté 20 centimètres cubes de sérum. Le pouls était alors à 148, la température vespérale à 38°. Pas de troubles respiratoires ; pas d'albumine.

Vingt-quatre heures après l'injection, le pouls était tombé à 108°, et la température vespérale, loin d'augmenter, avait baissé un peu (37°8 au lieu de 38°). Cette diminution légère coïncidant avec la diminution considérable du pouls nous dispensait de donner une nouvelle dose de sérum.

Angine diphtérique pure mais grave. — Voici maintenant un cas d'angine diphtérique pure, comme la précédente, mais grave au lieu d'être bénigne.

Le premier jour, nous n'avons donné que 20 centimètres cubes de sérum, mais cette dose n'a pas été suffisante, car le lendemain il y a une élévation de trois dixièmes pour la température, et le pouls monte de 144 à 164. Cette ascension simultanée des deux courbes nous indique que la maladie n'est pas enrayée. Il faut, en pareille occurrence, répéter la dose, donner encore 20 centimètres cubes en une seule fois, ou mieux, 10 centimètres cubes le matin et 10 le soir. C'est ce que nous fîmes. Qu'arriva-t-il ?

Le troisième jour la température baisse d'un degré. En revanche, le pouls reste sensiblement à la même hauteur : 160, et l'albumine apparaît en notable quantité. Le pronostic, par suite, devait être réservé, puisque, pour un élément favorable — abaissement de la température — nous en avions deux défavorables : pouls fréquent et albuminurie notable. Aussi avons-nous injecté une nouvelle dose de 10 cc. Le lendemain le pouls et la température baissent, l'albumine diminue légèrement, nous arrêtons donc le traitement. Le malade a guéri.

En résumé les angines diphtériques pures nécessitent de 2 à 50 cc. de sérum, répartis en trois jours, et la guérison est la règle. Il me suffira à ce propos de vous rappeler les chiffres de la communication de M. Roux à Buda-Pesth : 120 angines diphtériques pures, neuf décès ; encore faut-il ajouter que sur ces neuf décès, deux concernent des enfants ayant succombé l'un à la tuberculose, l'autre à la rougeole, et que les sept autres sont morts moins de vingt-quatre heures après leur entrée.

Nous arrivons aux angines diphtériques associées.

Je n'insisterai pas sur les cas où le bacille diphtérique se trouve associé au petit coccus Brisou. Cette association, en effet, n'aggrave pas le pronostic ; elle ne diffère donc pas, pour la gravité, des cas précédents.

Angine diphtérique associée à des streptocoques. — Mais prenons les associations qui aggravent considérablement le pronostic, à savoir les

associations du bacille diphtérique avec le streptocoque et les sta
phylocoques.

Le premier jour, nous avons donné 20 cc. Vingt-quatre heures
après, toutes les courbes sont descendantes, et, fait très important, la
température vespérale est inférieure à celle du matin. On donne alors
10 cc. seulement. Etant donné l'association microbienne, il eût été
bien préférable d'injecter, ce second jour, 20 cc. au lieu de 10. Ce
qui s'est passé le jour suivant en fournit la preuve.

Le troisième jour, en effet, nous a ménagé une de ces surprises comme
vous en rencontrerez souvent dans les angines associées. Toutes les
courbes subissent une ascension brusque et considérable, et, symptôme
très sérieux, la respiration s'accélère à tel point que l'on doit craindre
un début de broncho-pneumonie. Il est urgent d'augmenter la dose et
de donner 20 cc., ce que nous faisons.

Le lendemain, cet orage s'est calmé. Toutes les courbes s'abaissent
sensiblement. La température du soir est même inférieure à celle du
matin, et si le microscope ne nous avait pas appris qu'il y avait une
association à streptocoques, nous aurions pu arrêter le traitement.
Nous avons, cependant, donné, le quatrième jour, une nouvelle dose
de 10 cc. pour nous prémunir contre une nouvelle rechute. L'albumine n'existant pas en très grande quantité, nous n'avions pas à dépasser cette dose.

Au cinquième jour, l'étude du pouls, de la température et de la respiration nous fournissait des indications plutôt favorables. L'albumine,
il est vrai, avait augmenté légèrement, pas assez cependant pour nécessiter une nouvelle dose de sérum. Mais si l'augmentation eût été
plus considérable, nous aurions injecté encore 5 ou 10 cc.

En effet, la présence de l'albumine dans les urines indique une action de la toxine diphtérique sur le filtre rénal. Il est donc utile d'augmenter un peu les doses d'antitoxine pour neutraliser autant que possible l'action de la toxine sur le rein.

À ce propos je tiens à répondre à une objection que j'ai entendu formuler.

L'antitoxine a-t-elle une action nocive sur le rein ?

Pour trancher cette question, il suffit de rappeler les chiffres suivants
de la communication de M. Roux.

Avant le traitement par les injections d'antitoxine, on trouvait de
l'albumine dans les deux tiers des cas d'angines diphtériques pures.
Depuis le traitement, on en trouve à peine dans la moitié des cas.

Je ne m'arrête pas sur l'association à staphylocoques. Sa marche ne
diffère pas de la précédente et sa gravité est seulement un peu moindre.

Dans les trois cas que nous venons d'étudier et que j'ai pris pour
type, les malades ont guéri. Lorsque l'angine diphtérique pure se
termine par la mort, celle-ci survient généralement moins de vingt-

quatre heures après le début du traitement. Toutefois dans quelques angines pures, mais toxiques c'est-à-dire avec empoisonnement général, la mort peut survenir (par cachexie, paralysies, troubles cardiaques, rénaux, etc.) sept ou huit jours après le début du traitement. Ces cas sont rares (1 ou 2 0/0 au plus), mais je tenais cependant à vous les signaler. Généralement, pour les angines associées, quand la mort survient tardivement, elle est due à des complications pulmonaires, ou même quelquefois à des infections généralisées dues aux microbes associés.

Il nous reste maintenant à étudier les croups, autrement dit les laryngites diphtériques.

Les croups non opérés doivent être traités comme les angines, en tenant compte, toutefois, dans la sérumthérapie, des indications très importantes fournies par la respiration. Nous allons, du reste, examiner plus en détail ces indications respiratoires à propos des croups opérés.

Croups opérés purs. — Comme pour les angines, il faut distinguer les croups opérés en croups *purs* et en croups *associés*.

Dans les premiers cas (croups opérés *purs*), le premier jour, jour de la trachéotomie, nous avons injecté, suivant la règle générale, 20 cc. Nous avons répété la dose le deuxième jour, parce que toutes les courbes étaient ascendantes. Le troisième jour, pouls et température s'améliorent ; la respiration augmente de fréquence ; toutefois, il n'existe pas d'albumine. Nous nous contentons d'injecter à nouveau 10 cc.

Le jour suivant, on enlevait la canule, l'enfant respirait bien ; la température et le pouls continuaient à être bons. Il était donc inutile de revenir au sérum.

Croups opérés associés à des streptocoques. — Mais les choses ne se passent pas aussi simplement avec les croups associés.

Le pronostic est des plus graves dès le lendemain de la trachéotomie. Malgré les vingt centimètres cubes de sérum donnés le jour de l'opération, toutes les courbes sont ascendantes le lendemain. L'albumine existe en très notable quantité. Il faut donc renouveler la dose de sérum.

Le lendemain de cette seconde dose, il y a une amélioration générale. Tous les symptômes s'amendent, mais nous ne devions pas oublier la gravité de l'association et nous donnâmes encore, pendant deux jours, 10 cc. par jour.

Malgré ces doses répétées, le cinquième jour la respiration s'accélère. La broncho-pneumonie, complication si fréquente et si redoutable dans les croups associés, menace l'enfant. Il est donc encore utile de donner une nouvelle dose de sérum, mais nous nous contentons de 5 cc. à cause de la chute de plus d'un degré de la température et de la diminution considérable d'albumine.

Le lendemain (sixième jour), on peut enlever la canule. L'enfant guérit, mais le contraire n'arrive que trop souvent.

Pour tâcher d'éviter la broncho-pneumonie dans ces sortes de cas, nous injectons chez tous nos opérés, une fois par jour, un centimètre cube d'huile mentholée dans la canule. Cette huile mentholée est ainsi composée :

Menthol . . . .   4 grammes
Huile d'amandes douces. . . .   100   »

Les injections du sérum anti-diphtérique ont donné de brillants résultats dans le traitement de la diphtérie.

M. Charles Richet a donné dans la *Revue scientifique* un tableau que nous reproduisons plus bas et qui montre, d'une façon saisissante, l'abaissement progressif de la mortalité diphtérique à Paris depuis l'emploi du sérum de Roux.

Sur la même ligne 1, 2, 3, etc., sont inscrits les décès de chaque période de quatorze jours correspondante des cinq années antérieures à 1895 et de deux autres années prises au hasard : 1884 et et 1887. Les chiffres sont ceux du premier semestre de chaque année.

Premier semestre. Mortalité par deux semaines (quatorze jours).

	1884	1887	1890	1891	1892	1893	1894	1895
1	97	81	55	74	49	83	75	26
2	106	42	51	73	60	70	57	15
3	102	71	81	76	46	51	53	23
4	112	90	81	89	61	58	52	23
5	145	84	83	93	66	62	65	22
6	145	84	92	73	74	75	74	27
7	121	78	93	76	56	62	54	15
8	114	81	71	85	58	60	61	17
9	106	74	86	69	55	91	52	19
10	94	66	74	59	56	49	49	24
11	103	73	66	62	73	53	45	15
12	88	54	52	43	33	52	30	9
13	67	55	78	33	55	46	38	4

Si nous résumons les différentes statistiques dressées par MM. Roux, Moizard, Lebreton, Legendre, Sylvestre, Merlay, nous verrons que la mortalité par diphtérie avant l'emploi du sérum était en moyenne de 51,71 pour 100, et qu'elle s'est abaissée, depuis l'emploi du sérum, en moyenne à 10 pour 100.

Ces chiffres se passent de commentaires. Ajoutons que des résultats analogues ont été constatés en Angleterre, en Allemagne, en Belgique, en Italie, etc.

Avant de terminer cette question, il serait intéressant d'étudier la nature de la toxine de la diphtérie et celle de l'antitoxine antidiphtérique, mais pour faire cette étude, il nous faudrait entrer dans des considérations de Chimie Biologique qui nous entraîneraient trop loin. Pour approfondir cette question, on pourra consulter :

1° Un travail de M. le professeur Gautier : la nature des toxines.

2° Un travail de MM. Guérin et Macé : sur l'antitoxine diphtérique.

Ces mémoires parus dans la *Revue scientifique* ont été reproduits dans l'*Union pharmaceutique* du mois d'avril 1896, p. 145 à 160.

CLASSE II

SÉRUMS THÉRAPEUTIQUES DIVERS
RÉCEMMENT PROPOSÉS

SOMMAIRE. — *Sérum antistreplococcique* contre la fièvre puerpérale et l'érysipèle (Roger et Marmoreck).— *Sérum anticancéreux* (Richet et Héricourt).— *Sérum antisyphilitique* (Richet et Héricourt). — *Sérum antitétanique* (Vaillard).— *Sérum antituberculeux*. — *Sérum antipesteux* (Yersin). — *Sérum antivenimeux* (Phisalix et Bertrand, Calmette). — Sérums divers. — Conclusions générales.

Les brillants résultats donnés par le sérum de Roux dans le traitement de la diphtérie ont été la cause de nouvelles recherches, entreprises dans le but de guérir d'autres maladies par un traitement sérothérapique approprié.

Sans insister très longuement sur ces travaux, il nous paraît cependant intéressant de les signaler pour rendre cette étude aussi complète que possible.

Les divers sérums thérapeutiques proposés dans ces derniers temps, sont les suivants :

1° Sérum antistreptococcique ; 2° Sérum anticancéreux ; 3° Sérum antisyphilitique ; 4° Sérum antitétanique ; 5° Sérum antituberculeux ; 6° Sérum antipesteux ; 7° Sérum antivenimeux ; 8° Des sérums divers.

1° Sérum antistreptococcique. — On sait qu'un certain nombre de maladies infectieuses : érysipèle, fièvre puerpérale, septicémies chirurgicales ou médicales, etc. etc. sont dues à une infection causée par un microbe spécial appelé *streptocoque*.

Les travaux de MM. Marmoreck, Roger, Mironoff, Charrin ont démontré que le sérum des animaux immunisés contre le streptocoque est capable d'arrêter et de guérir les maladies causées par ce microbe. On a donc proposé d'employer contre ces maladies un sérum particulier auquel on a donné le nom de sérum antistreptococcique.

Ce sérum s'obtient en immunisant des chevaux, des mulets, des ânes contre le streptocoque et en recueillant le sérum provenant de ces animaux.

L'immunisation des animaux peut s'obtenir par deux méthodes générales :

1° Par la méthode de Marmoreck.

2° Par la méthode de MM. Roger et Charrin.

Le sérum provenant de ces animaux immunisés est recueilli et conservé en prenant les précautions analogues à celles que l'on prend pour le sérum antidiphtérique.

Nous ne croyons pas devoir insister sur les avantages et les inconvénients des sérums préparés, soit par la méthode de Roger et Charrin, soit par la méthode de Marmoreck, car les avis sur ce point sont encore très partagés. Nous nous bornerons simplement à indiquer les précautions qu'il faut prendre avant de faire une injection de sérum, le mode d'emploi de ce sérum, ses indications et les noms des établissements autorisés à le vendre.

Il sera toujours bon de pratiquer au préalable un examen bactériologique afin de s'assurer qu'il s'agit bien d'une affection streptococcique en examinant au microscope une lamelle sur laquelle on a étalé, suivant le cas, une goutte des liquides sortis de l'utérus ou de la plaie, une parcelle des fausses membranes ou des crachats.

Le sérum est surtout efficace quand la maladie est due au streptocoque seul ; il est sans effet, mais n'est jamais nuisible, quand elle est due à d'autres microbes.

Le sérum doit être employé dès le début des accidents, c'est là une condition indispensable de succès. On doit en même temps continuer les autres méthodes de traitement (antisepsie, nettoyage des plaies, lavages intra-utérins, médication générale, toniques, bains froids, etc.).

Le sérum sera injecté au moyen d'une seringue stérilisée, de préférence sous la peau du ventre.

Chez l'adulte, on introduira par jour, 30 cc. en une fois ; dans les cas graves on pourra redoubler la dose et donner 30 cc. le matin et 30 cc. le soir. On continuera les injections plusieurs jours de suite en diminuant la quantité s'il y a amélioration. Dans le cas contraire, on pourra, pendant deux ou trois jours, injecter de 50 à 60 cc. par jour en deux fois. Dans des cas très graves, la guérison a été obtenue après avoir introduit en une semaine 300 cc.

Chez l'enfant, les doses varieront suivant l'âge. Pour le nouveau-né, on emploie généralement 4 à 5 cc. par jour. Aux autres âges, les doses devront être proportionnées à la gravité du cas.

L'albuminurie ne constitue pas une contre-indication ; quand elle relève de l'infection, elle commande au contraire l'usage du sérum.

Il faut être prévenu que le sérum peut provoquer un peu de tuméfaction au point d'injection, parfois d'urticaire ou quelques douleurs vagues dans les jointures ; ces manifestations sont passagères et nullement inquiétantes.

Le sérum antistreptococcique est surtout indiqué dans le traitement de la fièvre puerpérale, des septicémies chirurgicales ou médicales, de l'érysipèle ; il pourra rendre des services dans le traitement des autres affections streptococciques, des angines pseudomembraneuses et des broncho-pneumonies.

Le sérum anti-streptococcique se vend en flacons de 30 cc. au prix de 15 francs et se trouve dans les établissements suivants autorisés par décret :

1° Institut Pasteur ;

2° Laboratoire de Lyon, dirigé par M. Arloing ;

3° Société chimique des usines du Rhône, Lyon ;

4° Maison Chaix et Rémy, 10 rue de l'Orne, Paris ,

5° Laboratoire de Lyon, dirigé par le Dr Nicolle.

Nous n'insistons pas davantage sur le sérum anti-streptococcique ; ceux qui voudraient approfondir la question pourront consulter les ouvrages suivants :

1° Dr Samuel Bernheim, *Immunisation et sérothérapie*, page 317 ;

2° Dr Gabriel Maurange, *Formulaire pratique de l'hypodermie*, page 264.

2° Sérum anticancéreux. — La sérothérapie appliquée au traitement du cancer, a fait l'objet de nombreux travaux parmi lesquels nous citerons ceux de Richet et Héricourt en France, Gibier en Amérique, Emmerich et Scholl en Allemagne, Cimino en Italie.

Le sérum anti-cancéreux peut être préparé par deux méthodes :

1° méthode de Richet et Héricourt ; 2° méthode d'Emmerich et Scholl :

1° *Par la méthode Richet et Héricourt.* — Elle consiste essentiellement à immuniser des ânes ou des chiens avec des produits cancéreux et à employer le sérum provenant de ces animaux ainsi immunisés (Richet et Héricourt, *Communication à l'Académie des Sciences,* du 29 avril 1895).

2° *Par la méthode d'Emmerich et Scholl.* — Elle consiste essentiellement à immuniser des moutons avec des cultures virulentes de streptocoques de l'érysipèle et à employer le sérum de ces animaux ainsi immunisés.

La guérison du cancer par la méthode sérothérapique n'a donné jusqu'ici que des résultats incertains ; aussi conseille-t-on d'employer cette méthode avec la plus extrême prudence et seulement dans les cas de tumeurs inopérables.

Nous n'insisterons pas sur cette question ; pour l'approfondir on pourra consulter les ouvrages suivants :

1° Dr Samuel Bernheim, *Immunisation et sérothérapie,* p. 332.

2° Dr Gabriel Maurange, *Formulaire pratique de l'hypodermie,* p. 249.

3° **Sérum antisyphilitique.** — La sérothérapie appliquée au traitement de la syphilis, a fait l'objet de nombreux travaux parmi lesquels nous citerons ceux de MM. Richet et Héricourt, Tommasoli, Mazza, Gilbert et Fournier, Pellizari, Bonaduce, Vievorosky.

Les diverses méthodes employées pour obtenir le sérum antisyphilitique sont très variables et se pratiquent par des procédés très bien décrits, accompagnés de toute la bibliographie qui s'y rapporte dans le *Formulaire pratique de l'hypodermie* de Maurange, p. 266. Nous n'insisterons pas sur cette question ; nous nous bornerons à faire connaître les résultats obtenus.

Les divers traitements sérothérapiques n'ont enrayé en rien la marche de la maladie. Cependant, on a noté constamment une amélioration de l'état général, la diminution de l'anémie et la disparition locale de l'éruption au voisinage de la zone injectée (Gilbert et Fournier).

4° **Sérum antitétanique.** — Le tétanos est une maladie infectieuse causée par un microbe spécial, découvert en 1884 par Nicolaïer et qu'on désigne du nom de son auteur sous le nom de *Bacille de Nicolaïer.*

Ce bacille sécrète un poison, une toxine très énergique qui est mortelle pour tous les animaux atteints du tétanos.

Ce poison a pour antidote le sérum des animaux immunisés contre le tétanos, sérum qu'on appelle *sérum antitétanique.*

Ce sérum se prépare par *la méthode de Roux et Vaillard.* — Elle consiste à injecter à un animal (cheval ordinairement employé) des cultures de tétanos en suivant la méthode de Behring et de Kitasato employée pour immuniser les chevaux contre la diphtérie. Le sérum de ces chevaux, recueilli dans des conditions pareilles à celles employées pour la préparation du sérum antidiphtérique est employé contre le tétanos.

Le sérum antitétanique, malgré sa prodigieuse activité, n'a pas la valeur curative qu'on espérait, c'est ce qui résulte de la communication faite à l'Académie des Sciences par M. Vaillard le 27 mai 1895 :

« Appliqué au traitement de la maladie déclarée chez l'homme ou les animaux, il est impuissant à guérir les formes aiguës ou à marche rapide, et cela, parce que, lorsque l'inoculation du sérum est pratiquée, c'est-à-dire lors de l'apparition des symptômes du tétanos, l'intoxication est déjà un fait accompli. Le sérum est sans action sur les troubles qui se manifestent sur les éléments nerveux à la suite de l'impression causée par le poison tétanique. Il n'a chance d'agir que dans les formes lentes, dans celles où l'intoxication se fait progressivement.

Si le sérum tétanique est infidèle comme curateur, il donne de meilleurs résultats lorsqu'il est injecté préventivement ; dans ce cas, il immunise avec certitude les animaux ; cette immunité est temporaire, comme celle que confèrent tous les sérums, et, pour qu'elle persiste, il est nécessaire de renouveler les injections.

La préservation est *certaine,* lorsque l'infection a pour siège le tissu conjonctif sous-cutané ; elle est moins constante dans les cas d'infection intra-musculaire, lesquels sont, fort heureusement, peu communs chez l'homme ou chez les animaux. Cette différence dans la préservation provient de ce que, dans le tissu conjonctif, la destruction de la toxine par les cellules phagocytaires est plus facile et plus prompte que dans le tissu musculaire. »

Le sérum antitétanique peut être employé de deux manières :

1° A titre préventif ; 2° à titre curatif.

A. *A titre préventif.* — On l'utilise : 1° chez les sujets atteints de blessures qui, par leur siège et leur nature, sont particulièrement favorables au tétanos (plaies par écrasement, plaies contuses souillées de terre ou de poussières du sol ou de débris de fumier ; plaies avec pénétration de corps étrangers provenant du sol ou ayant été en contact avec lui. — 2° Dans les régions tropicales de l'Amérique et de l'Afrique où le tétanos est si fréquent, à la suite des plaies les plus légères, qu'il représente, en certaines contrées, une des principales causes de mortalité chez les nègres. — 3° Dans les pays du Nord de l'Europe où le tétanos des nouveau-nés enlève un grand nombre d'enfants. — 4° Chez les opérés dont les plaies sont connues pour être souvent le point de départ du tétanos (castration, amputation de la queue, opérations sur le pied chez les animaux domestiques).

D'après M. Vaillard, on injecte 10 cc. de sérum antitoxique et même davantage, l'homme pouvant, sans inconvénients, en supporter 200 à 300 cc., on répète quotidiennement l'injection jusqu'à cicatrisation complète de la plaie originelle.

Sous l'impulsion de M. Nocard, cette médication prophylactique est entrée dans la voie de l'application et a donné les résultats les plus brillants, surtout en médecine vétérinaire où elle est particulièrement usitée. Des statistiques nombreuses, il résulte que le sérum antitétanique, employé préventivement, est d'une efficacité absolue.

B. *A titre curatif.* — Le sérum antitétanique, employé à titre curatif dans des cas de tétanos déclaré par MM. Barth, Sivarz, Tizzoni-Catani, Lucas-Championnière, a donné des résultats sur lesquels il n'est pas encore possible de se prononcer.

L'Institut Pasteur, par un décret en date du 12 novembre 1896, a été autorisé à vendre le sérum antitétanique qui est préparé sous la direction de M. le Professeur Nocard.

Ce sérum, n'ayant donné que des succès, lorsqu'il est employé à titre préventif, devrait toujours être employé par les médecins ou les vétérinaires dans les cas indiqués par M. Vaillard et que nous avons énumérés plus haut.

5° **Sérum antituberculeux.** — La tuberculose est une maladie contagieuse, transmissible et infectieuse due à un microorganisme spécial découvert par Robert Koch de Berlin en 1882, microorganisme qu'on appelle bacille de Koch ou bacille de la tuberculose.

On a fait de nombreuses tentatives d'ordre variable, pour enrayer la marche de la tuberculose, pour guérir cette affection ou pour servir de vaccin ; et, à cet effet, on a employé des méthodes que l'on peut diviser en sept groupes.

1er *groupe* : Méthode de traitement consistant à inoculer au malade tuberculeux une autre maladie.

2º *groupe* : Méthode de traitement consistant à faire au malade tuberculeux des inoculations de tuberculose atténuée ou provenant d'une espèce différente.

3e *groupe* : Méthode de traitement consistant à injecter au malade tuberculeux la tuberculine préparée par Koch. Cette tuberculine est un extrait stérilisé des cultures du bacille tuberculeux en milieu glycériné. Nous reviendrons plus loin sur ce produit.

4e *groupe* : Méthode de traitement consistant à injecter au malade tuberculeux du sérum du sang provenant d'animaux rarement tuberculeux et qui sont relativement réfractaires à la tuberculose.

5e *groupe* : Méthode de traitement consistant à injecter au malade tuberculeux du sérum d'animaux préalablement vaccinés avec de la tuberculine.

6e *groupe* : Méthode de traitement consistant à injecter au malade tuberculeux du sérum provenant d'animaux immunisés.

7e *groupe* : Méthode de traitement consistant à injecter au malade tuberculeux la nouvelle tuberculine de Koch, tuberculine appelée T. R.

Toutes ces méthodes, proposées par MM. Emmerich, Hallopeau, Cavagnies, Daremberg, Grancher et Martin, Richet, Héricourt et Babès, Bertin et Picq, Redon et Chénot, Courmont et Dor, Koch, Vigneral, Maragliano, ont été étudiées avec détails et précision dans le livre M. Bernheim portant le titre : Immunisation et sérothérapie, pages 210 à 243, auquel nous renvoyons les lecteurs qui voudraient approfondir les méthodes de traitement proposées contre la tuberculose.

Pour ne pas sortir du cadre que nous nous sommes tracé, nous nous bornerons simplement à dire que, jusqu'à présent, aucun traitement sérothérapique ou autre n'a donné des résultats sérieux et probants dans le traitement de cette terrible maladie. Les belles espérances qu'avait fait entrevoir le sérum antituberculeux dont M. Maragliano, professeur à Gênes, avait parlé au mois d'août 1895 au Congrès de médecine de Bordeaux, ne sont point encore complètement réalisées et le traitement de la tuberculose est encore à trouver.

Avant de terminer ce qui a rapport à ces méthodes, nous croyons devoir dire un mot des *tuberculines de Koch* dont on a beaucoup

parlé il y a quelques années et dont on reparle beaucoup aujour-
d'hui.

Koch avait proposé contre la tuberculose un extrait stérilisé
des cultures du bacille tuberculeux en milieu glycériné auquel on
avait donné le nom de *tuberculine de Koch* ou de *lymphe de Koch*.

Cette lymphe, qui avait un instant fait concevoir de grandes espérances aux médecins pour le traitement de la tuberculose, n'a pas
tenu ses promesses ; mais elle est devenue, en revanche, un moyen
précieux pour établir le diagnostic de la tuberculose bovine, et à ce
point de vue, elle a rendu et elle rend de grands services dans la
médecine vétérinaire.

En effet, d'après le rapport fait à l'Académie de médecine par
MM. Chauveau, Leblanc, Mégnin, Nocard, Strauss, Trasbot et Weber rapporteur, son action spécifique est incontestable.

Si on injecte cette tuberculine à la dose de 0 gr. 30 à 0 gr. 50,
selon la taille des animaux de l'espèce bovine, elle provoque, sur les
animaux tuberculeux, une élévation de température de 1°5 à 2°5 et
plus, réaction fébrile apparaissant entre la 12ᵉ et la 15ᵉ heure qui
suit l'injection et dure plusieurs heures, et qui permet d'affirmer
l'existence de lésions tuberculeuses même peu étendues. La même
dose de tuberculine, injectée à des animaux non tuberculeux, alors
même qu'ils sont porteurs de lésions graves du poumon ou des autres
organes, ne produit pas d'effet appréciable.

La première tuberculine de Koch est donc un excellent moyen
pour diagnostiquer la tuberculose bovine, et à ce titre son emploi est
à recommander.

M. Koch a découvert une nouvelle tuberculine qui, à en juger par
un article paru dans le *Deutsche medicinische Wochenschrift* du
1ᵉʳ avril 1897, n'aurait pas les inconvénients de l'ancienne tuberculine et guérirait la tuberculose.

Les journaux médicaux allemands et français ne montrent pas un
grand enthousiasme pour cette nouvelle découverte ; quelques-uns
même la critiquent. En attendant que les événements confirment ou
infirment les prévisions de M. Koch, nous croyons devoir signaler un
article de la *Tribune médicale* du 14 avril 1897, reproduit dans le
Répertoire de pharmacie du 10 mai 1897, p. 211, dans lequel sont
résumées les parties principales du travail de Koch.

La nouvelle tuberculine de Koch est fabriquée par la maison Farb-
werke (ancienne maison Meister Lucius et Brünning de Hœchst-sur-

Mein). MM. Max frères, 31 rue des Petites Écuries, Paris, ont été autorisés par décret en 1897 à vendre cette tuberculine en France.

Elle est vendue sous le nom de « nouvelle tuberculine T R du professeur Koch, 1er titre », en flacon du prix de 15 francs. Elle s'emploie comme l'indiquent les prospectus joints au flacon.

« La nouvelle tuberculine qui est livrée à l'état liquide se présente sous l'aspect d'une solution opalescente ressemblant à un mélange de 10 cc. d'eau et de 4 à 5 gouttes de lait ordinaire, elle doit être conservée à l'abri de la lumière dans un endroit sec et froid.

Le liquide contient 10 milligr. de substance solide par centimètre cube.

On commence le traitement avec 1/500 de milligr. de substance solide. Si cette dose provoque déjà une réaction, on devra la diminuer encore.

Pour diluer le liquide, on se sert d'une solution d'eau glycérinée à 20 0/0. Voici le meilleur procédé pour l'obtention de ces dilutions :

1° Prendre dans le flacon d'origine au moyen d'une pipette contenant 1 cc. et présentant dix divisions, 0 cc. 3 ; ajouter ensuite 2 cc. 7 d'eau glycérinée à 20 0/0, de façon à obtenir un volume total de 3 cc. Cette solution à 10 0/0 contiendra 3 milligr. de substance solide.

2° De cette solution à 10 0/0 on prendra 0 cc. 1 qu'on additionnera de 9 cc. 9 d'eau glycérinée pour obtenir un volume de 10 cc. On obtient de cette façon une dilution à 1 0/00 du liquide primitif. Deux divisions de cette dernière dilution contiendront 2/10 de cc. de la seringue de Koch ou de Pravaz, soit 0,002 milligr. ou 1/500 de milligr. de substance solide.

Il est indispensable de stériliser avant l'emploi les instruments et les pipettes au moyen d'alcool absolu et d'éther, puis de faire passer au travers un courant d'eau glycérinée stérilisée, de façon à faire disparaître toute trace d'éther ou d'alcool. La solution glycérinée à 20 0/0 est préparée de la façon suivante : on fait bouillir pendant 15 minutes un mélange de 20 cc. de glycérine pure et de 80 cc. d'eau distillée, et on laisse complètement refroidir le mélange avant de s'en servir.

Les dilutions, qui ont un aspect trouble et dans lesquelles le dépôt au fond du flacon ne se redissout pas lorsqu'on agite le flacon, ne doivent pas être employées. En général les dilutions se conservent, dans un local sombre et frais, environ 14 jours.

Les injections doivent être faites sous la peau, environ tous les deux jours et on doit augmenter assez lentement pour éviter autant que possible les ascensions thermométriques dépassant un demi-degré. L'hyperthermie provoquée par les injections, si elle se présente, devra avoir entièrement disparu avant que l'on ne procède à une nouvelle injection.

Si les doses sont de 5 milligr. de substance solide et davantage, il est préférable de ne pas injecter plus de deux fois par semaine ; si les doses sont encore plus élevées, on n'injectera qu'une fois par semaine.

En général on tiendra compte de l'individualité du malade en traitement.

Dans la règle on montera à 20 milligr. de substance solide et si cette dose ne provoque pas de réaction, il faudra s'arrêter ou n'injecter qu'à de longs intervalles.

Pour faire l'injection, on choisira des régions dans lesquelles on peut soulever la peau en larges plis. Les réactions locales qui se développent souvent au milieu de l'injection disparaissent en général au bout de 24 heures : on tiendra compte de ce fait quand il s'agira de décider de l'opportunité d'augmenter les doses. »

6° **Sérum antipesteux.** — M. le Dr Yersin, médecin du corps de santé des colonies, a fondé, il y a deux ans environ, dans l'Annam, un laboratoire de bactériologie en vue d'immuniser des chevaux contre la peste, et d'employer le sérum de ces animaux immunisés contre cette maladie.

Dans la séance du 25 janvier 1897, M. le Dr Roux a fait connaître à l'Académie de médecine les succès obtenus par M. le Dr Yersin : sur 26 pestiférés, il en aurait guéri 24. C'est encore un beau résultat à mettre à l'actif de la méthode sérothérapique.

7° **Sérum antivenimeux.** — Grâce aux travaux de MM. Phisalix et Bertrand (C. R. ac. des sciences, 3 février et 23 avril 1894, 10 juin 1895), de M. le Dr Calmette (Société de biologie, 10 février et 3 mars 1894 ; C. R. ac. des sciences, 30 avril 1894, 24 juin 1895), on sait qu'on peut immuniser des animaux contre le venin des serpents et que le sérum de ces animaux, ainsi immunisés, devient un *sérum antivenimeux*, pouvant servir comme préservatif et curatif pour prévenir et traiter les accidents consécutifs aux morsures des serpents venimeux. M. le Dr Calmette a résumé dans une brochure portant le titre : *Le venin des serpents*, la physiologie de l'envenimation, la thérapeutique des morsures venimeuses par le sérum des animaux vaccinés.

Par un décret en date du 26 janvier 1896, M. le Dr Calmette, directeur de l'Institut Pasteur de Lille, a été autorisé à préparer et à vendre un sérum antivenimeux qui peut rendre les plus grands services dans les accidents produits par la morsure des serpents venimeux.

8° Autres sérums employés. — L'emploi de la sérothérapie a été encore préconisé contre un grand nombre de maladies : choléra, fièvre typhoïde, pneumonie, variole, septicémie, influenza, lèpre, muguet, fièvre récurrente, épilepsie, chorée, pleurésie.

Les résultats, obtenus et publiés, étant loin d'être concluants, nous ne croyons pas devoir insister sur ces différentes tentatives. Ceux de nos lecteurs, qui voudraient étudier les sérums spéciaux, proposés dans ces différentes maladies, pourront consulter les ouvrages suivants :

Dr Samuel Bernheim, *Immunisation et sérothérapie.*

Dr Gabriel Maurange, *Formulaire pratique de l'hypodermie.*

Nous avons terminé l'étude que nous désirions présenter sur les extraits organiques et les sérums employés dans l'opothérapie et la sérothérapie. Aussi remarquables que puissent paraître les résultats obtenus et les espérances promises, il est permis de se demander quel sera l'avenir de ces médicaments d'origine organique.

Par un de ces retours bizarres que l'on observe même dans la science, une matière médicale nouvelle tend à s'ériger actuellement en empruntant au règne animal les armes dont se servaient les anciens et dont la nomenclature a dû faire sourire ceux qui lisent les vieilles pharmacopées de nos pères.

Cette thérapeutique nouvelle a soulevé des critiques mises parfois sous une forme railleuse et humouristique. « Quoi qu'il en soit, les pharmaciens, dit avec raison M. Crinon dans le *Répertoire de Pharmacie*, ne peuvent que concevoir une légitime émotion en assistant au spectacle qui s'offre à leurs yeux. Le jour où toutes les maladies seront traitées par des sérums thérapeutiques ou autres liquides organiques, les médicaments, accumulés dans les officines, deviendront inutiles et ce ne sera pas assurément ce progrès scientifique, accompli dans le domaine de la médecine, qui contribuera à améliorer le sort déjà très précaire de la profession. »

En attendant l'avènement définitif de cette révolution médico-pharmaceutique, nous rappellerons les éloquentes paroles par lesquelles M. le Professeur Bouchard terminait son discours au Congrès de médecine de Bordeaux et qui résument, d'une manière magistrale, l'action exercée par les sérums thérapeutiques sur l'économie : « Si telle est l'action des sérums antitoxiques, la sérothérapie exaltant les fonctions par lesquelles nous nous défendons naturellement contre l'invasion microbienne et que les poisons bactériens risquent de paralyser, cette sérothérapie rentre, elle aussi, dans la thérapeutique naturiste avec cette particularité que le médicament a été fabriqué par l'animal. Ne pensez-vous pas que ces grands progrès thérapeutiques, loin d'ébranler le vieil édifice de la médecine, ne font que le consolider, qu'ils y trouvent leur place préparée d'avance, et que les nouveaux remèdes, comme les anciens, ne font le plus souvent que solliciter l'effort de la vieille nature médicatrice ? »

TABLE ANALYTIQUE

APPENDICE.

des postes à ce sujet). 2° Le pharmacien veut pratiquer lui-même le diagnostic bactériologique, il doit dans ce cas faire les deux opérations suivantes :

1re *Opération. Examen micrographique des fausses membranes supposées diphtériques.* — Etude des précautions à prendre pour obtenir la préparation micrographique, pour la colorer et l'examiner. Aspect des préparations obtenues.

2e *Opération. Culture sur sérum des fausses membranes ou des sécrétions supposées dipthériques et examen micrographique des cultures obtenues.* — Cette deuxième opération comprend quatre temps.

1er *Temps : Préparation des tubes de sérum destinés à la culture des bactéries.* — On emploie comme milieu de culture le sérum de sang de bœuf ou de cheval gélatinisé. Méthodes employées pour la préparation du sérum : 1° Méthode Nocard-Roux (parfaite, mais peu pratique ; donne de suite un sérum stérile) ; 2° Méthode de Koch (moins parfaite, plus pratique ; ne donne pas de suite un sérum stérile et le sérum obtenu doit être stérilisé par la méthode de Tyndall ou du chauffage discontinu) ; 3° Méthode Miquel (stérilisation du sérum par filtration à la bougie de porcelaine ; donne de suite un sérum stérile). Précautions à prendre pour obtenir du sérum stérile à l'aide de ces trois méthodes. Gélatinisation du sérum aseptique, préparé par l'une quelconque des trois méthodes ci-dessus indiquées.

2e *Temps : Ensemencement des tubes de sérum destinés à la culture des bactéries.* — Précautions à prendre pour faire cet ensemencement.

3e *Temps : Examen à l'œil nu des cultures obtenues.*

4e *Temps : Examen micrographique des cultures obtenues.*

Aspect des préparations dans les deux cas :

Rapport que le pharmacien doit présenter sur l'examen bactériologique qu'il a pratiqué.

Modes de livraison du sérum à l'Institut Pasteur, aux pharmaciens et à l'assistance publique.— Prix aux pharmaciens et au public.— Instruction pour l'emploi.

Technique des injections. — Indication de la sérothérapie dans la diphtérie. — Tableau de Charles Richet sur l'abaissement progressif de la mortalité diphtérique à Paris depuis l'emploi du sérum de Roux.

Sérum antistreptococcique contre la fièvre puerpérale et l'érysipèle (Roger et Marmoreck). — *Sérum anticancéreux* (Richet et Héricourt). — *Sérum antisyphilitique* (Richet et Héricourt). — *Sérum antitétanique* (Vaillard). — *Sérum antituberculeux.* — *Sérum antipesteux* (Yersin). — *Sérum antivenimeux* (Phisalix et Bertrand, Calmette). — Sérums divers. — Conclusions générales.

V

Imp. J. Thevenot, Saint-Dizier (Haute-Marne)